神經疾病鍼灸療法

呂少杰 著

동국대학교 한의과대학 침구의학교실 편역

▒ 편역 대표 : 김갑성

▒ 편역 참여 : 김경호, 이승덕, 조현석, 김은정, 왕개하, 황지후, 이은솔, 김유종

▒ 교정 참여 : 김경호, 왕개하

집문당

저자 서문

나는 어려서부터 의료업에 종사하는 집안에서 자라면서 의료 환경의 薰陶를 받았다. 16세에 중학교를 졸업하고 바로 모택동 주석이 주도한 "上山下鄕, 知青*下放"에 1972년 3월부터 참여하여 그해 6월에 넘어져 右側 臀部를 다쳤는데 放射痛이 足跟部까지 이어지고 통증이 심할 때는 다리를 들기조차 어려워 활동하는 데에 영향을 미쳤었다. 나의 아버지는 당시 그 지역에서 다소 명성이 알려진 中醫師로서 나에게 中藥과 洋藥으로 치료해 주었는데(獨活寄生湯, 六味地黄丸, Prednisone, Compound Aspirin Tablets, 그리고 中藥의 麝香鍼, 當歸鍼과 서양의 비타민 B_{12}, B_1 등의 근육주사) 효험이 있었다. 하지만 이 방법으로 3개월을 치료했으나 약을 먹거나 주사를 맞고 나서 일정 시간 동안은 통증이 없다가 藥效가 사라지면 곧 다시 통증이 심해지는 현상이 반복되었다. 또한 약물의 과다 복용으로 나의 胃는 점점 약을 먹으면 바로 胃에서 통증이 있고, 약을 중단하면 胃痛은 緩解되나 다리 통증은 심해졌다. 이렇게 되자 나의 아버지는 鍼灸治療로 치료 방향을 바꿨다. 처음 鍼刺치료를 받고 나서 바로 통증의 輕減을 느꼈고, 5일 안에 동통은 있으나 극심하지는 않아서 참고 일을 할 수 있는 정도였다. 그러나 5일 후에 다시 통증이 심해져 원래의 상태가 반복되었다. 당시 나는 일을 하면서 치료를 받았는데 매번 집에 가서 치료받기에는 상당한 거리가 있어 아버지께 鍼灸治療법을 가르쳐 달라고 하여 당시 대략 배우고, 관련서적들을 조금 가져와 독학으로 鍼灸를 배워 나의 병을 치료하기 시작했다. 鍼灸를 배우고 鍼刺로 나의 병을 치료하는 첫날부터 나는 기쁨과 환희를 느꼈는데 비록 처음 刺鍼할 때는 땀이 날 정도로 긴장했지만 5일 동안 통증이 더 심해지지 않았다. 그 후로 나는 鍼灸에 깊이 매혹되었다.

鍼灸는 중국의 文化遺産이며, 질병을 치료하는 방법이다.

나는 1972년부터 鍼灸에 빠져 미련을 가지고 지금까지 이 일에 종사하고 있다. 鍼灸治療를 통해 수만 명의 疾病을 치료하고 때로는 鍼灸治療를 통해 기적을 경험하기도 하였는데, 이것은 단지 의사의 놀라운 기쁨뿐만 아니라 환자에게도 큰 복이 아닐 수 없다. 예를 들어 1976년에 中風(腦血栓) 발병 후 15일에 나에게 찾아온 환자가 있었는데 당시에 말이 분명하지 않고, 右手와 右側 下肢의 筋力은 grade 0이었다. 頭鍼 치료를 통해 進鍼한 지 20분 만에 환자의 말소리가 분명해지고, 30분 후 걸어보라고 했더니 환자는 천천히 일어나서 걸을 수 있었다. 당시 환자는 약 100m 정도 걸어 진료실까지 와서는 무릎을 꿇고 나한테 절을 하며 고마움을 표했다. 1983년에는 어떤 환자가 차에서 넘어져 이마가 바닥에 부딪혀 6번 頸椎가 앞으로 약 0.5cm 정도 미끄러졌으며 환자의 양손은 흉부까지 올라가 있는 상태로 올릴 수도 없고 내릴 수도 없었다. 머리는 앞뒤 움직임이 안 되고 頸椎 회전 시 통증이 극심하여 자세를 조금도 바꿀 수가 없었다. 또한 양팔로 마비감이 지나가며 酸脹疼痛이 있고, 수면 시에는 양팔 사이의 공간으로 베개를 끼워 넣고 두 사람이 부축해줘야 잠을 이를 수 있었다. 그는 지방의 병원에서 3일을 치료하였으나 효과가 좋지 않아 나를 찾아왔다. 나는 그에게 合谷・內關을 刺鍼하였는데 10분 후에 환자의 頭頸部 통증이 완화되고, 조금씩 목을 움직일 수 있었으며 양팔 역시 천천히 내리고 어깨높이까지 조금씩 올릴 수 있었다. 40분의 鍼刺 후 환자는 가볍게 양팔을 들 수는 있으나 통증이 부분적으로 남은 상태였다. 그날은 베개를 끼지 않고도 잠을 잘 이룰 수 있었으며 5일 동안 연속 치료 후 이 모든 증상이 사라지고 X-선상 6번 경추의 脫位 역시 소실되어 정상으로 회복되었다. 이처럼 鍼灸治療는 인류의 질병 치료에 없어서는 안 될 하나의 치료 방법으로서 鍼灸治療로 이룬 기적은 일일이 열거하기 어려울 정도로 많다.

내가 鍼灸에 임한 지 39년이 되어간다. 나는 매번 鍼灸治療로 이룬 기적을 볼 때마다 놀라움과 기쁨을 느끼며 이러한 鍼灸의 신기한 방식, 방법을 총결집한 것을 책을 통해 후세에게 繼承하여 질병을 앓는 더 많은 환자의 고통을 없애 주어야겠다고 생각하였다. 나와 내 16분 스승의 오랜 경험을 바탕으로 3년의 집필 끝에 그 결실을 보아 人民衛生出版社에서 出版한 것이 이 두 권의 책이다.

≪傷科疾病 鍼灸療法≫과 ≪神經疾病 鍼灸療法≫은 1999년 4월에 1판이 출판되었고, 2004년 8월에 제2판이 출판되었다. 그리고 영문판・독어판과 대만판으로 번역되어 외국에서도 출판되었다. 이 두 책에는 147종의 疾病을 수록하였는데, 71종의 傷科疾病, 76종의 神經科疾病에 대한 病因病機, 診斷要點, 中醫辨證治療, 임상 각 證의 분류별 取穴과 鍼法治療를 전면적으로 소개하고 또한 해설, 穴位圖, 저자 견해 등을 추가로 수록하였다.

≪傷科疾病 鍼灸療法≫과 ≪神經疾病 鍼灸療法≫ 두 책은 현대의학의 방법으로 疾病을 診斷하고 中醫의 辨證治療로 각 疾病의 證型을 나눠 證型에 따라 穴位 處方을 열거하였고, 또한 穴位의 穴位圖, 穴方解釋을 첨부하였다. 또한 각 疾病의 刺法 부분에서 穴의 鍼刺手法, 鍼刺方向, 深度(鍼刺深度는 모두 中等度 體形의 中老年 환자이며, 마르거나 비만한 자는 深度를 조절할 수 있다), 體位와 留鍼 시간과 療程에 대하여 상세하게 소개를 하고 마지막에 저자 견해 부분에서는 鍼刺療法을 시행할 때 해당 疾病의 치료 효과, 최적의 치료 시기 및 刺鍼 시 혹은 刺鍼 후의 주의 사항에 관하여 서술하였다.

이 두 책은 鍼灸의 經驗療法에 대하여 소개했을 뿐만 아니라 부분적으로 鍼灸治療에 효과가 좋지 않거나 효과가 없는 疾病에 대해서는 약물 封閉法, 中藥 혹은 外用 치료 등의 방법을 선택적으로 소개하였다. 이 책에서 소개된 穴位處方, 封閉療法, 中藥方劑와 外用藥 등은 모두 임상에서 얻은 경험으로 鍼灸를 전공하는 임상의에게 실용가치가 높을 것이다.

≪傷科疾病 鍼灸療法≫과 ≪神經疾病 鍼灸療法≫은 주로 나의 39년 임상 경험과 스승으로부터 繼承받은 경험의 축적이다. 임상 實踐과 求證을 위해 穴을 구하여 나의 몸에 침을 시술하여 穴位의 深度 및 刺法을 探索하고, 대량의 임상 자료를 분석하기를 여러 해 반복하면서 수만 명 환자의 임상 치료를 모색하였고, 선배와 스승의 경험 축적을 통해 드디어 1999년 4월에 책이 완성되어 人民衛生出版社에서 제1판을 出版하였고, 2004년 제2판이 出版되었다. 이 두 책 출판 후 나는 국내 환자와 鍼灸學界 동문으로부터 많은 환영을 받았다. 그들은 전화로 諮問을 구했으며, 어떤 환자는 천리 먼 곳에서 나를 찾아와 치료를 받았고, 홍콩과 국내의 다른 지역에서는 우편으로 諮問을 구하기도 했다. 이러한 관심은 나에게 큰 도움이 되었다.

≪傷科疾病 鍼灸療法≫과 ≪神經疾病 鍼灸療法≫ 두 책을 집필하는 동안에 제일 중요시한 것은 實事求是이며, 과학적 이론에 들어맞는 원칙이었다. 이 두 책이 鍼灸學을 전공하는 동문에게 '傷科疾病'과 '神經疾病'의 치료에서 새로운 깨우침이 되고 독자들에게 도움이 있기를 희망한다. 나의 지식에는 한계가 있어 집필과 수정하는 과정에서 미흡한 점이 있었을 것이다. 또한 많은 면에서는 글로 표현하기가 어려워 이해에 부족한 부분도 있었을 것이다. 이러한 점은 독자들에게 많은 의견을 구하고자 하니 소중한 의견을 제시해주기를 부탁한다.

2011년

著者　呂少杰

* 편역자 주 : '知青'이란 '知識青年'의 줄임말이다. 그러나 知青은 현대의 엘리트 청년을 말하는 것이 아니라 역사적인 의미가 있는 단어다. 知青은 1966년부터 1978년까지 문화대혁명기간 홍위병으로 참가한 후 下放運動에 참가한 청년들을

말한다. 下放運動이란 도시의 지식인 청년(知靑)들을 변방 농촌에 보내 정신개조를 한다는 문화혁명 당시의 대중운동을 말하며, 上山下鄕運動이라고도 한다.

上山下鄕運動은 일찍부터 시작되었지만, 본격적으로 시작된 것은 문화혁명시기이다. 문화혁명 초기 홍위병으로 참가한 많은 학생들(갓 중학교 졸업)은 학업을 계속하지 않고, 사상운동을 한답시고 그대로 사회에 남아 많은 사회적 문제를 일으키기 시작했다. 그래서 모택동은 1968년 12월 그들에게 농촌으로 내려가 중하층 빈농의 생활을 체험하고, 사상을 바로 세우기 위한 노동을 해야 한다고 말하며 下放을 지시하였다. 1968년부터 1978년까지 약 10년간 1,700만 명이 시골로 내려가 이 운동에 참여하였다.

편역자 서문

≪신경질병 침구요법(神經疾病 鍼灸療法)≫을 저작한 여소걸(呂少杰) 선생은 天津中醫學院 鍼灸科 졸업 후, 湖北省 襄陽區(前 襄陽縣) 人民醫院 鍼灸科 主治醫師로 근무하고 있으며, 뇌혈관질환 후유증, 骨質增殖(hyperosteogeny) 및 외상으로 인한 통증 부분에서 많은 치료 경험이 있는 침구과 전문의로 알려져 있다.

그의 임상경험을 기록한 ≪神經疾病 鍼灸療法≫과 ≪傷科疾病 鍼灸療法≫(두 권 모두 人民衛生出版社 발행)이 중국에서 높은 임상적 가치를 평가받아 1999년 초판 이후 2004년 증보판을 출판하게 되었다. 또한 이 두 권의 책은 2006年 4月에 人民衛生出版社 國際部에서 '中醫 50종 해외교류 도서'로 평가 받아 독일 · 대만 · 영국 등에서 번역 출판되기도 하였다.

≪神經疾病 鍼灸療法≫은 우리가 진료 중 흔하게 접할 수 있는 신경계의 손상질환에 대한 침구학적 접근 방법을 세밀하고 다양하게 분류하여 그 치료법을 제시하고 있으며, 저자가 서문에서도 밝혔듯이 침구의 기초 단계부터 임상 응용까지 40여 년간 임상경험을 바탕으로 하여 질환에 대한 기초적 이론과 침구시술 방법을 기술 정리한 전문 침구치료서이다. 질병 하나하나에 대한 현대의학적 진단을 통한 중국의학에서 시도되고 있는 변증론치의 침구 시술법을 세밀하게 기록함으로써, 경험철학으로 시작한 침구의학을 현대임상과학의 이론적 측면을 강화하여

가장 효과 높은 침구치료혈과 응용치료 기술을 서술하고 있다.

무릇 신경계 질환과 상과질환은 문명사회를 살아가는 개인으로서는 인간이 겪는 가장 일반적인 고통의 원인을 제공하는 질환이며, 사회적·경제적으로는 인력의 사장과 손실을 야기함으로써, 국가적 대책이 요구되는 질환 중 하나이다. 그러므로 이에 대한 치료법의 탐구는 침구학을 연구하는 교직자나 임상을 하는 한의사로서 커다란 흥미와 관심사가 아닐 수 없다.

외국에서 당해 국가의 언어로 저작된 서적을 한글이나 우리가 사용하는 전문 용어로 번역하거나 재해석하는 일은 결코 가볍게 접근할 일은 아니다. 자칫 잘못하면 원문에 기록된 내용이나 또는 원저자의 의도와는 다른 해석이 되어 큰 오류를 범할 수 있다는 두려움 때문에 저작이나 번역을 망설이고 조심스러워하게 된다. 그럼에도 우연히 소중한 옥고나 문헌을 접하면, 발견의 환희를 나누고 싶은 충동 또한 연구자의 마음일 것이다.

동국대학교 침구의학교실에서는 2002년에 ≪神經疾病 鍼灸療法≫과 ≪傷科疾病 鍼灸療法≫에 대한 임상적 응용가치 여부를 세밀하게 파악 점검한 결과, 그 가치를 인정하고, 교실원들이 머리를 맞대고 번역 심의를 거듭한 초안에 제심 삼심을 통하여 문장과 문맥, 그리고 필요한 부분에 대한 첨삭을 완료하여 두 책을 한 권으로 묶어서 간행할 예정이었다. 그러나 여러 사정상 출간이 늦어지다가 2011년에 수정 증보한 내용을 저자로부터 입수하여 각각의 책으로 출간하기로 하였다. 우선 ≪傷科疾病 鍼灸療法≫을 2012년 8월에 출간하였고, 이제 ≪神經疾病 鍼灸療法≫을 출간을 함에 지난 10여 년의 감회가 새롭다.

원문의 뜻을 살리기 위하여 가급적 직역을 위주로 하였으나 여의치 않은 때는 의역을 하였다. 고유명사 혹은 전문용어는 원서에 따르는 것을 원칙으로 하였으나 한국어로 번역 가능한 것은 번역하고, 이해를 돕기 위하여 혹 ( )안에 영문도 기록하였다. 또한 부가적인 설명이 필요하다고 생각되는 부분은 역자 주를 달아 이해의 폭을 넓히도록 시도하였다.

한국판으로의 번역 출간을 선뜻 허락해주시고 협조하여 주신 呂少杰 선생께 감사드리며, 번역 출간의 과정 중 진두지휘를 해주신 교실의 김경호 교수를 비롯한 이승덕 · 조현석 · 김은정 교수에게 고마움을 전한다. 또 궂은일 마다않고 도와준 전문의 왕개하 · 황지후 선생을 비롯한 교실의 전공의 선생들에게도 감사를 전하고 싶다. 마지막으로 출판에 적극 지원을 아끼지 않으신 임동규 사장님과 남시중 선생 이하 집문당 관계자 여러분들께도 감사의 말씀을 전하고 싶다.

2013년 입춘지절에 일산 동국대한방병원 연구실에서
편역자 대표 김갑성

차 례

제2장 腦部 疾病

제3장 脊椎神經 疾病

제4장 其他 疾病

제1장

腦神經 疾病

제1장

腦神經 疾病

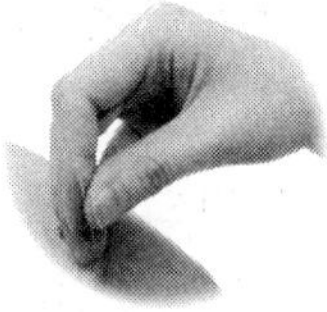

뇌신경은 말초신경이 되어 이것은 뇌의 신경에 부착되어 있으며, 모두 12개가 있다. 순서에 따라 나열하면 Ⅰ후각신경(후신경)·Ⅱ시신경·Ⅲ동안신경·Ⅳ활차신경·Ⅴ삼차신경·Ⅵ외전신경·Ⅶ안면신경·Ⅷ청신경(내이신경, 전정와신경 포함)·Ⅸ설인신경·Ⅹ미주신경·Ⅺ부신경·Ⅻ설하신경이다.

이 장에서는 주로 12개 뇌신경 질병의 발병 병인 및 진단 요점을 소개하고 아울러 진단을 통하여 결론을 도출한 후 침자치료를 운용하는 것을 소개한다. 이 장은 모두 18절, 18종의 질병을 수록하였으며, 매 한 절에는 하나의 질병을 서술하였다. 매 절의 전면에는 주로 현대의학 위주로 해당 병의 발병 병인 및 진단 요점을 서술하였고, 그 후에는 중의학적인 변증시치원리를 통하여 해당 병을 몇 개의 유형으로 분류하였으며, 아울러 각 병의 分型을 통하여 해당 병에 있어서 각 型의 主症, 治則, 혈위 처방, 혈위도, 혈방 해석, 刺法 등을 상세하게 서술하였다. 分型에서 예를 든 치료혈 조합은 모두 정선한 것이며, 혹 저자가 임상에서 운용한 누적된 경험혈들을 조합한 것이다. 아울러 療程의 시간에 대한 것도 상세하게 서술하였다.

매 절의 가장 나중에 있는 저자 견해에서는 주로 해당 병의 치료효과에 대한 것을 평가하였으며, 아울러 치료 중 및 치료 후 주의 사항을 구체적으로 소개하였다.

제1절 嗅覺神經障碍

후각신경장애는 여러 가지 원인으로 후신경이 손상 받아 후각 상실, 후각 과민, 냄새 감별 기능 문란 및 幻嗅 등의 임상증후가 나타난다.

후각기관은 좌우 2개의 鼻腔으로 조성되어 있으며, 2개의 鼻腔은 鼻孔을 통하여 외계로 통하고, 그 중간에는 鼻中膈이 있다. 鼻中膈 표면의 점막과 鼻腔 내벽을 덮고 있는 점막은 서로 연결되어 있다. 후각은 인체가 느끼는 각종 다른 냄새를 느낄 수 있게 한다. 후각감수기의 후각 세포는 鼻腔의 최상단에 있는 담황색의 후상피세포다. 이것들이 있는 위치는 호흡할 때 기체가 흐르는 통로가 아니라 鼻甲의 隆起를 엄호하는 곳이다. 냄새는 후각세포의 말단에 위치하는 후각섬모에 접촉된 후에 세포질에 전달되고, 神經元(neuron)의 축색(axon)으로 전달된다. 축색은 篩骨板을 통과하고 전뇌엽 아래의 두 개 嗅覺球(olfactory bulb)에서 만나고, 嗅覺球 그 자체는 嗅覺脚에 의지하여 대뇌와 서로 연결된다. 후각신경은 바로 여기서 분지되며, 內嗅中樞와 外嗅中樞로 가서 분포하고, 대뇌의 嗅覺區 내로 바로 들어간다. 鼻腔上鼻道 내에는 嗅覺上皮가 있으며, 嗅覺上皮 중의 후각세포는 후각기관의 外周感受器다. 후각세포의 점막표면에는 섬모가 있어 같은 냄새가 있는 물질과 서로 접촉할 수 있다. 각 종류의 다른 냄새는 물체가 공기 중에 발산하는 물질들의 미세한 입자로 이루어진 것이다. 냄새를 띠고 있는 공기가 인체의 비강으로 흡입된 후 회선식 기류가 되어 후각감수기에 접촉되면 비강상의 감수세포가 작동하여 각각 다른 종류의 냄새를 느끼게 된다.

후각신경장애의 병인은 비교적 많다. 가장 많이 보이는 것으로는 感冒, 과민성 비염, 위축성 비염, 癲癎前兆症, 정신분열증, 히스테리, 신경쇠약, 鼻息肉(nasal polyp) 등이며, 그 다음 많이 보이는 것으로는 無嗅腦畸形(arrhinencephalia), 후각기능 노화(예를 들면 노인), 腦膜腫瘍, 腦下垂體腫瘍, frontal lobe의 orbital surface의 腫瘍, 慢性 basiarachnoiditis, 두개내압 增加, temporal lobe의 hippocampal gyrus와 uncus의 腫瘍, 轉移癌, 기공 연마 시 나타나는 幻嗅 등이다.

1. 임상 증상

나타나는 주요 증상으로는 다음과 같이 4종이 있다.

1) 후각상실

환자의 후각은 분명한 감소 혹은 완전한 소실이 있으며, 주로 酸·甛·苦·鹹의 미각 감퇴가 동반된다.

2) 후각과민

후각 항진으로 나타나며, 어떠한 냄새에 대하여 모두 고도의 과민 반응으로 환자는 매우 불편함을 느낀다. 이런 종류의 후각장애는 임상에서 비교적 많이 보이는 것은 아니다. 어떤 사람은 이런 증상을 頭蓋內의 압력이 증가하여 나타나는 일종의 증상으로 인식하였다.

3) 후각감별 기능 문란

환자는 어떠한 냄새를 다른 종류의 냄새로 오인하여 표현을 하며, 이는 주로 유쾌하지 못한 냄새다. 이런 증상은 주로 후각 상실의 회복기에 많이 보인다. 이외 두부 외상, 척수로의 病程 과정 중 혹은 아미노피린 복용 후에 볼 수 있다. 어떤 때는 임신부에서도 역시 볼 수 있는데 이것은 내분비적 원인과 관계가 있는 것으로 생각된다.

4) 幻嗅

환자는 본래 존재하지 않는 냄새, 통상적으로 이것은 매우 맡기 어려운 냄새를 맡는 것이다. 예를 들면 고무를 태우는 냄새, 양의 털을 태우는 냄새, 오리알을 태우는 냄새 등이다. 이러한 증상은 전간전조증, 정신분열증, 히스테리와 신경쇠약에서 볼 수 있다. 幻嗅는 대부분 뇌기질성 질병의 전조 증상인 경우가 많다. 특히 temporal lobe의 hippocampal gyrus, uncus의 병변이 특수하게 표현된 것이다. 그러므로 매우 중요한 진단 기준으로 의의가 있다.

2. 중의 변증 치료

후각신경장애에 대하여 中醫에서는 비록 설명이 없지만 그 증상은 鼻槁, 鼻窒, 鼻息肉 및 鼻淵 등 여러 질병에 흩어져 있는 것을 볼 수 있다.

이 병의 발생과 肺・脾는 관계가 있다. 肺氣가 宣降失常하고, 喉鼻의 氣道가 通暢하는데 장애가 생기면 냄새를 변별하는 능력이 상실되어 냄새를 맡지 못하게 된다. 脾虛하여 濕熱이 鬱蒸하면 鼻內의 근막을 손상하여 냄새를 맡는 기능을 상실하여 이 병이 발생한다. 分型은 아래와 같다.

1) 肺陰虧損型

비강 내 건조, 灼熱感, 후각 감퇴 혹은 상실, 비강 내 근막 위축, 鼻甲縮小, 鼻腔寬大, 혹은 痂皮가 많이 보이고, 涕液穢濁, 황록색을 나타내며, 혹은 소량의 鼻衄이 있고, 건조한 계절이면 증상이 가중된다. 항상 咽痒, 乾咳, 언어가 힘이 없고, 舌紅苔少, 脈細數 등의 증상이 있다.

① 治則 : 養陰潤燥, 宣肺散邪

② 혈위 처방 : 素髎・迎香(양측)・風池(양측)・合谷(양측)

③ 혈방 해석 : 肺는 鼻에 開竅하므로 素髎・迎香을 자침하여 利鼻竅, 養陰潤燥한다. 風池・合谷을 배합하면 宣散肺邪한다. 이 穴

처방조합은 養陰潤燥, 宣肺散邪하는 효능이 있다.

2) 脾胃虛弱型

코 안이 건조하고, 콧물이 비린내가 나며, 풀과 같이 걸쭉한 액체이거나 우유로 만든 걸쭉한 유제품 같은 형태를 하며, 색은 微黃色이거나 옅은 녹색이고, 痂皮가 많으며, 후각은 감퇴 혹은 소실되고, 鼻甲은 위축이 비교적 심하며, 근막은 색이 淡하고, 여성 환자는 월경기에 증상이 가중되며, 항상 頭昏과 頭重을 겸하며, 疲乏無力하고, 식욕감퇴, 腹脹, 舌淡, 脈緩弱하다.

① 治則 : 益氣健脾, 淸熱利濕

② 혈위 처방 : 素髎 · 迎香(양측) · 風池(양측) · 足三里(양측)

③ 혈방 해석 : 素髎 · 迎香 · 風池는 隣近取穴한 것으로 肺部 鼻腔 내의 濕熱을 淸利하는 효능이 있다. 胃經의 合穴인 足三里를 배합하면 補胃益氣健脾한다. 이 혈조합은 益氣健脾 · 淸熱利濕하는 효능이 있다.

3) 肺脾陰虛型

환자는 코의 예민한 감각을 잃거나 어떤 콧병을 앓은 후 面色蒼白, 風寒邪에 쉽게 감염되고, 頭重頭昏, 神疲氣短, 兩下鼻甲偏大, 蒼白 혹은 灰暗, 鼻腔은 항상 淸稀 혹은 粘性 콧물이 있고, 便溏 혹은 변비, 舌質淡 혹은 灰胖, 舌邊에는 齒痕이 있으며, 苔白, 脈虛緩하다.

① 治則 : 健脾益氣, 補肺斂氣

② 혈위 처방 : 素髎 · 迎香(양측) · 風池(양측) · 肺兪(양측) · 足三里(양측)

③ 혈방 해석 : 素髎 · 迎香은 隣近取穴한 것으로 通氣補肺한다. 膽經의 風池, 胃經의 合谷과 足三里를 서로 배합하면 補胃健脾한다. 肺兪는 補肺斂氣한다. 위의 穴을 모두 조합하면 健脾益氣, 補肺斂氣하는 효능이 있다.

3. 치료

1) 穴位와 鍼法

① 素髎 : 面部에서 鼻背 下端의 鼻尖 정중앙에 있다. 坐位 혹은 仰臥位를 하고 취혈한다. 30호 1촌(25mm) 호침을 취한다. 국부는 통상적인 소독을 한다. 이 穴은 刺鍼 시 통증이 비교적 심하다. 그러므로 進鍼을 빠르게 하여 皮下에 刺鍼한다. 그런 후에 推進法을 사용하여 鍼體를 旋轉하지 않고 鼻骨 방향을 향하여 약 0.8촌(20mm) 刺入한다.

鍼感 : 국부에 脹刺痛이 있다. (그림 1-1)

② 迎香(양측) : 鼻翼 外緣 중점에서 옆으로 0.5촌, 鼻脣溝中에 있다. 30호 1촌(25mm) 호침 2개를 취한다. 국부는 통상적인 소독을 하고, 鼻翼處를 향하여 약간 斜刺해서 0.8촌(20mm) 刺入한다(이 穴 역시 비교적 통증이 있으므로 素髎의 進鍼手法과 같은 방법을 사용한다).

鍼感 : 국부에 脹刺痛이 있다. (그림 1-1)

③ 風池(양측) : 項部에서 後頭骨의 아래, 흉쇄유돌근과 승모근 上端 사이의 오목한 곳에 있으며, 風府와 수평이다. 30호 2촌(50mm) 호침 2개를 취한다. 국부는 통상적인 소독을 하고, 脊柱 방향을 향하여 약 1.8촌(45mm) 刺入한다.

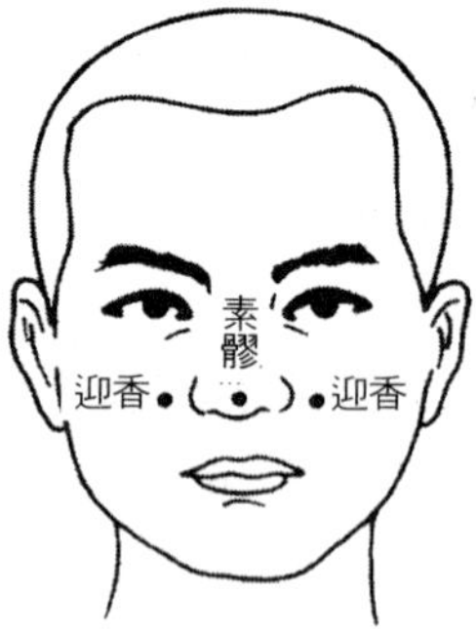

그림 1-1

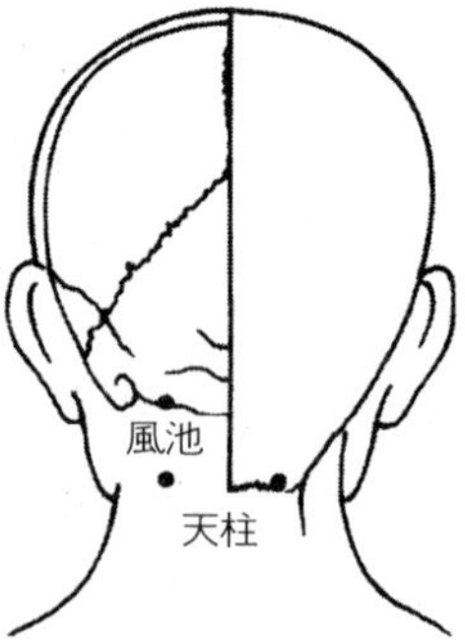

그림 1-2

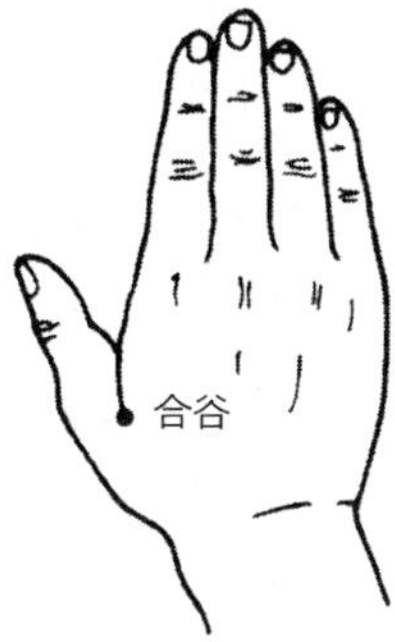

그림 1-3

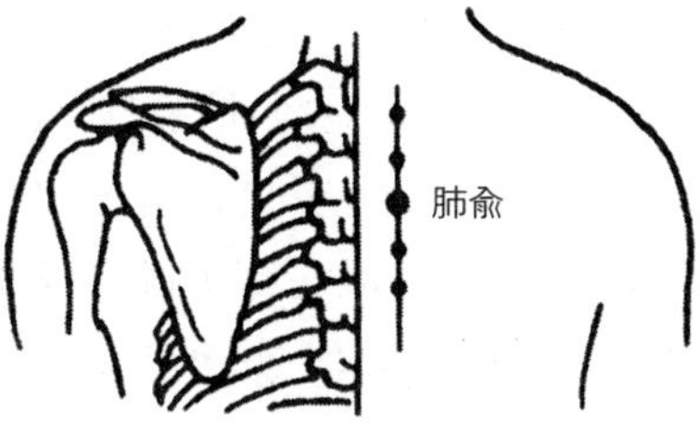

그림 1-4

鍼感 : 頸後部 脹痛 혹은 枕後를 따라 側頂部를 향하여 放散한다. (그림 1-2)

④ 合谷(양측) : 手背에서 第1掌骨間隙의 중점처 혹은 第2掌骨指關節과 陽谿穴 사이의 중점처에 있는데 食指側에 약간 가깝게 있다. 30호 2.5촌(65mm) 호침을 취한다. 국부는 통상적인 소독을 하고, 後谿 방향을 향하여 약 2.3촌(60mm) 刺入한다.

鍼感 : 手掌部에 脹痛이 있다. (그림 1-3)

⑤ 肺兪(양측) : 背上部에서 身柱(第3과 第4胸椎棘突起 사이의 오목한 곳)의 외측 1.5촌(40mm)되는 곳에 있다. 30호 2촌(50mm) 호침 2개를 취한다. 국부는 통상적인 소독을 하고, 척추 방향을 향하여 약 1.8촌(45mm) 자입한다.

鍼感 : 모두 국부 脹痛이 있다. (그림 1-4)

⑥ 足三里(양측) : 小腿前外側面의 상부에서 犢鼻 아래 3촌, 脛骨 前緣에서 1橫指(中指) 떨어진 곳에 있다. 30호 2촌(50mm) 호침을 취한다. 국부는 통상적인 소독을 하고, 약 1.8촌(45mm) 直刺한다.

鍼感 : 국부 脹痛 혹은 足背를 향하여 放散한다. (그림 1-5)

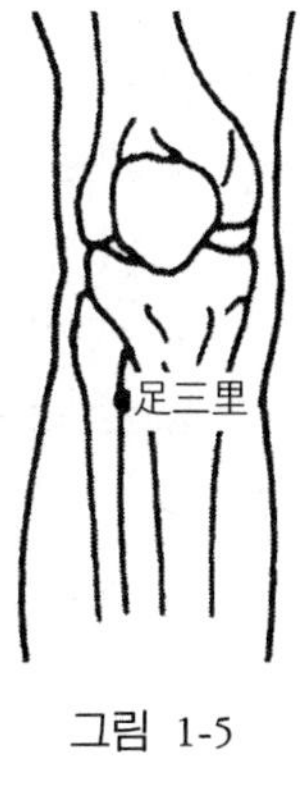

그림 1-5

2) 體位와 手法 및 療程

肺陰虧損型 환자는 素髎·迎香·風池·合谷 4개 穴에 刺鍼하여 법에 따라 刺入한 후 補法을 사용하여 得氣하고, 40분간 留鍼한다. 중간에 捻鍼을 1회하는데 補法을 사용한다. 매일 1회, 10회가 1療程이 되고, 5일간 휴식한 후 효과가 있으나 치유되지 않으면 다시 치료하고, 10회 치료해도 효과가 없거나 치유되었으면 치료를 종료한다.

脾胃虛弱型 환자는 素髎·迎香·風池·足三里 4개 穴에 刺鍼하여 법에 따라 刺入한 후 補法을 사용하여 得氣하고, 40분간 留鍼한다. 중간에 捻鍼을 1회하는데 補法을 사용한다. 매일 1회, 10회가 1療程이 되고, 5일간 휴식한 후 효과가 있으나 치유되지 않으면 다시 치료하고, 10회 치료해도 효과가 없거나 치유되었으면 치료를 종료한다.

肺脾陰虛型 환자는 素髎·迎香(양측)·風池(양측)·肺兪(양측)·足三里 5개 穴에 刺鍼하여 법에 따라 刺入한 후 補法을 사용하여 得氣하고, 40분간 留鍼한다. 중간에 捻鍼을 1회하는데 補法을 사용한다. 매일 1회, 10회가 1療程이 되고, 5일간 휴식한 후 효과가 있으나 치유되지 않으면 다시 치료하고, 10회 치료해도 효과가 없거나 치유되었으면 치료를 종료한다.

4. 임상례

① 張某某, 여, 28세

② 主訴 : 3년 전 항상 鼻塞, 鼻痒, 재채기, 콧물이 많고, 간헐성 혹은 교대성으로 발생하고, 鼻部의 嗅覺이 점차 감퇴하는 현상이 나타났다. 시작할 때는 증상이 비교적 가벼워 뚜렷한 향내, 혹은 뚜렷한 구린 냄새, 혹은 뚜렷이 짙은 냄새는 능히 맡을 수 있었다. 후에는 단지 뚜렷한 구린 냄새만 맡을 수 있다. 3년 전부터는 뚜렷한 구린 냄새도 맡을 수 없어 가까운 병원 오관과와 시내 병원 이비인후과에 가 여러 번 치료하였다. 치료 후 鼻塞은 조금 완해 되었으나 嗅覺은 변화가 없어 나에게 침구치료를 받으러 왔다.

③ 검사 : 鼻根暗紅, 兩鼻翼黃白色, 鼻內에 맑은 계란 흰자 같은 점액의 콧물이 있고, 鼻粘膜은 극도로 창백하며, 腫脹, 부종, 下鼻甲肥大하였다. 에페드린(ephedrine)을 코에 떨어뜨리자 下鼻甲浮腫이 잠시 위축되었다.

嗅覺試驗 : 식초, 물, 알코올 모두 냄새를 분별하지 못하였다. 苔白, 脈虛緩하였다.

④ 변증 : 이 환자는 肺脾氣虛한데 여러 차례 반복하여 風寒을 맞아 肺가 영양 작용을 상실하여 衛氣가 몸의 외부를 방어 하지 못하며, 邪氣가 鼻竅에 머물므로 鼻部가 변별하는 능력이 없어져 냄새를 맡지 못하게 되었다. 脾肺陰虛하여 냄새를 맡지 못하는 型으로 진단하였다.

⑤ 治則 : 健脾益氣, 補肺斂氣

1診(2일) : 주요 증상은 콧물이 줄줄 흐르고, 냄새를 맡지 못하므로 隣近取穴의 원칙에 근거하여 素髎를 취하여 막혀 통하지 못하여 냄새를 맡지 못하는 것을 치료하고, 迎香을 취하여 鼻鼽不利와 냄새를 맡지 못하는 것을 치료하고, 風池·肺兪·足三里를 輔助穴로 취하여 健脾益氣, 補肺斂氣하였다. 刺法은 앞과 같이 하였다.

2診(5일) : 환자는 첫 번째 진료 후 즉시 鼻部가 편해졌고, 콧물도 감소하였다. 穴位와 刺法의 변화 없이 격일 1회, 6회까지 진료하였다.

7診(15일) : 환자는 鼻部가 편안함을 자각하였고, 특히 자고 일어날 때 鼻內에 교대로 막히는 현상이 全無하였다. 그러나 鼻部의 후각은 단지 알코올에 대해서만 약간 느낄 수 있었다. 기타 각종 냄새는 여전히 맡을 수 없었다. 치료는 그대로 하고 補中益氣湯(黃芪·黨蔘 각 20g, 白朮·升麻·柴胡·陳皮 각 12g, 甘草·當歸 각 6g), 五味子 12g·烏梅 12g·蒼耳子 12g을 추가로 사용하였다. 보중익기탕은 補中益氣, 升陽固表하는 효능이 있다. 五味子·烏梅는 肺氣를 收斂하고, 蒼耳子는 祛風通竅한다.

치료법(刺法, 中藥)은 그대로 하고, 매일 1첩을 달여 하루 2번 복용하였다. 10회까지 진료하였다.

11診(23일) : 환자는 뚜렷한 향, 뚜렷한 구린내, 식초 냄새 및 알코올 냄새 등을 약간 맡을 수 있었다. 그러나 병들기 전과 같이 민감하지는 않았다. 下鼻甲은 원래 紅色 腫脹이 있었으나 지금은 분홍색으로 변하여 거의 정상이 되었다. 원래 항상 코가 막히고 콧물이 흘러 내렸으나 지금은 거의 호전되었고, 코 안에는 여전히 소량의 황색 점액이 있었다. 이번 진료에서는 자침을 하지 않았다. 中藥은 그대로 연속하여 5劑를 사용한 후 다시 진료하였다.

12診(28일) : 환자는 嗅覺 및 鼻部檢查에서 거의 정상이었다. 補中益氣丸(조제해 놓은 약)으로 바꾸어 매일 2회, 매회 6g 복용하였다. 이것은 健脾益氣, 補肺斂氣하는 효능이 있다. 연속하여 5병을 복용한 후 사용을 종료하고, 반년 후 다시 검사하였다.

⑥ 추적 관찰 : 환자는 반년 후 다시 검사하였는데 鼻部檢查에서는 거의 정상, 嗅覺 역시 거의 회복되었다. 그러나 때때로 感冒가 발생하였다. 몸을 단련하고, 찬 기운에 대한 저항력을 길러 外邪에 대한 침입을 막도록 지도하였다.

5. 저자 견해

후각신경에 장애가 있으면 임상에서 모두 각 유형의 병증이 동시에 나타난다. 이것은 여러 종의 病因으로 인하여 나타난 임상증후다. 中醫에서는 '不聞香臭'라고 부른다. 역대 중의의 각종 의적 가운데 이 병을 단독으로 논한 것은 없다. 그러나 鼻塞, 鼻鼽, 鼻淵, 鼻息肉 가운데 모두 다른 논술들이 있다. 예를 들면 明代 王節齋의 ≪明醫雜著≫ 卷三에서 "鼻塞不聞香臭…此是肺經素有火邪…故遇寒便塞, 遇感便發也"라 하였다. 이 병에 대하여 침자치료를 더욱 많이 언급한 것을 예로 들면 素髎는 ≪鍼灸甲乙經≫ 卷十二 第七에서 "鼽衄涕出, 中有懸病, 宿

肉, 窒塞不通, 不知香臭"라 하였다. 迎香은 ≪玉龍歌≫에서 "迎香穴內刺爲通, 不聞香臭從何治, 迎香兩穴可堪攻"이라 하였다. 合谷은 ≪雜病穴歌≫에서 "鼻塞鼻痔及鼻淵, 合谷太衝隨手取"라 하였다. 風池는 ≪席弘賦≫에서 "風府風池尋得到, 傷寒百病一時消"라고 한 것 등이 있다. 각종 中醫 醫籍에서 이 병에 대하여 구체적인 서술과 침자치료 방법을 증명하고 있다.

후각신경장애에 대한 침자치료는 어느 정도 효과가 있다. 위의 醫案과 각종 醫籍 중에는 다음과 같은 것이 있다. 이 병의 대부분은 기타 질병에 수반 되는 증상으로 無嗅腦(arrhinencephalia)의 환자(이런 종류의 환자는 치료 효과가 좋지 못하다) 이외에도 당연히 嗅覺에 영향을 주는 근본 병인을 먼저 검사한다. 鼻息肉과 같은 것은 먼저 수술치료를 한다. 급・만성비염, 腦腫瘍 등은 먼저 續發性 병을 모조리 제거하고 다시 침치료한다. 일반적인 염증, 히스테리(이런 종류의 환자를 치료할 때 만약 보조적으로 암시요법을 사용하면 일은 반을 하고 효과는 배로 거둘 수 있다), 신경쇠약, 정신분열증 환자에 대하여 침자치료를 운용하면 효과가 비교적 좋다.

제2절 視神經炎

視神經炎(pappilitis)은 眼科 임상에서 자주 보이는 病症으로 이는 다양한 原因으로 생기는 急性 失明 또는 慢性 失明의 일종이다.

視神經炎의 발병 原因은 비교적 복잡한데 개괄하면 全身과 국부 양 方面으로 나눌 수 있다.

1) 전신 요인

급성 전염병(예를 들면 流行性 腦膜炎, 腦炎, 流行性 感冒, 이하선염, 麻疹, 傷寒 등), 만성 전염병(예를 들면 結核, 梅毒 등), 중독(예를 들면 담배, 술, 메

틸알코올, 납, 비소 등), 탈수초질병(예를 들면 視神經脊髓炎, 多發性 硬化 등), 영양대사성 질병(예를 들면 비타민결핍, 임신, 수유, 빈혈, 당뇨병 등)이다.

2) 국부 요인

부비동염, 편도선염, 충치 등의 眼部 炎症(예를 들면 眼眶蜂窩織炎, 葡萄膜炎과 交感性眼炎, 視網膜脈絡膜炎 등)

1. 임상 증상

임상에서는 발병의 부위에 따라 시신경염을 球內와 球後 두 종류로 나눌 수 있다. 전자는 視神經炎(pappilitis), 후자는 球後視神經炎(retro-bulbar neutritis)이다.

1) 視神經炎(pappilitis)

임상에서 한쪽 또는 양쪽 눈에 발병하는데, 시력이 급격하게 하강하고 안구운동 혹은 압박을 받을 때 안구 뒤쪽에 牽引性 통증을 느끼며, 눈 주위에 疼痛이 있다. 시야에는 중심에 어두운 점이 나타나고 중심 쪽으로 축소된다. 瞳孔對光反射는 쉽게 피로한 것처럼(즉 동공이 축소된 상태로 유지되는 시간이 매우 짧다) 나타나고, 시력이 완전히 상실된 경우는 동공이 散大되고 직접 對光反射가 소실된다.

眼底變化 초기에는 視神經乳頭의 充血과 주위의 模糊, 腫脹, 色이 비교적 붉어지고, 視神經乳頭가 약간 융기되는데, 일반적으로 3개 屈光度를 초과하지 않는다. 視網膜정맥이 약간 확장되고 꾸불꾸불하게 굽어 있다. 視神經 근처의 視網膜에도 약간의 부종, 火焰狀의 出血 및 소량의 滲出이 있고, 오래되면 視神經萎縮이 계속 발생할 수 있다.

2) 球後視神經炎(retrobulbar neutritis)

시력이 현저히 떨어지고 시야가 축소되며, 중심에 어두운 점 또는 아령 모양의 어두운 점이 나타나며 안구운동 시에 牽引性 疼痛이 있다. 동공이 축소된 상태로 유지되는 시간이 매우 짧다. 초기에는 眼底가 대부분 정상에 속하거나 혹은 視神經乳頭가 경미하게 充血되고, 오래되면 視神經乳頭가 부분적으로나 전체적으로 창백하게 변한다.

이 병을 급성과 만성으로 나누어 보면, 급성은 病의 발생이 급하고 빠르며 시력이 급속하게 떨어진다. 만성은 발병이 완만하고 시력이 점차적으로 떨어지며, 病程이 비교적 길고 예후가 좋지 않다.

2. 중의 변증 치료

中醫에서 이 병은 대부분 갑자기 분노하여 肝을 손상하면 肝陽이 升動하여 눈으로 올라가므로 실명하며, 역시 肝氣가 不理하고, 氣滯血瘀하여 氣血이 눈에 精을 보내지 못하여 발생한다고 본다. 임상에서 型을 나누면 다음과 같다.

시신경염은 中醫眼科에서 暴盲, 靑盲 등의 범주에 속한다. 그 주요 임상 증상은 시력이 급격하게 저하하거나 상실되며, 병은 目系에 위치한다. 발병은 급하며, 병세는 흉험하다. 대부분 七情內傷(갑자기 분노하거나 억울한 일을 당하여), 중독(알코올 혹은 화학약품 복용량이 과다할 때), 勞倦 과도, 음식을 먹는데 규칙적이지 않아서, 外感 毒邪가 내부를 공격하여, 肝이 疏泄 기능을 상실하여, 痰濁・瘀血이 上部를 교란하고 目竅를 壅滯하여, 目竅가 물건을 보는데 불리하여 눈이 흐리거나 실명한다. 혹은 氣血精津이 虧耗하여 눈에 영양을 공급하지 못하여 물건을 보는 것이 점차 흐려지고, 마침내 실명하게 된다. 이 병은 초기에는 대부분 實證이며, 肝과 관계가 밀접하다가 脾腎으로 넘어간다. 肝 위주로 치료하며, 혹 疏肝理氣, 活血通絡한다. 久病이거나 병이 후기에 이르면 대부분 虛證이 되거나 虛實이 섞인 상태가 되므로 虛가 위주가 된다. 그러므로 당연히 扶正祛邪, 혹은 補氣養血한다.

1) 肝陽上亢型

시력이 급격하게 떨어지며, 頭目昏暈을 동반하고, 腰酸肢軟, 不眠心

煩, 舌絳, 脈弦하다.

① 治則 : 平肝潛陽明目

② 혈위 처방 : 睛明(환측) · 上明(환측) · 球後(환측) · 風池(환측) · 太衝(환측) · 光明(환측)

③ 혈방 해석 : 睛明은 手太陽 · 足太陽 · 足陽明 3經의 會穴이다. 자침하면 目系를 통하게 하고, 目系의 經氣를 疏導할 수 있다. 太衝 · 光明은 肝의 原穴과 絡穴이 되며, 原絡을 서로 배혈한 것이므로 平肝潛陽明目한다. 風池는 足少陽膽經의 穴이며, 肝膽은 서로 표리가 되므로 자침하면 淸膽平肝, 疏導經氣할 수 있다. 上明 · 球後는 經外奇穴이 되며, 시신경 병변을 치료하면 효과가 있는 경험혈이다. 이 穴 처방은 平肝利膽, 疏經明目하는 효능이 있다.

2) 氣滯血瘀型

시력이 현저하게 떨어지며, 두통과 目脹을 동반하고, 煩躁口渴, 쉽게 노하고, 변비, 舌紫, 脈澁하다.

① 治則 : 活血化瘀, 通經明目

② 혈위 처방 : 睛明 · 上明 · 球後 · 風池 · 太陽 · 合谷 · 內關(모두 환측)

③ 혈방 해석 : 睛明은 3經이 交會하는 곳으로 자침하면 活血通絡한다. 風池는 足少陽膽經穴이며 자침하면 利膽疏肝할 수 있다. 上明 · 球後는 經外奇穴이며, 目系 질병을 치료하는 경험혈이다. 두통, 目脹을 치료하는 經驗要穴인 太陽 · 合谷을 배합한다. 이 穴 처방은 活血通絡, 利膽疏肝, 明目하는 효능이 있다.

3. 치료

1) 穴位와 鍼法

① 睛明(환측) : 얼굴에서 눈의 內眥角 약간 上方 오목한 곳이다. 30호 1.5촌(40mm) 호침을 취하고, 국부는 통상적인 소독을 한 다음 眼球를 약간 바깥으로 압박하여 약 1.4촌(38mm) 直刺한다(이곳에

침을 놓을 때의 手法은 마땅히 가볍게 하고 捻轉하지 않고, 拔鍼은 완만하게 해야 하고, 拔鍼 후 약간 눌러서 출혈을 피해야 한다).

鍼感 : 국부 脹痛이 있다. (그림 1-6)

② 上明(환측) : 魚腰 直下 眼眶上緣과 眼球의 사이에 위치한다. 30호 1.5촌(40mm) 호침을 취하고, 국부는 통상적인 소독을 한 다음 안구를 약간 아래로 압박하면서 약 1.4촌(38mm) 直刺한다(이곳에 자침하고 발침할 때 주의사항은 睛明과 같다).

鍼感 : 국부 脹痛이 있다. (그림 1-6)

③ 球後(환측) : 眼眶下緣의 외측 1/4과 내측 3/4이 만나는 지점에 있다. 30호 1.5촌(40mm) 호침을 취하고, 국부는 통상적인 소독을 한 다음 안구를 약간 위로 압박한 다음 약 1.4촌(38mm) 直刺한다(주의사항은 睛明과 같다).

鍼感 : 국부 脹痛이 있다. (그림 1-6)

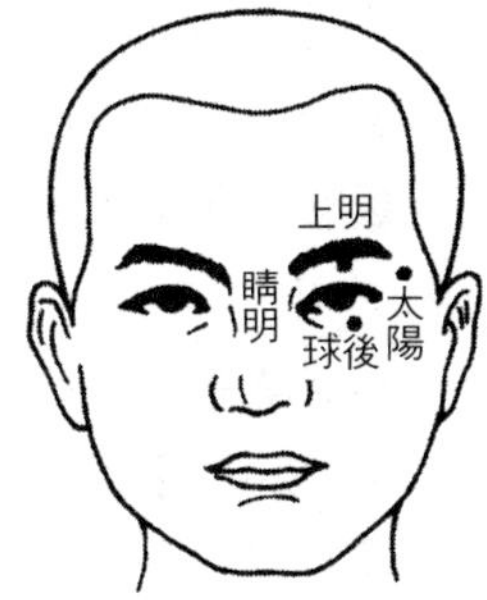

그림 1-6

④ 風池(환측) : 목 뒤에서 후두골 아래, 흉쇄유돌근과 승모근 上端 사이의 오목한 곳으로 風府와 같은 높이에 있다. 30호 2촌(50mm) 호침을 취하고, 국부는 통상적인 소독을 한 다음 脊柱 방향을 향하여 약 1.8촌(45mm) 자입한다(이 곳의 피부는 비교적 질기기 때문에 進鍼은 빨리해야 하고 피부를 통과한 다음에는 완만하게 해야 한다).

鍼感 : 頸部 脹痛 또는 후두골을 따라 側頂部를 향하여 방산된다. (그림 1-2)

⑤ 太陽(환측) : 눈썹의 바깥 끝과 目外眦 사이에서 후방을 향하여 약 1橫指되는 오목한 곳에 있다. 30호 2촌(50mm) 호침을 취하고, 국부는 통상적인 소독을 한 다음 아래를 향하여 腮骨 하방으로 약 2.3촌(60mm) 찔러 넣는다.

鍼感 : 국부 脹痛이 있다. (그림 1-6)

⑥ 太衝(환측) : 足背部에서 第1趾骨間 후방의 오목한 곳에 있다. 30

호 1.5촌(40mm) 호침을 취하고, 국부는 통상적인 소독을 한 다음 약간 위를 향하여 약 1.4촌(38mm) 斜刺한다.

鍼感 : 국부 脹痛이 있다. (그림 1-7)

⑦ 光明(환측) : 小腿外側面의 하부에서 外踝尖上 5촌에 해당하는 부위, 腓骨前緣에 가까운 곳, 外丘直下 2촌처에 있다. 30호 2촌(50mm) 호침을 취하고, 국부는 통상적인 소독을 한 다음 약 1.8촌(45mm) 直刺한다.

鍼感 : 국부 脹痛 혹은 丘墟穴區를 향하여 放散한다. (그림 1-7)

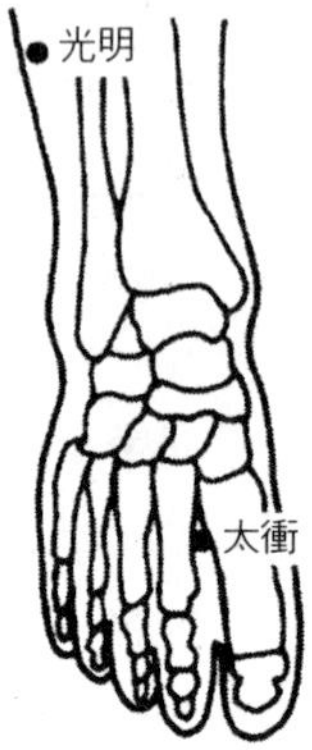

그림 1-7

⑧ 合谷(환측) : 手背部에서 第1掌骨間隙의 中點處, 혹은 第2掌骨指關節과 陽谿 사이의 中點處이며 약간 食指側에 가까이 있다. 30호 2.5촌(65mm) 호침을 취하고, 국부는 통상적인 소독을 한 다음 後谿 방향을 향하여 약 2.3촌(60mm) 刺入한다.

鍼感 : 手掌部 脹痛이 있다. (그림 1-3)

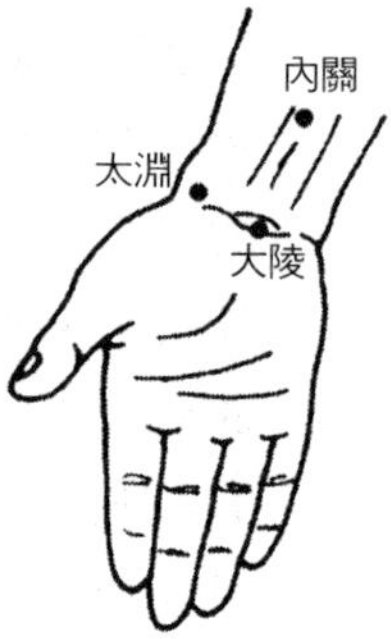

그림 1-8

⑨ 內關(환측) : 腕橫紋上 2촌에서 掌長筋腱과 橈側腕屈筋腱 사이에 있다. 30호 1.5촌(40mm) 호침을 취하고, 국부는 통상적인 소독을 한 다음 外關 방향을 향하여 약 1.4촌(38mm) 直刺入한다.

鍼感 : 국부 脹痛 혹은 手背 및 中指를 향하여 放散한다. (그림 1-8)

2) 體位와 手法 및 療程

肝陽上亢型 환자는 坐位를 취하여 취혈하는데 먼저 睛明 · 上明 · 球後 3개 穴에 자침하여 進鍼手法은 가볍게 하고 捻轉하지 않는다. 拔鍼은 부드럽고 느리게 하며, 拔鍼 후 穴을 눌러 출혈을 막는다. 風

池・太衝・光明 3개 穴 刺鍼 시 및 留鍼 중간에는 提挿捻轉 瀉法을 사용한다. 매회 60분간 留鍼하며, 격일 1회, 10회가 1療程이 되고, 5일간 휴식 후 효과가 있으나 치유되지 않았으면 다시 침치료하고, 10회 치료해도 효과가 없거나 치유되었으면 치료를 종료한다.

氣滯血瘀型 환자는 睛明・上明・球後의 자침 방법, 주의사항이 위와 같다. 風池・太陽・合谷은 提挿捻轉 瀉法을 사용하며, 나머지 혈은 平補平瀉法을 사용하여 得氣한다. 매회 40분간 留鍼하고, 격일 1회, 10회가 1療程이 되며, 5일간 휴식 후 효과가 있으나 치유되지 않았으면 다시 침치료하고, 10회 치료해도 효과가 없거나 치유되었으면 치료를 종료한다.

4. 임상례

1) 증례 1

① 王某某, 여, 26세

② 主訴 : 두 눈이 실명된 지 15일이 되었다.

③ 현 병력 : 환자는 15일 전 結紮 수술 후 제3일에 鼻塞, 流涕, 발열이 있음을 느꼈고, 그 후 두통, 눈 주위 脹痛, 두 눈의 시력이 점차 떨어졌으며, 5일 후 두 눈이 완전히 실명하였다. 일찍이 가까이 있는 병원 및 해당 시의 병원 안과에서 '視神經炎'으로 진단받고 15일간 입원하여 항균・항염 등의 치료를 하였으나 病情의 호전이 없어 본원에 내원하여 침구치료를 원하였다.

④ 검사 : 체온 37℃, 혈압 120/83mmHg, 맥박 85회/분, 面色蒼白, 情緖低下, 兩眼眶 주위 및 양측 눈 주위 기타 부위 모두 분명한 壓痛이 있었다. 두 눈에 빛이 없고, 瞳孔이 散大하여 가장자리에 접근할 정도였고, 對光反射 소실, 시력을 완전 상실하였다. 眼底檢査상 視神經盤腫脹, 융기, 충혈, 분비물 증가, 가장자리는 모호하였다. 面紅, 舌絳, 脈弦하였다.

⑤ 변증 : 환자의 가족들은 結紮을 원하지 않았으므로 수술 전 여러

차례 입씨름을 하여 이미 肝陽內動의 징조가 야기되었다. 분노가 뭉쳐진 상태에서 수술을 하여 肝陽升動하므로 눈으로 올라가 眼部의 經脈이 逆亂되어 두 눈이 실명하게 되었다. 그러므로 肝陽上亢型 暴盲症으로 진단하였다.

⑥ 治則 : 平肝潛陽明目

1診(5일) : 환자는 주로 肝陽氣가 성하여 눈으로 上亢하므로 暴盲症이 나타났다. 光明·太衝을 취하여 瀉한 것인데 이것은 肝膽原絡을 배합하여 平肝潛陽, 明目한 것이다. 肝膽은 서로 表裏가 되는데 膽經穴인 風池를 瀉하면 疏導經氣한다. 睛明을 배합하면 手足太陽·足陽明 3經의 經氣를 통하고, 다시 임상에서 眼病의 경험혈인 上明·球後를 모두 자침하면 平肝潛陽明目하는 효능이 있다.

2診(7일) : 환자는 顳部 및 眼眶周圍의 脹痛이 경감하였으며, 眼內가 편하였지만 眼前에 一片漆黑이 있으며, 시력의 호전이 보이지 않았다. 사용한 혈은 앞과 같이 하였으며, 光明·太衝·風池를 瀉하였다. 睛明·上明·球後에는 留鍼하고 같은 치료 목적으로 동일하게 진료하였다. 穴位刺法도 그대로 하였다. 격일 1회 치료하면서, 5診까지 동일하게 진료하였다.

6診(15일) : 환자는 매우 기뻐하면서 나에게 말하기를 顳部 및 眼眶周圍의 脹痛이 모두 소실되었고, 眼內는 청량감이 있으며, 眼前에는 빛이 있는 것을 느낄 수 있다고 하였다. 당시 검사에서 散大된 瞳孔이 축소되어 中度의 散大를 나타내었고, 眼前에는 모호한 물체 음영을 볼 수 있었으나 위첨자가 분명하게 보이지 않아 穴位의 刺法을 그대로 하여 10診까지 진료하였다. 이로부터 매회 침치료 후 즉각 眼部의 밝은 정도가 증가하였고, 위첨자를 맑게 구별할 수 있었으며 눈앞의 물체가 점차 분명하게 되었다. 위의 5診 목적은 앞과 같다.

11診(25일) : 환자는 11診할 때 月經이 처음 나왔으나 일찍이 알려주지 않았다. 10診에서 좌측 睛明·우측 球後穴에 자침하였

다가 발침할 때 출혈 현상이 있었다. 당연히 솜으로 압박하였고, 집으로 돌아간 후 兩下瞼에 青紫色의 瘀血 현상이 나타나(이 증상의 발생은 經期와 관계가 있다) 환자는 애타게 근심하고 두려워하였다.

검사에서 兩眼은 30cm에서 위첨자를 구별할 수 있었고, 아울러 40cm 내에서는 다른 사람의 윤곽을 볼 수 있었지만 아직은 모호하였다. 걸어갈 때 물체를 피할 수 있었다. 자침을 정지하고, 잠시 中藥을 通竅明目湯(黃芪 15g, 當歸 12g, 桃仁(炒)・高麗蔘・菖蒲・茯神・川芎 각 9g, 白朮(炒)・細辛 각 6g, 甘草 3g)으로 바꾸고, 5劑를 처방하여 1일 1제를 달여 2번 복용하고, 5일 후 다시 진료하였다. 이 진료의 목적은 中藥을 응용하여 固本還元하고, 陰・陽・神 3가지를 고르게 조절하는 것이다.

12診(30일) : 이번 진료를 받으러 온 환자는 매우 기뻐했다. 下眼瞼의 瘀血腫脹이 거의 소실되었다. 그러나 여전히 瘀黑色의 흔적은 남아 있었다.

검사에서 1m 내의 눈앞 물건은 구별할 수 있고, 눈앞의 위첨자도 맑았으며, 아울러 1m 내에서 10cm되는 사각형의 글자체는 분명하게 볼 수 있었다. 그러나 획수가 비교적 많은 글자는 여전히 모호하였다. 瞳孔이 축소하는 것은 정상에 가까웠으며, 對光反射는 느렸다. 진료에 계속하여 鍼刺를 응용하였으며, 穴位刺法은 2診과 동일하게 하였다. 中藥은 通竅明目湯(처방은 11診과 동일) 5劑를 처방하였으며, 1일 1제를 2번 복용하였다. 이 진료는 침과 약을 같이 사용하였으며, 치료의 목적은 固本培元하고 平肝潛陽하여 明目作用을 달성하는 데 있었다. 穴位刺法 및 中藥治療의 목적은 같다. 격일 1회 진료하여 14診까지 하였다.

15診(6일) : 환자가 진료받으러 왔을 때 정신은 생기가 넘치고, 面色紅潤하였으며, 문을 들어와 저자와 3m 정도 거리에 있으면서 전날 침치료 후 眼部의 광선이 크게 증가한 것 같고, 2m

이내의 사람 얼굴은 분명하게 구별할 수 있으며, 30cm 내에서 신문지 위의 標題를 읽을 수 있다고 하였다.

검사에서 눈앞의 위첨자가 분명하게 보였으며, 30cm 이내에서 신문지 위의 3mm되는 標題字를 판독할 수 있으며, 아울러 자기의 이름을 쓸 수 있었다. 瞳孔은 거의 정상으로 회복되었고, 대광반사는 약간 느렸다.

眼底檢査상 視神經盤浮腫, 충혈, 삼출물이 소실되었으나 가장자리는 아직도 분명하지 않았다.

이번 진료에서 환자는 腿足部의 光明·太衝 4穴을 刺鍼하자 비교적 아픈 감을 느껴 사용의 중지를 요구하였다. 위의 진단에 근거하여 판단하면 지금은 체내의 肝陽上亢한 것이 이미 고르게 되었고, 肝膽이 조화를 이루었으므로 잠시 4개 穴을 減하고, 이상 睛明·上明· 球後·風池 8개 穴을 변함없이 사용하였다. 위의 혈은 留鍼하였고, 風池 2개 穴은 平補平瀉로 바꾸었으며, 中藥은 그대로 사용하였다. 이번 진료로 陰陽은 거의 평화로워졌으며, 치료 목적은 주로 調節陰陽, 通經明目한 것이다. 이번 진료의 穴位刺法, 藥處方, 목적을 그대로 하여 18診까지 사용하였다.

19診(14일) : 환자의 눈앞에 雲霧와 같던 느낌은 제거되었고, 10m 밖의 인형을 똑똑하게 구별할 수 있지만 얼굴의 윤곽은 비교적 모호하였다. 또 30cm 이내에서는 신문을 읽을 수 있지만 비교적 작은 글씨는 여전히 모호하였다.

검사에서 瞳孔은 正常, 대광반사는 약간 느림, 眼底視神經盤은 분명하고 가장자리는 맑지 않았다. 15診의 穴位刺法을 변함없이 하였으며, 中藥은 빼고, 격일 1회 침치료를 25診까지 하였다. 목적은 주로 치료효과를 확실하게 하기 위함이었다.

26診(28일) : 환자는 瞳孔, 眼底 모두 거의 정상으로 회복되었다. 시력은 左眼 0.8(38)·右眼 1.0(30)이었다. 이 진료 후 침치료를 종료하였다. 환자에게 불편하면 치료받으러 오라고 하였다.

⑦ 추적 관찰 : 1년 후 다시 검사하였다. 환자의 眼底는 거의 정상으로 회복되었다. 시력은 左眼 1.0(30) · 右眼 1.0(30)이었다. 눈의 사용에 주의하고, 불편하면 진료받으러 오라고 하였다.

2) 증례 2

① 王某某, 남, 50세

② 主訴 : 두 눈이 사물을 보는데 흐린 지가 이미 15년이 되었다.

③ 현 병력 : 환자는 어떤 화학공장의 화학약품 검사원이다. 15년 전 장기간 화학약품(납 · 비소를 함유)에 접촉하고 나서 점차 시력이 흐린 증상이 나타났으며, 처음 시작할 때는 비교적 큰 물건을 볼 수 있었지만 반년 후 눈앞에 일단의 검은 구름 같은 것이 있어 닦아도 없어지지 않았다. 맑은 날에는 눈앞에 밝은 빛이 있었으며, 능히 눈앞의 물건을 구별할 수 있었다. 그러나 흐린 날에는 눈앞의 검은 구름이 비교적 짙어져 물건을 구별할 수 없었다. 처음 시작할 때는 시에 있는 각 병원 안과에서 치료받았는데 치료한 약물은 미상이다. 모두 '視神經炎'으로 진단하여 치료하였으나 효과가 좋지 못하였다. 한번 치료에 대한 믿음을 상실하고 치료를 중지하였다. 후에 한 환자의 소개를 받아 나에게 침구치료를 받으러 왔다.

④ 검사 : 두 눈이 어둡고, 睛光이 밝지 않고, 눈앞이 모호하나 위첨자를 분별할 수 있었다. 瞳孔은 중간 정도로 확대되어 있고, 대광반사가 느리며, 안구를 이동하여 물체를 주시할 때 脹痛感이 있으며, 視神經盤은 蒼白, 인근의 視網膜이 모호하며 맑지 않고, 舌紫苔厚, 脈澁하였다.

⑤ 변증 : 환자는 장기간 화학약품에 접촉하였기 때문에 피부가(피부모공) 열리고 닫힐 때 그 外邪 독소(화학약품)가 인체에 침입하여 肝陰을 손상하였으므로 陰陽이 균형을 상실하고, 氣血이 壅塞하여 오래 치료하여도 효과가 없고, 氣滯血凝하게 하므로 睛光이 빛을 잃게 되었다.

⑥ 治則 : 活血化瘀, 通經明目

1診(3일) : 外邪 독소가 인체에 침입하여 肝陰을 손상한 것으로 氣滯血瘀型 失明症이 나타났다. 膽經의 風池, 大腸經의 合谷, 肝經의 太衝을 취하여 瀉함으로써 眼部의 經氣를 疏導하고, 理氣活血하였다. 眼病의 치료 要穴인 膀胱經의 睛明, 奇穴인 上明・球後를 刺鍼하면 모두 理氣活血, 活血化瘀 明目하는 효능이 있다.

2診(5일) : 각종 증상의 변화가 없었다. 原穴, 刺法 그리고 동일한 목적을 위해 변함없이 6診까지 진료하였다.

7診(13일) : 위와 같이 6회 진료를 하자 眼球를 이동하여 물체를 주시할 때 동통이 감소하였고, 눈앞 빛의 밝기 정도도 증가하여 원래와 비교하면 위첨자를 인식하는 것이 약간 깨끗해졌다. 그러나 그 효과는 크게 이상적인 것은 아니었다. 1診의 穴位刺法에 변화를 주지 않고 通竅明目湯(黃芪 15g, 當歸 12g, 桃仁・高麗蔘・菖蒲・茯神・川芎 각 9g, 白朮・細辛 각 6g, 甘草 3g)을 추가하여 肝膽陰陽을 補하였다. 1일 1제를 달여 두 번 복용하고 穴位刺法과 약물의 변화 없이 20診까지 치료하였다.

21診(31일) : 위의 20회 치료를 통하여 물건을 볼 때 眼球를 이동하면 통증이 소실되었고, 눈앞의 위첨자를 분명하게 구별할 수 있으며, 시력은 左眼 0.4(75), 右眼 0.5(60), 교정시력 左眼 0.8(38), 右眼 0.9(33)에 도달하였다. 환자는 동통을 두려워하였으므로 이번 진료 후에 치료를 중지하고, 1년 후 다시 검사받도록 하였다. 左眼 시력 0.3(100), 교정시력 0.7(43), 右眼 0.3(100), 교정시력 0.8(38), 瞳孔 정상, 對光反射는 느렸다. 眼底檢查: 視盤 가장자리가 분명하였다. 그러나 비교적 회색이며 어둡고, 視網膜은 모호하여 환자에게 계속 침치료 받도록 권하였으나 환자가 두려워하여 치료를 종결하였다.

5. 저자 견해

視神經炎은 中醫學에서 '暴盲症' 등의 범주에 속한다. 환자는 평소 眼病이 없다가 갑자기 발병하거나 발전하여 비교적 빠르게 실명이 나타난다. 그 병인은 번잡한데 陰孤한 것은 血盛하였다가 絶한 것이며, 陽寡한 것은 氣盛하였다가 脫한 것이며, 神離한 것은 陰陽이 不和하여 分離한 것으로 귀결된다. 그리고 肝氣不理하고 肝陽上亢하며, 氣滯血瘀하여 氣血이 눈으로 운행하지 못하므로 모두 실명할 수 있다.

위의 임상 2례에서 첫 번째 예는 肝陽上亢型이고, 두 번째 예는 氣滯血瘀型이다. 두 案의 證型은 비록 다르지만 그 임상에서 나타나는 증상은 도리어 일치하여 모두 급성으로 실명한다. 증례 1에서는 睛明·上明·球後·風池·光明·太衝을 응용하고, 通竅明目湯을 추가하였다. 증례 2에서는 睛明·上明·球後·風池·合谷·太衝을 응용하고, 通竅明目湯을 추가하였다. 두개 病案의 치료는 모두 만족할 만한 효과를 거두었다. 이로써 이 병에 대한 침자치료의 가치가 증명되었다. 증례 2는 환자의 病程이 오래되었기 때문에 그 자신이 치료에 대한 믿음이 부족하여 침자 시의 효과가 느렸고, 통증을 견디는 인내력이 부족하여 치료를 종료하지 못한 것은 유감이다. 그 치료효과가 이상적인 수준에 이르지 못한 것은 저자의 침구 생애에 하나의 유감스러운 일이다.

이에 대한 침자치료가 비교적 효과가 있다는 것은 분명하다. 급성기에 對症 用藥을 잘 배합하면 그 효과가 더욱 이상적이다. 침자 과정에 下眼瞼의 皮下 血腫이 쉽게 발생하는데 이런 상황을 만나더라도 긴장하지 말고 10여 일 정도 刺鍼을 중지하였다가 다시 刺鍼을 한다. 침을 중지하고 24시간 내에는 ice pack을 사용하여 止血하며, 24시간이 지나면 hot pack을 사용하여 化瘀한다. 血腫이 흡수된 후 下眼瞼에 青紫色이 나타나는 것은 정상에 속하며, 점차 青紫色이 없어진다.

제3절 視網膜靜脈周圍炎

시망막정맥주위염은 중국에서 青年性 復發性 視網膜琉璃體積血로도 부른다.

이 병은 일반적으로 결핵감염이 많이 볼 수 있는 병인이다. 시망막정맥관벽의 조직은 결핵간균의 단백질에 민감하여 지연성 과민반응을 일으키게 된다. 그러나 전신 검사상에는 활동성 결핵병소는 보이지 않는다. 이 밖에도 기타 감염 병소나 내분비 장애와 유관하다. 시망막정맥관벽 및 그 주위 조직의 염증 손상으로 정맥혈전형성과 혈관벽의 파열을 초래하여 시망막유리체 출혈을 일으키게 된다.

1. 임상 증상

이 병은 청년 남성에게 다발하여 양쪽 눈에 흔히 파급된다. 초기에는 飛蚊症과 시력감퇴를 자각하는데 이것은 출혈이 유리체에 스며든 결과이다. 만일 대량 출혈일 때는 시력이 갑자기 떨어져서 심할 경우 빛만 감지할 수 있는 정도가 된다. 眼底에서는 시망막정맥부위에 누적된 삼출성 병소나 혹은 白色鞘膜을 관찰할 수 있다. 병변이 일어난 부위의 정맥은 굽어져 변형을 일으키고 그 주위의 시망막에는 出血斑點이 산재되어 있다. 출혈이 많은 사람은 유리체 내로 들어가게 된다. 만일 출혈이 흡수되면 시력은 다시 좋아질 수 있다. 심한 경우는 증식성 시망막병변을 형성하고 속발성으로 시망막의 이탈이 일어난다.

2. 중의 변증 치료

이 병은 중의에서 '青盲障'의 범주에 속한다. 중의에서는 이병의 발생을 先天不足, 眞陰虧損 혹은 內傷七情, 肝氣鬱結하여 臟腑의 精氣가 눈으로 올라가지 못하여 睛光의 水輪이 점점 탈락되어 광채를 잃음으로써 병이 발생하는 것으로 인식하였다. 分型은 다음과 같다.

1) 瘀阻眼絡型

갑자기 발병하며, 한쪽 눈 혹은 양쪽 눈의 시력이 갑자기 낮아지고, 눈앞에 暗影이 비교적 진하고, 眼底黃斑部에 혼탁한 부종이 있다. 肝鬱할 것 같으면 煩躁하며 쉽게 노하고, 肋痛이 있으며, 口苦하고, 脈弦細, 舌暗紅, 苔薄하다. 胃熱할 것 같으면 胸悶으로 편하지 못하며, 口乾便結, 舌紅, 苔薄黃 혹은 膩하고, 脈數하다.

① 治則 : 化瘀通脈

② 혈위 처방 : 新明 1(환측)・新明 2(환측)・睛明(환측)・翳明(환측)

③ 혈방 해석 : 新明 1・新明 2・睛明은 隣近取穴한 것으로 眼部 經脈의 氣血을 소통한 것이며, 翳明은 對症取穴한 것으로 化瘀通脈明目한 것이다.

2) 陰虛火旺型

시력이 떨어지고, 곧은 것을 보면 굽어보이고, 큰 것을 보면 작게 보인다. 眼底의 黃斑部에 鍼尖 크기의 빛이 나는 삼출점이 있고, 중앙은 오목하여 반사가 소실된다. 心悸盜汗, 五心煩熱, 舌紅, 苔少, 脈細數無力하다.

① 治則 : 滋陰降火(대부분 출혈이 정지하는 경향이 있을 때 응용한다. 만약 조기에 응용할 때는 너무 깊이 자침하지 않는다.)

② 혈위 처방 : 睛明(환측)・新明 1(환측)・新明 2(환측)・頭維(환측)

③ 혈방 해석 : 睛明・新明 1・新明 2・頭維 4개혈은 모두 隣近取穴 혹은 對症取穴한 것으로 眼部의 經脈氣血을 소통하고, 滋陰降火한 것이다. 이 혈 처방은 두통을 치료하고, 滋陰降火와 明目하는 효능이 있다.

3. 치료

1) 穴位와 鍼法

① 新明 1(환측) : 翳風 前上方 5分의 耳垂 후방 주름의 중점처에 있

다. 30호 2.5촌(65mm) 호침으로 통상적인 국부 소독 이후 耳垂를 따라서 下方으로 자입하여 顴弓(zygomatic arch)下를 지나서 眼外方의 瞳子髎에 이르게 한다(이 혈에 자침 시에는 약간의 어려움이 있어 자침의 방향 각도를 잘 파악하고 있어야 한다).

鍼感 : 眼球 內로 放散된다. (그림 1-9)

② 新明 2(환측): 눈썹끝단에서 위로 1촌, 外方 5分의 오목한 곳에 있다. 30호 1.5촌(40mm) 호침을 취하고, 통상적인 국부 소독 이후 뼈에 붙여서 額骨(frontal bone)을 향하여 약 1촌(25mm) 가량을 刺入한다(이 혈을 자침할 때는 약간 통증이 있으므로 신속, 정확히 자침해야 한다).

鍼感 : 眼 內를 향하여 퍼지는 放散痛이다. (그림 1-10)

③ 睛明(환측) : 면부에서 目內眦角의 약간 상방 오목한 곳에 있다. 30호 1.5촌(40mm) 호침을 취하고, 통상적인 국부 소독 이후 眼球를 약간 외방으로 눌러 밀어 낸 후 1.3촌(35mm)을 直刺한다(이 혈은 출혈이 잘 일어나서 進鍼 시 手法을 가볍게 해야 하고, 捻轉하지 않으며, 拔鍼 시 완만하게 해야 한다. 拔鍼 후에는 약간 눌러 출혈을 방지한다).

鍼感 : 국부 脹痛이 있다. (그림 1-10)

④ 翳明(환측) : 翳風과 평행하게 후방의 1촌처에 있다. 30호 2촌(50mm) 호침을 취하고, 통상적인 국부 소독 이후 약 1.3촌(35mm)

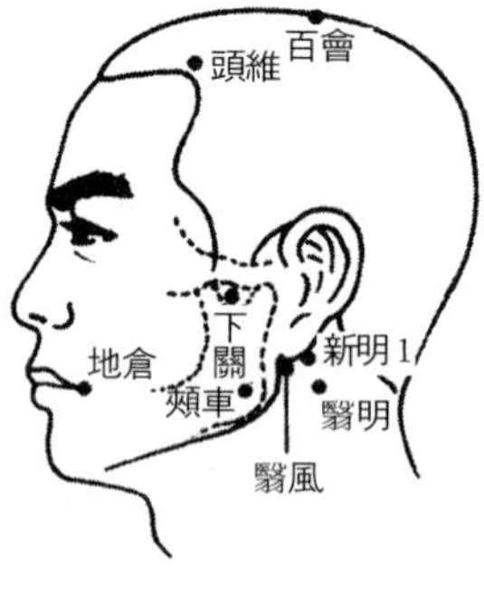

그림 1-9

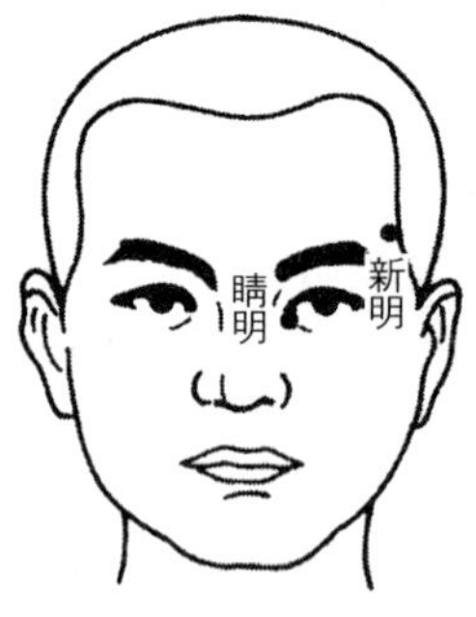

그림 1-10

을 直刺한다.

鍼感 : 국부 脹痛이 있다. (그림 1-10)

⑤ 頭維(환측) : 頭側部 前髮際의 額曲 外上方에서 髮際로 0.5촌 들어간 부위, 督脈의 神庭과 4.5촌 되는 곳에 있다. 30호 1.5촌(40mm) 호침을 취하고, 국부는 통상적인 소독을 한 다음 督脈과 수평으로 후방을 향하여 약 1.4촌(38mm) 刺入한다.

鍼感 : 국부 脹痛이 있다. (그림 1-9)

2) 體位와 手法 및 療程

瘀阻眼絡型 환자는 坐位로 取穴한다. 新明 1·新明 2·睛明·翳明 4개 혈을 법에 따라 刺入한 후 平補平瀉手法을 사용하여 得氣하고, 40분간 留鍼한 다음 拔鍼한다. 매일 1회, 10회가 1療程이다. 5일 휴식 후 효과가 있으나 치유되지 않았으면 다시 침치료하고, 10회 치료에도 효과가 없거나 치유되었으면 치료를 종료한다.

陰虛火旺型 환자는 睛明·新明 1·新明 2·頭維 4개 혈을 법에 따라 자입하여 平補平瀉法을 사용하여 得氣하고, 40분간 留鍼한 다음 拔鍼한다. 매일 1회, 10회가 1療程이다. 5일 휴식 후 효과가 있으나 치유되지 않았으면 다시 침치료하고, 10회 치료에도 효과가 없거나 치유되었으면 치료를 종료한다.

4. 임상례

① 張某某, 남, 34세

② 主訴 : 양 눈으로 물건을 볼 때 침침한 지 3개월 정도가 되었다.

③ 현 병력 : 환자는 3개월 전 양 눈으로 물건을 볼 때 침침함을 느꼈으며, 저녁이 되면 심하였다. 눈 앞에는 검은 점이 떠다녔으며, 해당 지역에 있는 병원에 가 진료(사용한 약은 미상) 받았으나 효과가 없었다. 해당 시의 병원 안과에 가서 '시망막정맥주위염' 진단을 받고, 15일간 입원 치료하였다. 病情의 악화는 없었으나 시력의

호전이 없어 퇴원하였다. 다른 사람의 소개로 나에게 침구치료를 받으러 왔다.

④ 검사 : 환자의 面色은 微紅하고, 양 눈 주위는 悶脹疼痛하고, 眼部位의 외관은 정상이었으며, 瞳神은 빛이 없었고, 對光反射는 느렸으며, 곧은 것을 보면 굽게 보이고, 큰 것을 보면 작게 보였다. 1m 내에 있는 물체를 분별하는데 모호하였다.

眼底檢查 : 眼底動脈이 굽고 팽창되어 있었으며, 그 분지처에는 출혈 및 삼출물이 있었고, 心悸煩悶, 정서가 안정되어 있지 않았다. 변비, 舌紅, 苔少, 脈細無力하였다.

⑤ 변증 : 환자는 장기간 눈을 과도하게 사용하였는데 더불어 3개월 전 일을 하면서 무리하게 하고, 답답하고 괴로우며 기쁘지 않은 마음으로 종일 문을 닫고 잠자곤 했다. 情傷神勞하며, 精液日耗하여 眞陰虧損하므로 陰虛火旺하고, 精氣가 몸의 상부를 영화롭게 하지 못하므로 눈에 영양을 공급하지 못하여 睛光이 耗損하고, 시력이 떨어져 이 병이 발생하였다. 그러므로 陰虛火旺型 青盲障으로 진단하였다.

⑥ 治則 : 滋陰降火

1診(5일) : 환자는 장기간 과도하게 눈을 사용하고, 더불어 情志勞傷하여 시력이 떨어진 것이므로 陰虛火旺型 青盲障으로 진단하였다. 新明 1・新明 2・睛明・頭維를 취한 것은 隣近取穴한 것이며, 그 주요 목적은 眼周圍의 經脈氣血을 소통하고, 滋陰降火하여 明目하는 것이었다. 격일 1회 치료하였다.

2診(7일) : 환자는 두통이 감소하고, 眼周圍의 脹悶疼痛이 감소하는 것을 자각하였다. 시력은 호전되지 않았다. 1診과 같이 9診까지 치료하였다. 치료 기간 동안 머리 및 眼周圍의 脹痛은 완전히 소실하고, 시력도 점차 회복되었다.

10診(23일) : 환자는 원래 1m 내의 물체는 감별할 수 있었는데 호전되어 3m 내의 물건을 감별할 수 있었다. 1診의 혈위, 刺法 목적을 그대로 사용하였는데 발침 시 左眼下瞼에 血腫이 나타

나 이번 진료 후 5일간 치료를 중지하고, 靑羊補肝湯(熟地黃 30g, 免絲子·沙苑子·枸杞子·蒼朮·茯笭·楮實子 각 9g, 柴胡 6g, 冬蟲夏草 3g, 羊肝 1具)을 추가로 사용하였다. 약과 羊肝을 陶罐 혹은 陶器로 만든 약탕기에 넣고 찬 물을 부어 약한 불로 羊肝을 끓인다. 약 찌꺼기는 버리고 湯液과 羊肝은 남겨둔다. 이것을 1일 2회 식사를 마치고 복용하며, 연속적으로 5劑를 복용한 후 다시 진찰하였다.

11診(29일) : 환자는 눈이 시원한 감을 느꼈으며, 시력은 3m 내에 있는 물체를 분명하게 분별할 수 있었는데 호전되어 5m 내에 있는 물체도 분명하게 구별할 수 있었다. 큰 물체가 작게 보이고, 곧은 물체가 굽게 보이는 현상도 소실되었다. 1診의 혈위 刺法 목적을 바꾸지 않고 20診까지 치료하였으며, 中藥은 중지하고 사용하지 않았다. 치료기간 동안 환자의 시력은 점차 호전되었다.

兩眼 0.1(4.0)이었는데 점차 회복되어 兩眼 1.0(5.0)으로 되었다. 이 치료 기간 동안 眼瞼에 다시 血腫이 나타나지 않았고, 20회로 침치료를 완료하였다. 환자는 침구 및 약물치료를 종료할 것을 요구하였다. 환자에게 불편하면 치료를 받으러 오고, 그렇지 않으면 반년 후에 다시 검사받으라고 지도하였다.

반년 후 환자가 다시 와 진료받았다. 시력은 원래 兩眼이 1.0(5.0)이었는데 兩眼이 1.2(5.1)로 증가되었고, 양측 眼底靜脈은 아직도 굽어 있었지만 비교적 분명하였고, 分支處의 출혈 및 滲出은 소실되었다. 환자에게 불편하면 진료받으라고 하였다.

1년 정도 되었을 때 환자는 또 頭眼部의 脹痛을 느끼고, 兩眼의 시력이 점하 낮아져 5일 후에 진료받으러 왔다.

1診(10일) : 환자는 근 1개월을 집안일을 하면서 수고스러운 다음 兩側 顳部가 답답하고, 양측 눈 주위가 脹痛이 있으며, 兩眼의 시력이 0.4(4.6)이었다. 원래 없던 곧게 보이던 사물이 굽어보이고, 크게 보이던 것이 작게 보이는 현상이 나타났으며, 이번

발병으로 꿈을 많이 꾸고 쉽게 잠을 깨며, 盜汗이 있고, 眼內에 발열이 있으며, 정서가 저하되는 등의 증상이 나타났다. 舌紅苔膩, 脈細數하였다.

眼底檢査상 양측 眼底靜脈 分支處에 소량 출혈 및 滲出物이 있었다. 睛明・新明 1・新明 2・頭維 4개 혈을 취하고, 刺法은 전과 같이하여 주로 淸熱降火, 眼周圍의 經脈 氣血을 소통하였다. 아울러 靑羊補肝湯(熟地黃 30g, 免絲子・沙苑子・枸杞子・蒼朮・茯笭・楮實子 각 9g, 柴胡 6g, 冬蟲夏草 3g, 羊肝 1具)을 병용하는데 전과 같이 끓여 복용한다. 1일 1劑를 두 번에 나누어 복용한다. 연속으로 10劑를 사용한다. 鍼刺의 혈위, 刺法 목적을 동일하게 하여 연속적으로 20회 치료한다. 이번 발병은 비교적 가벼웠으나 치료의 진전은 완만하여 20회 침치료를 마쳤을 때 환자의 시력은 兩眼 0.4(4.6)에서 점차 0.8(4.9)로 회복되었으며, 30회 치료 후 兩眼의 시력은 여전히 0.8(4.9)이었다.

眼底檢査 : 兩眼底靜脈 分支處의 소량 출혈 및 삼출물이 이미 흡수되었지만 정맥은 깨끗하지 않으며・위에는 두께가 다른 白色鞘膜이 있었다. 30회 침치료를 마친 후 침치료를 종료하고, 靑羊補肝湯(처방, 끓이는 법, 복용법은 위에 있다) 10劑를 복용한 후 다시 검사받으러 오라고 했다. 검사에서 시력, 眼底에 변화가 없어 이번부터 침과 약의 사용을 종료하였다. 1년 후 다시 검사받으러 왔다.

⑦ 추적 관찰 : 환자는 1년 후 다시 와서 검사하였다. 앞에서 침과 약의 사용을 종료한 후 스스로 靑羊補肝湯 처방을 남겨 놓았다가 3월 정도에 5劑를 복용하고 지금에 이르렀다. 兩眼의 시력은 1.0(5.0)이었고, 발병 시의 기타 증상은 다시 나타나지 않았으며, 이후 이 환자는 다시 진료받으러 오지 않았다.

5. 저자 견해

시망막정맥주위염은 청년에서 다발하여 임상에서 많이 볼 수 있는 하나의 眼病이다.

中醫에서는 '靑盲障症'이라 부르며, 이것은 內障症의 하나다. 이 병의 발생은 先天不足, 七情內傷, 사물을 보는데 너무 힘을 쏟은 것과 관계가 있다. 經脈이 瘀阻하고, 陰虛陽亢하므로 精氣가 눈으로 올라가 영양을 공급하지 못하므로 睛光의 水輪이 기능을 상실하여 이 병이 발생한 것이다.

시망막정맥주위염에 대한 鍼刺治療는 근 30년간 많은 진전이 있었으며, 이 병의 치료에 상당한 경험을 누적하였을 뿐만 아니라 이 병을 치료하는 많은 新穴(예를 들면 新明1 · 新明2 및 耳部의 穴位 등)을 발견하여 이 병을 앓는 환자들이 다시 밝음을 찾을 수 있다는 희망을 가지게 되었다.

저자는 임상에서 위의 치료혈 조합을 응용하여 이 병을 치료한 결과 역시 상당히 만족할 만한 효과를 얻었는데 임상례에서 설명을 하였다. 위의 임상례는 주로 陰虛火旺型에 만족할 만한 치료 효과를 거둔 것이다. 瘀阻眼絡型 환자의 경우 단지 혈압이 높지 않고 당뇨병이 있는 환자는 가장 좋은 치료시기(발병 10~20일 이내)를 선택하여 위의 치료법을 응용하면 역시 만족할 만한 효과를 거둘 수 있다. 이 병은 치료기간이나 치유 후에도 재발률이 높을 뿐만 아니라, 刺鍼 기간 동안 모세혈관 손상이 쉽게 나타나 眼瞼(下眼瞼에 많다)에 瘀血이 나타나므로 刺鍼 시와 拔鍼 시 많은 주의를 해야 한다. 여러 차례 반복하여 발병하는 환자는 치료하면서 휴식하거나 치유 후 靑羊補肝湯을 끊임없이 복용하여 치료효과를 확실히 하여야 한다. 총괄하면 이 병을 치료하는 데 用穴과 刺法이 정확하면 모두 만족할 만한 효과를 거둘 수 있다.

제4절 視神經萎縮

시신경위축은 각종 원인에 의해 야기되는 시신경 섬유 변성으로 발생하는 것이다. 주요 증상은 시력의 현저한 감퇴와 視野 축소이다.

시신경위축은 원발성 위축(단지 시신경섬유에서만 퇴행성 변화가 발생하는 것)과 속발성 위축(시신경염 후 많이 보이며 신경섬유의 위축 외에 시신경유두상에서 결체조직의 증식이 있다)으로 나눌 수 있다.

원발성 시신경위축은 척수결핵의 초기 증상으로 1/3의 환자에서 시신경위축이 있다. 眼球後神經炎 또한 많이 보이는 원인이다. 이 외에 두개골골절로 발생되는 시신경손상이나, 종양의 시신경 압박, 예를 들면 뇌하수체 종양, 약물, 毒劇物 중독 영양장애, 빈혈, 시망막중앙동맥의 경색 등은 역시 많이 보이는 원인이다. 속발성 시신경위축은 시신경유두염, 시신경유두부종, 혹 일부 시망막과 맥락막병변 후에 많이 발생한다.

1. 임상 증상

시력이 점차 감퇴되거나 갑자기 떨어지며, 심하면 단지 빛을 느끼는 감만 있고, 시야가 축소되거나 偏盲이 있으며, 색깔 감각이 문란하고, 색맹이 발생하는데 우선 녹색, 점차 홍색이 되고, 말기에는 동공이 확대된다.

- 안저검사 : 원발성 시신경위축에서는 시경경유두가 백색, 회백색 또는 藍白色이 많이 나타나고, 시신경유두가 정상에 비해 조금 작고, 生理杯와 篩板이 뚜렷하게 보인다. 유두의 가장자리는 분명하고 규칙적이며, 乳頭面上에는 소혈관이 소실되나, 유두부근의 망막은 정상이고, 혈관도 대부분 정상이지만 때때로 동맥이 약간 가늘게 된다. 속발성 위축 시에는 시신경유두가 짙은 白色이나 회색이 되고, 가장자리가 분명하지 못하고, 가지런하지도 못하다. 유두면상에 삼출물이 형성되어 결체조직을 덮게 되어 篩板과 시신경유

두상의 소혈관을 볼 수 없다. 시망막동맥이 가늘게 되고, 정맥은 정상이거나 미세하게 彎曲되어 있으며, 때때로 혈관벽 주위에 결체조직으로 형성된 白線이 에워싸게 된다.

2. 중의 변증 치료

중의에서는 이 병을 肝腎陰虧하여 精血이 耗損되므로 經氣가 상부를 영양하지 못하거나 脾失健運하여 氣血이 兩虧하므로 淸氣의 상승무력으로 눈에 영양 작용을 하지 못하여 모두 시력이 하강하는 이 병이 발생한다. 임상에서 아래와 같이 分型한다.

1) 肝腎虧損型

시력이 진행성으로 하강하여 인물, 명암을 구별할 수 없으며, 동시에 眼中乾澁이 동반된다. 耳鳴, 頭暈, 遺精, 腰酸, 舌紅, 脈細한 증상도 있다.

① 治則 : 滋肝益腎明目

② 혈위 처방 : 睛明(환측)·上明(환측)·太陽(환측)·翳明(환측)·光明(환측)·太衝(환측)

③ 혈방 해석 : 睛明은 手太陽·足太陽·足陽明 3經이 만나는 곳이며, 刺鍼하면 目系의 精氣를 疏導한다. 肝經의 原穴인 太衝과 膽經의 絡穴인 光明을 취하면 滋肝益腎한다. 奇穴인 上明·太陽·翳明을 배합하는데 이 穴들은 모두 眼病을 치료하는 要穴이며, 通絡明目하는 효과가 있다. 이 혈조합은 滋肝益腎明目하는 효능이 있다.

2) 氣血兩虛型

시력이 점차 내려가는 동시에 氣短乏力의 증상을 동반하며, 식욕감퇴, 便溏, 頭暈, 脈細弱無力, 苔薄, 舌質淡한 증상이 있다.

① 治則 : 益氣養血升淸明目

② 혈위 처방 : 睛明(환측)·上明(환측)·太陽(환측)·翳明(환측)·百會·足三里(환측)

③ 혈방 해석 : 足三里는 胃經穴로서 多氣多血한 穴이다. 자침하면 健脾和胃, 化生氣血한다. 百會는 모든 陽이 모이는 곳이며, 脾의 淸氣를 위로 올려 눈을 영화롭게 한다. 膀胱經의 睛明, 奇穴인 上明·太陽·翳明을 배합하는데 모두 目疾을 치료하는 要穴이다. 그러므로 이 혈조합은 通絡益氣明目하는 효능이 있다.

3. 치료

1) 穴位와 鍼法

① **睛明**(환측) : 面部에 있으며 目內眥角에서 조금 상방의 오목한 곳에 있다. 30호 1.5촌(40mm) 호침을 선택한다. 국부는 통상적으로 소독한다. 眼球를 외측 방향을 향하여 조금 누른 다음 약 1.4촌(38mm) 직자한다(이 穴은 출혈이 쉽기 때문에 捻轉하지 않고, 拔鍼 시 부드럽고 느리게 하고, 拔鍼 후 鍼孔을 조금 눌러 출혈을 막아야 한다).
鍼感 : 국부 脹痛이 있다. (그림 1-6)

② **上明**(환측) : 魚腰 直下 眼窩의 上緣과 眼球 사이에 있다. 30호 1.5촌(40mm) 호침을 선택한다. 국부는 통상적인 소독을 한다. 眼球는 아래를 향하여 조금 누른 다음 약 1.4촌(38mm) 直刺한다(이 혈의 進鍼과 拔鍼 시 주의 사항은 睛明과 같다).
鍼感 : 국부 脹痛이 있다. (그림 1-6)

③ **太陽**(환측) : 눈썹 바깥 끝 부분과 目外眥의 중간에서 후방으로 약 1橫指가 되는 오목한 곳에 있다. 30호 1.5촌(40mm) 호침을 선택한다. 국부는 통상적인 소독을 하고, 대략 75°의 각도로 後下方을 향해 뼈에 이르도록 자침한다.
鍼感 : 국부 脹痛 혹은 酸脹感이 眼球後部를 향하여 放散한다. (그림 1-6)

④ **翳明**(환측) : 翳風과 평행으로 후방 1촌처에 있다. 30호 2촌(50mm)

호침을 선택한다. 국부는 통상적으로 소독하고, 약 1.5촌(40mm) 直刺한다.

鍼感 : 국부 脹痛이 있다. (그림 1-9)

⑤ 光明(환측) : 小腿外側面의 하부에서 外踝尖上 5촌, 腓骨前緣處 인근, 外丘 直下 2촌처에 있다. 30호 2촌(50mm) 호침을 취하고, 통상적인 국부 소독 후, 약 1.8촌(45mm) 直刺入한다.

鍼感 : 국부 脹痛 혹은 丘墟穴區를 향하여 放散한다. (그림 1-7)

⑥ 太衝(환측) : 足背部에서, 第1趾骨間隙 후방의 오목한 곳에 있다. 30호 1.5촌(40mm) 호침을 취하고, 국부는 통상적인 소독을 한 다음 약간 위를 향하여 약 1.4촌(38mm) 斜刺한다.

鍼感 : 국부 脹痛이 있다. (그림 1-7)

⑦ 百會 : 頭頂部 정중선상에서 前髮際 정중 직상 5촌 혹은 神庭과 腦戶(후두골 外隆 볼록한 곳 상연) 연결선의 중점처에 있다.

쉬운 취혈법 : 兩耳尖 연결선과 頭部 正中線의 교차점에 있다. 30호 0.5촌(15mm) 호침을 취하고, 국부는 통상적인 소독을 한 다음 약간 후방을 향하여 15° 각도로 後頂 방향을 향하여 약 1.4촌(13mm) 刺入한다.

鍼感 : 국부 脹痛이 있다. (그림 1-9)

⑧ 足三里(환측) : 小腿前外側面의 상부에서 犢鼻 下 3촌, 脛骨前緣으로부터 1橫指(中指) 떨어진 곳에 있다. 30호 2촌(50mm) 호침을 취하고, 국부는 통상적인 소독을 한 다음 약 1.8촌(45mm) 直刺入한다.

鍼感 : 국부 脹痛 혹은 足背를 향하여 放散한다. (그림 1-5)

2) 體位와 手法 및 療程

肝腎虧損型 환자는 坐位를 취하고, 睛明 · 上明 · 太陽 · 翳明 4개혈을 취하여 자침한 후 留鍼한다. 光明 · 太衝 2개 혈은 瀉하여 매회 40분간 留鍼한다. 격일 1회 치료하고, 10회가 1療程이 되며, 5일간 휴식하고 유효하지만 치유되지 않았으면 다시 침치료하고, 10회 치료해도

효과가 없거나 치유되었으면 치료를 종료한다.

氣血兩虛型 환자는 坐位를 취하고, 睛明・上明・太陽・翳明・百會 5개 혈을 취하여 補法을 사용하고, 자침 후 留鍼한다. 足三里은 平補平瀉 手法을 사용하여 得氣하고, 중간에 平補平瀉手法으로 1회 捻鍼한다. 매회 40분간 留鍼하며, 격일 1회 치료하고, 10회가 1療程이 되며, 5일간 휴식하고 유효하지만 치유되지 않았으면 다시 침치료하고, 10회 치료해도 효과가 없거나 치유되었으면 치료를 종료한다.

4. 임상례

① 溫某某, 여, 34세

② 主訴 : 물건이 흐리게 보인 지가 3년이 되었다.

③ 현 병력 : 환자는 3년 전 아들이 죽은 슬픔에 하루 종일 울었더니 머리가 무겁고 눈은 깔깔한 느낌이 있고, 물건이 흐리게 보였으나 별다른 치료를 하지 않았다. 3개월 후 시력이 점차 나빠져 본 의원 안과에서 치료받았다. 당시에 시신경위축으로 진단받고 비타민 B계열 및 혈관확장제로 치료하여 病情이 緩解되었다. 후에 마음이 不暢하여 반년간 치료를 중단하였는데 病情이 또 가중되자 비로소 이 환자는 주의를 기울이게 되어 해당 시내의 병원 안과에 가 다방면의 치료를 하여 시력은 조금 올라갔으나 여전히 때때로 頭疼反胃, 야간 不眠 현상이 있었다. 후에 다른 사람의 소개로 나에게 침구치료를 받으러 왔다.

④ 검사 : 환자의 兩目은 失神, 目光昏暗, 不紅不疼, 瞳孔은 약간 散大, 對光反射는 느리고, 左眼의 시력은 0.5(60)・右眼도 0.5(60)였으며, 물건을 볼 때 색각의 변화가 있었고, 홍색과 녹색에 대하여 민감하지 않았고, 시야가 축소되었다.
眼底檢查상 시신경유두는 藍白色이고 작게 변화되어 있었으며, 가장자리는 깨끗하고 규칙적이고, 부근의 망막 및 혈관은 정상이었다. 舌紅, 脈細弱하였다.

⑤ 변증 : 환자는 타고난 신체가 약했는데 아들이 죽은 비통함으로 종일 울어서 肝腎의 眞陰이 虧損되어 臟腑의 精氣가 위로 올라가 눈을 영양하지 못하여 이 병이 발생하였다. 그러므로 肝腎虧損型 靑盲障으로 진단하였다.

⑥ 治則 : 滋肝益腎明目

1診(1일) : 환자가 비통으로 肝・腎의 眞陰이 虧損되어 나타난 肝腎虧損型 靑盲障이므로 睛明에 자침하여 目系의 精氣를 疏導하고, 太衝・光明에 자침하여 滋肝益腎하고, 上明・太陽・翳明을 배합하였는데 이 혈들은 眼疾을 치료하는 要穴이다. 이들은 공동으로 작용하여 滋肝益腎, 通絡明目한다.

2診(3일) : 환자는 두통과 反胃 현상이 감소된 것을 느꼈으며, 睡眠도 개선이 있었고, 시력 및 사물을 볼 때 눈앞의 한 조각 푸른 빛은 변화가 없었다. 혈위와 刺法 및 목적은 변화 없이 그대로 10診까지 진료하였다.

11診(21일) : 환자가 두통, 反胃, 睡眠이 거의 정상으로 회복된 것을 느꼈다. 눈앞의 푸른 빛 역시 때때로 없어졌다. 시력도 조금 호전되었으며, 眼底檢査에서는 변화가 없었다. 1診 穴位 刺法과 같이 치료하면서 滋陰淸熱湯(熟地黃 15g, 葛花・藁本 각 12g, 知母・黃柏・麥門冬・地骨皮・蔓荊子・木賊・白蒺藜・車前子 각 9g, 生地黃 8g, 菊花 6g, 甘草 3g) 1일에 1제를 달여 2번 복용하였다. 주요 목적은 滋肝明目하는 것이다. 이 진료에서 혈위・刺法・처방의 변화 없이 20診까지 진료하였다.

21診(29일) : 두통, 反胃가 제거되었고, 睡眠도 완전하게 회복되었으며, 눈앞에 있던 푸른 광선 역시 나타나지 않았다. 眼底檢査에서 視乳頭가 회백색으로 변하였고, 나머지는 변화가 없었다. 시력은 左眼이 0.7(43), 右眼이 0.8(38)이었다. 이번 진료에서 환자는 치료를 중지할 것을 요청하여 이후 다시 침치료를 하지 않았고, 滋陰淸熱湯은 연속으로 20劑 복용하여 滋補肝陰明目하였다. 불편하면 치료받으러 오고, 그렇지 않으면 1년 후에

다시 검사받으라고 하였다.

⑦ 추적 관찰 : 1년 후 환자가 다시 검사받으러 왔다. 眼底檢査상 시신경유두가 백색으로 변하였고, 가장자리가 깨끗하였으며, 망막혈관도 깨끗하였다. 左眼 시력은 0.8(38), 右眼 시력도 0.8(38)이었다. 두통, 反胃는 재발하지 않았고, 물건을 보는 것도 정상으로 회복되었다.

5. 저자 견해

시신경위축은 中醫에서 '青盲障症'으로 부른다. 이 증상의 발생은 대부분 先天不足, 眞陰虧損하여 精氣가 위로 올라가 눈에 영양을 공급하지 못하거나 肝脾가 統血·藏血의 기능을 잃어 氣血兩虧하여 清氣가 상승하는데 힘이 없고 滋養하지 못하여 발생한다.

저자가 임상에서 시신경위축을 치료한 것은 비교적 적다. 치료한 일부 환자 역시 치료 시간이 비교적 길어 다수가 치료에 대한 믿음을 잃어버리는데 위의 증례가 그런 것 가운데 하나이다. 이 증상은 임상에서 비교적 치료가 어려운 頑固한 증상이다. 증례에서 설명한 것처럼 심혈을 기울여 치료하여도 그 치료 효과가 크게 나아지지 않았다. 저자의 한 분 스승(이미 작고하였다)이 일찍이 1950년대 위의 치료 방법을 응용하여 위의 예와 같은 類의 병증을 치료하였다. 그 때 환자는 발병 시간이 1개월 정도였는데 치료하여 상당히 만족할 만한 효과를 거두었다. 저자가 경험한 바로 요구되는 것은 단지 치료기간에 있으니, 의사는 강한 믿음과 인내심을 가지고 치료하면 어느 정도 혹은 만족할 만한 효과를 거둘 수 있다.

시신경질병에 침자치료를 단독으로 사용하여 거두는 효과와 中藥을 배합하여 치료한 효과가 같지만 환자가 장시간 침자치료를 받는 것을 참지 못하므로 후기에 부분적으로 中藥을 추가 치료하여 효과를 확실하게 한다. 침자치료를 참지 못하는 환자는 후기에 역시 부분적으로 양약치료 예를 들면 비타민 B_1 · B_{12}, 烟酸 등을 배합하여 치료한다.

제5절 近視

근시는 눈 외부로는 명확한 이상이 나타나지 않으나 멀리 있는 것을 보는 것이 명확하지 않고 가까이 있는 것은 잘 보이는 광선의 굴절이 정확하지 않는 일종의 병증으로 中醫에서는 '視近祛遠症'이라고 부른다. 그 발병 기전은 명확하지 않으나 주요 원인은 안구의 전후축이 길어지기 때문이다. 안구의 길이 증가와 유전 소인, 체질, 작업 및 학습 환경과 밀접한 관련이 있다. 예를 들면 청소년의 불량한 눈 사용(눈과 책 사이가 20cm 내의 독서, 필기, 텔레비전을 1m 내에서 보기, 전자오락, 장시간 컴퓨터 하기 등), 과도한 눈의 사용(예를 들면 어두운 곳에서 장시간 독서, 필기, 그림 그리기 등) 및 안구위생의 부주의 등이다. 눈의 조절력과 집합력을 과도하게 사용하면 안내압 상승을 일으키고, 오래되면 眼軸이 길어지게 되어 근시를 일으킨다.

1. 병인병기

근시의 병인병기는 아직까지 하나로 통일된 것은 아니다. 그러나 內因과 外因 두 종류로 귀결된다. 간단하게 아래와 같이 소개한다.

1) 내인

① 유전적인 소인 : 근시안은 어느 정도 유전적인 경향이 있는 것으로 현재는 이미 공인되고 있으며 고도근시에 대한 것은 더욱 그러하다. 그러나 일반적인 근시가 이런 경향이 있는지 분명한 것은 아니다. 유전적인 소인이 있는 사람은 병을 앓는 연령이 비교적 어리고, 시력은 대부분 6.00D 이상이다. 그러나 고도근시안 환자 역시 가족력은 없다. 고도근시안은 상염색체 잠복성 유전에 속하고, 일반근시안은 대부분 因子遺傳病에 속한다.

② 발육 인소 : 영아는 안구가 비교적 작으므로 모두 원시와 연계되어 있다. 그러나 연령이 증가함에 따라 안축도 점점 길어져 청년

기가 되면 비로소 발육도 정상이 된다. 만약 발육이 과도하게 되면 근시가 형성된다. 이런 종류의 근시를 단순성 근시라고 부르며 대부분 학령기에 시작된다. 일반적으로 모두 6.00D보다 낮다. 20세 정도가 되면 발육이 정지된다. 유년 시에 진전이 매우 빠를 것 같으면 15~20세 시기에는 진전이 더욱 빨라지며 이후에는 감소하여 느리게 된다. 이런 類의 근시는 항상 6.00D보다 높으며, 20D~25D 혹은 30D에 도달할 수 있는데 고도근시 혹은 진행성 근시 혹은 병리성 근시라고 부른다. 고도 근시는 만년에 이르면 퇴행성 변화가 발생할 수 있다. 그래서 시력이 점차 감퇴하여 안경을 껴도 시력을 교정할 수 없다. 매우 적은 수가 출생 시기에 근시안이며, 극소수가 선천적인 것이다.

2) 외인

즉 환경적인 인소다. 글씨를 다루는 일에 종사하거나 기타 근거리 작업을 하는 사람은 근시안이 비교적 많다. 청소년 학생 가운데 근시안이 비교적 많은데 초등학교 5·6학년 때 시작하여 患病率이 분명하게 상승한다. 이런 현상은 근시안의 발생과 발전이 근거리 작업을 하는 것과 밀접한 관련이 있다는 것을 설명하고 있다. 더욱이 청소년의 안구는 바로 생장 발육 단계에 있어 조절 능력이 매우 강하고, 球壁의 신장성 역시 비교적 크며, 독서나 서류 수발 등 근거리 일을 할 때의 조절과 집합 작용은 뼈에 붙어 있는 외근(주로 내직근)으로 하여금 안구에 대하여 일정한 압력을 가하게 하여 안내압 역시 높인다. 부단히 작업이 증가함에 따라 조절과 집합의 빈도 및 시간 역시 점차 증가하여 모양체근(ciliary muscle)과 眼外筋은 항상 고도의 긴장 상태에 처하게 된다. 조절작용이 과도하게 발휘되면 睫狀筋 경련을 일으키며 마침내 일시성 시력감퇴가 나타난다. 단 휴식을 하거나 모양체근 糜爛劑를 사용한 후에는 시력이 완전하게 개선될 수 있다. 이 때문에 어떤 사람은 이런 형태의 근시를 기능성 근시 혹은 가성 근시라고 부른다. 단 공막조직이 안외근으로부터 장기간 기계성 압박 상태에 있으면 球壁이 점차 늘어져 안축이 길게 당겨져 근시의 정도가 점점 더 깊어질 뿐만 아니라 다시 아트로핀 등으로도 완해할 수 없다. 특히 청소년 시기에 시각 위생에 주의하지 않으면 근시를 일으키는 직접적인 원인이 된다. 전신 건강에 주의하지 않으면 더욱 근시안의 진행을 촉진한다.

3) 근시의 분류

근시안의 분류는 아직 통일된 규정이 있는 것은 아니다. 현재 임상에서 일반적으로 가장 상용하는 것은 屈光度와 屈光成分에 따라 분류하는 것이다.

(1) 굴광 정도에 의한 분류

① 경도 근시안 : 近視度〈-3.00D(300度), 일반적으로 眼底에 병리성 변화가 없다.

② 중도 근시안 : 近視度〉-3.00D(300度) 〈-6.00D(600度), 부분적으로 眼底에 豹紋狀 변화가 있다.

③ 고도 근시안 : 近視度〉-6.00D(600度), 항상 유리체와 眼底에 퇴행성 병변이 일어난다. 그 가운데〉-10.00(1,000度)·眼底에 병리성 변화가 매우 심한 것은 악성 근시안으로 부른다. 대부분 상염색체 잠복성 유전 때문이다.

(2) 굴광 성분에 의한 분류

① 軸性 近視眼 : 안축이 늘어나서 발생한 근시다. 일반적으로 안축이 1mm 증가하였고, 근시도가 -3.00D 증가하였다. 고도근시안에서 특히 악성 근시안 가운데 안축이 매우 길어진 것은 왕왕 분명하게 안구가 돌출된 것처럼 보인다.

② 彎曲度性 近視眼 : 각막 혹은 수정체 표면율 반경 변화(감소)로 인하여 조성된 근시다. 임상에서 주로 각막의 변화로 나타난다. 예를 들면 원추형 각막, 각막포도종 등이다. 또 수정체핵 이상으로 형성된 원추형 수정체 및 수정체 위치가 앞으로 이동한 것 등을

볼 수 있다.

③ 屈光率性 近視眼 : 이것은 屈光間質의 굴광률 변화(높아짐)로 인하여 조성된 근시다. 임상에서 주로 수정체의 변화를 볼 수 있는데 예를 들면 당뇨병, 백내장의 초기 수정체 膨隆 등이다.

2. 임상 증상

근시의 주요 증상은 가까이 있는 것을 보는 것은 양호하나 멀리 있는 것은 잘 보이지 않으며 눈의 외부표면으로는 명확한 이상 발현이 없다는 것이다. 근시의 정도가 높을수록 시력의 감퇴가 명확하며 통상적으로 3D(3 굴광도) 이하의 근시를 경도 근시라 하고, 3~6D(3~6 굴광도)의 근시를 중도 근시라 하고, 6D 이상은 고도 근시라 한다. 고도 근시인 사람은 멀리 있는 물체가 잘 보이지 않는 결함 때문에 이들은 항상 눈을 찡그리고 사물을 보는 습관이 있는데 이렇게 하는 이유는 上下瞼이 약간 합해져 각막의 대부분을 덮으므로 광선이 각막 중앙부로부터 眼內에만 제한적으로 들어가도록 해서 視網膜上의 영상이 약간 깨끗하게 되기 때문이다. 중등도 근시 환자는 항상 근육성 眼疲勞를 동반하는데, 이것은 주로 눈의 집합작용과 조절작용의 협조가 잘 안 되어서 발생한다. 또 일부분의 고도 근시 혹은 두 눈의 굴광도가 비교적 크게 차이 나는 사람들은 항상 外斜視를 동반한다.

- 眼底檢査 : 고도근시 환자는 眼底에 乳頭顳側弧形斑, 豹紋狀眼底가 나타나고, 망막이 변성되고, 어떤 때는 黃斑部 出血, 琉璃體混濁과 視網膜脫離 등이 병발한다. 眼底의 변화는 시력장애 혹은 시야장애를 가중시킨다.

1) 가성 근시의 감별

진성과 가성 근시 모두 원시력이 낮아지지만 근시력은 양호하다. 가성 근시는 기능성이며, 청소년에서 다발하고, 시력은 수주 혹은 1~2개월 내에 하강할 수 있으며, 적당한 휴식을 하면 어느 정도는 회복할 수 있다. 진성 근시는 기질성 변화가 있으며, 자연 회복이 불가능하다. 감별 진단은 아래와 같이 3종류가 있다.

(1) 모양체근마비법

첩상근마비약을 사용하여 느슨하게 조절한 다음 안정된 屈光 상태에서 다시 시력 및 驗光을 검사하여 확정한다. 1% 아트로핀 점안제를 사용하여 매일 1~2회, 연속 3~4일 사용한다. 혹은 2% 호마트로핀 혹은 0.5% 트로핀아마이드를 매 5~15분간 1회, 총 6회 사용한다. 점안 전후 小孔鏡으로 裸眼視力을 검사한다. 만약 散瞳 후 시력의 변화가 없으면 진성 근시이며, 시력의 증가가 있으면 가성 근시다. 驗光에서 근시굴광도가 있으면 진성이며, 근시굴광도가 없으면 가성이다. 이것은 공인된 감별진단으로 가장 신뢰성 있는 방법이다.

(2) 雲霧法

환자에게 양 눈에 동시에 +3.0D 球面鏡을 쓰게 하고, 멀리 있는 물건을 3분간 지속적으로 보게 한 후 오른쪽 안경을 제거하고 즉시 나안시력을 검사할 때 시력이 좋아지면 가성 근시이며, 좋아지지 않으면 진성 근시이다. 다시 같은 방법으로 좌측 눈을 검사한다. 이 방법은 십분 정확한 것은 아니다.

(3) 動態檢影法

散瞳을 사용하지 않는다.

① 먼저 두 눈의 원・근 나안시력을 측정한다. 원시력에 차이가 있고, 근시력은 정상이고 또 시력에 영향을 주는 기타 눈병이 감별 대상이다.

② 암실 내에서 의사와 환자가 마주보고 앉는다.

③ 환자는 試眼架를 착용하고 좌우 눈 앞에 모두 +2.25D 球鏡을 놓는다.

④ 환자는 두 눈을 동시에 檢影鏡上의 視標를 주시한다(반사경 측방에 5호 글자 혹은 대・소・상・하 등의 작은 글자가 붙어 있는 것을 檢影鏡 옆에 있는 틈으로 빛을 비춘다).
⑤ 33cm 떨어져 있는 같은 위치에 動態 檢影을 만든다.

결과는 아래의 기준에 따라 판정한다.
① 두 눈의 각 徑이 모두 역방향을 향하여 움직이면 진성 가시다.
② 각 徑이 모두 순방향을 향하여 움직이거나 움직이지 않거나 一徑이 순방향을 향하여 움직이고, 다른 一徑이 움직이지 않으면 正視 혹은 遠視다. 그 시력이 근시로 나타나기 때문에 가성 근시가 된다.
③ 一徑이 역방향으로 움직이고, 다른 一徑이 순방향으로 움직이거나 움직이지 않으면 混合性 散光이 된다.

진성 근시안의 서양의학적 치료는 아래와 같다.
① 렌즈교정 : 렌즈를 통한 교정은 렌즈를 맞추기 전에 먼저 검영법(kiascopy)을 통해 근시의 정확한 도수를 알아야 한다. 청소년이 렌즈를 맞출 때는 모양체근(ciliary muscle)이 마비된 상태에서 진행해야 모양체근의 조절작용을 통제해서 가성근시를 배제할 수 있다. 렌즈를 맞추는 원칙은 근시안의 시력이 최적 시력의 제일 낮은 도수에 교정하는 것이다. 대개 6.00D보다 낮은 근시안은 일반적인 것을 끼는 것으로 충분히 교정할 수 있다. 고도 근시인 사람은 완전히 교정하는 것을 해야만 비교적 좋은 시력을 얻을 수 있다. 그러나 왕왕 참지 못하고 도수가 낮은 렌즈(일반적으로 1.00D~3.00D 사이)를 좋아하면 편하게 시력을 유지하는 정도가 된다.
② 콘택트렌즈 : 콘택트렌즈를 사용하면 시야를 증가시킬 수 있으며, 비교적 좋은 미용 효과가 있고, 또 두 눈의 굴광도 차이를 분명하게 감소시키며, 두 눈의 시력을 유지할 수 있게 한다. 청소년 근시

는 콘택트렌즈를 사용하면 시력을 증가할 수 있을 뿐만 아니라 각막을 압박하여 근시의 계속적인 발전을 방지할 수 있다. 그러나 반드시 청결에 주의하여야 하며, 소독을 하고, 항상 잘 갈아주어야 한다.

③ 망원경식 안경 : 극고도근시 환자 혹은 황반부 변병이 있는 환자는 망원경식 안경을 쓰고 독서를 하거나 가까운 일을 할 수 있다. 이런 종류 안경은 확대도가 1.8배나 된다. 이 때문에 2~3.5% 의 원시력을 증강할 수 있으며, 가까운 것을 보는데 최대 5배 증강할 수 있다. 시야가 너무 좁기 때문에 길을 갈 때 사용할 수 없다.

④ 라식수술 : 이 수술은 이미 20여 년의 역사를 가지고 있다. 기술상 이미 상당히 성숙한 수술로 현재 가장 앞서고, 가장 환영 받는 근시교정치료 방법으로 능히 1,500度 이하 근시를 교정 치료할 수 있으며, 안전하고 유효한 방법이다. 수술을 받을 수 있는 사람은 18세 이상, 60세 이하인 사람이어야 한다. 18세 이하인 사람의 眼睛은 발육 단계에 있기 때문에 굴광도에 여전히 변화가 발생한다.

⑤ 공막단축술 : 이 방법은 가장 상용하는 수술법이다. 고도근시안에 효과가 있어 이미 보편적으로 응용한다.

⑥ 角膜磨消術 : 이 방법은 특수하게 설계된 의료기를 사용하여 각막 중앙으로부터 板層을 절제하는 기술이다. 아래의 角膜片을 취하여 저온 처리 후 극히 정밀하고 세밀한 車床 위에서 필요로 하는 굴광도에 이르기까지 연마한 다음 원래 있던 자리에 다시 넣어 봉합한다. 고도근시안을 교정하는 데 응용하지만 수술이 매우 복잡하고, 어느 정도 위험성이 있어 널리 보급되기에는 한계가 있다.

2) 가성 근시의 치료

가성근시는 먼 곳을 볼 때도 일정 정도의 조절상태가 유지되는 것을 말한다. 즉, 눈이 가까운 곳을 보다가 먼 곳을 봤을 때 빛의 굴절에 따라 (눈의 모양체 근육이) 조절 이완되어야 하는데 장시간 가까운 곳을 보는 시간이 길어짐에 따라 (근육이 이완되지 않고) 조절력이 지속되어 나타난다. 또한 눈이 먼 곳을 보는 시간과 조절이 이완되는 정도에 따라 증상이 가벼워지거나 소실된다. 따라서 가성근시는 치료(휴식을 포함)하면 소실이 되고 치료하지 않으면 다시 재발될 수 있다. 가성근시는 다양한 방법으로 효과를 볼 수 있다.

① 눈에는 무해하며, 장기간 응용하여도 시각에 대하여 역시 영향이 없어야 한다.

② 가성 근시는 스스로 호전될 수 있기 때문에 사용하는 방법은 과학적인 근거가 있어야 한다. 아울러 객관적인 방법으로 느슨하게 조절하는 작용이 명확하게 증명된 것을 사용하며, 단지 시력을 높이는 효과가 있다 하여 사용할 것은 아니다.

③ 간편하고 쉽게 사용할 수 있으며 널리 보급할 수 있어야 한다.

3. 중의 변증 치료

근시는 中醫에서 '視近祛遠症'이라 하거나 '能近祛遠症'이라 한다. 눈은 사물을 보기 위한 구멍으로 인식하는데 오장육부의 精氣가 눈으로 올라가면 능히 볼 수 있지만 陽이 부족하고 陰이 남아돌면 命門의 火가 날로 소모되고, 眞火가 이미 쇠퇴하였으므로 睛光이 약해져 멀리 보려고 하는 마음은 있어도 光力이 부족하므로 이 병이 발생한다. 이 症에는 3가지가 있다. 즉 첫째 선천적으로 어려서부터 근시인 경우, 둘째 병리적인 것으로 병을 앓은 후 근시가 된 경우, 셋째 자연적인 것으로 나이가 들어감에 따라 근시가 된 경우이다. 그 型을 분류하면 다음과 같다.

1) 청소년 근시

15세 이하에 발병하는데, 두 눈에 다발, 우성 유전, 아울러 전형적으로 눈을 과도하게 사용한 증상이 있다. 가까이 있는 것을 보면 분명하고, 멀리 있는 것을 보면 흐리며, 멀리 있는 물체를 조금 오래 보면 눈이 脹痛하며, 가까이 있는 물체를 보면 이상 감각이 없고, 舌紅, 苔薄, 脈細하다.

① 治則 : 滋陰補陽明目

② 혈위 처방 : 睛明(양측) · 承泣(양측) · 上明(양측) · 風池(양측)

③ 혈방 해석 : 睛明 · 承泣 · 上明은 眼疾을 치료하는 常用穴位며, 역시 근시를 치료하는 경험혈이고, 補陽滋肝明目하는 효능이 있다. 風池는 足少陽과 陽維脈의 交會穴이 되며, 通經絡하고, 養血明目하는 효과가 있다. 이상 4개 穴을 조합하면 補陽滋肝, 通經明目하는 효능이 있다.

2) 질병 후 근시

中青年에 발생, 일측 혹은 양측에 발생, 환자의 身體는 병약하고, 몸이 피곤하며 힘이 없고, 心悸가 있고 꿈이 많으며, 움직이면 쉽게 땀이 나고, 腰膝酸軟, 面色晄白, 점차 가까운 것은 분명하게 보이고, 먼 것은 흐리게 보인다. 고도근시인 사람은 眼角膜을 볼 수 있으며, 전방 부분은 외부를 향하여 볼록하게 나와 있거나 사시를 동반한다. 舌淡苔白, 脈細하다.

① 治則 : 健脾滋肝明目

② 혈위 처방 : 睛明(양측) · 上明(양측) · 承泣(양측) · 足三里(양측)

③ 혈방 해석 : 睛明 · 上明 · 承泣은 隣近取穴한 것이며, 그 의미는 眼部經脈의 氣血을 조절하기 위함이다. 足三里는 足陽明胃經의 合穴로서 强壯脾胃, 生化氣血하는 효능이 있기 때문이다. 위의 穴을 모두 조합하면 健脾滋肝明目하는 효능이 있다.

3) 노년성 근시

50세 이후에 발생, 오랫동안 눈을 과도하게 사용하여 눈앞에 항상 黑花가 보이며, 頭暈 耳鳴, 꿈을 많이 꾸고 쉽게 깨며, 健忘, 腰膝酸軟, 시간이 비교적 오래된 사람은 眼底에 변화가 있다. 舌紅苔薄, 脈細하다.

① 治則 : 調補肝腎, 益氣明目

② 혈위 처방 : 睛明(양측) · 上明(양측) · 承泣(양측) · 風池(양측) · 肝兪(양측) · 腎兪(양측)

③ 혈방 해석 : 睛明 · 上明 · 承泣은 眼部疾患을 치료하는 常用穴이며, 淸肝明目하는 효능이 있다. 風池는 手足少陽과 陽維脈이 交會하는 곳이며, 通經活絡, 養血明目 효능이 있다. 肝兪와 腎兪는 調補肝腎하고 益氣明目하는 효능이 있다. 위의 혈을 모두 조합하면 通經活絡하고 益氣明目하는 효능이 있다.

4. 치료

1) 穴位와 鍼法

① 睛明(양측) : 面部에서 目內眥角의 약간 상방 오목한 곳에 있다. 30호 1.5촌(40mm) 호침을 선택한다. 국부는 통상적인 소독을 한 다음 眼球를 조금 外方으로 누른 후 약 1.4촌(38mm) 直刺한다(이 혈의 進鍼手法은 가볍게 하고, 捻轉하지 않으며, 拔鍼도 완만하게 하고, 拔鍼 후 가볍게 눌러 출혈을 방지한다).

鍼感 : 국부 脹痛 혹은 눈 안에 脹痛이 있다. (그림 1-11)

② 上明(양측) : 魚腰의 바로 아래 眼眶上緣과 眼球 사이에 있다. 30호 1.5촌(40mm) 호침을 선택한다. 국부는 통상적으로 소독하고, 眼球를 조금 아래로 누르면서 약 1.4촌(38mm) 直刺한다(이 혈의 進鍼과 拔鍼할 때 주의사항은 睛明과 같다).

鍼感 : 국부 脹痛 혹은 眼球 내 脹痛이 있다. (그림 1-11)

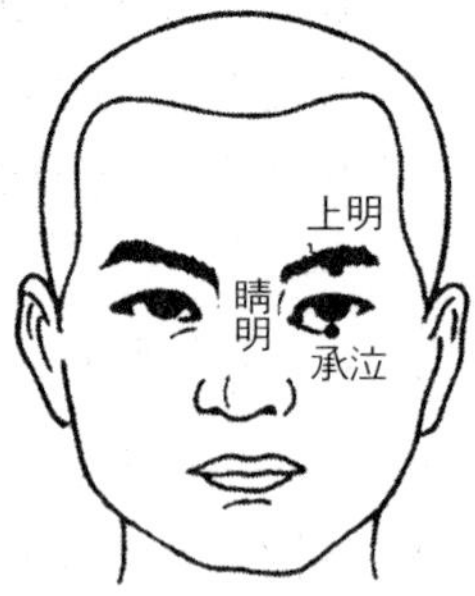

그림 1-11

③ 承泣(양측) : 眼眶의 하방에 있는데 눈을 정면으로 봤을 때 瞳孔 바로 아래, 眶下緣과 眼球의 사이에 있다. 30호 1.5촌(40mm) 호침을 선택한다. 국부는

통상적으로 소독하고, 眼球를 위로 약간 압박하면서 약 1.4촌(38mm) 直刺한다(이 혈은 進鍼과 拔鍼할 때 주의사항은 睛明과 같다).

鍼感 : 국부 脹痛 혹은 眼球 내 脹痛이 있다. (그림 1-11)

④ 風池(양측) : 項部에서 흉쇄유돌근과 승모근(trapezuis muscle) 상단 사이의 오목한 곳에 있으며, 風府와 평행한 위치에 있다. 30호 2촌(50mm) 호침 2개를 취한다. 국부는 통상적인 소독을 하고, 척추 방향을 향하여 약 1.8촌(45mm) 刺入한다.

鍼感 : 頸部 脹痛 혹은 같은 측 後頭部를 따라 側頂部를 향하여 放散한다. (그림 1-2)

⑤ 肝兪(양측): 背下部에서 筋縮(제9 · 10흉추 사이의 오목한 곳) 외측 1.5촌처에 있다. 30호 2촌(50mm) 호침 2개를 취하고, 국부는 통상적인 소독을 한 후 척주 방향을 향하여 약 1.8촌(45mm) 刺入한다.

鍼感 : 국부 脹痛이 있다. (그림 1-12)

⑥ 腎兪(양측) : 腰部에서 命門(제2 · 3요추극돌기 사이의 오목한 곳)의 외측 1.5촌처에 있다. 30호 2촌(50mm) 호침 2개를 취하고, 국부는 통상적인 소독을 한 후 약 1.8촌(45mm) 直刺한다.

鍼感 : 국부 脹痛 혹은 同側 臀部 및 오금을 향하여 방산한다. (그림 1-12)

⑦ 足三里(양측) : 小腿前外側面의 상부에서 犢鼻下 3촌, 脛骨前緣으로부터 1横指(中指) 떨어진 곳에 있다. 30호 2촌(50mm) 호침을 취하고, 국부는 통상적인 소독을 한 다음 약 1.8촌(45mm) 直刺入한다.

鍼感 : 국부 脹痛 혹은 足背를 향하여 放散한

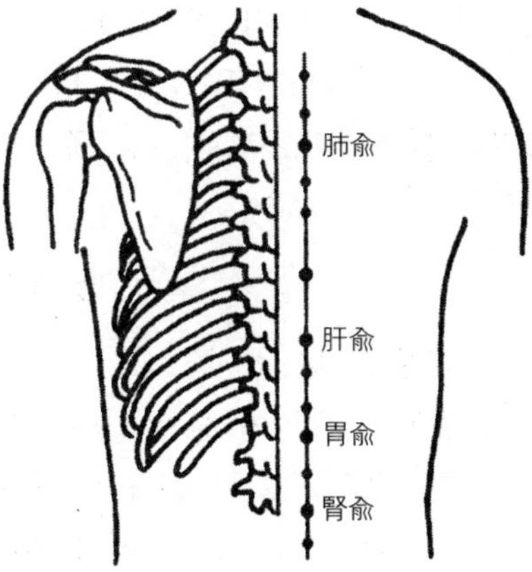

그림 1-12

다. (그림 1-3)

2) 體位와 手法 및 療程

청소년 근시형 환자는 坐位를 취하고, 睛明・承泣・上明・風池 4개 혈은 법에 따라 刺入하고, 睛明・上明・承泣은 留鍼하여 得氣하고, 風池穴은 補法을 사용하고 得氣한다. 40분간 留鍼한 후 拔鍼하며, 留鍼 20분이 되면 補法으로 捻鍼 1회하며, 격일 1회 자침하고, 10회가 1療程이다. 5일간 휴식한 후 효과가 있으나 치유되지 않았으면 다시 침치료하고, 10회 치료해도 효과가 없거나 치유되었으면 치료를 종결한다.

질병 후 근시형 환자는 坐位를 취하고, 眼部의 睛明・上明・承泣 3개 혈에 手技法을 사용하지 않고 留鍼하여 得氣하며, 足三里는 補法을 사용하여 得氣하며, 40분간 留鍼하고 拔鍼한다. 매일 1회 치료, 10회가 1療程이다. 5일간 휴식한 후 효과가 있으나 치유되지 않았으면 다시 침치료하고, 10회 치료해도 효과가 없거나 치유되었으면 치료를 종결한다.

노년성 근시형 환자는 坐位를 취하고, 睛明・上明・承泣 3개 혈에 留鍼하여 得氣하며, 風池・肝兪・腎兪穴은 補法을 사용하여 得氣하며, 40분간 留鍼하고 拔鍼한다. 留鍼 20분 후 3혈에 補法으로 捻鍼 1회하며, 격일 1회 자침하고, 10회가 1療程이다. 5일간 휴식한 후 효과가 있으나 치유되지 않았으면 다시 침치료하고, 10회 치료해도 효과가 없거나 치유되었으면 치료를 종결한다.

5. 임상례

① 宋某某, 남, 16세

② 主訴 : 시력이 점차 감퇴한 지 2년 정도 되었다.

③ 현 병력 : 고등학교 1학년에 올라가면서부터 시력이 떨어지기 시작하여 일찍이 해당 지역 병원 안과에 가 진료받고 近視明 등의 약물을 사용하여 치료를 시작하였지만 시력은 점점 감퇴하였다.

근 3개월 동안 공부로 인해 긴장하여 시력이 나빠지는 것이 더욱 심하였다. 다른 사람의 소개로 나에게 침구치료를 받으러 왔다.

④ 검사 : 눈은 외견상 이상이 없고, 가까이 보는 것은 분명하고, 멀리 보는 것은 흐렸다. 비교적 먼 곳의 물체를 주시할 때 실눈을 뜨면 비로소 물체가 맑게 보였다. 비교적 오랜 시간 물체를 주시하면 眼球脹痛이 나타나고, 양측 顳部에 脹痛이 동반되었다. 시력검사에서 좌안 0.6(50), 우안 0.5(60)이었고, 眼底검사상 양측 眼底에는 변화가 없었다.

⑤ 변증 : 환자는 어려서부터 눈을 잘못 사용하는 습관(항상 게임기를 가지고 놀고, 3m 내에서 TV를 시청하며, 글씨를 쓰거나 책을 읽는 거리가 비교적 가까운 등)으로 인해 元陽이 점점 소진되었다. 元陽이 충족하면 神氣가 和暢하고 陽光이 自盛하므로 睛光이 반드시 성하여 遠近을 볼 수 있다. 그러나 元陽이 부족하면 眞火가 이미 소진되어 睛光이 반드시 약해지므로 마음은 먼 것을 보려고 해도 시력이 부족하여 이 병이 발생한다. 청소년 근시로 진단하였다.

⑥ 治則 : 滋陰補陽明目

1診(4일) : 환자는 장기간 과도하게 눈을 사용하였기 때문에 元陽이 부족하여 청소년 근시가 발생하였다. 睛明・承泣・上明・風池를 취하여 刺法은 전과 같이 하고, 격일 1회 치료하였다. 주로 眼部 經脈의 氣血을 通調하고, 滋陰補陽明目하였다.

2診(6일) : 눈의 脹重感이 약간 감소하였으며, 시력은 변화가 없었다. 1診의 刺法과 같이 9診까지 진료하였다. 치료하는 중간에 시력이 점차 호전되는 것을 느꼈다. 물건을 오래 볼 때 나타나던 피로감도 완만하게 소실되었다.

10診(22일) : 물체를 오랫 동안 본 후 나타나는 안구 피로・脹重痛이 거의 소실되었고, 시력이 원래 좌안 0.6(50)에서 0.8로 상승하였고, 우안 0.5(60)에서 0.8(38)로 상승하였다. 이번 진료로 1개 療程을 마쳤다. 환자의 감각은 비교적 적응이 되었고, 시력회복에 대한 마음이 절실하여 휴식 없이 이어서 1개 療程의

진료를 더 하였다. 이번 진료에는 耳穴의 目 1 · 目 2 · 交感 · 神門을 추가하였으며, 王不留行을 사용하여 貼壓하였다. 매회 一側 耳部의 4穴을 사용하고, 3일에 對側으로 바꾸어 貼壓하였는데 이는 시력 회복을 위함이다. 이 방법을 동일하게 19診까지 하였다. 치료하는 동안 환자의 시력은 점차 회복되었으며, 눈에 있던 원래의 증상이 완전히 소실되었다.

20診(22일) : 눈의 감각 회복은 여전하였으나 시력은 원래 좌우 모두 0.8(38)에서 좌우 모두 1.2(25)로 상승하였다. 10診의 모든 치료 방법을 동일하게 20診까지 진료하고, 진료를 종료하였다. 이번 진료 후 환자는 상급 학년에 진급하기 위해 잠시 진료를 멈추었으며, 耳穴은 시험을 완전히 마칠 때(45일 후)까지 계속하여 사용하였다. 이 기간 동안 원래 불량한 눈의 습관을 개선하도록 하고, 눈의 보건에 힘쓰며, 치료효과를 확실하게 하기 위하여 1년 뒤에 다시 와서 검사받도록 지도하였다.

⑦ 추적 관찰 : 1년 후 환자가 다시 내원하여 검사받았다. 耳穴의 사용을 멈춘 후 시력의 상승이 있었는데 좌안은 1.5(20), 우안은 1.2(25)였다. 단 학습하느라 중간에 긴장하면 양 눈의 시력이 모두 1.2(25)로 다시 낮아졌다. 시력을 다시 검사해도 두 눈 모두 1.2(25)였다. 환자에게 양호한 눈 사용 습관을 유지하고, 눈의 위생보건에 주의하며, 불편하면 진료받으러 오라고 지도하였다.

6. 저자 견해

위에서 예를 든 증례는 임상에서 가장 많이 보이는 일종의 청소년 근시다. 주로 장기간 눈을 잘못 사용하고, 과도하게 사용하여 眼球의 集合力과 調節力의 균형을 상실하여 나타난 근시다. 위의 치료 방법을 응용하면 환자의 시력을 회복할 수 있다. 단 이런 類의 환자는 치료 후 효과를 확고하게 유지하기 위해서는 환자 자신이 눈을 사용하는 습관을 좋게 하여야 한다. 만약 환자가 시력을 회복한 후 양호한 눈 사용

습관을 유지하고, 눈의 위생과 보건에 유의하면 치료 후의 효과를 확실하게 유지할 수 있다. 그렇지 않으면 치료 후 시력을 회복하여도 또 시력이 내려가거나 원래와 같지 않게 된다.

나머지 두 형태의 病例에 대하여 저자는 임상에서 치료 경험이 많지 않다. 그러나 총괄하여 말하면 근시에 대한 침자치료 효과는 긍정적이다. 고도근시에 이르고·안구에 변화가 있는 환자는 치료 효과가 매우 이상적이지 않으므로 레이저 수술치료를 고려할 수 있다.

제6절 動眼神經麻痺

동안신경마비는 여러 원인으로 동안신경에 손상을 일으켜 나타나는 임상증후다.

동안신경은 운동신경으로 주로 上瞼筋(levator muscle of upper eyelid)·上直筋(superior rectus muscle)·內直筋(medial rectus muscle)·下斜筋(inferior oblique muscle)·下直筋(inferior rectus muscle) 및 瞳孔括約筋(sphincter muscle of pupil)의 운동 기능을 지배한다.

동안신경(oculomotor nerve)은 운동신경으로 몸통운동과 일반 내장운동 두 종류의 섬유를 함유하고 있다. 그 가운데 몸통운동 섬유가 주요 성분으로 動眼神經核에서 일어나 上斜筋과 外直筋뿐만 아니라 모든 眼外筋을 지배한다. 내장운동섬유는 動眼神經副核에서 일어나고, 그 축색돌기는 동안신경의 副交感節前神經纖維를 조성하며, 모양체신경절 내에서 神經元과 바뀐 후 節後神經纖維는 瞳孔括約筋과 모양체근에 분포하며, 동공의 對光反射와 調節反射를 한다.

동안신경은 중뇌의 大腦脚 내측으로부터 뇌를 나와 海綿竇外側壁을 뚫고 앞으로 가 眶上裂을 지나 眶後로 들어간 후 바로 上·下 兩支로 나누어진다. 上支는 가늘고 작으며, 시신경의 上方分支는 上直筋과 上瞼提筋을 지배한다. 下支는 굵고 크며, 分支는 下直筋·內直筋 및

下斜筋을 지배한다. 下斜筋支는 하나의 小支로 分出하고, 동안신경의 副交感節前纖維는 모양체신경절로 보내진다.

동안신경이 손상된 후 손상된 측의 眼球外筋에는 다수의 癱瘓이 있기 때문에 上瞼下垂가 나타나고, 안구가 外斜視가 되며, 안구를 상·하·내로 운동할 수 없다. 副交感節前神經纖維가 동시에 손상되었기 때문에 患側의 동공이 散大하고, 對光反射가 소실된다.

모양체신경절은 副交感神經節이며, 시신경과 外直筋 사이의 후방, 下斜筋支의 상방에 있다. 副交感節前神經섬유는 動眼神經下支의 下斜筋支를 지나 節內에서 끝나며, 節內의 神經元과 시냅스를 형성한다. 다시 신경절세포로부터 부교감신경섬유가 나와 모양체단신경을 거쳐 모양체근과 瞳孔括約筋을 지배한다.

동안신경마비는 核性, 髓內束性 및 末梢性 痲痺 3종으로 분류한다.

1) 動眼神經核性 痲痺

동안신경핵은 中腦導水管腹側中央灰質 중에 위치한다. 이것은 하나의 核團이며, 眼內筋과 眼外筋神經核이 갈라진다. 眼內筋과 眼外筋은 대부분 동시에 손상되지 않으며, 眼外筋을 지배하는 동안신경핵은 어떤 것은 같은 쪽의 眼筋을 지배하며, 어떤 것은 반대쪽의 眼筋을 지배한다. 그러므로 핵성마비는 아주 드물게 단독으로 한쪽 눈에 손상이 오고, 대부분 양측에 완전 혹은 불완전성으로 동안신경마비가 된다. 만약 한쪽 동안신경이 眼內外筋을 지배하면 완전마비가 되지만 반대쪽의 眼筋은 완전한 정상이 된다. 이것은 非核性으로 손상이 온 것이다. 반대로 만약 동안신경이 지배하는 일부 眼筋이 손상을 받으면 眼內筋은 정상을 유지하며, 동시에 반대쪽 眼外筋은 불완전하게 손상이 온다. 즉 이것은 동안신경핵성 손상일 가능성이 있다.

2) 動眼神經髓內束性 痲痺

동안신경섬유는 핵으로부터 나온 후 中腦髓內에 있는 一段을 動眼

神經束이라 부른다. 동안신경핵 가운데 일부가 섬유와 교차하여 핵 부근에서 이미 교차를 마치기 때문에 束性 病變은 단지 同側의 동안신경이 지배하는 근육만 손상이 오며, 반대측의 眼筋은 영향을 받지 않는다. 束性 손상은 항상 부근에 있는 조직의 손상을 동반한다. 이 때문에 동안신경마비 외에 항상 기타 신경계통의 증상을 동반하여 다른 증후군을 조성한다.

① Benedict 증후군 : 병변은 中腦背蓋에 위치하며, 動眼神經束 및 紅核에 손상이 와 동측의 동안신경마비, 對側의 肢體震顫이 일어난다.

② Nothnagl 증후군 : 병변은 中腦背蓋에 위치하며 紅核, 動眼神經束 및 小腦上脚과 연계가 있는 섬유에 특별히 영향을 주어 同側 동안신경마비, 對側 肢體震顫 및 소뇌의 협동작용 실조를 일으킨다.

3) 動眼神經末梢性 麻痺

동안신경은 脚 사이의 오목한 곳으로부터 頭蓋로 나와 小腦上動脈과 大腦後動脈 사이를 지난 후 동맥 외측으로 통한다. 蹀鞍後床突 외측을 따라 硬腦膜을 뚫고 나와 海綿竇로 들어가고, 해당 竇外側壁 上緣을 따라 앞으로 간 다음 眶上裂을 지나 頭蓋로 나왔다가 眼眶으로 들어가 上下直筋·內直筋 및 下斜筋을 지배한다. 상술한 통로의 어떤 부위 병변이든지 모두 동안신경마비를 일으킬 수 있으며, 眼瞼下垂·眼球外下斜視·瞳孔散大·光反射消失·調節反射麻痺의 증상이 나타난다.

1. 병인병기

核性 및 束性 動眼神經麻痺의 병인은 주로 腦幹出血, 梗塞, 종양, 염증, 다발성 경화, 매독, 선천성 동안신경핵 발육부전 등이 있다. 말초성 동안신경마비의 원인은 매우 많다. 예를 들면 두개내종양, 동맥류,

뇌막염, 외상, 動眼神經炎, 海綿竇疾病, 당뇨병, 통증성 안근마비 등이다.

① 중뇌출혈
② 중뇌혈결핍성중풍
③ 基底動脈尖症候群
④ 海綿竇血栓形成
⑤ 통증성 안근마비
⑥ 뇌내동맥종양
⑦ 頸內動脈海綿竇瘻
⑧ 眼區帶狀疱疹
⑨ 蜘蛛膜下腔出血
⑩ 視交叉蜘蛛膜炎
⑪ 腦幹腦炎
⑫ Wernicke 腦病
⑬ 急性 炎症性 脫髓鞘性 多發性 神經病
⑭ 다발성 경화
⑮ 당뇨병
⑯ 뇌종양
⑰ 뇌 및 眼眶部 외상
⑱ 眶內假性 腫瘍
⑲ AIDS
⑳ 신경매독
㉑ 화학물질중독
㉒ 眼筋痲痺性 偏頭痛
㉓ 循環性動眼神經痲痺
㉔ 鼻咽癌이 뇌 내로 침입
㉕ 突眼性 眼筋痲痺
㉖ 小腦幕切痕(tentorial notch, incisura tentorii cerebelli)疝
㉗ 선천성 동안신경마비

이 병의 병인은 비교적 많고, 복잡하지만 다음과 같이 5종으로 개괄할 수 있다.

1) 염증 감염

임상에서 비교적 많이 보인다. 예를 들면 바이러스성 감염, 眼眶周圍蜂窩織炎, 骨膜炎, 風濕, 白喉, 營養缺乏性 神經炎, 中耳炎으로 병발한 頭蓋低의 腦膜炎, 血栓性 靜脈竇炎, 梅毒, 結核性 腦炎 등이다. 직접 동안신경간 혹은 中腦內神經核에 파급되어 나타난 것이다.

2) 중증근무력, 근영양불량증

동안신경이 쉽게 피로 해지고, 마비를 자주 일으킨다.

3) 外傷

두개골 외상과 같은 것은 주로 眼眶 주위의 골절로 인한 압박, 血腫으로 인한 압박 혹은 동안신경의 자극으로 마비가 나타난다.

4) 압박

頭蓋內, 腦幹, 頸髓, 頸部의 종양, 脊髓延髓空洞症이 직접 혹은 간접으로 中腦動眼神經核에 영향을 준다.

5) 내분비질병

예를 들면 갑상선, 뇌하수체 기능 실조 역시 안구의 기능 이상을 일으켜 동안신경에 영향을 주어 병변이 나타난다.

2. 임상 증상

임상에서 대부분 두 개 유형으로 분류한다.

1) 완전마비형

이 형은 동안신경마비에 3개의 특징이 있다. 즉 上瞼弛緩性 下垂, 안구가 外下斜가 되고, 동공이 散大하여 對光反射가 상실된다. 上瞼下垂로 안구가 완전히 가려지며, 어떤 때는 이마의 근육이 代償性으로 수축되어 눈을 약간 뜰 수 있다. 건측 눈의 上瞼은 代償性으로 과도하게 위로 들리는 경우가 간혹 있으며, 머리는 동안신경이 마비된 對側을 향하여 돌아간다.

2) 부분마비형

완전마비에 비하여 비교적 많이 보인다. 단, 증상은 경미하게 나타나며, 대부분 단발적으로 근육마비가 나타나므로 진단이 쉽지 않다. 부분적인 동안신경마비로 內直筋(medial rectus muscle)이 침범 받는 것이 비교적 많이 보인다.

3. 중의 변증 치료

동안신경마비로 나타나는 上瞼無力하고 下垂하는 것은 中醫學 가운데 '瞼廢' 혹은 '瞼垂'의 범주에 속한다. 이 병의 발생은 肝·脾·腎의 기능실조와 관계가 있는 것으로 인식한다. 肝藏血 主筋하고, 脾統血 主筋肉 四肢하고, 腎藏精 主骨한다. 만약 先天의 稟賦가 부족하거나 後天의 脾胃가 허약한 등의 원인이 있으며 기혈이 부족하게 된다. 원래 몸이 약하거나 病邪가 허약한 틈을 타고 침입하면 모두 질병이 발생한다. 型을 분류하면 다음과 같다.

1) 胃氣虛弱型

한쪽의 眼瞼下垂가 다발하고, 瞳孔이 약간 散大, 對光反射가 느리고, 아침에는 증상이 가볍고 저녁에는 중하며, 少氣하고 말하기를 싫어하며, 肢體無力, 식사량 감소, 便溏, 面色萎黃, 舌邊에 齒痕이 있고, 苔薄白, 脈細弱하였다.

① 治則 : 補脾健胃, 通經活絡

② 혈위 처방 : 陽白(환측)·攢竹 透 絲竹空(환측)·上明(환측)·太陽(환측)·足三里(환측)

③ 혈방 해석 : 陽白·攢竹 透 絲竹空·上明·太陽은 隣近 取穴한 것이며, 국부의 經絡氣血을 通調하는 의미가 있다. 足三里는 足陽明胃經의 合穴로서 인체를 强壯하게 하는 要穴이며, 健脾益胃하는 효과가 있다. 위의 穴을 모두 조합하면 補脾健胃, 通經活絡하는 효능이 있다.

2) 肝腎陰虛型

한쪽의 上瞼下垂가 다발하고, 瞳孔散大, 對光反射가 느려지고, 眼球는 下斜位가 되며, 眼瞼은 下垂하여 거의 완전하게 안구를 덮고, 對側의 額筋은 대상성 수축하기 때문에 약간 눈을 뜰 수 있다. 사물을 보는 것이 맑지 않거나 複視나 斜視를 동반하며, 目乾澁, 少寐多夢, 五心煩熱, 口乾咽燥, 頭暈 耳鳴 腰膝酸軟, 舌紅少苔, 脈細數을 동반한다.

① 治則 : 滋肝補腎, 通經活絡

② 혈위 처방 : 陽白(환측)·攢竹 透 絲竹空(환측)·上明(환측)·太陽(환측)·肝兪(양측)·腎兪(양측)

③ 혈방 해석 : 陽白·攢竹 透 絲竹空·上明·太陽은 隣近取穴한 것으로 국부의 經絡氣血을 疏通하는 의미가 있다. 肝兪·腎兪는 肝·腎의 精氣를 調補하고, 滋肝補腎한다. 위의 혈을 모두 조합하면 滋肝補腎, 通經活絡하는 효능이 있다.

4. 치료

1) 穴位와 鍼法

① 陽白(환측) : 앞이마에서 눈썹 중점에서 위로 1촌 부위에 있다. 30호 1.5촌(40mm) 호침을 취하고, 국부는 통상적인 소독을 하며, 魚腰를 향하여 平刺하여 上眼瞼 上 1/3처(이 혈은 앞 이마에서 額骨에

비교적 가깝게 떨어져 있으며, 刺鍼 시 비교적 통증이 있으므로 進鍼은 빠르게 한다)에 이르게 한다.

鍼感 : 이마와 眼眶 부위에 脹痛이 있다. (그림 1-13)

② 攢竹 · 絲竹空 透刺(환측) : 攢竹은 눈썹 내측단, 眶上孔 切痕處에 있다. 絲竹空은 눈썹 外端 오목한 곳에 있다. 30호 1.5촌(40mm) 호침을 취한다. 국부는 통상적인 소독을 하고, 攢竹으로부터 進鍼하여 골에 도달한 후 絲竹空까지 透刺한다.

鍼感 : 眼眶 부위에 脹痛이 있다. (그림 1-13)

③ 上明(환측) : 魚腰의 직하, 눈썹 정중간, 眶骨 上緣과 眼球 사이에 있다. 30호 1.5촌(40mm) 호침을 취한다. 국부는 통상적인 소독을 한다. 眼球를 약간 아래쪽으로 누르고 약 1.4촌(38mm) 直刺 進鍼한다(이 혈의 進鍼과 拔鍼 시의 주의사항은 睛明과 같다).

鍼感 : 국부 脹痛이 있다. (그림 1-13)

④ 太陽(환측) : 눈썹 바깥 끝 부위와 目外眦 사이에서 후방을 향하여 약 1촌되는 오목한 중심부에 있다. 30호 2촌(50mm) 호침을 취한다. 국부는 통상적인 소독을 한다. 아래를 향하여 顋骨을 지나 하방으로 약 1.8촌(45mm) 刺入한다.

鍼感 : 국부 脹痛이 있다. (그림 1-13)

⑤ 肝兪(양측) : 背下部에서 筋縮(제9 · 10흉추 사이의 오목한 곳) 외측 1.5촌 되는 곳에 있다. 30호 2촌(50mm) 호침 2개를 취하고, 국부는 통상적인 소독을 한 다음 척추 방향을 향하여 약 1.8촌(45mm) 刺入한다.

鍼感 : 국부 脹痛이 있다. (그림 1-12)

⑥ 腎兪(양측) : 腰部에서 命門(第2 · 3腰椎棘突起 사이의 오목한 곳에 해당)의 외측 1.5촌 되는 곳에 있다. 30호 2촌(50mm) 호침 2개를 취하고, 국부는 통상적인 소독을 한 다음 약 1.8촌(45mm) 直刺한다.

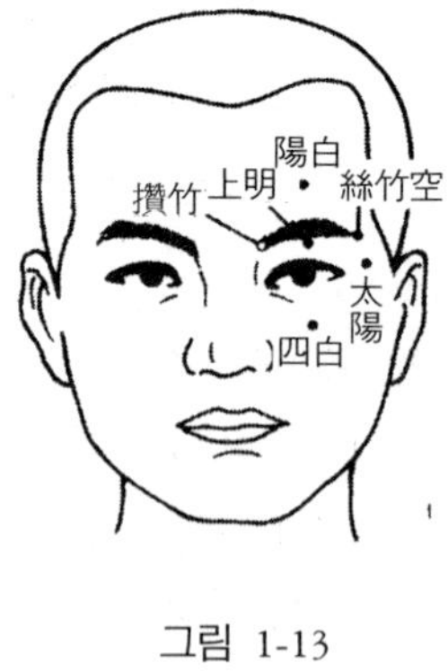

그림 1-13

鍼感 : 국부 脹痛 혹은 同側 臀部 및 오금을 향하여 放散한다. (그림 1-12)

⑦ 足三里(환측) : 小腿前外側面의 상부에서 犢鼻 下 3촌, 脛骨前緣으로부터 1橫指(中指) 떨어진 곳에 있다. 30호 2촌(50mm) 호침을 취하고, 국부는 통상적인 소독을 한 다음 약 1.8촌(45mm) 直刺入한다.

鍼感 : 국부 脹痛 혹은 足背를 향하여 放散한다. (그림 1-3)

2) 體位와 手法 및 療程

胃氣虛弱型 환자는 坐位를 취하며, 陽白·攢竹 透 絲竹空·上明·太陽 4개혈을 취하여 補法進鍼을 사용하여 得氣 후 전기자극을 가하고, 足三里穴은 平補平瀉手法을 사용하여 得氣 후 留鍼한다. 40분간 留鍼하고 拔鍼한다. 격일 1회, 10회가 1療程이 되며, 5일간 휴식한 후 효과가 있으나 치유되지 않았으면 다시 침치료하고, 10회 치료해도 효과가 없거나 치유되었으면 치료를 종결한다.

肝腎陰虛型 환자는 坐位를 취하고 陽白·攢竹 透 絲竹空·上明·太陽·肝兪·腎兪를 취하고, 눈 주위 4개 혈은 補法을 사용하여 得氣 후 전기자극을 가하고, 나머지 혈은 平補平瀉手法을 사용하여 得氣한다. 40분간 留鍼하며, 拔鍼 시 背部의 4혈은 火罐을 사용하여 1분 정도 시술한다. 격일 1회, 10회가 1療程이 되며, 5일간 휴식한 후 효과가 있으나 치유되지 않았으면 다시 침치료하고, 10회 치료해도 효과가 없거나 치유되었으면 치료를 종결한다.

5. 임상례

① 張某某, 남, 56세

② 主訴 : 좌측 眼瞼下垂가 있은 지 15일이 되었다.

③ 현 병력 : 환자는 15일 전 감기를 앓고 치유 된 후 左眼部에 불편한 감이 있었으나 크게 주의를 기울이지 않고 있다가 3일 후 새벽

에 일어나 화장실에 갈 때 左上瞼을 뜨기가 곤란하였다. 거울을 보니 左眼瞼의 下垂가 있어 해당 지역의 병원에 가서 치료받았으며, 동안신경마비로 진단받았다. 비타민 B_1 · 비타민 B_{12} 및 항염항균약으로 치료하였으나 호전이 보이지 않았다. 다른 사람의 소개로 우리 병원에 침구치료를 받으러 왔다.

④ 검사 : 혈압 120/80mmHg(16/11kPa), 체온은 높지 않았다. 환자의 얼굴은 약간 홍색, 左上眼瞼下垂, 힘을 써 눈을 뜨려고 할 때 眼瞼을 1/3 뜰 수 있었고, 동공은 중등도로 散大, 對光反射는 느리고, 左眼은 사물을 보는 것이 흐리며, 좌측 眼眶部位 및 좌측 顳部脹痛, 眼底檢査에서 변화가 없었다. 苔薄白하였다.

⑤ 변증 : 환자는 평소에 눈을 사용하는 것이 비교적 많고 오래 사용하였다. 그 때문에 眼部의 精血이 부족하고, 經脈氣血, 근육에 영양을 공급하지 못하였는데 風寒感冒가 가해져 陰虛血耗에 이르러 陰血이 부족하므로 病邪가 허한 틈을 타고 들어와 眼絡을 침범하였으므로 眼瞼下垂가 보이고 눈뜨기가 곤란하였다. 脾胃氣虛型 瞼垂症으로 진단하였다.

⑥ 治則 : 補脾健胃, 通經活絡

1診(5일) : 환자는 眼部의 精血이 부족한데 病邪가 허한 틈을 타고 들어와 眼絡을 침범하여 脾胃氣虛型 瞼垂症이 나타난 것이므로 환측의 陽白 · 攢竹 透 絲竹空 · 上明 · 太陽 · 足三里를 취하고, 刺法은 앞에서 설명한대로 하였다. 그 의미는 左眼部 經脈의 氣血을 通調하고, 補脾健胃하며, 通經活絡하는 것이다.

2診(17일) : 환자는 左顳部의 脹痛이 소실되는 것을 느꼈고, 眼眶주위의 脹重痛이 감소하였으며, 眼瞼無力은 호전되지 않았다. 1診의 치료를 6診까지 하였다. 치료기간 동안 眼眶주위의 脹痛은 소실되기 시작하였으며, 그 후 左眼瞼은 점차 유력해지고, 6診 시 환자의 左眼은 우측 上瞼을 뜨는 것과 같이 되었다. 그러나 그 힘은 비교적 약하였다. 눈을 뜨는 시간이 비교적 길면 좀 피로하였으며, 동공 · 시력은 완전히 정상으로 회복

되었다.

7診(17일) : 환자는 좌측 顳部, 眼眶, 시력 등은 모두 완전히 회복되었으며, 단지 左眼을 뜰 때 上瞼의 힘은 비교적 약하였다. 1診의 치료와 같이 9診까지 치료하였다.

10診(23일) : 환자는 양 눈 뜨고 감기, 시력 등은 그 전의 수준으로 돌아 온 것을 느꼈다. 이번으로 진료를 종결하고, 불편하면 진료받으러 오고, 1년 후 다시 검사받으라고 하였다.

⑦ 추적 관찰 : 1년 후에 편지가 왔는데 완치된 후 재발하지 않았다고 하였다.

6. 저자 견해

動眼神經麻痺는 병인이 매우 많다. 中醫에서는 陰血虧虛하여 陽氣가 상대적으로 偏盛하므로 음양의 평형이 상실된 것으로 인식한다. 陰虛하면 內熱이 생성되고, 血熱은 陰을 손상하며, 陰虛하면 血이 소모되어 陰血不足에 이르게 되고, 絡脈은 阻滯하여 근육에 영양을 공급하지 못하여 眼瞼下垂가 나타나 눈을 뜨기가 곤란하다. 이상 病案은 주로 몸 자체가 脾胃氣虛한데 風寒感冒의 病邪가 虛한 상황을 타고 들어와 좌측 眼絡을 침범하여 나타난 脾胃氣虛型 瞼垂症이다. 이와 같이 단독으로 발병하여 직접 動眼神經幹을 침범한 病例는 임상에서 많이 보이지 않는다. 辨證施治를 통하여 전침치료를 응용하면 만족할 만한 효과를 얻을 수 있다.

임상에서 단독으로 동안신경마비가 나타난 것은 비교적 적게 보인다. 저자는 30여 년 간의 침구임상에서 일찍이 10여 예의 완전마비형을 치료하였는데 전침치료를 응용하여 모두 만족할 만한 효과를 거두었다. 그러나 임상에서 비교적 많이 보이는 것은 頭蓋外傷, 혹은 뇌혈관병으로 나타난 併發症이며, 다수의 환자가 偏癱, 中樞性面癱, 滑車, 外展神經麻痺가 동시에 병존한다. 이런 類의 환자는 頭蓋內神經核 병변으로 일어난 병변에 속하며, 치료 시에는 어느 정도 어려움이 있으므로 腦血栓 形成節 혹은 腦出血節의 치료를 참조할 수 있다.

이런 類의 환자 치료는 核性 혹은 幹性을 막론하고 모두 환측의 眼睛(유색안경을 끼거나 환측 안경 유리에 붕대를 덮어 둘 수 있다)을 보호해야 한다. 이로써 환측의 瞳孔散大로 인하여 빛을 보고 바람을 맞을 때 눈의 불편감이나 눈물이 흐르거나 편두통이 일어나는 것을 피할 수 있다. 단독으로 발병한 환자는 치료하는 기간 동안 혹은 치료하여 치유되었더라도 술 마시고, 밤샘을 해서는 안 되며 항상 몸을 단련하고, 몸의 기력을 증강하여 재발을 방지하여야 한다. 뇌종양, 頭蓋內炎症・頭蓋骨外傷, CVA로 병발한 동안신경마비에 대하여 대부분 2차성 병소를 제거함에 따라 마비된 동안신경 역시 점차 회복된다. 만약 2차성 병소를 제거하여도 동안신경마비의 회복의 기미가 없다면 위의 전 침치료를 응용할 수 있는데 이렇게 하면 역시 어느 정도 효과를 거둘 수 있다.

제7절 滑車神經麻痺

활차신경마비는 여러 원인이 활차신경을 자극, 압박, 손상하여 활차신경이 분포하고 관할하는 부분에 나타나는 임상증후이다.

1. 임상 증상

주요 병인은 2종류가 있다.

1) 頭蓋骨 內 병변

예를 들면 腦幹의 腫瘤, 중이염(頭蓋底腦膜炎을 병발), 血栓性 腦靜脈竇炎, 梅毒, 결핵성 뇌염 등이 활차신경핵에 직접 파급 혹은 압박하거나 두개골 내의 압력이 증가하여 활차신경을 당겨서 마비가 일어난다.

2) 頭蓋骨 外 병변

예를 들면 바이러스성 감염, 眼眶 주위 봉와직염, 골막염, 外傷 등이 직접 혹은 간접적으로 활차신경을 압박하거나 활차신경에 파급하여 발생한다.

임상에서 활차신경마비 환자는 患側 眼球가 健側에 비해 약간 낮다. 上外方을 향해 주시할 때 複視가 나타나지 않는 것 이외 患側의 안구를 각 방향으로 주시할 때 모두 複視가 있고, 더욱이 계단을 내려갈 때 複視로 말미암아 내려가기가 곤란한 증상이 나타난다. 이와 같은 主訴가 많이 보인다. 두 눈을 수직으로 위를 쳐다보게 할 때 평균 10～20° 분리되고, 聚合운동을 시킬 때는 3°를 초과하는 경우가 매우 적다. 어떤 病例에서는 健側 눈의 上瞼이 患側 눈에 비해 약간 낮을 때가 있기 때문에 健側에 부분적인 동안신경마비가 있다고 오인되는 경우가 있다. 이런 현상이 출현하는 원인을 어떤 사람은 健側의 上瞼筋을 끌어올리는 것이 지나치게 이완되어 발생한다고 인식한다.

활차신경마비의 유무가 명확하지 않을 때에 다음과 같은 관찰을 하면 진단에 도움이 된다.

① 환자가 위를 향하여 注視 및 健側을 향해 注視할 때 마비측 眼球는 뚜렷하게 위를 향해 偏斜된다.

② 頭傾斜試驗 : 머리를 한쪽으로 기울일 때 정상적인 정황하에서는 양쪽 눈이 생리적으로 對側을 향해 轉位되지만, 上斜筋 마비 시에는 아랫쪽을 향해 轉位된다. 환자는 항상 健側을 향해 머리를 기울여서 複視를 면하려 하고, 上斜筋 마비 시에 複視시험을 하면 虛像이 출현하는데 예를 들어 右上斜筋 마비 시에 虛像은 實像의 아랫쪽 우측에 위치하고, 양쪽 눈을 아래쪽과 우측을 향해 注視할 때 實像과 虛像의 수직 거리가 최대가 된다.

2. 중의 변증 치료

활차신경마비는 中醫에서 '하나를 보는데 두 개로 보이는 증상'이라 부른다. 氣血이 충족하고, 精液이 충족하면 氣血과 精液이 위로 올라가 눈에 공급되어 시력이 좋아지는 것으로 인식하였다. 반대로 氣血이 쇠약하고, 精液이 부족하면 시력이 낮아지고 각도에 편차가 있다. 또 思慮가 과도하고, 酒色이 심하면 元陽을 잃고, 眞陰이 소모되므로 肝膽의 精이 虧損되어 睛光錯亂에 이르므로 이 병이 발생한다. 型을 분류하면 다음과 같다.

1) 風寒阻絡型

하나를 보면 두 개로 보이는 증상이 나타나고, 발병 전 가벼운 정도의 발열이 있기도 하며, 頭顳部痛, 眼眶 주위 脹痛, 咽乾, 鼻塞流涕, 聲音重濁, 全身酸楚, 목이 마르면 뜨거운 물을 마시기를 좋아하고, 舌苔薄白潤, 脈浮緊하였다.

① 治則 : 驅風散邪, 祛邪通絡

② 혈위 처방 : 陽白(환측)·太陽(환측)·光明(환측)·合谷(환측)

③ 혈방 해석 : 陽白·太陽은 隣近 取穴한 것이며, 그 뜻은 眼部의 病邪를 祛散하고, 眼絡目系를 소통하는 데 있다. 光明은 足少陽膽經의 絡穴이며 刺鍼하면 驅風散寒하는 효과가 있다. 手陽明大腸經의 原穴인 合谷을 배합하면 祛風散寒하는 효과를 증강하여 宣散解表하며, 또 外邪가 계속하여 내부로 전변되는 것을 방지한다. 위의 穴을 모두 조합하면 驅風散寒, 祛邪通絡하는 효능이 있다.

2) 脾胃虛弱型

하나를 보는데 두 개로 보이는 증상이 나타나고, 얼굴색이 누렇게 뜨고, 정신이 활기가 없고, 몸이 마르며, 소화불량하고, 음식 생각이 없으며, 때로 두통과 眼脹感이 있으며, 꿈이 많고 자주 깨며, 煩悶하고 호흡이 가쁘며, 大便溏, 脈細無力, 舌淡苔薄하였다.

① 治則 : 補胃助納, 健脾通絡

② 혈위 처방 : 陽白(환측)·太陽(환측)·胃兪(환측)·脾兪(양측)·足三里(양측)

③ 혈방 해석 : 陽白 · 太陽은 隣近 取穴한 것이며, 그 뜻은 眼部의 經脈을 通調하는 것이다. 足三里는 足陽明胃經의 合穴이며 健胃助納, 신체를 强壯하게 하는 효과가 있다. 胃兪 · 脾兪를 배합하면 補胃健脾하는 효과가 더욱 좋다. 위의 혈을 모두 조합하면 補胃助納, 健脾通絡하는 효능이 있다.

3) 氣滯痰壅型

때로 두통이 있고, 갑자기 반신불수가 발생하며, 偏身麻木, 口脣窩斜, 혀가 강직되어 말을 더듬거리며, 하나의 사물을 보는데 두개로 보이며, 胸悶脘痞를 동반하며, 頭暈多痰, 心煩不眠, 舌紅 혹은 舌淡, 舌苔白膩 혹은 黃膩, 脈象弦滑 혹은 數하였다.

① 治則 : 補氣活血, 化痰通絡

② 혈위 처방 : 睛明(환측) · 太陽(환측) · 陽白(환측) · 風池(환측). 偏癱 및 中樞性 面癱의 穴位는 腦血栓 形成節 혹은 腦出血節의 치료를 참고한다.

③ 혈방 해석 : 睛明은 足太陽膀胱經의 經穴이며, 手太陽 · 足太陽 · 足陽明이 交會하는 곳으로 刺鍼하면 活血通絡한다. 陽白은 足少陽膽經의 經穴로 手少陽 · 足少陽 · 陽明 · 陽維 4개의 脈이 交會하는 곳이며, 風池는 足少陽膽經의 經穴이며, 手足少陽 · 陽維脈이 交會하는 곳이다. 이 두 혈을 서로 배합하여 자침하면 淸肝利膽明目하는 효능이 있다. 太陽은 經外奇穴이며, 눈병을 치료하는 經驗穴이다. 위의 4개 穴을 모두 조합하여 치료하면 補氣活血, 化痰通絡하는 효과가 있다.

3. 치료

1) 穴位와 鍼法

① 陽白(환측): 앞이마에서 瞳孔直上, 눈썹 중점에서 直上 1촌처에 있다. 30호 1.5촌(40mm) 호침을 취한다. 국부는 통상적인 소독을 하

고, 魚腰 방향을 향하여 平刺하며 上眼瞼上 1/3처(이 혈은 額骨과 비교적 가까이 있으며 자침 시 통증이 있으므로 進鍼은 빠르게 하는 것이 좋다)까지 刺入한다.

鍼感 : 額眶部에 脹痛이 있다. (그림 1-13)

② 太陽(환측) : 눈썹 외측 끝과 目外眦 사이에서 뒤쪽으로 약 1橫指 되는 오목한 곳에 있다. 30호 1.5촌(40mm) 호침을 취한다. 국부는 통상적인 소독을 한 다음 率谷 방향을 향해 약 1.4촌(38mm) 자입한다.

鍼感 : 국부 脹痛이 있다. (그림 1-13)

③ 光明(환측) : 小腿外側面의 하부에서 外踝尖 上 5촌에 해당하는 부위, 腓骨前緣에 가까운 곳, 外丘 直下 2촌처에 있다. 30호 2촌(50mm) 호침을 취하고, 국부는 통상적인 소독을 한 다음 약 1.8촌(45mm) 直刺한다.

鍼感 : 국부 脹痛 혹은 丘墟穴區를 향하여 放散한다. (그림 1-7)

④ 合谷(환측) : 手背에서 第1掌骨間隙의 중점처 혹은 第2掌骨指關節과 陽谿 사이의 중점처에 있는데 食指側에 약간 가깝게 있다. 30호 2촌(50mm) 호침을 취한다. 국부는 통상적인 소독을 한다. 後谿 방향을 향하여 약 1.8촌(45mm) 刺入한다.

鍼感 : 手掌部에 脹痛이 있다. (그림 1-3)

⑤ 睛明(환측) : 面部에서 目內眥角의 약간 상방 오목한 곳에 있다. 30호 1.5촌(40mm) 호침을 선택한다. 국부는 통상적인 소독을 한 다음 眼球를 조금 外方으로 누른 후 약 1.4촌(38mm) 直刺한다(이 혈의 進鍼手法은 가볍게 하고, 捻轉하지 않으며, 拔鍼도 완만하게 하고, 拔鍼 후 가볍게 눌러 출혈을 방지한다).

鍼感 : 국부 脹痛 혹은 눈 안에 脹痛이 있다. (그림 1-11)

⑥ 風池(양측) : 項部에서 후두골의 아래, 흉쇄유돌근과 승모근(trapezuis muscle) 상단 사이의 오목한 곳에 있으며, 風府와 같은 높이에 있다. 30호 2촌(50mm) 호침 2개를 취한다. 국부는 통상적으로 소독하고, 척추 방향을 향하여 약 1.8촌(45mm) 刺入한다.

鍼感 : 頸部 脹痛 혹은 後頭部를 따라 側頂部를 향하여 放散한다. (그림 1-2)

⑦ 胃兪(양측) : 背下部에서 第12胸椎棘突起와 第1腰椎棘突起 사이의 오목한 곳 외측 1.5촌 되는 곳에 있다. 30호 2촌(50mm) 호침 2개를 취하고, 국부는 통상적인 소독을 한 다음 척추 방향을 향하여 약 1.8촌(45mm) 刺入한다.

鍼感 : 국부 脹痛이 있다. (그림 1-12)

⑧ 脾兪(양측) : 背下部에서 脊中(제11・12흉추극돌기 사이의 오목한 곳에 있다) 외측 1.5촌처에 있다. 30호 2촌(50mm) 호침 2개를 취하고, 국부는 통상적인 소독을 한 다음 척추 방향을 향하여 약 1.8촌(45mm) 刺入한다.

鍼感 : 국부 脹痛이 있다. (그림 1-12)

⑨ 足三里(양측) : 小腿前外側面의 상부에서 犢鼻 下 3촌, 脛骨前緣으로부터 1橫指(中指) 떨어진 곳에 있다. 30호 2촌(50mm) 호침을 취하고, 국부는 통상적인 소독을 한 다음 약 1.8촌(45mm) 直刺入한다.

鍼感 : 국부 脹痛 혹은 足背를 향하여 放散한다. (그림 1-3)

2) 體位와 手法 및 療程

風寒阻絡型 환자는 坐位를 취하고 陽白・太陽 2개 穴을 취하며, 補法을 사용하고 得氣 후 전침자극을 가한다. 光明・合谷 2개 穴을 취하여 平補平瀉法을 사용하며 得氣하고, 40분간 留鍼한 후 발침한다. 매일 1회, 10회가 1療程이 되며, 5일간 휴식한 후 효과가 있으나 치유되지 않았으면 다시 침치료하고, 10회 치료해도 효과가 없거나 치유되었으면 치료를 종결한다.

脾胃虛弱型 환자는 坐位를 취하고, 陽白・太陽・足三里・胃兪・脾兪를 취하고, 위의 혈을 법에 따라 刺入하며, 平補平瀉手法을 사용하여 得氣하고, 陽白・太陽 2개 穴에는 전침을 가한다. 나머지 혈은 모두 40분간 유침한 후 발침한다. 매일 1회, 10회가 1療程이 되며, 5일

간 휴식한 후 효과가 있으나 치유되지 않았으면 다시 침치료하고, 10회 치료해도 효과가 없거나 치유되었으면 치료를 종결한다.

氣滯痰壅型 환자는 坐位를 취하고, 睛明・太陽・陽白・風池를 취하고, 위의 혈을 방법에 따라 刺入한 다음 平補平瀉法을 사용하고 得氣한다. 陽白・太陽 2개 穴은 침을 놓은 후 전침자극을 가한다. 나머지 穴은 모두 40분간 유침한 후 발침한다. 매일 1회, 10회가 1療程이 되며, 5일간 휴식한 후 효과가 있으나 치유되지 않았으면 다시 침치료하고, 10회 치료해도 효과가 없거나 치유되었으면 치료를 종결한다.

4. 임상례

① 周某某, 남, 62세

② 主訴 : 오른쪽 눈이 하나의 사물을 보는데 2개로 보인 지가 15일이 되었다.

③ 현 병력 : 환자는 본래 몸이 약하였으며, 3년이 되도록 우측 편두통이 있었고, 15일 전 우측 눈이 불편한 감을 느꼈으며, 점차 물건이 2개로 보이는 증상이 나타난 후 매우 흐리게 보이기 시작하였고 점차 가중되었다. 일찍이 해당 지역에 있는 병원에 가 치료받았으며, 滑車神經麻痺라 진단받았다. 비타민 B_1・비타민 B_{12} 및 抗炎 抗菌 약물로 15일간 치료하였으나 호전되지 않았다. 다른 사람의 소개로 내가 근무하는 병원에 와 침구치료를 원하였다.

④ 검사 : 혈압 140/90mmHg(16/11kPa), 체온은 높지 않고, 환자의 面色은 微黃, 몸은 마르고, 우측 눈의 외형은 변화가 없으며, 동공은 약간 散大되어 있고, 對光反射는 느리며, 우측 눈은 사물이 2개로 보이고, 모호하여 깨끗하지 않았다. 특히 층계를 내려가거나 걸어갈 때는 우측 눈을 가린 후 행동하였으며, 우측 눈 주위 및 우측 顳部에 脹痛이 있었고, 眼底檢査에서 변화는 없었다. 苔黃白하고 脈細弱하였다.

⑤ 변증 : 환자는 평상시에 고혈압 병력이 있었으며, 더불어 평시에

눈을 과도하게 사용하였다. 특히 60세에 퇴임한 후 종일 책을 보고 TV를 보았으므로 眼部의 精血이 부족하여 經脈에 氣血 공급 및 근육에 영양 공급을 못하였고, 더불어 최근에 마음이 不暢하여 陰虛血耗하고 陰血이 부족한 상태에서 病邪가 虛한 틈을 타고 眼絡을 침입하였으므로 우측 눈이 하나의 사물을 보는데 두 개로 보였다. 脾胃氣虛型으로 진단하였다.

⑥ 治則 : 補脾助納, 健胃通絡

1診(5일) : 환자는 眼部의 精血 부족과 연계하여 病邪가 虛한 틈을 타고 眼絡에 침입한 脾胃氣虛型 眼瞼下垂症이 나타났다. 환측의 陽白・太陽・胃兪・脾兪・足三里를 취하고, 위와 같은 刺法을 사용하였다. 그 뜻은 우측 眼部의 經脈과 氣血을 通調하고, 補脾助納, 健胃通絡하는 데 있다. 아울러 환자에게 平光鏡을 사용하여 우측의 안경틀을 가리게 하여 움직일 때 일어나는 頭暈 등의 증상을 막았다.

6診(6일) : 위의 침치료 후 우측 顳部의 脹痛은 소실되었으며, 眼眶 주위의 脹重痛도 감소하였으며, 사물을 보는 것도 약간 호전되었다. 1診 치료 방법을 6診까지 그대로 치료하였다. 치료하는 기간 동안 眼眶 주위의 脹痛은 소실되기 시작하였으며, 그 후 우측 눈은 하나의 사물을 보면 두 개로 보이던 것이 점차 호전되었다. 진료를 받으러 올 때는 이미 안경을 제거하고 가리개도 사용하지 않았다. 단 눈을 비교적 많이 사용할 때는 여전히 물건이 모호하게 보이는 현상이 있었으며, 시력 및 기타 방면에서는 모두 거의 정상으로 회복되었다. 1診 치료 방법을 10診까지 하였다.

10診(20일) : 6회 치료 후 환자는 격일 혹은 며칠에 1회 치료하였으며, 10회에 이르러 하나를 보면 두 개로 보이던 현상이 점차 호전되어 전과 같은 수준으로 회복되었다. 이번으로 치료를 종결하면서, 불편하면 진료받으러 오라고 하고, 반년 후에 검사받으라고 하였다.

⑦ 추적 관찰 : 환자는 반년 후에 소식을 보내 왔는데 치유되어 재발하지 않았다고 하였다.

5. 저자 견해

활차신경마비는 中醫에서 '하나의 사물을 보는데 두 개로 보이는 症'이라 부른다. 이 병의 발생은 元陽을 지키지 못하고, 眞陰이 소모되어 흩어지며, 肝膽의 精液虧虛와 관계있는 것으로 인식한다. 뿐만 아니라 연령과도 관계가 있어서 50세 이상의 노년환자에서 다발하는데 나이가 들면 氣血이 衰敗하고 精液이 부족하여 이 병이 쉽게 발생하는 것으로 인식하였다.

이 症은 3개의 型으로 분류하였다.

첫 번째는 風寒阻絡型이다. 주로 風寒邪가 眼部의 經脈을 막아 目系의 氣血 운행이 不暢하므로 이 병이 발생한다. 위의 해당 分型에서 예를 든 혈조합을 응용하여 조기에 침자치료를 응용하면 비교적 좋은 치료효과가 있다.

두 번째는 脾胃虛弱型이다. 胃虛하면 受納機能이 떨어지고, 脾虛하면 運化機能이 떨어져 氣血의 根源이 따라서 약해지므로 氣血과 精液이 위로 올라가 영양을 공급하지 못하므로 이 병이 발생한다. 위의 해당 分型에서 예를 든 혈조합을 운용하여 침자치료를 하면 비교적 만족할 만한 효과를 거둘 수 있다.

세 번째는 氣滯痰壅型이다. 痰濁이 壅盛하면 氣滯痰壅에 이르고, 鬱滯하면 熱로 변화하며, 혹 본래 몸이 肝旺하면 內熱이 熾盛하고 煉液하여 痰이 되며, 風이 火를 끼고 위로 올라가 淸竅를 교란하고, 經絡의 옆으로 달아나기도 하므로 갑자기 半身不遂, 偏身麻木, 口眼喎斜, 혀가 강직이 되어 말을 더듬으며, 하나의 물건을 보는데 두 개로 보이는 등의 증상이 나타난다.

위에 예를 든 3개 型에서 앞의 風寒阻絡型 · 脾胃虛弱型은 모두 단순성 활차신경마비다. 다수가 임상에서 비교적 가볍게 나타나며, 쉽게 발견되지 않는다. 일단 이 증상이 발견되면 위의 치료 방법을 응용하는데 역시 비교적 만족할 만한 치료효과를 거둘 수 있다. 氣滯痰壅型은 역시 임상상 뇌혈관병에서 가장 일반적으로 볼 수 있는 일종의 병발증이다. 이 型의 환자는 치료가 비교적 어렵다. 마땅히 腦出血 혹은 腦血栓 形成節의 치료 방안을 참조하고, 아울러 위에 있는 치료 방안을 운용하여 치료한다. 이 症은 대부분 偏癱, 偏盲, 偏身麻木, 口眼窩斜 등의 증상이 호전됨에 따라 점차 호전된다. 치료기간 동안 환자에게 색안경을 끼게 하거나 환측의 안경을 붕대를 사용하여 가리게 하여 환측의 눈이 불편하지 않게 하는 것은 치료에 영향을 준다.

제8절 三叉神經痛

삼차신경통은 삼차신경분포, 分支 범위 내에서 반복되는 극렬한 동통을 말한다.

삼차신경은 腦橋(Pons)중부의 基底에서 출발하며 감각과 운동신경 섬유를 포함하고 있으나 감각섬유가 대부분을 차지하고 있으며 半月神經節에서 3개의 큰 분지로 나누어진다.

① **眼神經支** : 眼眶上裂(supraorbital foramen)에서 眼眶으로 진입하여 안구 및 淚腺에 분포하고 末支는 眼眶에서 나와 이마의 피부에 분포한다.

② **上頜神經支** : 卵圓孔(foramen ovale)에서 출발하여 上頜 및 鼻腔에 분포하며 주된 末支는 眼眶下孔(infraorbital foramen)에서 나와 面部의 眼裂 이하 口裂 이상의 피부에 분포한다.

③ **下頜神經支** : 卵圓孔(foramen ovale)으로부터 두개골을 나와 관자놀이의 下窩에 도달한다. 삼차신경의 운동섬유는 제3분지 내로 들어와서 저작근을 지배한다. 제3지의 감각섬유는 下頜, 혀 및 귀의 관자놀이 부위를 지배한다.

삼차신경통은 일반적으로 원발성과 속발성 두 종류로 나누어진다.

1) 원발성

병인이 알려지지 않은 삼차신경통을 의미한다. 일부 학자는 어떠한 원인으로 손상을 야기시켜 반월신경절의 감각근과 인근의 운동신경지에 탈수초성 변화가 발생하여 탈수초된 축삭돌기와 이웃한 신경섬유 사이에서 短路가 발생하여 경미한 촉각자극에도 短路를 통과하여 충추로 전입되고 중추에서 나온 흥분도 역시 短路를 통과하여 흥분이 전입된다고 하였다. 이와 같이 도달한 흥분이 일정하게 모이면 반월절 내 神經元을 자극하여 동통을 일으킨다. 일부 원발성 삼차신경통에서는 발병 원인을 찾을 수 있다. 예를 들면 수술로 인하여 신경에 혈액을 공급하는 동맥에 경화나 동맥 위치 이상이 발생하거나, 뇌막이 증식되거나, 신경이 통과하는 骨孔에 골막염으로 인하여 협착되어 신경근 또는 신경절이 압박을 받음으로써 발생할 수 있다. 임상적으로 삼차신경통이라는 것은 주로 원발성 삼차신경통을 말한다.

2) 속발성

이것은 뚜렷한 발병 원인이 있는 삼차신경통, 즉 삼차신경 자체의 병변 또는 인근 조직의 병변이 삼차신경에 파급되거나 손상, 압박한 결과이다. 예를 들어 귀・코・치아와 삼차신경이 분포하는 구역 내의 주위 腫瘤, 염증, 손상 등이 동통을 유발한다. 이런 종류의 병증은 동통 이외에도 흔히 신경계통 자체의 증상과 국부 증상으로 나타난다.

1. 임상 증상

1) 원발성

중년 이후에 다발하며 남녀의 발병률은 비슷하다. 동통은 흔히 갑자기 발작하고, 前兆가 없으며 뚜렷한 동통유발점(즉 어떤 특수한 부위에 가벼운 자극을 주면 즉시 동통이 촉발됨)이 있다. 대개 일측성이며 제2・3지에 비교적 많이 보인다. 세 개의 分支 모두 동시에 동통이 출현되는 경우는 비교적 적다. 동통은 극렬하여 전기가 통과하거나, 칼로 도려내거나 바늘로 찌르는 듯하다. 동통 시간은 짧아서 대부분이 수초에서 1~2분 정도 지속되며 반복발작 된다. 面部의 반사성 경련, 面紅, 결막 충혈, 流淚, 流涎 등을 동반할 수 있다.

2) 속발성

발작의 특성은 원발성과 유사하나 단지 지속적이다. 속발 병소를 제거하면 그 동통도 따라서 없어진다. 속발 병소(頭蓋內壓 상승, 鼻出血, 頸部림프節腫大 등)와 유관하므로 面部 감각 및 각막 반사 감퇴, 청력 감퇴, 안구외전신경마비 등 인근의 뇌신경 손상 증상 등을 수반할 수 있다.

- 검사 : 전형적(원발성)인 삼차신경통은 진단이 어렵지 않다. 주로 삼차신경 분포 범위 내의 극렬하고 짧고 전기가 통하는 것과 같은 통증이 주요 증상이다. 속발성 삼차신경통은 당연히 임상 증상과 보조 진단을 통하여 그 속발 병인을 찾아야 한다.

2. 중의 변증 치료

삼차신경통은 中醫의 '頰痛', '面痛', '面游風', '齒槽風' 등의 범주에 속한다. 中醫에서는 風・寒・火邪가 面部의 三陽經脈을 침범하는데 높은 꼭대기 위에는 오직 風만이 도달할 수 있으므로 쉽게 頭面을 침범한다. 寒邪는 陰邪가 되며, 그 성질은 잡아 당겨 凝滯시키므로 氣血이 막혀 面痛이 나타난다. 임상에서는 아래와 같이 분류한다.

1) 風寒痺阻型

한쪽 面部에 짧은 시간 극렬한 통증, 예를 들면 칼로 베는 것과 같은, 송곳으로 찌르는 것과 같은 통증이 있으며, 痛處 누르는 것을 거부하며, 寒氣를 만나면 심해지고, 熱을 만나면 통증이 감소하며, 대부분

面部에 寒氣를 맞은 因素가 있으며, 苔薄白, 脈浮緊하다.

① 治則 : 祛風散寒, 通經止痛

② 혈위 처방 : 合谷(환측)·四白(환측)·太陽(환측)·下關(환측)

③ 혈방 해석 : 四白·太陽·下關은 隣近 取穴한 것이며, 그 의미는 面部經絡의 氣血을 소통하는 것이다. 合谷은 手陽明大腸經의 原穴이며, 面部 經絡의 기혈을 소통할 수 있으며, 祛風散寒解表하며, 通經活絡止痛하는 효능이 있다.

2) 陽明熱盛型

面部에 짧은 시간 극렬한 통증, 예를 들면 불로 태우는 것과 같고, 불로 그을리는 것과 같은 통증이 있으며, 口渴口臭, 煩躁易怒, 便秘 尿赤, 바람이나 열을 만나면 동통이 더욱 심해지며, 苔黃하고 少津하며, 脈洪大 혹은 滑數하다.

① 治則 : 淸泄陽明火熱, 祛風通絡止痛

② 혈위 처방 : 太陽(환측)·四白(환측)·下關(환측)·合谷(환측)·足三里(환측)·頰車(환측)

③ 혈방 해석 : 太陽·四白·下關은 모두 隣近 取穴한 것으로 그 의미는 面部 經絡의 氣血을 通調하는 것이다. 足陽明胃經의 頰車·合谷·足三里를 배합하여 瀉하면 胃經의 火熱을 瀉하는 것이다. 위의 혈처방을 모두 조합하면 陽明火熱을 淸泄하며, 祛風通絡하여 面痛을 치료하는 효과가 있다.

3. 치료

1) 穴位와 鍼法

① 合谷(환측) : 手背에서 第1掌骨間隙의 중점처 혹은 第2掌骨指關節과 陽谿 사이의 중점처에 있는데 食指側에 약간 가깝게 있다. 30호 2촌(50mm) 호침을 취한다. 국부는 통상적인 소독을 한다. 後谿 방향을 향하여 약 1.8촌(45mm) 刺入한다.

鍼感 : 手掌部에 脹痛이 있다. (그림 1-3)

② 四白(환측) : 下眼瞼의 하방, 눈을 直視할 때 눈동자 바로 아래, 上顎骨眼眶下孔(infraorbital foramen)의 오목한 곳에 있다. 30호 1.5촌(40mm) 호침을 취한다. 통상적인 국부 소독 이후 眼眶下孔 內를 향하여 약 1.4촌(38mm) 刺入한다.

鍼感 : 국부 脹痛이 있다. (그림 1-13)

③ 太陽(환측) : 눈썹 외측 끝과 目外眦 사이에서 뒤쪽으로 약 1橫指되는 오목한 곳에 있다. 30호 3촌(75mm) 호침을 취한다. 국부는 통상적인 소독을 한 다음 아래를 향하여 腮骨 하방으로 약 2.8촌(70mm) 刺入한다.

鍼感 : 국부 脹痛이 있다. (그림 1-13)

④ 下關(환측) : 面部에서 귀의 전방, 顴弓(zygomatic arch)과 下頷切痕이 둘러싸고 있는 오목한 곳에 있다. 30호 2촌(50mm) 호침을 취한다. 국부는 통상적인 소독 이후 약 1.8촌 直刺한다.

鍼感 : 顳頷部 脹痛이 있다. (그림 1-10)

⑤ 足三里(환측) : 小腿前外側面의 상부에서 犢鼻 下 3촌, 脛骨前緣으로부터 1橫指(中指) 떨어진 곳에 있다. 30호 2촌(50mm) 호침을 취하고, 국부는 통상적인 소독을 한 다음 약 1.8촌(45mm) 直刺入한다.

鍼感 : 국부 脹痛 혹은 足背를 향하여 放散한다. (그림 1-5)

⑥ 頰車(환측) : 面部에서 下頷角의 前下方 1橫指(中指) 되는 곳, 詛嚼할 때 咬筋이 융기하는 곳으로 누르면 오목하게 들어가는 곳이다. 30호 2촌(50mm) 호침을 취하고, 국부는 통상적인 소독을 한 후 鼻尖 방향을 향하여 약 1.8촌(45mm) 刺入한다.

鍼感 : 국부 脹痛이 있다. (그림 1-9)

2) 體位와 手法 및 療程

風寒痺阻型 환자는 坐位를 취하고, 四白 · 太陽 · 下關 · 合谷 4개

穴을 취하여 平補平瀉手法을 사용하여 刺入하며 得氣 후 40분간 留鍼하고 拔鍼한다. 중간에 平補平瀉手法을 사용하여 捻轉 1회한다. 매일 1회, 10회가 1療程이 된다. 5일간 휴식한 후 효과가 있으나 치유되지 않았으면 다시 침치료하고, 10회 치료해도 효과가 없거나 치유되었으면 치료를 종결한다.

陽明熱盛型 환자는 坐位를 취하고, 太陽·四白·下關·足三里·頰車 5개 穴을 취하며, 補法을 사용하여 刺入하고, 得氣 후 40분간 留鍼하고 拔鍼한다. 매일 1회, 10회가 1療程이 된다. 5일간 휴식한 후 효과가 있으나 치유되지 않았으면 다시 침치료하고, 10회 치료해도 효과가 없거나 치유되었으면 치료를 종결한다.

附 封閉療法

鍼施術이 효과가 없을 때 선택하여 사용한다.

- 藥物 : 비타민 B_1 25mg(1ml), 비타민 B_{12} 500μg(1ml), 브로카인 10mg(1ml)
- 方法 : 환자는 앉은 자세를 취하고, 5ml의 소독된 주사기 1개를 취한다. 소독된 근육주사용 6호 침을 끼워서 위의 약물을 흡입한다. 下關 주위 觀骨弓 아래 오목한 부분에서 분명한 압통점을 찾아 顴骨 하연을 따라 약 3cm 直刺鍼한다. 국부 脹痛이 분명할 때 주사기 피스톤을 뒤로 당겨 피가 나오지 않으면 주사한다. 침을 拔鍼할 때 소독용 솜을 사용하여 鍼孔을 눌러 출혈을 막는다. 격일 1회, 3~5회 시술하여 병이 치유되면 시술을 멈추고, 3회 시술에 효과가 없을 때에는 다른 방법을 사용한다.

附 痛點留鍼法

- 方法 : 소독된 피부침 1~2개를 취하여 삼차신경 분포 구역 내에 痛點이나 동통유발점 1~2개를 찾아서 통상적인 국부 소독 이후 통점이나 동통유발점의 중점 皮下에 刺入한다. 皮膚鍼柄 둘레와 같은 크기의 둥근 알코올 솜으로 鍼孔을 둘러싼 후 반창고로 고정한다. 2~3일 留鍼 후 拔鍼하며, 유효하면 하루 휴식한 후에 다시

留鍼하고, 치유되면 사용을 멈춘다.

附 封閉療法

1) 眶上神經 封閉

삼차신경 第1支痛에 적용되는데, 동통은 一側의 眶額部에서 발생하여 一側 頭頂部로 放散된다.

- 藥物과 方法 : 소독된 2ml 주사기 1개에 소독된 $4\frac{1}{2}$ 피부침을 부착한 뒤 프로카인 20mg(1ml)을 주사기 내에 흡입한다. 환자는 坐位 또는 仰臥位를 취하고, 眼眶上緣 중점의 내측에서 眶上孔切痕(supraorbital notch)을 찾는다. 통상적인 국부 소독 후 眼眶上緣의 骨面에 도달하도록 直刺한 뒤 그 부근의 이상 감각이 느껴지는 곳을 찾는다. 예를 들면 骨孔을 만나면 1.2~1.5cm 정도 刺入한 뒤 다시 피스톤을 빼서 출혈이 없을 경우 위의 약을 완만히 주입한다. 拔鍼 후 알코올 솜으로 압박하여 출혈을 막는다. 이 방법으로 약물을 주입한 후 동측의 이마에서 髮際上 20mm 정도 주변까지 발열감이 있는 것은 혈관 확장 작용 때문으로 대개 1시간 가량 지나면 소실된다. 격일 1회 시술, 3회 시술 후 뚜렷한 효과가 없을 경우 다른 방법을 선택한다.

2) 眶下神經 封閉

삼차신경 第2支痛에 적용되는데, 동통은 一側 下眼瞼, 鼻旁, 上脣 또는 上頷 대문니・송곳니 부분에 발생한다.

- 藥物과 方法 : 2ml 소독된 주사기 1개에 소독된 6호 근육 주사 鍼을 부착한 뒤 프로카인 20mg(1ml)과 비타민 B_{12} 500μg(1ml)을 흡입한다. 환자를 坐位로 기대게 하거나 仰臥位를 취하게 한 다음 환측 眼眶下에서 鼻翼旁 1cm 정도에서 眼眶下孔의 오목한 곳을 찾는다. 통상적인 국부 소독 이후 鍼尖을 皮下에 刺入한 뒤 上, 後, 外上方으로 비스듬한 방향으로 완만히 탐지 하듯이 刺入하면 鍼尖이 眼眶下孔에 미끄럽게 들어갈 때 뚜렷하게 떨어지는 공허감이 생기는데 이때 일부 환자에서는 放散痛이 나타난다. 다시 鍼

尖을 後上, 外上方을 향하여 40~45° 각도로 眼眶下管을 따라 완만히 8㎜를 刺入한 다음 피스톤을 빼서 출혈이 없음을 확인한 후 약물을 주입한다. 拔鍼 이후 소독용 알코올 솜으로 눌러 출혈을 막는다. 격일 1회, 6회 시술이 한 療程이다. 효과가 없을 시에는 시술을 중지한다.

3) 後上齒槽神經 封閉

삼차신경 第2支痛에 적용되는데, 그 촉발점과 통증구역이 上顎의 어금니와 외측 잇몸 및 頰部 점막에 국한될 때 사용된다.

- 藥物과 方法 : 2ml 소독된 주사기 1개에 소독된 5호 치과용 침을 부착한 뒤 프로카인 20㎎(1ml)과 비타민 B_{12} 500μmg(1ml)을 흡입한다. 환자는 坐位로 기대게 하여 頭部를 조금 뒤로 기울여 입이 반쯤 벌어진 자세를 취하게 한다. 구강용 거울로 환측 뺨에 있는 입술을 끌어당긴 뒤 소독된 마른 솜으로 제2대구치와 齒根部의 타액을 닦아 내고, 제2대구치와 가까운 齒根部의 頰溝에 刺入하여 45° 각도로 後上 偏內側 방향을 향해 완만히 刺入해 들어간다. 骨面에 가깝게 붙여 2~2.5cm 정도 깊이 들어가면 上頜結節에 도달한다. 피스톤을 뽑아 출혈이 없으면 약물을 주입하고, 拔鍼 후 소독용 알코올 솜으로 鍼孔을 막아 출혈을 방지한다. 3일 간격으로 1회 시술, 3회 시술 후 무효하면 시술을 그만둔다.

4) 上齒槽神經 封閉

삼차신경 第3支痛에 적용되는데, 그 촉발점과 통증구역이 下頜의 어금니와 그 점막에 있는 경우 이용한다.

- 藥物과 方法 : 2ml 소독된 주사기 1개에 소독된 5호 치과용 침을 부착한 뒤 프로카인 20㎎(1ml)과 비타민 B_{12} 500μg(1ml)을 흡입한다. 환자는 坐位로 기대게 하여 頭部를 뒤로 기울여 입을 크게 벌리게 한다. 구강용 거울로 환측 뺨에 있는 입술을 벌리고 頰側 翼下 주름 외측의 脂墊尖 상부가 穿刺點이 된다. 소독된 마른솜으로 타액을 닦아 낸 뒤 제2송곳니의 위치에서 대각으로 下顎面과 평행으로 刺入한 뒤 翼下顎間隙을 통과하여 느리게 깊이 들어간

다. 만일 턱 부위에 放散痛이 나타나면 완만히 약물을 주입한다. 拔鍼 후 소독된 마른 솜으로 눌러 출혈을 방지한다. 매일 1회, 6회 시술 후 효과가 없으면 치료를 중지한다.

5) 頦神經(mantal nerve) 封閉

삼차신경 第3支痛에 적용되는데, 그 촉발점과 痛症 구역이 턱과 아랫입술 및 그 부근의 점막에 있다.

- 藥物과 方法 : 2ml 소독된 주사기 1개에 소독된 6호 주사침을 부착한 뒤 프로카인 20mg(1ml)과 비타민 B_{12} 500μg(1ml)을 흡입한다. 환자는 坐位로 기대게 하고 머리를 健側으로 돌리게 한 다음 제 2 어금니 또는 제1~2어금니 중간 하방의 下頜骨 上下緣의 중점에서 약간 상방이 刺鍼 표적이 된다. 통상적인 국부소독이후 後上方에서 皮膚와 45° 각도가 되게 前下方으로 刺入하여 바로 骨面에 이르게 한다. 대개 頦孔 내에 刺入되면 異常感覺이 느껴진다. 만약 성공하지 못하면 약간 1~2mm 정도 후퇴한 후 재차 부근의 骨面을 따라 가볍게 이동하여 바로 頦孔에 刺入할 수 있도록 한 뒤 피스톤을 뽑아 출혈이 없음을 확인 후 느리게 藥液을 주사한다. 격일로 1회 시술하고 6회 시술 후 효과가 없으면 사용을 그만 둔다.

6) 半月神經節 封閉

주로 신경 말초지 봉폐요법이 실패한 경우 또는 제 2~3支에 동통이 있을 경우 적용된다. 따라서 당연히 제 1支 마비가 되지 않도록 주의해야 한며 그렇지 않으면 마비성 角膜炎을 일으켜 실명에까지 이를 수 있다. 前入路와 側入路의 두 가지 방법이 있는데 임상에서는 前入路의 방법을 상용한다.

- 藥物과 方法 : 2ml 소독된 주사기 2개를 취하여 프로카인 20mg(1ml)을 흡입하고, 나머지 한 개에는 98% 에탄올 0.6ml를 흡입한다. 환자는 환측이 위로 오게 側臥位를 취한 다음 鼻翼 아래에서 수평 외측으로 2~4cm 되는 곳에서 穿刺點을 찾아 통상적인 국부 소독이후 6호 10cm 소독된 봉폐침을 사용하여 먼저 피하로 刺入한

뒤 同側 瞳孔의 冠上面 방향으로 향하게 한 후 同側 耳孔 上方을 향하여 刺入한다. 또는 三叉神經半月節의 위치를 기준으로 하여 穿刺해 들어가도 된다. 심도는 6.8cm 정도로 半月神經節에 도달하면 환측에 放散性의 뚫리는 것과 같은 통증이 생긴다. 피스톤을 뽑아 출혈이나 뇌척수액이 없다면 프로카인 0.3ml(6mg)를 주사한다. 만약 동측 2~3支 구역의 감각 상실이 발생하면 다시 에탄올로 바꾸어 0.5ml를 주사한다. 마취약 주사 후 만일 第1支 신경마비가 생기면 당연히 다른 날에는 알코올을 주사하고, 다시 穿刺 시에는 進鍼을 얕게 하며, 아울러 실험적으로 브로카인 주사를 사용하되 정확한 위치가 느껴지면 알코올을 주입해야 된다. 만일 일단 알코올을 주사 후 第1支 마비가 발생하면 환자로 하여금 각막을 잘 보호할 것을 주의시킨다. 마취주사 시 주사액이 蜘網膜(arachnoid) 下腔에 잘못 흘러들어갈 경우 곧 頭暈, 惡心, 嘔吐 등 엄중한 반응이 나타나는데 이런 증상이 나타나면 마땅히 주사를 멈추고 환자를 반듯이 눕힌 후 머리를 높이고 1~2시간 휴식하게 하면 증상이 소실된다. 만약 심각한 척수마취 반응이 나타나면 내과의와 함께 증상에 따라 구급치료를 해야 한다. 그러므로 이 봉폐요법 사용 때는 특별히 신중해야 한다.

4. 임상례

① 余某某, 남, 45세

② 主訴 : 좌측 面部에 짧은 시간 극렬한 동통이 있은 지 1개월 정도 되었다.

③ 현 병력 : 환자는 2개월 전 점심 식사 후 곧장 우측 面部에 동통이 있어 테라마이신과 祛痛片을 복용한 후 3시간이 지나자 완해되었다. 그러나 때때로 통증이 있다가 없어졌다. 15일 후 위의 약을 사용하였으나 효과가 없어 해당 시의 병원 구강과에서 치료받았다. 당시에는 충치, 齒髓炎(pulpitis), 치아이완(gomphiasis)으로 진단받고 통증 제거 치료를 하고 잇몸이 회복되기를 기다렸다. 한

달이 지나도 동통이 감소되지 않았을 뿐만 아니라 매일 발생하는 횟수가 점차 증가하였으며, 매회 동통 시간도 10~30분으로 같지 않았다. 해당 시의 병원 구강과에서는 牙源性(속발성) 삼차신경통으로 진단받았다. 소염약과 진통약을 합하여 복용한 후 동통이 잠시 완해되었으나 약을 끊으면 다시 발병하였다. 매일 발병하는 횟수는 원래 2~3회였으나 4~5회로 증가하였다. 동통은 극렬한 것이 뚫는 것과 같고, 매회 10분 정도 발작하고, 동통을 유발할까 두려워 감히 얼굴을 씻거나, 양치하거나, 얼굴을 만질 수가 없었다. 우리 병원에 와 침구치료를 원하였다.

④ 검사 : 面部의 피부에는 이상 변화가 없고, 동통은 삼차신경 第3支 下頷支를 따라 분포하였고, 口內黏膜, 顎下腺, 耳下腺管口 등에는 이상 변화가 없었다. 좌상 第3臼齒의 缺失된 잇몸은 완전히 수복되었으며, 左上後 第3臼齒 잇몸 부위를 만지면 동통이 나타났다. 발병 시 熱을 만나면 통증이 심해지고, 口渴, 변비, 苔黃少津, 脈洪大하였다.

⑤ 변증 : 陽明火가 盛하여 經을 침범한 邪熱이 經을 따라 上炎하면서 面部의 三陽經脈을 侵襲하므로 血脈이 壅閉하고, 氣機가 막히므로 面部의 동통이 발생한 것이다. 그러므로 陽明熱盛型 面痛으로 진단하였다.

⑥ 治則 : 淸泄陽明火熱, 祛風通絡止痛

1診(3일) : 주로 火邪가 위로 올라가 面部의 三陽經脈을 침범하여 血脈壅閉하고, 氣機가 막히어서 나타난 陽明熱盛型 面痛이다. 陽明胃經의 足三里·頰車를 취하여 瀉하면 通降胃氣하고, 太陽·下關·四白을 배합하면 面部의 經氣를 소통하고 조절하게 되는데 함께 역할을 하면 陽明火熱을 淸泄하고, 祛風通絡止痛하는 효능이 있다. 1診할 때 마침 동통이 발작하였으므로 위의 혈에 자침하여 手技를 병행하자 동통이 즉각 소실되었고, 40분간 留鍼하면서 중간에 平補平瀉手法을 사용하여 行鍼 1회하고, 바로 拔鍼할 때 환자는 동통이 재발하지 않은 것을 느꼈다.

2診(4일) : 刺鍼 후부터 매회 동통이 감소하였고, 원래의 극렬함도 없었다. 그러나 횟수는 원래 4회에서 5회로 증가하고, 原穴, 刺法, 목적도 동일하게 하여 6診까지 진료하였다.

7診(11일) : 환자는 발병 시의 동통이 감소함을 자각하였고, 전에는 세수나 양치, 얼굴 만지기를 두려워하는 마음이 있었는데 그런 심리적인 부담이 제거되었다. 원래는 매일 5회 발병하던 것이 1회로 줄었을 뿐만 아니라 전형적인 동통유발점은 좌상 第2臼齒와 缺失된 第3臼齒가 교차하는 경계점 상방이다. 이번 진료에서는 침자를 잠시 멈추고 上齒槽神經封閉(방법은 앞을 참고)를 사용하였으며, 격일 1회, 연속하여 3회 사용하였다. 그 의미는 血脈이 壅閉된 것을 淸除하며, 活絡止痛하는 것이다.

10診(17일) : 환자의 증상은 완전히 제거되었으며, 모든 것이 완전히 정상으로 회복되었다. 치료효과를 확실히 하기 위하여 다시 3회 침치료하였으며, 1診의 방법과 같이 매일 1회 치료하였는데 3회 침치료 후 치유되었다고 하여 침치료를 종결하였다. 6개월 후 다시 검사받으라고 하였다.

⑦ 추적 관찰 : 환자는 반년 후 다시 와서 검사하였는데 증상이 모두 없어졌으며, 정상이었다. 입안의 잇몸 위에 있던 동통유발점은 소실되었고, 만져도 어떤 반응도 나타나지 않았다. 3년 후 환자를 만나 병증에 관하여 물었더니 치료 후 완치되어 지금까지 재발하지 않았다고 하였다.

5. 저자 견해

삼차신경통은 中醫에서 風·寒·火邪가 陽明經絡을 침범하여 위로 올라가 面部의 三陽經을 壅閉하고, 氣機가 막히는 것과 관계가 있는 것으로 인식하였다. 中醫의 分型을 따르면 風寒痺阻型·陽明熱盛型·陰虛陽亢型 3종으로 분류할 수 있다. 발병 시간이 짧고, 발작 횟수가 적은 환자는 비교적 좋은 치료효과가 있다. 病程이 비교적 길고,

빈번하게 발작하는 환자는 치료가 어렵다.

이상 예를 든 증례는 발병 시간이 짧을 뿐만 아니라 발작하는 횟수도 비교적 적었으므로 비교적 만족할 만한 효과를 거둘 수 있었다. 그러나 임상에서 보이는 대부분은 모두 病程이 길고, 발병 횟수도 빈번한데 치료가 매우 어렵다. 그러므로 동통이 나타나는 노선을 정확하게 찾고, 證型을 분명하게 구분하여 치료하면 만족할 만한 효과를 거둘 수 있다.

저자의 임상경험에 의하면 牙源性 三叉神經痛(대부분 第2・3支에서 나타남)은 침자치료를 사용하면 비교적 좋은 효과가 있다. 第1支痛은 대부분 원발성이며, 痛點留鍼法을 사용하면 효과가 비교적 이상적이다. 1・2支 혹은 3支가 동시에 발병한 원발성 삼차신경통은 치료가 비교적 어렵다. 鍼刺와 동시에 적당한 封閉療法을 선택하여, 치료가 정확하면 역시 만족할 만한 치료 효과를 거둘 수 있다. 완고한 삼차신경통은 半月神經節 알코올 封閉 시 신중하게 하여야 하며, 절대적으로 필요하다고 파악될 때는 다시 이 방법을 운용하여 불필요하게 가져다주는 고통을 덜어주어야 한다. 頑固性 三叉神經痛에 각종 치료가 효과가 없으면 수술치료를 고려해야 한다. 종합하면 삼차신경통은 임상에서 치료의 난이도가 비교적 높은 일종의 완고한 증상일 뿐만 아니라 치유 후에도 재발률이 높은 질병이다. 진단은 정확해야 하고, 치료 방법의 선택도 신중히 하는 것이 이 병 치료의 관건이다.

제9절 外展神經麻痺

외전신경마비는 각종 병인의 직접 영향이 외전신경에 파급되어 외전신경 분포구역 내에 해당하는 근육이 마비되는 증후이다.

외전신경핵은 腦橋 아래 같은 높이의 제4뇌실 바닥면 神經丘 深部에 있으며 頸內動脈의 외측에서 해면동으로 나와 眶上裂을 통해 眼眶

으로 들어가고, 總腱環을 통과하여 外直筋의 내면을 뚫고 들어가 外直筋을 지배한다.

외전신경마비의 병인은 이하 2가지 종류로 개괄할 수 있다.

1) 頭蓋 內 질병

예를 들면 뇌종양, 두개 내 외상성 血腫, 고혈압성 뇌병(예를 들면 뇌출혈 · 큰 면적의 뇌경색), 각종 원인에 의해 야기되는 뇌염, 뇌막염 등이 頭蓋 내 압력을 높이고, 대부분 압박하거나 당겨지고 확장되기 때문에 외전신경마비가 나타난다.

2) 頭蓋 外 질병

예를 들면 鼻咽頭癌, 해면동 · 頸動脈 부근의 염증, 眼眶 부위의 염증, 외상, 골절 등이 모두 직접 혹은 간접적으로 외전신경에 영향을 주거나 파급되어 손상을 주어 질병이 생긴다.

1. 임상 증상

외전신경마비는 단발성 뇌신경마비 중 가장 많이 보이는 것으로 외전신경은 外直筋을 지배하는데, 외전신경마비가 되면 外直筋의 마비로 인해 眼球가 內收位로 되고, 마비된 眼球가 고정될 때는 건강한 쪽 안구의 內收(第2偏斜)가 뚜렷하다. 외전신경마비 시에는 복시가 나타난다. 輕度의 마비 시에는 眼瞼이 마비측으로 돌아가거나 머리가 약간 앞쪽으로 기울어진다. 양측 외전신경마비는 비교적 흔히 보이는데 특히 頭蓋內壓이 증가될 때 더욱 잘 나타난다.

2. 중의 변증 치료

외전신경마비는 中醫에서 '雙目睛通症' 혹은 '視正反斜症'이라 부른다. 元陽이 부족하고 陰血이 홀로 盛하여 氣가 血의 통제를 받거나, 혹 밖으로부터 손상을 받거나, 혹 충격을 주는 자극을 받으면 이런 인

소들이 뇌로 들어가 經脈의 氣血 전도에 장애를 주므로 目系의 經脈에 영양을 공급하지 못하여 이 병이 발생한다. 그 型을 분류하면 아래와 같다.

1) 風熱阻絡型

처음에는 두통, 鼻塞, 콧물이 흐르고, 발열 혹은 코가 건조하고 콧물이 적게 흐르고, 인후가 붓고 아프며, 기침을 하면 걸쭉한 황색 痰이 나오고, 입이 말라 물을 마시려고 하고, 증상이 조금 완화되면 視正反斜症이 나타나고, 혹 두 눈의 目睛이 통한다. 한쪽에 발병하는 사람은 환측의 眼球가 內收位를 하고, 양측에 발병하는 사람은 양측 眼球가 모두 內收位를 취한다. 그 형태가 마치 睛이 통하는 것과 같다. 舌紅苔薄黃하고, 脈浮數하다.

① 治則 : 疏散風熱, 驅除邪阻

② 혈위 처방 : 陽白(환측 혹은 양측)・攢竹 透 絲竹空(환측 혹은 양측)・太陽(환측 혹은 양측)・天柱(환측 혹은 양측)

③ 혈방 해석 : 陽白・攢竹 透 絲竹空・太陽은 隣近 取穴한 것이며, 그 의미는 目系의 風熱을 疏散하고, 眼部에 邪氣가 막힌 것을 제거하는 것이다. 天柱는 足太陽膀胱經의 穴이며, 刺鍼하면 頭暈, 目眩, 頭重痛을 치료하는 효과가 있다. 위의 혈조합은 疏散風熱, 驅除邪阻하는 효능이 있다.

2) 邪犯衛氣型

發熱不惡寒, 抽搐 혹은 驚厥, 口渴汗出, 땀이 나지만 열이 떨어지지 않고, 口苦, 咳嗽, 胸中悶脹, 간간이 煩熱, 혹은 煩躁, 頭痛項强, 마음이 권태롭고 잠을 자려고 하며, 증상의 緩解가 있으면 즉시 視正反斜症 혹은 雙目睛通症이 나타난다. 한쪽에 발생한 환자는 眼球가 內收位를 취하고, 양측에 발생한 환자는 양측 眼球가 內收位를 취한다. 舌紅苔薄白 혹은 苔黃하며, 脈浮數 혹은 滑數하다.

① 治則 : 淸瀉表邪, 疏通目絡

② 혈위 처방 : 陽白(환측 혹은 양측)·攢竹 透 絲竹空(환측 혹은 양측)·太陽(환측 혹은 양측)·風池(양측)·合谷(양측)

③ 혈방 해석 : 陽白·攢竹 透 絲竹空·太陽은 隣近 取穴한 것이며, 그 의미는 眼部 經脈의 氣血을 소통하는 것이다. 風池·合谷을 서로 배합하는 것은 淸瀉表邪의 효과가 있다. 위의 혈을 모두 조합하여 사용하면 表邪를 淸瀉하며, 眼部의 經絡을 소통하는 효능이 있다.

3) 肝腎陰虛·風陽上亢型

평소 頭暈頭痛이 있고, 耳鳴目眩, 多痰, 전신무력, 多夢易醒, 腰膝酸軟, 갑자기 口角喎斜가 발생하며, 舌强語謇, 視正反斜(이런 類의 환자는 한쪽에 다발한다), 반신불수, 舌紅苔黃, 脈弦細 혹은 弦滑하다.

① 治則 : 鎭肝熄風, 疏通目絡

② 혈위 처방 : 陽白(환측)·太陽(환측)·攢竹 透 絲竹空(환측)·風池(양측)·太衝(양측)

③ 혈방 해석 : 陽白·太陽·攢竹 透 絲竹空은 隣近 取穴한 것이며, 그 의미는 眼部 經脈의 氣血을 소통하는 것이다. 風池는 足少陽膽經의 穴이며, 足少陽·陽維脈이 交會하는 곳이다. 太衝은 足厥陰肝經의 輸·原穴이다. 이 肝膽 두 혈을 배합하여 瀉하면 鎭肝熄風하는 효과가 있다. 위의 혈을 모두 조합하면 鎭肝熄風, 眼部經絡을 소통하는 효능이 있다.

3. 치료

1) 穴位와 鍼法

① 陽白(환측 혹은 양측) : 앞이마에서 瞳孔直上, 눈썹 중점에서 直上 1촌처에 있다. 30호 1.5촌(40mm) 호침을 취한다. 국부는 통상적인 소독을 하고, 魚腰 방향을 향하여 平刺하며 上眼瞼 上 1/3처(이 혈은 額骨과 비교적 가까이 떨어져 있으며 자침 시 통증이 있으므로 進鍼은 빠르게 하는 것이 좋다)까지 刺入한다.

鍼感 : 額眶部에 脹痛이 있다. (그림 1-13)

② 攢竹 透 絲竹空(환측 혹은 양측) : 攢竹은 눈썹의 內側端, 眼眶 위의 切痕에 있다. 絲竹空은 눈썹의 外端 오목한 곳에 있다. 30호 1.5촌(40mm) 호침을 선택한다. 국부는 통상적으로 소독한다. 攢竹의 피부를 집어 올려 뼈까지 進鍼하고 그런 후에 絲竹空에 이르기까지 투자한다.

鍼感 : 眼眶部에 脹痛이 있다. (그림 1-13)

③ 太陽(환측 혹은 양측) : 눈썹 외측 끝과 目外眦 사이에서 뒤쪽으로 약 1橫指 되는 오목한 곳에 있다. 30호 2촌(50mm) 호침을 취한다. 국부는 통상적인 소독을 한 다음 率谷 방향을 향해 약 1.8촌(45mm) 자입한다.

鍼感 : 국부 脹痛이 있다. (그림 1-13)

④ 風池(양측) : 項部에서 후두골의 아래, 흉쇄유돌근과 승모근(trapezuis muscle) 상단 사이의 오목한 곳에 있으며, 風府와 수평 위치에 있다. 30호 2촌(50mm) 호침 2개를 취한다. 국부는 통상적인 소독을 하고, 척추 방향을 향하여 약 1.8촌(45mm) 刺入한다.

鍼感 : 頸部 脹痛 혹은 後頭部를 따라 側頂部를 향하여 放散한다. (그림 1-2)

⑤ 合谷(양측) : 手背에서 第1掌骨間隙의 중점처 혹은 第2掌骨指關節과 陽谿 사이의 중점처에 있는데 食指側에 약간 가깝게 있다. 30호 2촌(50mm) 호침 2개를 취한다. 국부에 통상적인 소독을 하고, 後谿 방향을 향하여 약 1.8촌(45mm) 刺入한다.

鍼感 : 모두 手掌部에 脹痛이 있다. (그림 1-3)

⑥ 太衝(양측) : 足背部에서, 第1趾骨間隙 후방의 오목한 곳에 있다. 30호 2촌(50mm) 호침을 취하고, 국부는 통상적인 소독을 한 다음 약간 위를 향하여 약 1.8촌(45mm) 斜刺한다.

鍼感 : 국부 脹痛이 있다. (그림 1-7)

⑦ 天柱(환측) : 項部의 승모근 외측연의 後髮際 오목한 곳, 後髮際 정중으로부터 옆으로 1.3촌 되는 곳이다. 30호 1.5촌(40mm) 호침

을 선택한다. 국부는 통상적인 소독을 하고, 약 1.3촌(35mm) 직자한다.

鍼感 : 국부에 脹痛이 있다. (그림 1-2)

2) 體位와 手法 및 療程

風熱阻絡型 환자는 坐位를 취하고, 陽白・攢竹 透 絲竹空・太陽・天柱 4개 穴을 취하여 법에 따라 刺入하고, 瀉法을 사용하여 得氣한다. 눈 주위 穴位에는 전침을 가하며, 모두 40분간 유침하였다가 발침한다. 매일 1회, 10회가 1療程이 된다. 5일간 휴식한 후 효과가 있으나 치유되지 않았으면 다시 침치료하고, 10회 치료해도 효과가 없거나 치유되었으면 치료를 종결한다.

邪犯衛氣型 환자는 坐位를 취하고, 陽白・攢竹 透 絲竹空・太陽 3개 穴을 취하여 법에 따라 刺入하고, 補法을 사용하여 得氣하며, 전침을 가한다. 風池・合谷도 법에 따라 刺入한 후 瀉法을 사용하여 得氣하고, 모두 40분간 유침하였다가 拔鍼한다. 매일 1회, 10회가 1療程이 된다. 5일간 휴식한 후 효과가 있으나 치유되지 않았으면 다시 침치료하고, 10회 치료해도 효과가 없거나 치유되었으면 치료를 종결한다.

肝腎陰虛・風陽上亢型 환자는 坐位를 취하고, 陽白・攢竹 透 絲竹空・太陽,・風池・太衝 5개 穴을 취하여 법에 따라 刺入한 후 모두 平補平瀉手法을 사용하여 得氣하고, 눈 주위 혈에는 전침 자극을 가한다. 나머지 혈은 모두 40분간 유침한 후 발침한다. 매일 1회, 10회가 1療程이 된다. 5일간 휴식한 후 효과가 있으나 치유되지 않았으면 다시 침치료하고, 10회 치료해도 효과가 없거나 치유되었으면 치료를 종결한다.

4. 저자 견해

저자는 외전신경마비를 3형으로 분류하였다.

風熱阻絡型은 주로 風熱感冒가 점차 치유되었으나 사기가 홀로 目

絡에 머물므로 이 병이 발생하였다. 이런 類의 환자는 單側에 다발하며 또 증상이 비교적 가볍다. 위의 방법을 응용하여 치료하면 비교적 효과가 좋다.

邪犯衛氣型은 주로 溫熱邪가 表位 혹은 氣分에 鬱滯되어 막힌 것이다. 이 型은 시작하는 병세가 비교적 급하며, 자못 흉험하다가 병세가 점차 완화하면 單側 혹은 兩側에 발병한다. 單側에는 기타 증상(예를 들면 偏側의 肢體 기능이 약해지고, 偏側 肢體의 麻木이 나타나며, 偏側 口角에 喎斜가 나타나는 등)이 동반 되며, 아동에 다발한다. 이상 穴位를 응용하여 이런 類의 환자를 치료하면 비록 시간은 비교적 길게 요구되지만 역시 상당히 이상적인 효과를 거둘 수 있다.

肝腎陰虛·風陽上亢型은 본래 肝陽上亢의 증상이 있는데 肝腎陰虛가 가해져 肝風內動하여 상부에서 淸陽이 교란된 것이다. 이 증상은 발병이 비교적 급하고, 발병이 시작되면 즉시 視正反斜(단측에서 다발)가 나타나고, 후에 偏枯, 口角喎斜가 나타난다. 이런 類의 환자 치료는 뇌출혈 혹은 腦血栓 形成節의 치료를 참조하길 바란다. 아울러 전침(혈압이 비교적 높은 환자는 사용 못함)을 가한다. 이런 類의 환자 치료는 매우 어렵다. 다수의 환자가 肢體 기능의 회복에 따라 회복된다. 특히 口面部 喎斜의 회복에 따라 이 증상은 점차 회복된다.

頭蓋 外傷 血腫 혹은 頭蓋 內의 염증이 外展神經幹에 파급되거나 病毒에 의한 감염이 직접 外展神經幹을 침범하면 단순성 외전신경마비가 나타난다. 이때 위의 방법으로 치료하면 비교적 좋은 효과가 있다. 병독성 뇌염, 뇌출혈, 뇌혈전이 직접 파급 혹은 압박, 혹은 頭蓋內壓의 상승 긴장 등으로 일어난 외전신경마비는 대다수 偏癱, 偏盲, 偏身感覺障碍 혹은 口角喎斜 등이 동반된다. 그 치료는 뇌출혈, 腦血栓形成節의 치료를 참조하길 바란다. 치료기간에 환측의 眼球가 內收되었기 때문에 두 눈의 초점이 모이면 복시가 나타나고, 눈을 사용할 때 眼球脹痛이 나타난다. 가장 좋은 것은 환자에게 환측 눈에 덮개 혹은 안경위에 붕대 등으로 가려 눈을 보호를 하고, 아픈 눈을 과도하게 사용하지 않도록 하면 치료 효과에 좋은 영향을 준다.

제10절 顔面神經麻痺

안면신경마비는 안면신경이 뇌로부터 나온 후 지배하는 구역 내에서 역할을 상실한 것으로 역시 Bell's 마비, 안면신경염, 말초성 안면신경마비라 칭하기도 한다.

안면신경은 혼합성 신경으로 外展神經 외측에서 뇌간과 떨어져 內耳門으로 진입하여 내이도와 안면 신경관을 지나 莖乳突孔에서 나와 耳下腺으로 진입하여 耳下腺 內에서 여러 개의 분지로 나뉘고 서로 교차하여 耳下腺叢을 이루며, 이 耳下腺叢은 5개의 분지로 나뉜다. 즉 顳支・顴支・頰支・下顎緣支・頸支이다. 각 분지는 耳下腺 前緣에서 방사상으로 나와 면부 표정근과 闊頸筋(platysma)에 분포한다.

안면신경마비의 병인에 대하여 많은 사람들이 두 종류일 가능성이 있다고 생각한다. 즉 안면신경 자체의 병변 혹은 안면신경 주위 병변이 압박하고・파급되었기 때문이다. 예를 들면 안면신경 자체의 영양장애, 風寒邪 침범으로 신경 혈관에 경련을 일으키고, 신경의 虛血 및 부종을 초래하여 마비가 발생한다. 다른 일종은 안면신경 주위 조직의 외상으로 염증(세균감염, 바이러스감염, 風濕)이 발생한 것으로 이로 인한 瘀血이 안면신경을 압박하고, 안면신경에까지 파급되었기 때문이다. 또한 莖乳突孔 내 骨膜炎은 안면신경을 압박하거나 혈액순환의 장애를 일으켜 안면신경마비를 일으키게 한다. 안면신경마비의 병리변화는 주로 부종, 변성이 있고, 오래도록 낫지 않으면 위축이 출현한다.

1. 임상 증상

어느 연령에서나 모두 발병할 수 있으나 18~25세 젊은 여성에서 비교적 많이 발병한다. 대부분 일측성이고 발병이 비교적 급하며, 대부분 아침에 일어나거나 오후 잠자고 일어나면 증상이 나타난다. 주요 증상은 환측 안면부 표정근 마비, 이마주름을 생기게 할 수 없고, 안구가 상방・外方을 향하여 움직이고, 눈을 감아도 안구가 보이고, 환측

鼻唇溝가 얇아지거나 소실되며, 口角이 健側으로 돌아가고, 이빨을 드러내거나 울고 웃을 때 더욱 증상이 심해지며, 입안에 바람을 넣고 뺨을 튀어나오게 팽창시키면 바람이 새고, 휘파람을 불 수 없고, 음식물이 患側의 이빨과 볼 사이에 잘 끼인다. 안면신경이 손상 받은 부위가 다르므로 임상 증상 역시 다르다. 예를 들면 손상부위가 莖乳突孔 혹은 莖乳突孔 이하일 때는 단지 환측 표정에 마비가 있을 뿐이다. 병이 顔面神經管中, 鼓索神經分支와 鐙骨筋支에 사이에 있을 때는 안면마비 이외 혀 앞 2/3 부분에 미각이 감퇴 혹은 소실되고 타액선 분비 기능의 감소가 오거나 소실된다. 外耳道, 耳郭外側面 및 耳後 등 어떤 곳에도 대상포진이 있을 수 있다. 內耳道와 腦橋脚에 손상을 받으면 항상 聽神經 손상을 동반하고, 아울러 中間神經(intermediate nerve)이 손상을 받기 때문에 淚腺, 타액선 분비 장애와 혀 앞 2/3 부분에 미각 장애가 있다.

2. 중의 변증 치료

中醫에서는 이 병의 발생은 대부분 正氣不足으로 인하여 經脈이 空虛한데 風寒邪가 虛한 틈을 타고 侵襲함으로써 陽明·太陽의 經氣가 막히고 기혈 운행이 不暢하여 經筋이 병을 맞아 구안와사가 나타났다고 본다. 혹 본래 몸이 陽盛하거나, 혹 膽·胃 두 經絡에 熱이 쌓여 있는데 風熱邪가 侵襲하여 쉽게 鬱滯되므로 熱로 化한 熱邪가 浸淫하여 기혈 운행에 영향을 주어 筋脈과 근육이 이완되고 늘어져 구안와사가 나타났다는 것이다.

임상에서 다음과 같이 型을 분류한다.

1) 風寒型

대부분 面部에 차가운 기운을 받은 적이 있으며, 급성으로 발생하고, 항상 맑은 새벽에 일어나 세수나 양치, 식사를 할 때 구안와사를 발견한다. 병이 온 쪽의 눈을 깜작이지 못하며, 눈물이 흐르고, 이마를 찡그림, 눈썹 주름, 치아 노출, 입안에 바람을 넣은 채 다무는 동작 등을 하지 못하며, 말하면 바람이 새고, 양치할 때 물이 흐르며, 병이 온 쪽의 이마 주름과 鼻脣溝가 소실된다. 舌質淡紅, 苔薄白, 脈浮緊 혹은 浮弦하다.

① 治則 : 祛風散寒, 舒筋活絡

② 혈위 처방 : 太陽(환측)・牽正(환측)・地倉(환측)

③ 혈방 해석 : 足陽明胃經의 地倉을 취한다. 地倉은 足陽明・任脈・陽蹻脈이 만나는 곳이다. 地倉에서 頰車로 透刺하는 것은 面部의 經氣를 疏導하며, 구안와사를 치료하는 주요 刺法이다. 太陽에서 率谷 및 頰車를 향하여 투자하는 것은 저자가 스스로 만든 일종의 안면신경마비 치료방법이다. 牽正은 안면신경마비를 치료하는 經驗要穴이다. 모든 혈을 함께 조합하면 祛風散寒, 舒筋活絡하는 효능이 있다.

2) 風熱型

발병은 완만하며, 발병 전 혹은 발병 시 항상 병이 온 쪽의 耳內, 耳後 完骨處 및 面部에 동통이 있다. 이어서 병이 온 쪽에 구안와사, 眼裂 확대, 口角流涎, 말할 때 바람이 새고, 口苦, 大便乾燥, 小便短赤이 있고, 혹은 發熱 惡風, 두통, 舌質紅, 苔黃燥 혹은 薄黃少津, 脈浮數 혹은 弦數하다.

① 治則 : 淸熱散風, 舒筋活絡

② 혈위 처방 : 太陽(환측)・牽正(환측)・地倉(환측)・四白(환측)・翳風(환측)

③ 혈방 해석 : 太陽・牽正・地倉・四白 4개 穴은 확측의 隣近取穴이며, 그 의미는 陽明・少陽의 經氣를 소통하고, 面部의 經絡을 通調하는 것이다. 翳風은 手足少陽이 만나는 곳이며, 刺鍼하면 疏經活絡하여 完骨部의 동통을 그치게 한다. 모든 혈을 함께 조합하면 淸熱散風, 疏經活絡하는 효능이 있다.

3. 치료

1) 穴位와 鍼法

① 太陽(환측) : 눈썹 외측 끝과 目外眦 사이에서 뒤쪽으로 약 1橫指되는 오목한 곳에 있다. 30호 3촌 호침 2개를 취한다. 국부에 통상적인 소독을 한 다음 첫 번째 침은 率谷 방향을 향해 약 2.8촌(70mm) 刺入하는데, 顳部에 脹痛이 있다. 두 번째 침은 아래를 향하여 腮骨 하방으로 刺入하여 頰車에 이르도록 약 2.8촌(70mm) 透刺하면 국부에 脹痛이 있다. (그림 1-13)

② 牽正(환측) : 耳垂 前下方 0.5촌, 耳垂 중점과 수평한 부위에 있다. 30호 2촌(50mm) 호침을 선택한다. 국부는 통상적인 소독을 하고, 鼻尖을 방향을 향하여 약 1.8촌(45mm) 刺入한다.
鍼感 : 국부에 脹痛이 있다. (그림 1-14)

③ 地倉(환측) : 口角에서 수평으로 외측 연장선과 鼻脣溝 연장선이 교차하는 점에 있다. 30호 2촌(50mm) 호침을 선택한다. 국부는 통상적으로 소독하고 頰車를 향하여 약 1.8촌(45mm) 刺入한다.
鍼感 : 국부에 脹痛이 있다. (그림 1-10)

④ 四白(환측) : 下眼瞼의 하방, 눈을 直視할 때 눈동자 바로 아래, 上顎骨眼眶下孔(infraorbital foramen)의 오목한 곳에 있다. 30호 1.5촌(40mm) 호침을 취한다. 통상적인 국부 소독 이후 眼眶下孔 內로 약 1.4촌(38mm) 刺入한다.
鍼感 : 국부 脹痛이 있다. (그림 1-13)

⑤ 翳風(환측) : 얼굴의 耳廓 後下方에서 耳垂根後方의 오목한 곳에 있다. 30호 1.5촌(40mm) 호침을 취한다. 통상적인 소독 후 鼻尖 방향을 향하여 약 1.4촌(38mm) 刺入한다(이 혈에 자침할 때는 당연히 頸動·靜脈을 피하여야 한다).
鍼感 : 耳後 혹은 耳深部에 脹痛이 있

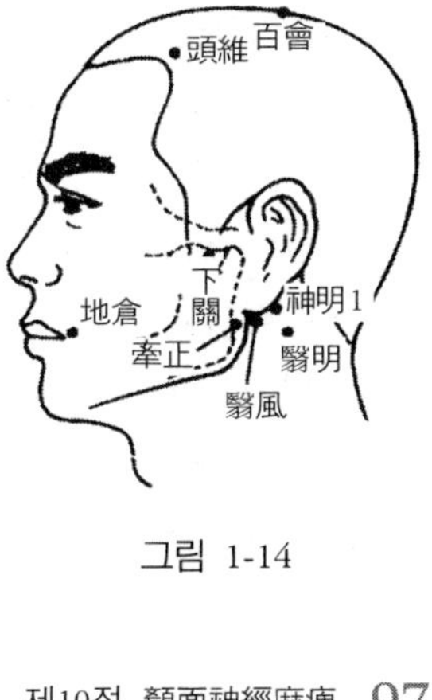

그림 1-14

다. (그림 1-9, 14)

2) 體位와 手法 및 療程

風寒型 환자는 坐位를 취하고 取穴한다. 太陽・牽正・地倉 3개 穴을 취하여 법에 따라 刺入하며, 平補平瀉手法을 사용하여 得氣하며, 전침 자극을 가하고, 40분간 留鍼한 후 拔鍼한다. 매일 1회, 10회가 1療程이 되며, 5일 휴식하고, 효과가 있으나 치유되지 않았으면 다시 침치료하고, 10회 치료하여도 효과가 없거나 치유되었으면 치료를 종결한다.

風熱型 환자는 坐位를 취하고, 太陽・地倉・牽正・四白・翳風, 이상 5개 穴을 취하여 법에 따라 刺入 후 平補平瀉法을 사용하여 得氣하며, 전침을 가하여 연속파 자극을 주는데 환자가 견딜 수 있을 정도로 주며, 40분간 유침한 후 발침한다. 매일 1회, 10회가 1療程이 되며, 3일 휴식하고, 효과가 있으나 치유되지 않았으면 다시 침치료하고, 10회 치료하여도 효과가 없거나 치유되었으면 치료를 종결한다.

4. 임상례

1) 증례 1

① 黃某, 여, 19세

② 主訴 : 우측 구안와사가 있은 지 2일이 되었다.

③ 현 병력 : 환자는 열흘 전 우측 面部에 찬바람을 맞은 후 불편감을 느꼈으며, 특히 찬물에 세면을 하거나 찬바람을 맞으면 불편감이 가중되었다. 이틀 전 아침에 일어나 양치할 때 우측 口角으로 물이 흐르는 것을 발견하였으며, 거울을 보고 우측 面部의 喎斜를 발견하였다. 일찍이 해당 지역 병원에가 진료받았는데 안면신경마비로 진단하였다. 지인의 소개를 받고 저자가 있는 곳에 진료받으러 왔다.

④ 검사 : 우측 面部의 額紋 및 鼻脣溝가 소실, 뺨에 바람을 불어 넣

으면 바람이 새고, 눈을 감으면 眼睛이 노출되며, 바람을 만나고 빛을 보면 눈물이 흐르고, 우측 眼角 및 口角이 아래로 처지며, 脣峰은 健側으로 돌아가고, 울거나 웃을 때 더욱 심해지며, 舌質淡, 薄白하며, 脈浮緊하였다.

⑤ 辨證 : 正氣不足하고 經脈空虛하며 衛外不固한데 風寒邪가 虛한 틈을 타고 침입하여 面部의 氣血이 막혀 陽明·太陽脈의 經氣가 阻滯되므로 근육이 늘어져 당겨지지 않으므로 발병하였다. 그러므로 風寒型 구안와사로 진단하였다.

⑥ 治則 : 祛風散寒, 舒筋活絡

1診(3일) : 환자는 주로 正氣가 부족한데 風寒邪가 침입하여 面部의 근육이 늘어져 당겨지지 않아 우측 구안와사가 나타났으므로 地倉과 頰車를 透刺하여 面部의 經氣를 疏導하고, 太陽과 率谷에 透刺하고, 太陽과 頰車를 透刺하며, 牽正은 안면신경마비 치료의 經驗要穴이 된다. 여기에 전기 자극을 가하면 面部 근육의 조기 회복을 촉진할 수 있으며, 모두 祛風散寒, 舒筋活絡하는 효능이 있다.

2診(4일) : 환자는 눈물이 흐르는 것, 양치할 때 물이 흐르는 것, 음식을 먹을 때 右頰에 음식이 끼는 것이 감소하였다. 그러나 눈을 감거나, 입안에 바람을 넣은 채 입을 다무는 동작은 여전히 호전이 없었으며, 우측 面部도 스스로 운동을 할 수 없었다. 1診의 방법을 5診까지 그대로 하였다.

6診(8일) : 환자는 額紋이 2/3 회복되었으며, 鼻脣溝는 거의 회복되었고, 右眼을 감을 수 있었다. 입안에 바람을 넣으면 약간 새는 것이 있고, 우측 面部는 스스로 운동할 수 있었지만 아직 힘이 없었다. 1診의 치료를 7診까지 하였다.

7診(10일) : 환자는 우측 面部가 외견상 정상이었으며, 이마주름·鼻脣溝, 눈감기, 입안에 바람 넣기 모두 정상으로 회복되었다. 다만 웃을 때 脣峰이 약간 좌측으로 돌아가는 것은 있었다. 1診의 치료를 변함없이 다시 1회 침치료하고 침치료를 종료하였

다. 1개월 후 다시 와서 검사받으라고 하였다.

⑦ 추적 관찰 : 1개월 후 환자가 다시 와서 검사받았는데 面部는 외견상 정상으로 되었고, 모든 것이 회복되었다. 10년 후 다시 와서 진료받았을 때 구안와사에 대하여 물어 보니 병이 회복되어 10년이 지나도 재발하지 않았다고 하였다.

2) 증례 2

① 龔某某, 여, 54세

② 主訴 : 우측 구안와사가 있은 지 15일이 되었다.

③ 현 병력 : 항상 편두통이 있었으며, 혈압은 높은 편이었고, 보름 전 발열이 있었으며, 코가 막히고 콧물이 흘렀으며, 우측 두통 및 耳後 동통을 동반하여 해당 지역에 있는 병원에서 感冒로 진단받았다. 치료를 하여 발열, 콧물, 코막힘 및 편두통 증상은 소실하였으나 이후 동통은 감소하지 않았다. 보름 전 점심 후에 휴식을 취하고 일어날 때 우측 面部가 불편한 것을 발견하여 해당 지역에 있는 병원에 가 진료받았는데 당시에는 증상이 분명하지 않아 의사가 환자를 위로하면서 증상이 나타나면 다시 진료받으러 오라고 환자에게 말하였다. 다음날 아침에 양치를 하는데 물이 흐르고, 눈을 꽉 감을 수 없어 시내에 있는 병원에 가 안면신경마비로 진단받고 15일간 입원하였지만 효과가 좋지 않아 퇴원 후 침구치료를 받으러 왔다.

④ 검사 : 환자의 몸은 비교적 뚱뚱하였는데, 額紋은 소실되고, 鼻脣溝는 얇게 변화하였으며, 右眼角과 口角은 下垂상태였고, 右上瞼下垂였으며, 눈을 뜨기가 곤란하였다. 입안에 바람을 넣으면 바람이 새고, 口苦, 변비, 舌紅, 苔黃少津, 脈弦數하였다.

⑤ 辨證 : 환자는 본래 몸이 陽盛한데 陽明積熱하고, 風熱邪가 面部의 絡을 침입하자 기혈 운행에 영향을 받아 筋脈과 근육이 늘어지고 수축되지 않아 구안와사가 발생한 것이다.

⑥ 治則 : 淸熱散風, 舒筋活絡

1診(5일) : 환자는 주로 陽明積熱이 있는 상태에서 風邪가 面絡을 침입하여 우측 구안와사가 나타난 것이다. 地倉에서 頰車 透刺, 翳風・四白을 취한 것은 그 의미가 陽明・少陽經의 氣를 疏導하고, 淸熱散風하는 것이다. 太陽에서 率谷 透刺, 頰車 透刺, 牽正 刺鍼은 구안와사를 치료하는 經驗要穴을 사용한 것이다. 자침 후 전기자극을 가한다. 위의 5개 穴을 모두 조합하면 淸熱散風, 舒筋活絡하는 효능이 있다.

2診(6일) : 환자의 面部 증상은 개선이 없었으나, 이후의 동통은 감소가 있었다. 1診의 치료를 8診까지 하였다.

9診(13일) : 환자의 額紋에 호전이 있고, 上瞼을 뜰 수 있고, 눈을 감아도 노출되지 않았다. 단 上瞼을 닫을 때 健側과 비교하여 힘이 약하였다. 鼻脣溝는 거의 회복되었으며, 右耳後의 동통은 완전히 제거되었고, 입안에 바람을 넣을 때, 양치할 때 바람이 새고, 물이 흐르는 증상이 있었다. 우측 面頰部에 음식이 끼는 증상은 제거되었다. 1診의 치료를 17診까지 하였다.

18診(23일) : 환자의 額紋은 완전히 회복되었고, 눈을 뜨고 감는 힘이 健側과 같아졌으며, 입안에 바람을 넣을 때, 양치할 때 바람이 새고, 물이 흐르는 증상도 없었다. 우측 面部가 민첩하게 스스로 운동할 수 있었으나 힘은 약간 약하였다. 치료 방법을 바꾸지 않고 21診까지 하였다.

21診(25일) : 환자의 面部 각종 기능은 회복되었으며, 스스로 운동하는 데도 힘이 있었다. 1診의 치료법을 그대로 한 것은 치료 효과를 확고하게 하기 위해서였다. 이번으로 침치료를 종결하고, 1개월 후에 다시 검사받도록 하였다.

⑦ 추적 관찰 : 환자는 1개월 후 다시 검사받았는데 面部의 각종 기능이 정상으로 회복되었으며, 스스로 운동하는 데도 힘이 있었다. 1년 정도 뒤 환자를 만났을 때 구안와사에 관하여 물어보니 치유된 이후 재발하지 않았다고 하였다.

5. 저자 견해

안면신경마비는 中醫에서 인체의 正氣가 부족하고, 脈絡이 空虛하며, 혹 陽明・少陽熱盛하고, 膽・胃 두 經에 열이 쌓여 있어 風寒・風熱邪가 面部의 經脈에 침입하여 面部의 기혈 운행을 막아 환측의 面部 筋脈과 근육이 늘어졌다가 수축되지 않아 구안와사가 나타난 것으로 인식하였다. 위의 임상 2례는 주로 風寒・風熱 두 型의 主證과 진단 및 구체적인 치료 방법을 열거한 것이다. 증례에서는 진단, 辨證, 분석, 分型, 取穴, 刺法 및 치료 후의 결과, 추적 관찰 등을 실례를 들어 재현한 것이다. 안면신경마비에 대하여 刺鍼에 전침을 가하여 치료한 효과를 구체적으로 설명하였다. 임상에서 안면신경마비의 진단은 비록 어렵지 않지만 중추성 안면신경마비와 서로 혼동하기가 쉽다. 그러나 중추성 안면신경마비의 침자치료와 말초성 안면신경마비의 치료는 확실히 다르다. 그 주요 감별 요점은 다음과 같다.

① 중추성 안면신경마비는 대뇌중추신경 頭蓋 內 질환으로 일어난다. 항상 한쪽 상・하지의 마비와 舌筋에 마비가 동반되며, 안면신경마비는 단지 眼眶 이하의 안면근에 마비가 온다.

② 말초성 안면신경마비는 안면신경이 頭蓋에서 나온 후 면신경간 그 자체에 마비가 온 것으로 마비는 환측 面部의 모든 근육(환측 面部의 모든 근육을 포괄)에 국한되고, 한쪽의 肢體 및 舌筋의 마비는 동반하지 않는다.

중추성 안면신경마비의 진단과 치료는 腦梗塞節과 腦出血節을 참고하길 바란다.

종양에 의한 압박, 화농성 유양돌기염 및 바이러스성 대상포진에 이어서 발생하지 않은 단순성 안면신경마비는 전침치료가 특히 효과가 좋다. 이 요법은 기타치료(中藥・洋藥)에 비하여 우수하다.

이 병을 치료하는데 가장 좋은 시간은 발병 후 5일 내에 鍼刺를 시작하는 것이다. 만약 病情이 오래 되어 1~3개월 반 이상이 되면 그 치료가 매우 어렵고, 효과도 느리다. 그러나 역시 어느 정도 효과는 있다. 만약 속발병소가 있는 환자는 먼저 속발병소를 제거한 후에 전침치료를 응용하면 역시 만족할 만한 효과를 거둘 수 있다.

제11절 顔面筋肉痙攣

안면근육경련은 일시적으로 발생하며, 불규칙적으로 반쪽 안면부 혹은 양측 안면부 근육이 자기도 모르게 저절로 경련을 일으킨다. 중국에서는 面肌陣攣, 面肌抽搐 혹은 顔面部 痙攣이라고도 부른다.

안면근은 또 표정근이라 부르며 두개골에서 시작하여 面部 피부에서 끝나고, 수축 시 면부 피부가 각종 표정을 만들 수 있게 한다. 주로 口・眼・鼻의 주위를 구성하고 있다.

이 병의 병인은 아직 분명하지 않으므로 원발성 안면근수축이라 부르며, 대부분 안면신경 통로상에서 병리성 자극으로 발생한다. 소수는 椎基底動脈(vertebrobasilar artery) 계통 분지의 動脈硬化性 확장 혹은 動脈瘤 압박으로 인하여 발생하며, 顔面神經炎 후 脫髓鞘 변성 및 腦橋脚(pons angle)의 炎症 혹은 종양 등으로도 발생한다.

안면근육경련(面肌抽搐, hemifacial spasm, HFS)은 역시 面肌痙攣 혹은 偏側面肌痙攣症이라 부른다. 이것은 일측의 안면신경이 격렬한 자극을 받아 기능이 문란된 증후군이다. 대부분 일측에 오며, 양측에 이환되는 경우는 드물어 약 4%를 차지한다. 환자는 대부분 40세 이상 성인이며, 남녀 비율은 2 : 3이다. 발병률은 64/100,000명이다. Stocks는 일찍이 한집안 4대에서 13인이 병을 앓고 있다고 보고하였다. 그러나 비유전적인 질병이며, 이 병은 16세기 초 중국 의서 ≪審視瑤函≫에 기록되어 있다. 그러나 그 병인병리는 명확하지 않으며, 장기간 불치증으로 인식되어 왔다. 耳科學에서 이 병에 대하여 언급한 것은 적으며, 최근 20년간 耳神經外科에서 광범위하게 노력한 후 비로소 이 병에 대하여 깊이 있는 연구를 진행한바 耳科學에서 하나의 중요한 질병이 되었다.

1. 병인병기

病因에 근거하여 이 병은 특발성과 속발성의 두 종류로 분류할 수 있다.

속발성은 역시 症狀性 顔面筋肉痙攣이라 부른다. 大腦皮層에서 안면신경 분지 말초에 이르는 모든 통로 가운데 어떤 압박자극을 가하는 병변은 모두 이 병을 유발한다. 임상에서 많이 보이는 예를 들면 中耳乳樣突起炎症과 종양, 橋小腦角의 占位性 병변(膽脂腫(cholesteatoma)과 聽神經腫) 및 뇌염, 지주막염, 다발성 경화, Paget병 및 顱凹陷症 등이다.

무릇 검사에서 유인이 나타나지 않는 것을 통칭하여 특발성 경련이라 부르며 총 발병의 약 2/3를 차지한다.

Jannetta가 제기한 것에 따르면 안면신경은 腦橋根處(REZ)에서 나와 주행하는 소동맥의 압박을 받으면 안면근육경련을 일으키는 주요 유인이 된다. 이런 혈관들은 小腦前下動脈과 後下動脈이 있으며, 또 굽은 굵은 대정맥도 있다. 중년 이후가 되면 정상적으로 신경과 교차하고 압박하던 혈관의 경화가 시작되며, 혈압이 높아져 장기간 신경을 압박하면 탈수초 변성이 일어나고, 신경축삭간에 串電現象이 발생하며, 흥분이 傳出되어 변성 전입되면 대량의 異常電位가 축적되고 방출되어 안면근경련이 발생한다. 아울러 顯微血管減壓術 치료를 하면 만족할 만한 효과를 거둘 수 있다. 이런 논점으로 삼차신경통과 설인신경통의 병인을 해석하는 데 사용할 수 있다. 그러나 근년에 많은 학자들은 부정적인 의견이 있는데 사람들이 안면신경이 혈관의 압박을 받는다 해서 결코 안면근경련이 발생하는 것은 아니며, 안면근경련 환자 20~30%에서도 신경이 혈관의 압박을 받지 않기 때문이다. 어떤 사람은 근년에 이런 종류의 환자에서 血淸과 腦脊髓液微量素를 측정하여 환자의 血淸 내 칼슘 및 마그네슘 모두 분명하게 감소한 것을 발견하였고, 혈관압박성 신경탈수초도 볼 수 있었으며, 반드시 칼슘 및 마그네슘이 감소하는 환경이 있으면 비로소 발병한다는 것을 발견하였다.

2. 임상 증상

전형적인 경련 상태는 기타 양성적인 신경증상을 동반하지 않으므로 진단이 어렵지 않다. 통상적으로 뇌전도·근전도검사를 하며, 필요시 유양돌기·두개골 X-ray검사, 두개골 CT 및 MRI검사를 하며, 유양돌기 및 두개골 질환을 배제하기 위하여 전기를 사용하여 患側의 眶上神經을 자극한다. 환측의 眼輪匝筋 및 기타 안면신경이 지배하는 근육에 수축이 동시에 발생하는 것이 특징이다. 정상인 사람과 기타 질병이 있는 사람의 單側 眶上神經에 자극을 주면 단지 單側 眶上神經이 지배하는 眼輪匝筋의 수축이 일어난다.

한쪽의 眼瞼이 뛰기 시작하여 점차 위에서 아래로 내려가 반쪽의 안면근으로 확산되며, 심하면 頸部와 肩部 筋肉群에 미치게 된다. 이런 종류는 자주적인 경련이 아니며, 스스로 통제할 수 없다. 마음이 긴장되고, 과도하게 피로하면 유발되거나 病情이 가중된다. 측정 시험에 근거하면 이것은 안면근이 동시에 방전되어 매초 350회가 되며, 眼瞼이 굳게 닫히고, 口角이 돌아가며, 1차 떨림이 있을 때 수초 간 지속되며, 길면 수분에 이르고, 간헐기의 장단은 정해져 있지 않다. 발작 시 心煩하고 마음이 어지러우며, 사물이 분명하게 보이지 않고, 面部의 酸痛, 코막힘 및 두통이 있다. 일반적으로 수면중에는 나타나지 않고, 11%의 환자에서 수면중에 되풀이해서 떨림이 나타나 잠을 자고 깨는데 영향을 준다. 발작이 더욱 빈번하게 되면 생활과 일을 하는데 심한 영향을 주게 된다. 병이 오래되면 근력이 점차 약해지고, 만기가 되면 심해져 반쪽의 안면신경마비로 이어진다.

임상에서 아래와 같은 질병과 서로 감별을 요한다.

① 안면신경마비 후유증으로 인한 안면근경련 : 분명한 안면신경마비의 病歷이 있으며, 안면신경마비로 인하여 축삭의 회복이 완전하지 않아 착란이 발생하였기 때문으로 환측에 대부분 서로 다르게 안면근 무력과 마비 현상이 남아 있다.

② 특발성 안검경련 : 양측 안검근경련이 있으며, 항상 정신장애를

동반하고, 근전도에서 안면근의 동시 방전이 없고, 주파수는 정상이다. 錐體系統의 기능 문란과 연계되어 있을 가능성이 있다.

③ **顏面筋顫搐** : 안면근에서 개별적으로 筋束이 미세하게 떨리는 것을 말하며, 항상 주위안검근육을 침범하며, 대부분 한쪽에 국한되며, 스스로 완해될 수 있다. 腦幹, 頭蓋神經을 침범한 양성 병변 때문일 가능성이 있다.

④ **습관성 경련** : 小型 경련으로, 안면근이 무목적으로 판에 박힌 듯이 혹은 반복적으로 떨리며, 대부분 한쪽으로 나타나고, 童年期에 발병한다.

습관성 경련은 동년기에 대부분 발병하지만 안면근육 경련은 (제11절의 제목이 되는) 임상에서 중년 여성에 다발한다는 의미이므로 임상에서 중년 여성에서 다발하며, 발병 전 기타 증상 혹은 안면신경염의 병력이 없다. 시작은 대부분 眼輪匝筋에서 부정기적으로 떨리며, 점차 완만하게 일측 面部의 기타 근육으로 확산된다. 한때 불규칙적으로 일측 혹은 양측 眼輪匝筋 및 구각 떨림으로 나타나고, 수초에서 수분까지 지속되며, 피로나 정신 긴장으로 인하여 가중되며, 잠이 들면 떨림은 멈춘다. 대부분 일측에 나타나며, 양측에 나타나는 것은 적다.

- 근전도검사 : 筋纖維震顫과 筋束震顫波가 나타난다.

3. 중의 변증 치료

안면근경련은 中醫에서 眼瞼瞤動, 風動如蟲行, 目瞤動項口相引 등으로 부르며, 筋惕肉瞤의 범주에 귀속된다. 이 병의 발생은 風寒邪가 少陽·陽明에 침범하여 그 邪氣가 머물므로 經氣의 운행이 不暢하고, 筋脈이 당겨져 面部의 근육이 拘攣瞤動한 것이다. 본래 脾胃虛弱하거나 병으로 인하여 허약해지면 脾胃의 受納과 運化機能이 정상 기능을 잃어버리므로 津液과 氣血의 원천이 부족하고 氣血虧虛하여 근육에 영양을 공급하지 못하므로 血虛生風하여 근육이 떨리게 된다. 혹은 年老하거나 병이 오래되면 몸이 허약하고, 腎精이 부족하며, 陰液이 虧

虛하고, 水不涵木하며, 陰虛陽亢하여 風陽이 上部를 교란하므로 면부에 한때 떨림이 나타난다. 分型하면 다음과 같다.

1) 風寒滯留型

한쪽 얼굴에 발작성 떨림이 나타나며, 下瞼에서 떨림이 시작되어 점차 口角으로 파급되며, 심하면 병이 온 쪽의 얼굴 근육 전체에 떨림이 일어나고, 매회 발작 시간은 1～10분으로 고르지 않다. 매일 발작도 10회에서 수십회로 일정하지 않다. 항상 날씨가 흐리면 증상이 가중된다. 발작 시간이 비교적 길 때 병이 온 쪽의 면부 근육은 수축하여 마음대로 펼 수 없으며, 환측의 眼裂은 작게 되고, 면부의 근육은 위축되며, 舌質淡紅, 苔薄白, 脈緩 혹은 沈細하다.

① 治則 : 溫散寒邪, 舒筋解痙

② 혈위 처방 : 太陽(환측)・牽正(환측)・四白(환측)・地倉(환측)・合谷(환측)

③ 혈방 해석 : 太陽・牽正・四白・地倉은 隣近 取穴한 것이며, 그 의미는 面部의 寒邪를 溫散하고, 면부의 근육 경련을 풀어주는 것이다. 面部의 질병을 치료하는 要穴인 合谷을 配穴하여 溫散寒邪하고 舒筋解痙한다.

2) 胃虛弱型

한쪽 얼굴에 발작성 떨림이 나타나고, 面色不華, 氣短乏力, 納呆神疲, 발병은 下瞼의 떨림부터 시작되며, 점차 환측 면부의 근육으로 파급되며, 마음의 激動이 있거나 몸이 피로하면 떨림이 더욱 심해지며, 수면 후에는 정지한다. 매회 1～10분간 발작하는데 일정하지 않으며, 매일 수십 회 일정하지 않게 발작한다. 정서가 안정되어 있고, 수면 상태가 좋으면 수일이 지나도 발생하지 않는다. 舌質淡, 苔薄白, 脈細弱하다.

① 治則 : 活血健脾, 通調面絡

② 혈위 처방 : 太陽(환측) · 下關(환측) · 地倉(환측) · 風池(양측 - 역자 주 : 원문에는 환측으로 되어 있으나 전후 내용을 볼 때 양측으로 생각되어 이하 모두 양측으로 수정하였다) · 足三里(양측)

③ 혈방 해석 : 太陽 · 下關 · 地倉은 隣近 取穴한 것이며, 그 의미는 면부의 經絡을 舒通調整하고 解痙鎮攣하는 것이다. 風池는 手少陽 · 足少陽 · 陽維가 交會하는 곳으로 두 혈을 서로 배합화면 少陽 · 陽明經絡을 조절하고, 活血健脾하는 기능이 있다. 위의 혈은 모두 活血健脾하고, 面部의 經絡을 通調하는 효능이 있다.

3) 陰虛陽亢型

한쪽 면부에 발작성 떨림이 나타나며, 본래 頭暈, 불면, 꿈이 많고 쉽게 깨며, 耳鳴, 腰膝酸軟, 頭痛口苦, 急躁易怒, 耳後部 完骨 동통이 있고, 발병이 시작되면 즉시 眼角部 및 口角部에 떨림이 나타나고, 이어서 환측 면부의 기타 근육으로 발전한다. 매일 수회 발작되다가 어떤 때는 발생하지 않으며, 뒤이어 病情이 불량하면 발작 횟수가 점차 증가하며, 정서가 안정되지 않으면 가중되며, 舌質紅, 苔薄黃少津, 脈弦細하고 數하다.

① 治則 : 平肝熄風, 舒筋鎮痛

② 혈위 처방 : 太陽(환측) · 下關(환측) · 地倉(환측) · 翳風(환측) · 內關(양측) · 太衝(양측)

③ 혈방 해석 : 太陽 · 下關 · 地倉은 隣近 取穴한 것이며, 그 의미는 面絡을 舒通하고, 鎮痙止攣하는 것이다. 翳風은 手少陽 · 足少陽經이 만나는 곳이며 刺鍼하면 完骨部 동통을 치료할 수 있다. 內關 · 太衝을 배합하면 平肝熄風, 舒筋鎮痙한다.

4. 치료

1) 穴位와 鍼法

① 太陽(환측) : 눈섭 외측 끝과 目外眦 사이에서 뒤쪽으로 약 1橫指

되는 오목한 곳에 있다. 30호 2촌(50mm) 호침을 취한다. 국부는 통상적인 소독을 한 다음 率谷 방향을 향해 약 1.8촌(45mm) 刺入한다.

鍼感 : 국부에 脹痛이 있다. (그림 1-13)

② 下關(환측) : 面部에서 귀의 전방, 顴弓(zygomatic arch)과 下頷切痕이 둘러싸고 있는 오목한 곳에 있다. 30호 2촌(50mm) 호침을 취한다. 국부는 통상적으로 소독하고 약 1.8촌(45mm) 直刺한다.

鍼感 : 顳頜部 脹痛이 있다. (그림 1-9)

③ 地倉(환측) : 口角에서 수평으로 외측 연장선과 鼻脣溝 연장선이 교차하는 점에 있다. 30호 2촌(50mm) 호침을 선택한다. 국부는 통상적인 소독 후 頰車을 향하여 약 1.8촌(45mm) 刺入한다.

鍼感 : 국부에 脹痛이 있다. (그림 1-9)

④ 風池(양측) : 項部에서 후두골의 아래, 흉쇄유돌근과 승모근(trapezuis muscle) 상단 사이의 오목한 곳에 있으며, 風府와 수평인 위치에 있다. 30호 2촌(50mm) 호침 2개를 취한다. 국부는 통상적으로 소독하고, 척추 방향을 향하여 약 1.8촌(45mm) 刺入한다.

鍼感 : 頸後部 脹痛 혹은 後頭部를 따라 側頂部를 향하여 放散한다. (그림 1-2)

⑤ 足三里(양측) : 小腿前外側面의 상부에서 犢鼻 하 3촌, 脛骨前緣으로부터 1橫指(中指) 떨어진 곳에 있다. 30호 2촌(50mm) 호침을 취하고, 국부는 통상적인 소독을 한 다음 약 1.8촌(45mm) 直刺入한다.

鍼感 : 국부 脹痛 혹은 足背를 향하여 放散한다. (그림 1-5)

⑥ 翳風(환측) : 얼굴의 耳郭 後下方에서 耳垂根後方의 오목한 곳에 있다. 30호 1.5촌(40mm) 호침을 취한다. 국부는 통상적인 소독 후 鼻尖 방향을 향하여 약 1.4촌(38mm) 刺入한다(이 혈에 자침할 때는 당연히 頸動·靜脈을 피하여야 한다).

鍼感 : 耳後 혹은 耳深部에 脹痛이 있다. (그림 1-9)

⑦ 內關(양측) : 腕橫紋 上 2촌에서 掌長筋腱과 橈側腕屈筋腱 사이에 있다. 30호 1.5촌(40mm) 호침을 취하고, 국부는 통상적인 소독을

한 다음 外關 방향을 향하여 약 1.4촌(38mm) 直刺入한다.

鍼感 : 국부 脹痛 혹은 手背 및 中指를 향하여 放散한다. (그림 1-8)

⑧ 太衝(양측) : 足背部에서 第1趾骨間 후방의 오목한 곳에 있다. 30호 1.5촌(40mm) 호침을 취하고, 국부는 통상적인 소독을 한 다음 약간 위를 향하여 약 1.4촌(38mm) 斜刺한다.

鍼感 : 국부 脹痛이 있다. (그림 1-7)

⑨ 牽正(환측) : 耳垂 前下方 0.5촌, 耳垂 중점과 수평인 부위에 있다. 30호 2촌(50mm) 호침을 선택한다. 국부는 통상적인 소독을 하고, 鼻尖을 방향을 향하여 약 1.8촌(45mm) 刺入한다.

鍼感 : 국부에 脹痛이 있다. (그림 1-14)

⑩ 四白(환측) : 下眼瞼의 하방, 눈을 直視할 때 눈동자 바로 아래, 上顎骨眼眶下孔(infraorbital foramen)의 오목한 곳에 있다. 30호 1.5촌(40mm) 호침을 취한다. 통상적인 국부 소독 이후 眼眶下孔 內로 약 1.4촌(38mm) 刺入한다.

鍼感 : 국부 脹痛이 있다. (그림 1-13)

⑪ 合谷(환측) : 手背에서 第1掌骨間隙의 중점처 혹은 第2掌骨指關節과 陽谿 사이의 중점처에 있는데 食指側에 약간 가깝게 있다. 30호 2.5촌(65mm) 호침을 취한다. 국부는 통상적인 소독을 한다. 後谿 방향을 향하여 약 2.3촌(60mm) 刺入한다.

鍼感 : 모두 手掌部에 脹痛이 있다. (그림 1-3)

2) 體位와 手法 및 療程

風寒滯留型 환자는 坐位를 하고 太陽·牽正·四白·地倉·合谷을 취하며, 위의 5개 穴을 법에 따라 刺入한다. 平補平瀉法을 사용하여 得氣하고, 40분간 유침한 다음 발침한다. 중간에 平補平瀉法을 사용하여 1회 行鍼하고, 매일 1회, 10회를 1療程으로 한다. 5일 휴식하고, 효과가 있으나 치유되지 않았으면 다시 침치료하고, 10회 치료하여도 효과가 없거나 치유되었으면 치료를 종결한다.

胃虛弱型 환자는 坐位를 하고 太陽・下關・地倉・風池・足三里를 취하며, 위의 5개 穴을 법에 따라 刺入한다. 平補平瀉法을 사용하여 得氣하고, 40분간 유침한 다음 발침한다. 중간에 平補平瀉法을 사용하여 1회 捻鍼하고, 매일 1회, 10회를 1療程으로 한다. 5일 휴식하고, 효과가 있으나 치유되지 않았으면 다시 침치료하고, 10회 치료하여도 효과가 없거나 치유되었으면 치료를 종결한다.

陰虛陽亢型 환자는 坐位를 하고 太陽・下關・地倉・翳風・內關・太衝을 취하며, 위의 6개 穴을 법에 따라 刺入한다. 平補平瀉法을 사용하여 得氣하고, 40분간 유침한 다음 발침한다. 중간에 平補平瀉法을 사용하여 1회 行鍼하고, 매일 1회, 10회를 1療程으로 한다. 5일 휴식하고, 효과가 있으나 치유되지 않았으면 다시 침치료하고, 10회 치료하여도 효과가 없거나 치유되었으면 치료를 종결한다.

附 乳突孔(stylomastoid foramen) 封閉

1) 유양돌기(mastoid process) 前緣을 통한 약물 주입 경로

- 藥物 : 2ml 소독된 주사기 3개를 취한다. 1개는 소독된 5호 치과용 주사침을 끼우고, 1개는 소독된 6호 치과용 주사침을 끼워 2% 브로카인 1ml를 흡입한다. 다른 1개는 소독된 6호 치과용 주사침을 끼우고 98% 에탄올 0.5ml를 흡입하여 준비한다.
- 方法 : 환자는 側臥位를 취하고, 환부가 위로 올라오게 하며, 이후 유양돌기 尖 前上方 1cm 오목한 곳은 穿刺點을 찾는 기준이 된다. 국부는 통상적인 소독을 하고, 상술한 치과침 주사기를 먼저 皮下에 찔러 유양돌기 前壁으로 완만하게 刺入하고, 앞으로는 환측 두개골의 後上方을 향하여 깊게 刺入한다. 안면신경을 찌르면 환자는 같은 쪽 耳深部에 동통을 느낀다. 刺入 심도는 일반적으로 2.5~3cm다. 먼저 2% 브로카인 0.3ml를 주입하고, 1분 후 동측에 안면신경의 癱瘓이 나타날 것 같으면 안면신경을 찌른 것이 되므로 즉시 에틸알콜 0.3ml를 주입할 수 있다. 穿刺 時 과도하게 전방을 향하여 경사지게 하지 않도록 주의해야 하는데, 그렇

지 않으면 外耳道를 뚫고 들어갈 수 있으며, 너무 깊이 들어가면 頸動脈, 靜脈, 舌咽, 迷走 및 교감신경 등을 손상할 수 있다.

2) 유양돌기 後緣을 통한 약물 주입 통로

- 藥物 : 전과 동일하다.
- 方法 : 환자는 側臥位를 취하고, 환측을 위로하며, 유양돌기 後緣根部에서 유양돌기 尖上 1cm처가 穿刺點의 기준이 된다. 국부는 통상적인 소독을 한다. 치과용 주사침을 사용하여 먼저 皮下에 鍼을 刺入하고, 鍼尖은 전방 수평 방향에서 약간 내측을 향하게 하여 乳樣突起溝로부터 유돌공 後緣에 이르게 한다. 刺鍼 심도는 약 3~3.5cm가 되게 한다. 刺鍼하여 안면신경을 찌른 후에는 同側 耳深部 및 이하선 부위에 脹痛이 나타난다. 먼저 2% 브로카인 0.3ml를 주입하여 同側의 面癱이 나타날 것 같으면 즉시 에탄올 0.3ml를 주입할 수 있다. 너무 깊지 않은 것이 좋다. 부작용은 전과 같다.

5. 저자 견해

현대의학에서 안면근경련 증상은 아직 病因이 불명확하다. 中醫에서는 이 병의 발생을 風寒邪가 面絡에 滯留한 것으로 인식하고 있다. 風은 성질이 주로 움직이는 것이며, 寒은 성질이 잡아당기는 것이므로 氣機를 수렴하여 腠理가 閉塞되므로 經絡筋脈이 수축하고 筋急하게 된다. 또 脾胃가 虛弱하면 氣血을 生化하는 근원이 없어지므로 面部의 筋脈에 영양을 공급하지 못한다. 또 陰虛陽亢하면 肝風이 內動하여 위로 올라가 面絡을 교란하므로 이 병이 발생한다.

저자는 이 병을 3型으로 분류하였다.

風寒滯留型은 그 증상이 주로 風寒阻絡하여 발병한 것이다. 발병 초기에는 침자치료를 운용하면 비교적 좋은 효과를 거둘 수 있다. 만약 병이 발생한 지 2년 이상 되어 매일 수회 빈번하게 발작하고, 발작 시간이 비교적 긴 환자는 침자치료를 운용하면 어느 정도 효과가 있다.

치료효과가 크게 이상적이지 않은 환자는 봉폐요법의 사용을 고려하여야 한다. 단 사용할 때는 특별히 신중해야 한다.

脾胃虛弱型 환자는 본래 신체가 허약하여 발생한 것이므로 치료 시 당연히 기타 요법(예를 들면 中藥 등)을 배합하여 補脾健胃助納하고, 위의 치료 방법을 결합하여 치료하면 초기 환자라면 비교적 좋은 치료효과가 있다.

陰虛陽亢型 환자는 陽亢하여 肝風內動이 주요 병인이 되므로 이런 類의 환자를 침치료할 때는 쉽게 出血, 暈鍼이 나타나므로 주의해야 할 뿐만 아니라 봉폐요법을 선택하여 치료하는 것도 옳지 않다.

결론적으로 안면근육경련증의 침치료는 어느 정도 효과가 있다. 그러나 다수가 치료시간이 비교적 길게 요구되며, 특히 발병시간이 2년 이상 된 환자는 그 치료효과가 느리게 나타나며 치료효과 또한 이상적이지 않다. 그러나 모두 증상을 감소하거나 緩解하는 효능은 있다. 알코올봉폐를 사용할 때는 특별히 신중하게 해야 하며, 이 방법은 위험성이 비교적 커 평생 顔面神經의 마비를 일으킬 수 있으며, 穿刺를 성공한 후에는 알코올을 사용하지 않고 비타민 B_1 50mg(1ml), 비타민 B_{12} 500μg(1ml) 봉폐로 바꾸어 사용하면 역시 어느 정도 효과가 있다. 病情이 특별히 頑固하면 각종 보존적인 요법을 사용하는데 모두 효과가 없으면 수술치료를 고려한다.

제12절 舌咽神經痛

설인신경통은 설인신경 및 미주신경 耳支와 咽支 분포구역 내에 때때로 반복 발작하는 극렬한 동통으로, 성질은 삼차신경통과 유사하나 비교적 드물다.

병인은 지금까지 명확하지 않은데, 신경탈수초로 생길 수 있고 또한 腦橋小腦角, 頸靜脈孔 區域, 頭蓋骨底, 鼻咽部 및 편도선의 腫瘤, 蛛網

膜炎, 動脈腫瘤壓迫 등이 설인신경에 파급되어 동통을 일으킬 수 있다.

1. 임상 증상

대다수 환자는 40세 이후에 발병하고 남녀 모두 발병할 수 있다. 동통 부위는 舌根 혹은 扁桃腺 區域 부근의 咽壁이며, 鼻咽部 혹은 귀의 深部까지 放散될 수 있다. 삼키기, 말하기, 咳嗽, 하품하기 혹은 혀 운동 등으로 인하여 유발될 수 있다. 咽後, 舌根, 扁桃腺窩 등에 동통 觸發點이 있을 수 있고, 발작도 수초에서 1~2분까지 지속된다. 어떤 때는 동통이 있으면서 짧은 기간 발작하는 咳嗽를 동반하고, 喉部 痙攣感 및 심박동 문란, 저혈압성 昏厥 등이 있다.

2. 중의 변증 치료

설인신경통은 中醫臨床에서 聲嘶, 失音, 急喉喑 등으로 보며, 이 병의 발생은 風邪犯肺하여 肺脾虛弱한 것과 관계있는 것으로 인식한다. 風邪와 肺脾虛弱으로 陰陽平衡이 실조되면 氣道가 막혀 氣機가 不利하므로 風熱邪毒이 咽喉로 들어가 會厭을 침범하여 咽痛하고 聲啞하여 이 병이 발생한다. 分型을 하면 다음과 같다.

1) 風邪犯肺型

병의 초기에는 喉部가 가렵고 기침을 하며, 喉內部에 灼熱感이 있고, 聲音은 낮고 거칠며 굵다. 검사하면 喉部와 咽部에 紅腫이 분명하지 않게 보이며, 聲帶는 약간 홍색이며 약간 부종이 있다. 후기에는 喉部가 가렵고, 기침, 작열감, 성대에 미세한 홍색과 미세한 부종이 소실되며, 咽部에 반복 발작성 陣痛이 분명하고, 어떤 때는 물건을 삼키는 등의 동작으로 동통이 유발되며, 발작 시간은 수초에서 1~2분 등 고르지 않다. 통증이 심할 때는 鼻咽 혹은 耳深部까지 미친다. 검사에서 咽喉部 및 聲帶에는 분명하게 나타나지 않고, 咽後部, 扁桃腺窩 등에 동통 觸發點이 있을 수 있다. 舌邊微紅, 苔薄, 脈浮數하다.

① 治則 : 疏風驅邪, 利咽止痛

② 혈위 처방 : 合谷(양측) · 內關(양측) · 人迎(양측) · 廉泉

③ 혈방 해석 : 人迎 · 廉泉은 隣近 取穴이며, 그 의미는 咽部의 經脈을 疏調하며, 利咽止痛한다. 合谷은 手陽明大腸經의 原穴로서 口面, 咽喉疾病을 치료하는 要穴이 되며, 手厥陰心包經(역자주 : 원문은 手厥陰心經으로 되어 있으나 手厥陰心包經으로 하였다)의 內關은 咽喉의 風邪를 驅逐하는데 도움을 주며, 利咽止痛의 목적을 이룰 수 있게 한다.

2) 肺脾陰虛型

반복하여 발작하는 咽痛이 있으며, 평소 納呆便溏이 있고, 胸悶少氣, 咳嗽多痰, 肢軟倦怠無力하다. 동통 발작 시간은 대부분 수초에서 1~2분으로 고르지 않고, 동통의 성질도 대부분 극렬하지 않다. 통증이 있을 때 대부분 咽後部 · 舌根 · 扁桃腺窩 등에 있다. 만약 엄중한 환자로서 동통 발생이 극렬할 때는 후두경련이 나타나 위험할 수 있다. 그러나 놀라기는 하였으나 위험은 없이 동통이 정지된 후에는 후두경련 역시 소실된다. 咽部檢查에서 대부분 陽性 發現은 없으며. 혹 咽後壁에 濾泡(follicle) 혹은 咽部激發點이 있다. 脈濡弱, 苔白膩하다.

① 治則 : 培土生金, 利咽止痛

② 혈위 처방 : 人迎(양측) · 廉泉 · 風池(양측) · 肺兪(양측) · 太淵(양측)

③ 혈방 해석 : 人迎 · 廉泉은 隣近 取穴한 것이며, 그 의미는 咽部의 經脈氣血을 通調하고, 利咽止痛하는 데 있다. 太淵은 手太陰肺經의 土穴이며, 肺兪 · 風池를 배합하면 培土生金한다. 위의 혈을 모두 조합하면 培土生金, 利咽止痛하는 효능이 있다.

3. 치료

1) 穴位와 鍼法

① 合谷(양측) : 手背에서 第1掌骨間隙의 중점처 혹은 第2掌骨指關節

과 陽谿 사이의 중점처에 있는데 食指側에 약간 가깝게 있다. 30호 2촌(50mm) 호침을 취한다. 국부는 통상적인 소독을 한다. 後谿 방향을 향하여 약 1.8촌(45mm) 刺入한다.

鍼感 : 모두 手掌部에 脹痛이 있다. (그림 1-3)

② 內關(양측) : 腕橫紋 上 2촌에서 掌長筋腱과 橈側腕屈筋腱 사이에 있다. 30호 1.5촌(40mm) 호침을 취하고, 국부는 통상적인 소독을 한 다음 外關 방향을 향하여 약 1.3촌(35mm) 直刺入한다.

鍼感 : 국부 脹痛 혹은 手背 및 中指를 향하여 放散한다. (그림 1-8)

③ 人迎(양측) : 頸部에서 結喉와 서로 평행한 높이의 頸總動脈 前緣에 있다. 30호 1.5촌(40mm) 호침을 취한다. 국부는 통상적인 소독을 한 다음 제6경추 횡돌기를 향하여 약 1.3촌(35mm) 直刺入한다.

鍼感 : 국부 脹痛 혹은 頸咽部를 향하여 放散한다. (그림 1-15)

④ 廉泉 : 頸部에서 前正中線 上의 喉結 上方, 舌骨 上緣의 오목한 곳에 있다. 머리를 들고 취혈한다. 30호 1.5촌(40mm) 호침을 취한다. 국부는 통상적인 소독을 한 다음 舌根(舌體後下部) 방향을 향하여 약 1.3촌(35mm) 斜刺한다.

鍼感 : 舌根部 脹痛이 있다. (그림 1-15)

⑤ 風池(양측) : 項部에서 후두골의 아래, 흉쇄유돌근과 승모근(trapezuis muscle) 상단 사이의 오목한 곳에 있으며, 風府와 수평인 위치에 있다. 30호 2촌(50mm) 호침 2개를 취한다. 국부는 통상적으로 소독하고, 척추 방향을 향하여 약 1.8촌(45mm) 刺入한다.

鍼感 : 頸後部 脹痛 혹은 後頭部를 따라 側頂部를 향하여 放散한다. (그림 1-2)

⑥ 肺兪(양측) : 背上部에서 身柱(第3 · 4胸椎棘突起 사이의 오목한 곳)의 외측 1.5

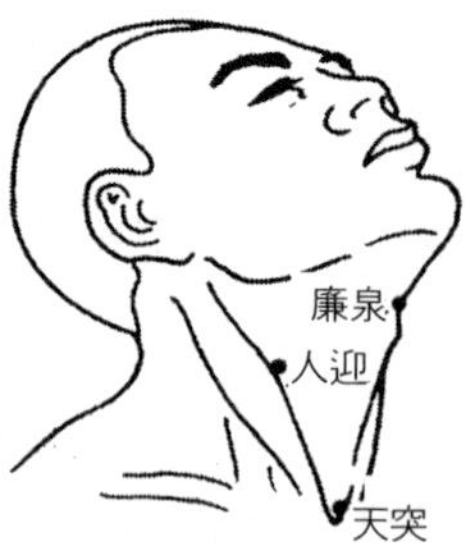

그림 1-15

촌(同身寸)되는 곳에 있다. 30호 2촌(50mm) 호침 2개를 취한다. 국부는 통상적인 소독을 하고, 척추 방향을 향하여 약 1.8촌(45mm) 자입한다.

鍼感 : 모두 국부 脹痛이 있다. (그림 1-12)

⑦ 太淵(양측) : 腕掌側에서 橫紋橈側 1/3段의 中點處, 拇指展筋腱과 橈側腕屈筋腱 연결선의 중점 橈動脈 박동처에 있으며, 손을 펴고 취혈한다. 30호 0.5촌(15mm) 호침을 취하고, 국부는 통상적인 소독을 한 후 약 0.3촌(10mm) 直刺入한다.

鍼感 : 국부 혹은 拇指를 향하여 放散한다. (그림 1-8)

2) 體位와 手法 및 療程

風邪犯肺型 환자는 坐位에서 취혈하는데, 合谷・內關・人迎・廉泉 4개 穴을 취하여 방법에 따라 刺入하고 平補平瀉手法을 사용하여 得氣하며, 40분간 유침하고 발침한다. 중간에 平補平瀉手法을 사용하여 行鍼 1회하고, 매일 1회, 10회를 1療程으로 한다. 5일 휴식하고, 효과가 있으나 치유되지 않았으면 다시 침치료하고, 10회 치료하여도 효과가 없거나 치유되었으면 치료를 종결한다.

肺脾陰虛型 환자는 坐位에서 취혈하는데, 人迎・廉泉・風池・肺兪・太淵 5개 穴을 취하여 방법에 따라 刺入하고 모두 補法을 사용하여 得氣하며, 40분간 유침하고 발침한다. 중간에 補法을 사용하여 行鍼 1회하고, 매일 1회, 10회를 1療程으로 한다. 5일 휴식하고, 효과가 있으나 치유되지 않았으면 다시 침치료하고, 10회 치료하여도 효과가 없거나 치유되었으면 치료를 종결한다.

附 封閉療法

- 藥物과 방법 : 환자는 患側을 위로 한 側臥位를 취하게 한 다음, 同側 耳垂 및 下顎骨 후방의 오목한 곳, 즉 유양돌기 끝과 수평되는 곳이 穿刺點에 해당하는 곳이다. 이곳에 통상적인 소독을 한 다음 6호 10cm의 소독된 국부 마취용 주사침에 5ml 소독주사기를

끼워 수직 혹은 약간 前方을 향해 刺入한다. 深度는 약 4~5cm로 하여 환자가 만약 同側 口角, 舌根, 下脣, 下顎 혹은 咽 및 관자놀이 부위에 마비감이 있을 때 주사기를 흡입하여 피가 없으면 2% 브로카인을 0.3ml 注入한다. 注入 후 오래지 않아 同側 咽壁에 정도가 다르게 癱瘓 및 감각장애가 나타나고, 연하곤란 혹은 쉰 목소리 등의 증상이 나타나면 穿刺는 성공한 것이므로 비타민 B_{12} 1,000μg(2ml)을 천천히 注入한다. 만약 刺入이 정확하지 않으면 다른 날 재차 刺入할 수 있다. 3일에 1회씩, 6회를 1療程으로 하는데 효과가 없으면 사용을 중지한다.

4. 저자 견해

설인신경통은 임상에서 볼 수 있는 병증은 아니며, 中醫에서는 이에 대한 설명이 없다. 그 증상은 聲嘶, 失音, 急喉喑 등에서 흩어져 있는 것을 볼 수 있다. 이것의 발생은 肺·脾와 유관한 것으로 인식하는데 이것은 喉가 肺系에 속하기 때문이다. 肺는 氣를 주관하며, 호흡의 출입은 반드시 喉를 경과하므로 肺金이 邪實하거나 虛損하면 반드시 喉를 손상한다. 咽은 地氣를 주관하며, 脾土에 속한다. 그러므로 咽喉者脾胃之候라는 설이 있다. 脾經에 實熱이 있거나 虛火가 있으면 반드시 咽喉로 上衝하므로 肺脾經의 병은 직접 咽喉를 손상하여 이 병이 발생한다.

저자는 이 병을 2型으로 분류하였다.

風邪犯肺型은 주로 風邪가 肺金을 침범하여 邪氣가 咽喉에 滯留하므로 이 병이 발생한 것이다. 위의 4개 穴을 응용하여 치료하면 咽部의 經脈氣血을 通利하고, 利咽止痛하여 비교적 좋은 치료 효과를 얻을 수 있다.

肺脾陰虛型은 주로 肺脾陰虛하여 金土가 날로 쇠약하므로 신체가 허약해져 咽部에 약간 손상이 있거나 병증이 있어도 즉시 이 병이 발생한다. 위의 5개 穴을 응용하여 鍼刺治療하면 주로 培土生金, 利咽止痛한다. 이 型 환자의 침자치료 효과는 風邪犯肺型에 비하면 약간 아래지만 역시 상당한 효과가 있다.

비교적 頑固하고 반복 발작하는 환자에 대하여 鍼刺를 응용하여도 그 효과가 이상적이지 않으면 封閉治療를 응용한다. 封閉治療의 요점은 바로 정확한 데 있다. 부위, 수법, 조작이 정확하여야 하며 잘못이 없어야 모두 만족할 만한 치료 효과를 거둘 수 있다.

제13절 舌咽神經麻痺

설인신경마비는 각종 원인으로 설인신경이 손상되어 설인신경이 관할하는 범위 내의 감각기능이 감소하거나 상실되는 것을 말한다.

단독으로 설인신경마비가 일어나는 경우는 지극히 적으며 대부분 다른 뇌신경 손상과 더불어 나타난다. 설인신경마비의 주요 병인은 설인신경 절단 수술 후, 편도선 적출 수술 후 또는 부분적으로는 咽喉, 口腔底部의 염증, 종양 및 종물 등의 압박으로 일어난다. 매우 많은 환자가 뇌혈관병으로 인하여 이 증상이 동시에 나타나지만 모두 기타 뇌신경 손상 증상을 동반한다.

1. 임상 증상

임상에서 설인신경 손상으로 인한 감각장애는 혀 후방 1/3의 미각감퇴 또는 상실이다. 咽喉 상부도 일반적으로 감각이 저하되거나 상실되며, 종종 동시에 인후반사나 연구개반사의 저하 및 상실을 동반할 수 있다. 한쪽의 인후나 구개반사의 상실은 병리적 의의가 있으나 양쪽 모두 감소 혹은 상실, 예를 들면 기타 증상(딸꾹질, 사래 들림 등과 같은)이 없을 것 같으면 실제적인 의의는 없다. 왜냐하면 정상인에게서도 이런 현상이 있을 수 있기 때문이다.

설인신경 손상 시에는 莖突咽筋(stylopharyngeal muscle)과 咽腭筋(palato- pharyngeal muscle)마비가 되어 연구개가 下垂된다.

● 검사 : 한쪽 설인신경마비가 오면 주로 나타나는 증상은 患側 口蓋弓이 健側에 비해 낮아지게 되고 口蓋가 내려와 건측 방향으로 견인되어 반복 발음이나 咽喉反射疲勞檢査를 반복하여 피로하게 되면 마비측의 咽喉反射가 소실된다.

양측 설인신경마비는 다음과 같은 증상이 있다.

① 연하곤란, 물을 마실 때 사래가 들어 물이 鼻孔을 통해 나온다. 음식물과 타액이 咽喉腔 內에 정체되어 있다.
② 발음곤란, 심할 경우는 喉頭音의 곤란이 발생되어 鼻音을 띤다.
③ 양측 연구개를 끌어 올릴 수 없고, 정지 시에는 연구개가 이완이 되어 咽反射가 소실된다.

다음과 같은 검사 방법을 사용할 수 있다.

① 물을 마시게 하여 사래들림이나 기침이 유발되는지 살핀다.
② 舌根部를 압박하고 '아' 소리를 내라고 해보면 맑지 않은데 이때는 口蓋弓을 위로 드는 것이 곤란하기 때문이다. 이것은 舌根部가 前口蓋弓의 근육섬유로 들어가서 口蓋弓의 擧上을 보조하지 못하기 때문이다. 따라서 軟口蓋의 下垂를 분명하게 볼 수 있다.
③ 연속적으로 喉音을 내보라고 하면 발음이 맑지 못하다.
④ 손가락으로 鼻孔을 꽉 막아야지만 뺨을 부풀릴 수 있다.

2. 중의 변증 치료

설인신경마비는 中醫의 '久喑', '聲喑', '喑啞'에 속한다. 소리는 氣로부터 발생하는데 肺가 氣를 주관하고, 脾는 氣의 源이 되며, 腎은 氣의 根이 되므로 肺脾腎臟의 기능이 건강하고 왕성하면 聲音이 淸亮하다. 반대로 肺脾腎이 虛損하면 聲音이 嘶啞하고 연하곤란이 나타난다. 만약 병이 오래되어 血瘀痰凝하여 喉厭에 응결되면 聲戶의 開合이 不利하고, 연하곤란하게 되며 聲嘶가 지속되어 치료되기 어렵다. 分型은 다음과 같다.

1) 肺腎陰虛型

목이 쉰 것이 오래되고, 삼키는 것이 곤란하며, 말을 하는데 힘이 부족하고, 咽喉가 건조하며, 喉部가 가렵고, 마른기침을 하며, 痰이 적고 黏性이 있으며, 증상이 오후에는 분명하고, 물을 마시면 쉽게 사래가 들며, 전신 증상이 나타나고, 頭暈耳鳴, 虛煩하여 잠을 적게 자며, 무릎과 허리가 약하고 시리다. 검사에서 양측 혹은 單側 軟口蓋를 위로 들기가 곤란하며, 이완 상태를 나타내고, 반사가 소실되며, 舌紅少苔, 脈細數하다.

① 治則 : 滋養肺腎, 降火淸音

② 혈위 처방 : 人迎(양측)・廉泉・內關(양측)・合谷(양측)

③ 혈방 해석 : 人迎은 足陽明・少陽이 만나는 곳이며, 任脈의 廉泉은 隣近 取穴한 것이다. 그 의미는 淸利咽喉, 降火淸音한다. 手厥陰心包經의 內關과 手陽明大腸經의 合谷을 배합하면 滋養肺腎, 降火淸音하는 효능이 있다.

2) 肺脾氣虛型

목이 쉰 것이 오래되고, 말소리가 낮고 약하며, 말하는데 힘이 부족하고, 음식물을 삼키기가 곤란하며, 물을 마시면 사래가 들고, 찬 것을 마시고 노동 후 피로하면 가중되고, 전신 증상이 보이며, 面色淡白 혹은 萎黃하고, 권태롭고 힘이 없으며, 감기에 잘 걸리고, 口淡不渴, 痰은 많으며 黏性이 있고 白色이며, 納少, 腹脹, 便溏하다. 검사에서 咽喉 粘膜은 淡色을 나타내고, 양측 혹은 單側 軟口蓋를 위로 들기 곤란하며, 정지 시 軟口蓋는 이완 상태를 하고, 咽反射는 소실된다. 舌淡嫩苔白하고, 脈虛緩하다.

① 治則 : 補益肺脾, 升淸降濁

② 혈위 처방 : 人迎(양측)・廉泉・曲池(양측)・合谷(양측)・足三里(양측)

③ 혈방 해석 : 人迎은 足陽明胃經의 혈이며, 廉泉은 任脈의 穴로 隣近 取穴한 것이다. 그 의미는 咽喉部의 氣血을 通調하고, 升清降濁하는 것이다. 曲池는 手陽明大腸經의 合穴이며, 合谷은 手陽明大腸經의 原穴이다. 두 穴은 原・合相配한 것이다. 다시 足陽明胃經의 合穴인 足三里를 배합하면 健胃補脾, 補益肺脾하는 효능이 있다. 위의 穴을 合用하면 補益肺脾, 升淸降濁하는 효능이 있다.

3) 血瘀痰凝型

목이 쉰 것이 오래되고, 음식물을 삼키는 것이 곤란하고, 물을 마시면 사래가 들고, 喉內에 痰이 粘着되고 막힌다. 항상 장기간 고음으로 노래 부르고, 말을 많이 한 병력이 있다. 전신이 가슴과 옆구리 배가 답답하고 빵빵하여 불편함이 보이며, 때로 경하고 때로 중하다. 혹 咽喉가 건조하며, 무엇을 마시려고 해도 많이 마시지는 못한다. 검사에서 양측 연구개를 위로 들기가 어렵고, 정지할 때 연구개가 이완 상태가 된다. 咽反射는 소실된다. 연속 발음할 때 발음이 맑지 않고, 手指를 사용하여 鼻孔을 막으면 비로소 뺨을 빵빵하게 만들 수 있다. 舌暗紅 혹은 瘀點이 있으며, 脈은 弦滑하다.

① 治則 : 活血祛瘀, 除痰散結

② 혈위 처방 : 人迎(양측)・廉泉・內關(양측)・足三里(양측)・天突

③ 혈방 해석 : 廉泉・天突은 任脈의 經穴이 되며, 天突은 陰維・任脈의 交會穴이며, 人迎은 胃經의 穴位가 된다. 그 의미는 隣近 取穴한 것으로 活血祛瘀하는 효능이 있다. 內關은 手厥陰心包經의 穴이며, 刺鍼하면 胸脇滿悶을 열어주고, 足三里는 足陽明胃經의 合穴로 刺鍼하면 가슴과 배가 답답하고 빵빵하여 불편한 감을 제거한다. 위의 혈을 모두 조합하면 活血祛瘀, 除痰散結하는 효능이 있다.

3. 치료

1) 穴位와 鍼法

① 人迎(양측) : 頸部에서 結喉와 서로 같은 높이의 頸總動脈 前緣에 있다. 30호 1.5촌(40mm) 호침을 취한다. 국부는 통상적인 소독을 한 다음 제6경추 방향을 향하여 약 1.3촌(35mm) 刺入한다.

鍼感 : 국부 脹痛 혹은 頸咽部를 향하여 放散한다. (그림 1-15)

② 廉泉 : 頸部에서 前正中線 上의 喉結 上方, 舌骨 上緣의 오목한 곳에 있다. 머리를 들고 취혈한다. 30호 1.5촌(40mm) 호침을 취한다. 국부는 통상적인 소독을 한 다음 舌根(舌體後下部) 방향을 향하여 약 1.3촌(35mm) 斜刺한다.

鍼感 : 舌根部 脹痛이 있다. (그림 1-15)

③ 曲池(양측) : 팔꿈치를 굽혀 拱手位(주관절을 90°로 굽힘)를 하고, 肘部의 橈側, 尺澤과 肱骨外上髁 사이의 중점처에 있다. 30호 2촌(50mm) 호침을 취하고, 국부는 통상적인 소독을 한 다음 약 1.8촌(45mm) 直刺入한다.

鍼感 : 국부에 脹·麻 위주의 느낌이 있으며, 항상 腕·手 혹은 肩部로 放散할 수 있다. (그림 1-16)

④ 合谷(양측) : 手背에서 第1掌骨間隙의 중점처 혹은 第2掌骨指關節과 陽谿 사이의 중점처에 있는데 食指側에 약간 가깝게 있다. 30호 2촌(50mm) 호침을 취한다. 국부에 통상적인 소독을 한 다음, 後谿 방향을 향하여 약 1.3촌(35mm) 刺入한다.

鍼感 : 手掌部에 脹痛이 있다. (그림 1-3)

⑤ 足三里(양측) : 小腿前外側面의 상부에서 犢鼻 下 3촌, 脛骨前緣으로부터 1橫指(中指) 떨어진 곳에 있다. 30호 2촌(50mm) 호침을 취하고, 국부에 통상적인 소독을 한 다음 약 1.8촌(45mm) 直刺入한다.

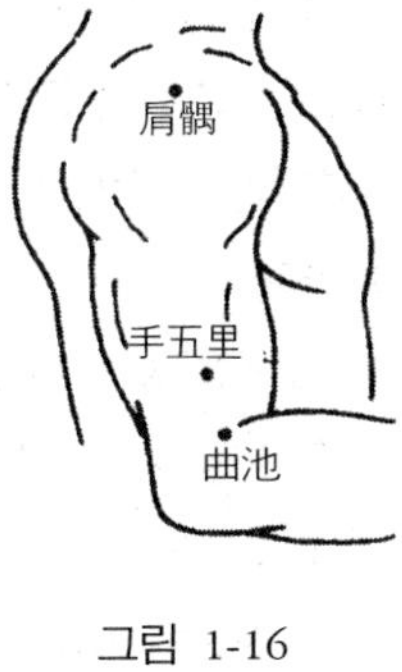

그림 1-16

鍼感 : 국부 脹痛 혹은 足背를 향하여 放散한다. (그림 1-5)

⑥ **內關**(환측) : 腕의 掌側面에서 腕橫紋 上 2촌처로서 掌長筋腱(palmaris longus muscle의 tendon)과 橈側腕屈筋腱(flexor carpi radialis muscle의 tendon) 사이에 있다. 30호 1.5촌(40mm) 호침을 취한다. 통상적인 국부 소독 이후 外關을 향하여 약 1.3촌(35mm) 直刺한다.

鍼感 : 국부 脹痛 또는 手背 및 中指를 향하여 放散된다.

⑦ **天突** : 頸部에서 前正中線上, 胸骨上窩의 중앙, 머리를 들고 취혈한다. 30호 1.5촌(40mm) 호침을 취하고, 국부는 통상적인 소독을 하며, 자침 시 胸骨柄과 氣管 사이를 따라 胸骨쪽에 붙여 약 1.3촌(35mm) 刺入한다.

鍼感 : 胸骨上 1/3부에 脹痛이 있다. (그림 1-15)

2) 體位와 手法 및 療程

肺腎陰虛型 환자는 坐位를 취하여 취혈한다. 人迎 · 廉泉 · 內關 · 合谷 4개 穴을 취하여 방법에 따라 刺入한다. 平補平瀉法을 사용하여 得氣하며, 電鍼을 가하여 자극을 주고, 40분간 유침한 후 발침한다. 매일 1회, 10회를 1療程으로 한다. 5일 휴식하고, 효과가 있으나 치유되지 않았으면 다시 침치료하고, 10회 치료하여도 효과가 없거나 치유되었으면 치료를 종결한다.

肺脾氣虛型 환자는 坐位로 취혈하며, 人迎 · 廉泉 · 曲池 · 合谷 · 足三里 5개 穴을 취하여 방법에 따라 刺入한 후 平補平瀉法을 사용하여 득기 후 전침을 가하여 자극을 주고, 40분간 유침한 후 발침한다. 매일 1회, 10회를 1료정으로 한다. 5일 휴식하고 난 뒤 효과가 있으나 치유되지 않았다면 다시 침치료를 하고, 10회 치료에도 없다면 치료를 종결한다.

血瘀痰凝型 환자는 坐位를 취하고, 人迎 · 廉泉 · 內關 · 足三里 · 天突 5개 穴을 취하여 방법에 따라 刺入한 후 平補平瀉手法을 사용하여 得氣하며, 人迎 · 廉泉 · 天突에 전침을 가하여 자극을 주고, 나머지 혈은 모두 40분간 유침한 후 발침한다. 매일 1회, 10회를 1療程으로

한다. 5일 휴식하고, 효과가 있으나 치유되지 않았으면 다시 침치료하고, 10회 치료하여도 효과가 없거나 치유되었으면 치료를 종결한다.

4. 저자 견해

설인신경마비에 대하여 中醫에서는 肺腎陰虛하여 喉竅에 영향을 공급하지 못한데 虛火上炎을 겸하여 聲道가 燥澁함으로써 聲嘶가 오래가고 嚥下가 곤란한 것으로 인식하였다. 또 소리는 氣로 인하여 발생한다. 肺는 氣를 주관하고, 脾는 生氣의 源이 된다. 肺脾氣虛하면 聲嘶가 오래가고, 말하는 것이 낮고 미세하며, 말을 하면 힘이 부족하며, 嚥下가 곤란하다. 또 痰瘀가 유형물이 되어 만약 喉厭에 맺히면 聲嘶가 오래가고 치유되기 어려우며, 嚥下가 곤란하다.

저자는 이 병을 3가지 형으로 나누었다.

肺腎陰虛型은 주로 陰虛하여 虛火가 上炎하므로 喉竅에 영양을 공급하지 못하기 때문에 나타난 것으로 위의 鍼法을 응용하면 어느 정도 치료효과가 있다.

肺脾氣虛型은 주로 肺氣虛로 인하여 血을 거느려 인도하지 못하므로 氣虛하면 血虛하게 된다. 脾氣虛하면 運化機能이 소실되므로 濕이 모여 痰이 생성된다. 痰濕이 咽喉에 留滯하면 喉竅에 영양을 공급하지 못한다. 이때 위의 혈위를 운용하고, 전침을 가하여 자극을 주면 비교적 좋은 치료효과가 있다.

血瘀痰凝型은 장기간 높은 소리로 노래 부르거나, 말을 많이 하여 咽喉의 絡脈을 반복하여 損傷입히면 脈外에서 血滯하고, 오래되면 瘀血이 된다. 氣痰이 喉部에 맺히면 淸道가 失利한다. 이 型의 환자에서 위의 전침치료를 운용하면 비교적 좋은 효과가 있다.

단순성으로 咽部, 氣管 등의 감염으로 인하여 나타나는 설인신경마비는 임상에서 자주 접하는 질병은 아닌데, 위의 分型 방법을 운용하여 침자치료를 하면 모두 어느 정도 혹은 만족할 만한 효과를 거둘 수 있다. 임상에서 가장 많이 접하는 것으로는 腦血管病 혹은 뇌염, 두개골 외상 후유증에서 발생하는 것이며, 이런 종류의 환자는 당연히 특별히 주의하여 먼저 치료한다. 이런 類의 환자는 嚥下가 곤란하고, 몸이 불편하며, 밥을 먹거나 물을 마실 때 사래가 들어 음식물이나 물이 폐로 잘못 들어가면 肺部가 감염되는 위험한 징조가 나타나므로 치료 시 특별히 신중을 기하여야 한다. 만약 위급한 상황을 만나면 즉시 내과에 의뢰하여 목숨이 위태로워지는 것을 피해야 한다.

제14절 副神經麻痺

부신경마비는 부신경이 다양한 자극과 압박을 받아서 발생되는 임상증후군이다.

부신경은 延髓根과 脊神經根의 두 부분으로 이루어져 있는데, 頸靜脈孔을 통하여 頭蓋腔 뒤로 나가서 頸部에 이르고, 흉쇄유돌근과 승모근(trapezius muscle)을 지배한다. 흉쇄유돌근은 주로 第2頸椎神經의 지배를 받으며, 승모근의 상반부는 부신경의 지배를 받고, 그 하반부는 第3～4頸椎神經의 지배를 받는다.

부신경마비의 주요한 속발 병인은 鼻咽頭癌이다. 단지 白喉나 인부의 급만성 감염, 腫瘤, 혈관질병, 연수공동증, 두개 내 및 연수 부근의 병변과 경추 부위의 腫瘤에 의한 압박, 파급, 감염성 자극 등이 모두 부신경마비를 일으킬 수 있다.

1. 임상 증상

임상에서 단독으로 나타나는 부신경마비는 매우 드물다. 일측성 부신경마비 시에는 흉쇄유돌근의 근력 약화기 쉽게 나타나고, 이어서 위축이 발생한다. 이로 인해 환자는 완전히 그 아래턱을 健側으로 돌리지 못하고, 단지 患側으로 쉽게 돌린다. 양측성의 흉쇄유돌근 마비 시 머리는 前屈位가 되며, 승모근의 상부는 해당 신경지배를 받고, 그 하부는 第3～4頸椎神經의 지배를 받으므로 단지 부신경마비 시 승모근의 상반부는 마비가 되어 어깨가 下方으로 이동되며, 兩上肢가 下垂될 때 환자의 手指는 健側에 비하여 낮게 된다. 승모근의 상부 마비 시, 견갑골의 脊柱緣은 外展하는데, 肩胛上角이 下角에 비하여 外展이 뚜렷하다.

2. 중의 변증 치료

부신경마비는 中醫學의 '痿證', '肌痿' 등의 범주에 속한다. 또 脾胃虛弱, 肝腎虧虛 등과 유관하다. 津液, 氣血, 精髓 모두 後天 水穀 精微의 化生으로부터 來源하여 臟腑, 肢體, 筋脈機能 활동의 물질적인 기초가 된다. 津液은 근육과 피부를 濡養하며, 關節과 筋脈을 윤택하고 부드럽게 하며, 氣血은 臟腑에 영양을 공급하고, 四肢百骸에 灌漑한다. 만약 津液, 氣血, 精髓가 虧耗되면 筋脈과 筋肉은 영양을 받지 못하므로 이 병이 발생한다. 分型은 아래와 같다.

1) 濕熱浸淫型

頸部가 점차 痿軟無力해지며, 일측에 발생한 환자는 머리를 健側으로 偏向하기가 비교적 어렵고, 患側으로 偏向하기는 쉽다. 兩上肢가 下垂될 때는 患側 手指가 健側에 비하여 낮다. 양측에 발생한 환자는 머리를 앞으로 숙이고 있으며, 좌우측으로 하기가 모두 비교적 어렵고, 머리를 드는 것은 항상 할 수 있다. 찬 것을 좋아하며, 혹은 발열이 있고, 가슴과 배가 더부룩하며, 小便短赤하고 灼熱感이 있으며, 舌苔黃膩, 脈細數하다.

① 治則 : 淸熱利濕, 疏通筋脈

② 혈위 처방 : 天牖(환측)·大杼(환측)·天柱(환측)·合谷(환측)

③ 혈방 해석 : 天牖는 手少陽三焦經의 穴이며, 大杼는 足太陽膀胱經의 穴로서 八會穴 가운데 骨會穴이다. 天柱는 足太陽膀胱經에 속한다. 위의 3개 穴은 隣近 取穴한 것이며, 그 의미는 頸部의 濕

熱을 清利하고, 筋脈을 疏通하며, 근육을 강건하게 한다. 배합한 手陽明大腸經의 原穴인 合谷은 面頸部疾患을 치료하는 經驗要穴이 된다. 위의 혈을 모두 조합하면 清熱利濕, 疏通筋脈하는 효능이 있다.

2) 脾胃虛弱型

頸部가 점차 痿軟無力해지며, 일측에 발생하면 머리를 健側으로 偏向하기가 비교적 어려우며, 患側으로 偏向하기는 쉽다. 兩上肢가 下垂될 때는 患側의 手指가 健側에 비하여 내려온다. 양측에 발생하면 머리를 앞으로 굽히거나, 좌우측으로 하기가 모두 어려우며 항상 머리를 들 수는 있다. 神倦氣短, 食少, 便溏, 面部不華하고, 苔薄白, 脈細하다.

① 治則 : 健脾益氣, 舒筋活絡

② 혈위 처방 : 天牖(환측) · 大杼(환측) · 天柱(환측) · 合谷(환측) · 曲池(환측)

③ 혈방 해석 : 天牖 · 大杼 · 天柱는 隣近 取穴한 것이며 그 의미는 頸部 筋脈의 기혈을 소통하고, 頸部의 근육을 강건하게 하는 것이다. 수양명대장경의 原穴인 合谷과 수양명대장경의 合穴인 曲池를 배합하였다. 위의 혈을 모두 조합하면 健脾益氣, 舒筋活絡하는 효능이 있다.

3. 치료

1) 穴位와 鍼法

① **天牖**(환측) : 頸外側部에서 顳骨乳樣突起 後緣 直下와 下頷角으로부터 후방으로 연장된 선이 만나는 교차점, 즉 天柱 앞, 天容 후방 完骨 아래에 있다. 30호 2촌(50mm) 호침을 선택한다. 국부는 통상적으로 소독하고, 脊柱 방향을 향하여 약 1.8촌(45mm) 刺入한다. 鍼感 : 국부의 脹痛과 後背部를 향하여 放散한다. (그림 1-17)

② **大杼**(환측) : 背上部에서, 陶道(第1 · 2胸椎棘突起 사이의 오목한 곳)

의 외측 1.5촌에 해당하며, 앉아서 취혈한다. 30호 1.5촌(40mm) 호침을 선택한다. 국부는 통상적인 소독을 하고, 약 1.3촌(35mm) 直刺入한다.
鍼感 : 국부의 脹痛 혹은 肩背部를 향하여 방산한다. (그림 1-18)

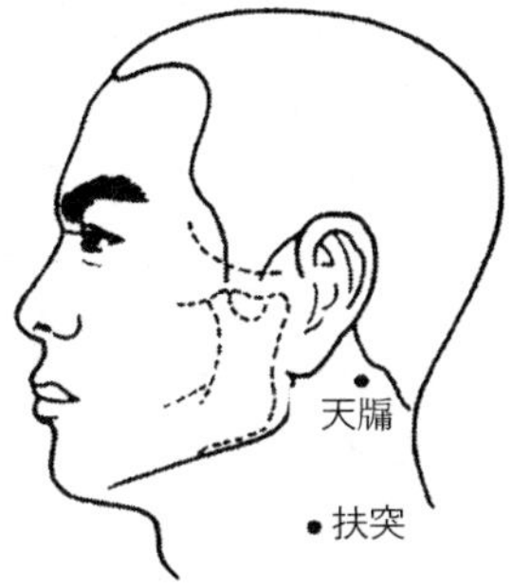

그림 1-17

③ 天柱(환측) : 項部에서 승모근 外側緣의 後髮際 오목한 곳, 後髮際 정중선에서 옆으로 1.3촌 떨어진 곳에 있다. 30호 1.5촌(40mm) 호침을 선택한다. 국부는 통상적인 소독을 하고, 약 1.3촌(35mm) 直刺한다.
鍼感 : 국부 脹痛이 있다. (그림 1-18)

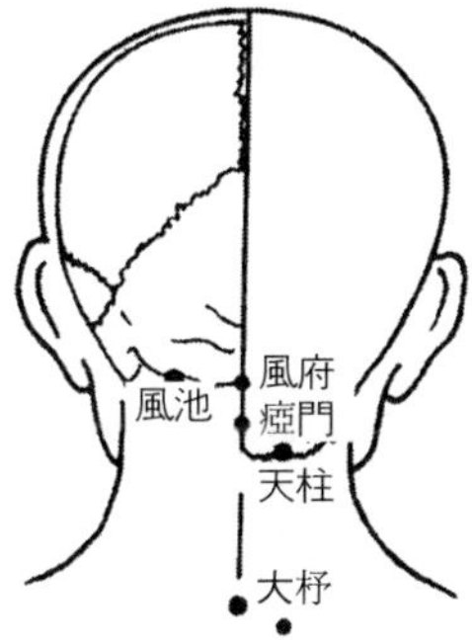

그림 1-18

④ 合谷(환측) : 手背에서 第1掌骨間隙의 중점처 혹은 第2掌骨指關節과 陽谿 사이의 중점처에 있는데 食指側에 약간 가깝게 있다. 30호 2촌(50mm) 호침을 취한다. 국부는 통상적인 소독을 한다. 後谿 방향을 향하여 약 1.8촌(45mm) 刺入한다.
鍼感 : 手掌部에 脹痛이 있다. (그림 1-3)

⑤ 曲池(양측) : 팔꿈치를 굽혀 拱手位(주관절을 90°로 굽힘)를 하고, 肘部의 橈側, 尺澤과 肱骨外上髁 사이의 중점처에 있다. 30호 2촌(50mm) 호침을 취하고, 국부는 통상적인 소독을 한 다음 약 1.8촌(45mm) 直刺入한다.
鍼感 : 국부에 脹·麻 위주의 느낌이 있으며, 항상 腕·手 혹은 肩部로 放散할 수 있다. (그림 1-16)

2) 體位와 手法 및 療程

濕熱浸淫型 환자는 坐位를 취하고, 天牖 · 大杼 · 天柱 · 合谷 4개 穴을 방법에 따라 刺入하여 平補平瀉法을 사용하여 得氣하고, 전침을 가하여 자극을 주며, 40분간 유침 후 발침한다. 매일 1회, 10회를 1療程으로 한다. 5일 휴식하고, 효과가 있으나 치유되지 않았으면 다시 침 치료하고, 10회 치료하여도 효과가 없거나 치유되었으면 치료를 종결한다.

脾胃虛弱型 환자는 坐位를 취하고, 天牖 · 大杼 · 天柱 · 合谷 · 曲池 5개 穴을 취하여 방법에 따라 刺入하고, 頸部 穴位에는 전침을 가하여 자극을 주며, 40분간 유침한 후 발침한다. 매일 1회, 10회를 1療程으로 한다. 5일 휴식하고, 효과가 있으나 치유되지 않았으면 다시 침 치료하고, 10회 치료하여도 효과가 없거나 치유되었으면 치료를 종결한다.

4. 저자 견해

부신경마비는 주로 환측의 흉쇄유돌근마비와 頸部의 승모근 상반부 마비로 나타난다. 주로 머리를 좌우로 기울일 때 무력감이 나타나는데 이것은 흉쇄유돌근 위주의 痿軟無力이므로 中醫에서는 '痿證' 범주에 귀속시킨다. 中醫에서는 痿證의 발생을 五志過極, 房勞, 食滯 등과 유관한 것으로 인식한다. 이것은 모두 五臟內虛를 유발하여 肢體에 영양을 공급하지 못하므로 발생한 것이다.

저자는 이 證을 2型으로 분류한다.

濕熱浸淫型은 주로 濕熱邪가 頸部의 근육과 피부에 침입하여 經脈에 留注하면 氣血이 阻滯되어 頸部의 근육이 痿軟無力하게 되는데 위의 침법을 응용하면 비록 치료기간은 비교적 길게 요구되지만 비교적 좋은 효과가 있다.

脾胃虛弱型으로 주로 脾胃虛弱하여 氣血을 生化하는 근원이 부족하고, 筋脈을 충분하게 영양하지 못하므로 근육의 위축이 온 것이다.

위에서 예를 든 穴組合을 운용하고, 전침치료를 가하면 비교적 좋은 치료효과가 있다.

단순하게 부신경이 頭蓋를 나온 후 말초성으로 나타나는 마비는 임상에서 자주 보이지는 않는다. 이런 類의 환자는 단측성으로 치료하면 효과가 이상적이다. 만약 양측성이면 당연히 먼저 그 續發 병인을 검사하여 續發 병인을 제거한 후 치료하면 그 효과 역시 상당히 이상적이다. 만약 질병을 앓은 시간이 길어 흉쇄유돌근과 頸部 승모근에 위축이 나타나더라도 續發 병인을 제거하여야 하며, 비록 치료를 해도 효과가 늦게 나타나지만 그래도 좋은 치료 방법을 선택해야 한다.

제15절 迷走神經麻痺

미주신경마비는 각종 원인에 의한 미주신경의 손상으로 나타나며, 聲帶, 呑咽 및 심박동 등의 작용 문란 혹은 장애 등 임상증후를 일으킨다.

미주신경은 길이가 가장 길고 분포 면적이 가장 넓은 혼합신경으로 內臟傳入, 內臟傳出, 軀體傳入, 軀體傳出의 4가지 신경섬유성분을 포함한다. 미주신경의 병인은 아래 2가지로 개괄할 수 있다.

1) 두개골 내 질병

예를 들면 腦膜瘤, 軟骨瘤, 神經纖維瘤, 轉移瘤, 扁平頭蓋底 등

2) 두개골 외 질병

頸部外傷, 耳下腺腫瘤와 염증, 舌上腺腫瘤(혹은 염증), 頸靜脈炎, 靜動脈瘤, 중이염 등이 모두 미주신경마비를 일으키는 주요 원인이 된다.

1. 임상 증상

一側 미주신경마비의 경우 같은 쪽의 성대마비, 목소리가 쉬고 동시에 병변 측 연구개하수가 나타난다. 咽部의 근육이 위로 당기는 마비로 말미암아 입을 벌리면 환자의 咽喉 後壁이 건측을 향하여 이동하는 것을 볼 수 있다. 양측 咽喉 근육의 근섬유는 중간선 위에서 교차하여 엉키므로 一側의 미주신경 손상 시 연하곤란이 불분명하게 나타나지만 심박동의 문란과 심박동 증가는 항상 동반된다. 양측 미주신경 완전마비 시 대부분 매우 빠르게 사망한다.

2. 중의 변증 치료

미주신경마비는 中醫의 '音啞', '喉喑' 등의 범주에 귀속된다. 이 병의 발생은 대부분 風熱과 寒이 熱邪를 싸고 있는 등의 이유로 肺金을 침범하면 肺氣가 失宣하므로 氣機가 不利하여 발생하는 것으로 인식한다. 혹은 邪氣가 聲戶에 침입하면 氣道가 不淸하고, 喉竅가 壅閉하여 聲門이 開合 不利하여 이 병이 발생하는 것으로 인식한다. 分型은 아래와 같다.

1) 風寒外襲型

찬 기운을 맞은 후 갑자기 聲音 不暢하고, 심하면 聲嘶하며 失音한다. 혹은 咽喉에 미약한 통증을 겸하고, 음식을 삼키기가 不利하며, 咽喉가 痒痛하며, 기침을 할 때 음성이 무겁다. 全身證狀으로 惡寒, 발열, 두통, 鼻塞, 流淸涕, 전신 불편감, 無汗, 口不渴 등이 나타난다. 검사에서 喉部에 粘膜微紅, 微腫, 聲帶는 淡紅色에 紫色을 겸하며 腫脹이 보이고, 혹은 邊緣이 白色이고 微腫이 있다. 舌苔薄白, 脈浮緊 등의 증상이 있다.

① 治則 : 祛風散寒, 宣肺開音

② 혈위 처방 : 啞門 · 人迎(양측) · 廉泉 · 內關(양측) · 合谷(양측)

③ 혈방 해석 : 啞門은 督脈과 陽維脈이 교회하는 곳이며, 말을 못하

는 증상을 치료하는 要穴이다. 人迎·廉泉은 隣近 取穴한 것이며 그 의미는 頸咽部의 風寒邪가 막힌 것을 祛散하는 것이다. 內關·合谷을 배합한 것은 宣肺開音한 것이다. 위의 혈을 모두 조합하면 祛風散寒, 宣肺開音하는 효능이 있다.

2) 風熱侵襲型

병의 초기에는 목소리가 낮고 거칠고 굵은데 심하면 쉰 목소리가 나고 간혹 喉痒하고 기침을 하며, 喉內에 灼熱感, 微痛이 있다. 전신증상으로 발열, 微惡寒, 두통, 鼻塞, 舌邊微紅이 있다. 검사에서 聲帶가 微紅微腫하다. 그러나 喉關 및 咽部에는 紅腫이 나타나지 않고, 舌苔薄하며, 脈浮數하다.

① 治則 : 疏風淸熱, 利喉開音

② 혈위 처방 : 廉泉·天突·合谷(양측)·豊隆(양측)

③ 혈방 해석 : 廉泉·天突은 모두 任脈의 穴이며, 隣近 取穴한 것이다. 그 의미는 聲門의 經氣를 疏利하고, 淸喉利竅하는 데 있다. 手陽明大腸經의 原穴인 合谷을 배합하여 瀉하면 疏風解表, 淸利咽喉하는 효능이 있다. 豊隆은 足陽明胃經의 絡穴이며, 瀉하면 淸瀉胃火, 滌痰通竅하는 효능이 있다. 위의 혈을 모두 조합하면 疏風淸熱, 利喉開音하는 효능이 있다.

3) 肺腎陰虛型

대부분 風寒·風熱型의 치료가 부당하여 이어서 나타난 것이다. 聲啞가 오래되고, 咽喉乾痛하며, 瘙痒으로 불편하며, 마른기침 혹은 痰이 적고 粘稠하며, 오후에는 潮熱이 있고, 心煩不眠한다. 매번 노동으로 피로하고, 말을 많이 한 후에는 증상이 가중되었다. 검사에서 咽部의 後壁이 健側을 향하여 이동하고, 舌紅, 苔少, 脈細數하였다.

① 治則 : 滋陰降火, 淸喉開音

② 혈위 처방 : 啞門·廉泉·扶突(양측)·尺澤(양측)·太谿(양측)

③ 혈방 해석 : 廉泉은 任脈의 穴이며, 陰維脈과 交會하는데 刺鍼하면 利喉舌, 開聲門한다. 尺澤은 手太陰肺經의 合穴이며, 太谿는 足少陰腎經의 輸・原穴이다. 二經의 두 穴을 서로 배합하면 相補하는 공이 있어 肺熱을 疏泄하고, 腎陰을 滋養하여 利喉開音한다. 啞門・扶突을 배합하면 通利咽喉하고 開音寧神한다. 위의 혈을 모두 조합하여 배혈하면 滋陰降火, 清喉開音하는 효능이 있다.

4) 瘀血痰凝型

聲啞가 날로 가중되며, 喉內部가 불편하며, 이물감이 있는 것과 같고, 咽痛胸悶하고, 기침을 하면 痰에 피가 섞여 나오며, 倦怠無力하고, 몸이 마른다. 항상 心悸不安, 수면 시 꿈을 많이 꾸는 등의 증상을 동반한다. 검사에서 咽喉의 後壁이 健側을 향하여 이동한 것 같고, 舌質紫暗하며, 脈澁하다.

① 治則 : 行氣活血, 化痰開音

② 혈위 처방 : 啞門・人迎(양측)・廉泉・風府・豊隆(양측)

③ 혈방 해석 : 啞門・風府는 督脈을 通行하여 祛除濁陰, 利咽開音한다. 人迎・廉泉은 隣近 取穴한 것으로 그 의미는 聲戶의 脈絡을 通調하고, 宣通氣機하여 咽喉部의 精氣를 充盈하고, 혈액의 운행을 暢通하여 利喉하므로 開音하는 데 목적이 있다. 豊隆은 足陽明胃經의 絡穴로 瀉하면 除痰化濕한다. 위의 혈을 모두 조합하면 行氣活血, 化痰開音하는 효능이 있다.

3. 치료

1) 穴位와 鍼法

① 啞門 : 頸後部 髮際 정중에서 髮際로 들어가 5分 내 오목한 곳에 있다. 30호 1.5촌(40mm) 호침을 선택한다. 국부는 통상적인 소독을 하고 제2경추 아래의 틈을 향하여 1.3촌(35mm) 刺入한다.

鍼感 : 頸部 脹痛이 있다. (그림 1-18)

② 廉泉 : 頸部에서 前正中線上의 喉結 上方, 舌骨 上緣의 오목한 곳에 있다. 머리를 들고 取穴한다. 30호 1.5촌(40mm) 호침을 취하고, 국부는 통상적인 소독을 한 다음 척추 방향을 향하여 약 1.3촌(35mm) 直刺入한다.

鍼感 : 舌根部 脹痛이 있다. (그림 1-15)

③ 扶突(양측) : 頸外側部에서, 下頷角 直下, 結喉 옆, 흉쇄유돌근의 前·後緣 사이에 있다. 1.5촌(40mm) 호침을 선택하며, 국부는 통상적인 소독하고, 척추 방향을 향하여 약 1.3촌(35mm) 刺入한다.

鍼感 : 국부 脹痛 혹은 頸咽部를 향하여 放散한다. (그림 1-17)

④ 尺澤(양측) : 肘部 掌側面에서, 肘掌側面橫紋橈側이 끝나는 곳, 肱二頭筋腱橈側 오목한 곳, 팔꿈치를 약간 굽히고 손바닥을 위로 하여 취혈한다. 30호 2촌(50mm) 호침을 선택한다. 국부는 통상적인 소독하고, 曲池 방향을 향하여 약 1.8촌(45mm) 刺入한다.

鍼感 : 肘部 脹痛이 있다. (그림 1-19)

⑤ 太谿(양측) : 足內側에서 內踝 後方, 內踝尖과 跟腱의 사이 오목한 곳에 있다. 1.5촌(40mm) 호침을 취하며, 국부는 통상적인 소독을 하고, 跟腱 對側을 향하여 약 1.3촌(35mm) 刺入한다.

鍼感 : 足跟部 脹痛이 있다. (그림 1-20)

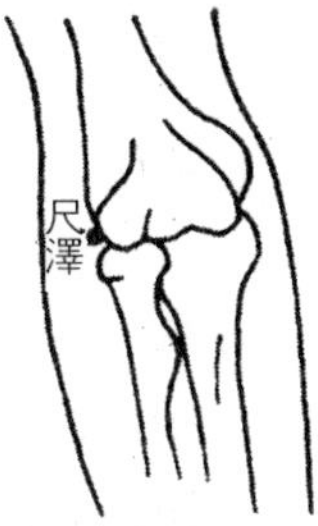

그림 1-19

⑥ 人迎(兩側) : 頸部에서 結喉와 서로 같은 높이의 頸總動脈前緣에 있다. 1.5촌(40mm) 호침을 취하며, 국부는 통상적인 소독을 한 다음 제6경추 방향을 향하여 약 1.3촌(35mm) 刺入한다.

鍼感 : 국부 脹痛 혹은 頸咽部를 향하여 放散한다. (그림 1-15)

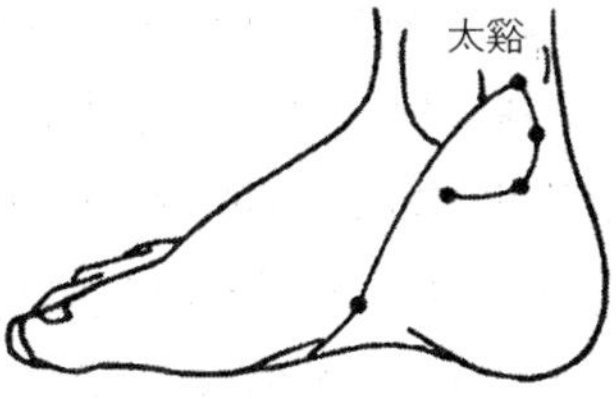

그림 1-20

⑦ 風府 : 頸部에서, 後髮際 정중선상 1촌, 後頭外隆 볼록한 곳 直

下, 양측 승모근 사이의 오목한 곳에 있다. 30호 1.5촌(40mm) 호침을 취하며, 국부는 통상적인 소독을 한 다음 後頭骨大孔 방향을 향하여 약 1.3촌(35mm) 刺入한다.

鍼感 : 後頭部 脹痛이 있다. (그림 1-18)

⑧ **豊隆**(양측) : 小腿前外側에서, 外踝尖上 8촌, 條口穴 外方, 脛骨前緣에서 2橫指(中指) 떨어진 곳에 있다. 30호 2촌(50mm) 호침을 취한다. 약 1.8촌(45mm) 直刺入한다.

鍼感 : 국부 脹痛이 있다. (그림 1-21)

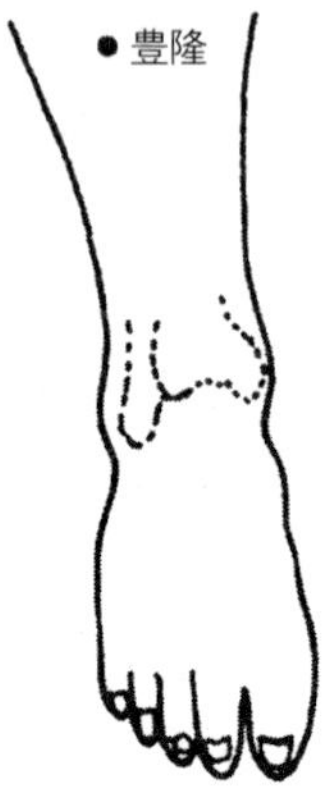

그림 1-21

⑨ **內關**(양측) : 腕橫紋上 2촌에서 掌長筋腱과 橈側腕屈筋腱 사이에 있다. 30호 1.5촌(40mm) 호침을 취하고, 국부는 통상적인 소독을 한 다음 外關 방향을 향하여 약 1.3촌(35mm) 直刺入한다.

鍼感 : 국부 脹痛 혹은 手背 및 中指를 향하여 放散한다. (그림 1-8)

⑩ **合谷**(양측) : 手背에서 第1掌骨間隙의 중점처 혹은 第2掌骨指關節과 陽谿 사이의 중점처에 있는데 食指側에 약간 가깝게 있다. 30호 2촌(50mm) 호침을 취하며, 後谿 방향을 향하여 약 1.8촌(45mm) 刺入한다.

鍼感 : 모두 手掌部에 脹痛이 있다. (그림 1-3)

2) 體位와 手法 및 療程

風寒外襲型 환자는 坐位를 취하고, 啞門・人迎・廉泉・內關・合谷 5개 穴을 취하여 방법에 따라 刺入한다. 平補平瀉法을 사용하여 得氣하며, 頸部 穴位에는 전침을 가하고, 모두 40분간 유침한 다음 발침한다. 1일 1회 시술하며, 7회를 1療程으로 한다. 3일 동안 쉰 뒤 효과가 있으나 치유되지 않았으면 다시 치료하고, 7회를 치료하여 효과가 없거나 치유되었으면 치료를 종료한다.

風熱侵襲型 환자는 坐位를 취하고, 廉泉・天突・合谷・豊隆 4개 穴을 취한다. 법에 따라 刺入하고, 平補平瀉法을 사용하여 得氣하며, 모두 40분간 유침한 다음 발침한다. 1일 1회 시술하며, 10회를 1療程으로 한다. 5일 동안 쉰 뒤 효과가 있으나 치유되지 않았으면 다시 치료하고, 10회를 치료하여 효과가 없거나 치유되었으면 치료를 종료한다.

肺腎陰虛型 환자는 坐位를 취하고, 啞門・廉泉・扶突・尺澤・太谿 5개 穴을 취한다. 법에 따라 刺入하고 啞門・廉泉・扶突 3개 穴은 平補平瀉法을 사용하여 得氣한다. 나머지 혈은 補法을 사용하여 得氣하는데 모두 40분간 유침 후 발침한다. 1일 1회 시술하며, 10회를 1療程으로 한다. 5일 동안 쉰 뒤 효과가 있으나 치유되지 않았으면 다시 치료하고, 10회를 치료하여 효과가 없거나 치유되었으면 치료를 종료한다.

瘀血痰凝型 환자는 坐位를 취하고, 啞門・人迎・廉泉・風府・豊隆 5개 穴을 취한다. 법에 따라 刺入하고 豊隆은 瀉法으로 得氣하며, 나머지 穴은 平補平瀉法으로 得氣한다. 人迎・廉泉은 전기 자극을 가한다. 모두 40분간 유침하고 발침한다. 1일 1회 시술하며, 10회를 1療程으로 한다. 5일 동안 쉰 뒤 효과가 있으나 치유되지 않았으면 다시 치료하고, 10회를 치료하여 효과가 없거나 치유되었으면 치료를 종료한다.

4. 저자 견해

미주신경마비는 증상으로 논한 것으로 中醫의 '慢喉音'의 범주에 귀속된다. 주요 병인은 風寒, 風熱, 肺腎陰虛, 血瘀痰凝 등으로 인식한다. 外感風寒, 風熱邪가 咽喉의 聲門을 침범하여 氣機가 失宣하며, 喉竅가 失養하여 이 병이 발병한다. 肺腎陰虛로 인하여 喉竅失養하고 아울러 虛火가 上炎하면 聲道가 燥澁하게 되어 聲嘶가 되는데 오래되어도 치유되지 않아 이 병이 발생한다. 또 血瘀痰凝한 것이 咽喉에 맺히면 聲戶의 開合이 不利하여 聲嘶가 발생하며 오래되어도 치유되지 않아 이 병이 발생한다.

저자는 이 병을 4개 型으로 분류하였다.

風寒外襲型은 風寒邪가 咽喉를 침범하여 喉竅가 불리하면 聲門이 기능을 잃어버린다. 위의 鍼法을 응용하여 祛風散寒하고, 宣肺開音하면 상당히 좋은 치료효과가 있다.

風熱侵襲型은 風熱邪가 咽喉를 침범하여 咽喉가 不利하면 聲門이 기능을 잃어버린다. 위의 穴位에 침자치료를 응용하면 역시 비교적 좋은 효과가 있다.

肺腎陰虛型은 虛火가 上炎하여 聲門이 기능을 잃은 것이다. 이 型의 환자는 전신증상이 복잡하다. 단독으로 침구치료를 응용하면 효과가 비교적 느리므로 百合固金湯(當歸·玄蔘·桔梗 각 15g, 生地黃·熟地黃·麥門冬·百合·芍藥炒 각 12g·川貝·甘草 각 6g)을 배합하여 함께 사용하면 더욱 좋은 효과를 거둘 수 있다.

血瘀痰凝型은 血瘀와 氣痰이 咽喉에 서로 맺힌 환자인데 위에서 예를 든 침자치료만 사용하면 역시 효과가 매우 미미하다. 만약 桃紅四物湯加減方(生地黃·生牡蠣 각 15g, 川芎·當歸·赤芍藥·橘紅 각 12g, 桃仁·紅花·半夏 각 9g, 浙貝·甘草 각 6g)을 배합하여 치료하면 어느 정도 효과를 거둘 수 있다.

단순성 미주신경마비 환자는 위의 방법에 따라 證型을 분명하게 가려 치료하면 모두 만족할 만한 효과를 거둘 수 있다. 특히 頸部 근육의 회복 및 심박동의 회복은 비교적 빠르다.

제16절 舌下神經麻痺

설하신경마비는 혀가 한쪽으로 기울어지고, 舌本이 退縮되며, 발음형성이 완전하지 못한 증상을 일으키는 임상증후군후이다.

설하신경은 주로 軀體傳出纖維(efferent fibers)를 함유하고 있으며,

舌內筋과 舌外筋 [莖突舌筋(styloglossus muscle)・舌骨舌筋(hyoglossal muscle)・頦筋(mental muscle) 등]을 지배한다.

설하신경마비의 병인은 대부분 頭蓋 內 및 頭蓋 外의 속발성 병변으로 인하여 일어난다. 예를 들면 이것은 뇌혈관병, 腦腫瘤 혹은 頭蓋骨 外傷 시 나타나는 偏癱 증상 중의 한 부분이다. 혹은 延髓空洞症, 筋痿縮側索硬化 초기, 頸部에서 높은 부위의 深部 外傷, 脊髓 結核, 舌底部 腫瘤 혹은 염증 등이 모두 직접 설하신경마비를 초래한다.

1. 임상 증상

一側 설하신경마비는 임상에서 비교적 자주 접한다. 一側 마비 시 혀는 마비측으로 偏向하여 늘어나고, 마비측 혀는 위축된다. 만약 舌下神經核에 病變 시 위축된 舌筋에서 筋纖維震顫을 볼 수 있다. 一側의 舌下神經麻痺 시 기능장애는 분명하지 않다. 이것은 많은 舌筋纖維가 中間線에서 교차하고, 양측을 지배하기 때문에 증상이 분명하게 나타나지 않기 때문이다.

양측 설하신경 손상은 임상에서 비교적 드물게 접한다. 이 증상은 완전한 舌筋麻痺를 나타내고, 혀는 口腔底部에 停滯되며, 발음 형성이 완전하지 못하고, 심하면 舌音을 내지 못하고, 식사하기가 역시 곤란하며, 혀의 退縮으로 호흡 곤란이 흔하게 나타난다.

2. 중의 변증 치료

설하신경마비는 中醫의 '舌喑'의 범주에 귀속된다. 이 병의 발생은 心經과 관계가 있는 것으로 인식한다. 그것은 心經의 別絡이 舌本과 연계되어 있기 때문에 氣血이 위로 올라가 舌과 통한다는 것이다. 그러므로 '舌爲心之苗', '心開竅於舌'이라는 說이 있다. 分型은 아래와 같다.

1) 風寒阻絡型

舌喑, 舌筋癱瘓으로 一側에 발생하는 사람이 많고, 一側은 혀가 늘어져 마비측을 향하여 偏向되고, 마비측은 舌筋이 위축된다. 말을 할 때 舌音을 할 수 없고, 발음형성기능에 장애가 있으며, 전신증상으로 惡寒喜暖, 手足冷凉, 口淡不渴, 혹은 渴喜熱飮, 面色蒼白, 몸을 구부린 채 누워 가만히 있는 것을 좋아하고, 痰·涕·涎液澄澈淸冷, 小便淸長, 大便稀溏, 舌質淡 혹은 靑紫, 舌苔白滑, 脈緩 혹은 遲하다.

① 治則 : 驅寒散邪, 疏經活絡

② 혈위 처방 : 上廉泉·太陽(양측)·合谷(양측)·風池(양측)

③ 혈방 해석 : 上廉泉은 奇穴이며, 舌筋 운동장애를 치료하는 要穴로서, 취혈의 의미는 舌底部의 經脈氣血을 소통하는 데 있다. 太陽·合谷·風池를 배합하면 驅風散邪하는 효능이 있다. 위의 혈을 모두 조합하면 驅風散邪, 疏經活絡하는 효능이 있다.

2) 風熱犯經型

대부분 노년에 몸이 약한 환자에서 다발한다. 一側의 舌筋이 癱瘓한 환자가 많다. 舌喑하며, 혀를 펼 때 마비측을 향하여 偏向하며, 마비측 舌筋은 위축된다. 舌音을 할 수 없고, 발음형성기능에 장애가 있다. 전신증상으로 발열 혹은 惡寒, 手足溫, 口渴, 面赤 혹은 顴紅, 煩躁不寧, 小便黃短, 大便燥結, 舌紅少津, 脈數하다.

① 治則 : 祛風淸熱, 疏經利咽

② 혈위 처방 : 上廉泉·風池(양측)·太陽(양측)·風府·合谷(양측)

③ 혈방 해석 : 上廉泉은 經外奇穴이며, 舌筋障碍를 치료하는 要穴이다. 취혈한 의미는 口底經脈의 氣血을 通調하는 데 있다. 風池·太陽·風府·合谷을 배합하여 치료하면 祛邪淸熱한다. 위의 혈을 모두 조합하여 치료하면 祛邪淸熱, 疏經利咽하는 효능이 있다.

3) 心氣虛弱型

대부분 一側의 舌筋 癱瘓이 발생한다. 舌喑하고, 혀를 펼 때 마비측을 향하여 偏向하며, 마비측 舌筋은 위축된다. 舌音을 할 수 없고, 발음형성기능에 장애가 있다. 전신증상으로 心悸, 氣短, 精神疲倦이 나타나며, 활동 후 가중되고, 面色蒼白, 혹은 自汗이 있고, 舌淡嫩, 脈浮數하다.

① 治則 : 補氣養血, 疏通經絡

② 혈위 처방 : 上廉泉・風池(양측)・少海(양측)・大陵(양측)

③ 혈방 해석 : 上廉泉은 經外奇穴이며, 舌筋障碍를 치료하는 要穴이다. 취혈한 의미는 口底의 心經脈絡을 소통하는 데 있다. 少海는 手少陰心經의 合穴이며, 大陵은 手厥陰心包經의 輸・原穴이 된다. 風池를 배합하면 補氣養血安神하는 효능이 있다. 위의 혈을 모두 조합하면 補氣養血, 疏經活絡하는 효능이 있다.

3. 치료

1) 穴位와 鍼法

① 上廉泉 : 廉泉과 頦骨 사이 중점처에 있다. 30호 1.5촌(40mm) 호침을 취한다. 국부는 통상적인 소독을 하고, 舌骨 방향을 향하여 약 1.3촌(35mm) 刺入한다.

鍼感 : 국부 脹痛 혹은 舌底部에 脹痛이 있다. (그림 1-22)

② 太陽(양측) : 눈썹의 바깥 끝과 目外眦 사이에서 후방을 향하여 약 1橫指되는 오목한 곳에 있다. 30호 2촌(50mm) 호침을 취하고, 국부는 통상적인 소독을 한 다음 率谷 방향을 향하여 약 1.8촌(45mm) 刺入한다.

鍼感 : 국부 脹痛이 있다. (그림 1-22)

③ 合谷(양측) : 手背部에서 第1掌骨間隙의 중점처, 혹은 第2掌骨指關節과 陽谿 사이의 중점처이며 약간 食指側에 가까이 있다. 30호 2촌(50mm) 호침을 취하고, 국부는 통상적인 소독을 한 다음 後谿 방향을 향하여 약 1.8촌(45mm) 刺入한다.

鍼感 : 手掌部 脹痛이 있다. (그림 1-3)

④ 風池(양측) : 목 뒤에서 후두골 아래, 흉쇄유돌근과 승모근 上端 사

이의 오목한 곳으로 風府와 같은 높이에 있다. 30호 2촌(50mm) 호침 2개를 취하고, 국부는 통상적인 소독을 한 다음 脊柱 방향을 향하여 약 1.8촌(45mm) 刺入한다.

鍼感 : 頸部 脹痛 또는 후두골을 따라 側頂部를 향하여 放散된다. (그림 1-22)

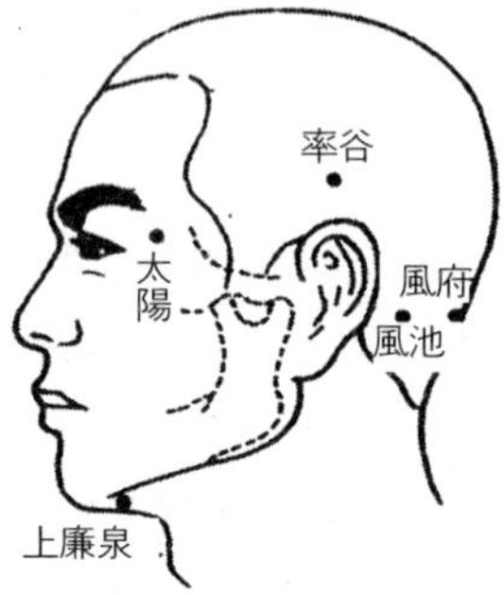

그림 1-22

⑤ 少海(양측) : 肘部 前面에서 掌側橫紋의 尺側이 끝나는 곳(肘關節을 90°로 굽힐 때), 즉 肱骨內上髁 연결선의 중점처에 해당한다. 30호 2촌(50mm) 호침을 취하고, 국부는 통상적인 소독을 하고, 曲池 방향을 향하여 약 1.8촌(45mm) 刺入한다.

鍼感 : 국부 脹痛 혹은 小指를 향하여 放散한다. (그림 1-23)

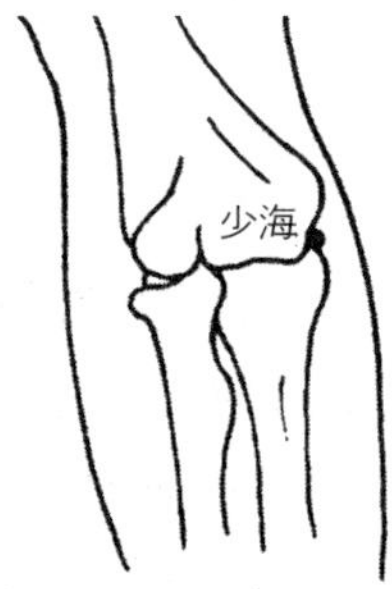

그림 1-23

⑥ 大陵(양측) : 腕部에서 腕掌側橫紋의 중점처, 즉 橈側腕屈筋腱과 掌長筋腱 사이의 오목한 곳에 있다. 손바닥을 위로하고 손목을 펴고 취혈한다. 30호 1.5촌(40mm) 호침을 취하고, 국부는 통상적인 소독을 한 후 약 1.3촌(35mm) 直刺入한다.

鍼感 : 국부 脹痛 혹은 食·中指를 향하여 放散한다. (그림 1-8)

⑦ 風府 : 頸部에서, 後髮際 정중선 상 1촌, 後頭外隆 볼록한 곳 직하, 양측 승모근 사이의 오목한 곳에 있다. 30호 1.5촌(40mm) 호침을 취한다. 국부는 통상적인 소독을 한 다음 後頭骨大孔 방향을 향하여 약 1.3촌(35mm) 刺入한다.

鍼感 : 후두부 脹痛이 있다. (그림 1-22)

2) 體位와 手法 및 療程

風寒阻絡型 환자는 坐位를 취하고, 上廉泉 · 太陽 · 合谷 · 風池 4개 穴을 취하여 방법에 따라 刺入하고, 모두 平補平瀉法을 사용하여 得氣하고, 전침을 가하여 자극을 주며, 40분간 유침한 다음 발침한다. 1일 1회 시술하며, 10회를 1療程으로 하고, 5일 동안 쉰 뒤 효과가 있으나 치유되지 않았으면 다시 치료하고, 10회를 치료하여 효과가 없거나 치유되었으면 치료를 종료한다.

風熱犯經型 환자는 坐位를 취하고, 上廉泉 · 太陽 · 風池 · 風府 · 合谷 5개 穴을 취하여 법에 따라 刺入하고, 上廉泉 · 太陽 · 風府는 平補平瀉法을 사용하여 得氣하고, 風池 · 合谷은 瀉法을 사용하여 得氣하며, 上廉泉 · 太陽 · 風池 · 合谷은 전침을 가하여 자극을 주며, 40분간 유침한 다음 발침한다. 1일 1회 시술하며, 10회를 1療程으로 하고, 5일 동안 쉰 뒤 효과가 있으나 치유되지 않았으면 다시 치료하고, 10회를 치료하여 효과가 없거나 치유되었으면 치료를 종료한다.

心氣虛弱型 환자는 坐位를 취하고, 上廉泉 · 少海 · 風池 · 大陵 4개 穴을 취하여 방법에 따라 刺入하고, 모두 平補平瀉法을 사용하여 得氣하고, 上廉泉 · 風池는 전침을 가하여 자극을 주고, 나머지 혈은 모두 40분간 유침한 다음 발침한다. 1일 1회 시술하며, 10회를 1療程으로 하고, 5일 동안 쉰 뒤 효과가 있으나 치유되지 않았으면 다시 치료하고, 10회를 치료하여 효과가 없거나 치유되었으면 치료를 종료한다.

4. 저자 견해

설하신경마비는 中醫에서 舌喑의 범주에 귀속한다. 주요 병인은 風寒, 風熱邪가 舌本의 經絡을 阻滯하거나 침범하여 經絡이 不暢하기 때문에 이 병이 발생한 것이다. 또 본래 몸이 허약하거나, 오래된 병으로 영양이 좋지 못하거나, 나이가 들어 臟의 氣가 쇠약해진 등의 원인으로 心氣虛弱하여 心脈에 영양을 공급하지 못하여 舌體部의 經脈 운행이 不暢하므로 이 병이 발생하였다.

中醫에서는 이 병을 3개 型으로 나누었다.

風寒型은 風寒邪가 舌本의 經絡에 阻滯하여 舌部의 經脈 氣血의 운행이 不暢하여 舌에 영양을 공급하지 못하자 그 기능을 잃어 이 병이 발생하였다. 위의 鍼刺治療를 응용하면 비교적 좋은 치료효과가 있다.

風熱型은 주로 風熱邪가 舌部의 經絡을 침범하여 舌體部의 經脈氣血이 기능을 잃고 운행이 不暢하므로 혀에 영양을 공급하지 못하여 이 병이 발생하였다. 위의 分型에서 예를 든 鍼刺治療를 운용하면 역시 만족할 만한 효과를 거둘 수 있다.

心氣虛弱型은 주로 心氣不足으로 氣虛하면 血滯가 되어 氣血이 상부를 영화롭게 하지 못하자 舌體部의 經脈이 暢行하지 못하고, 舌部에 영양을 공급하지 못하여 이 병이 발생한다. 위의 分型에서 예를 든 鍼刺治療를 운용하면 비록 소요되는 시간은 비교적 길지만 역시 만족할 만한 효과를 거둘 수 있다.

이상에서 예를 든 3개 型은 모두 단순성 單側 설하신경마비다. 침자치료를 응용하면 모두 만족할 만한 효과를 거둘 수 있다. 그러나 임상에서 비교적 많이 보이는 뇌혈관질병 혹은 頭蓋의 외상 후 동반되는 증상은 모두 偏癱이 동시에 나타난다. 이런 類의 환자 치료는 비교적 복잡(腦內神經 장애로 인한 중추성 마비)하므로 뇌혈전 형성 혹은 뇌출혈 치료를 참고하길 바라며 위의 分型에 따른 穴位(전침은 사용하지 않음)를 사용하면 일반적으로 偏癱이 호전됨에 따라 언어도 점차 호전되고, 舌癱 역시 점차 호전된다.

제17절 蝶形骨口蓋神經痛

蝶形骨口蓋神經痛(sphenopalatine neuralgia)은 슬루더신경통(Sluder nenurlgia)이라고도 불리는데, 이것은 蝶形口蓋神經이 자극을 받아서 이 신경

이 분포하는 구역 내에 극렬한 疼痛이 나타나는 것이다.

蝶形口蓋神經節은 주로 교감신경섬유로 구성되어 있고, 그 섬유는 眼眶・蝶形洞(sphenoid sinus)・篩骨洞(ethmoid sinus)・경구개・연구개・鼻咽部・편도선(tonsil)과 上齒齦部에 분포하며, 일반적으로 감각과 腺體분비(glandular secretion)를 관장할 수 있고 아울러 副交感節後纖維와 함께 淚腺을 관장하여 淚腺分泌를 하게 한다. 현재 病의 病因・발병기전은 아직 불명확하나 鼻竇 등의 부위 감염이 신경절에 파급된 것과 유관할 수 있다.

1. 임상 증상

이 병은 30~40세 여성에게서 다발하고 인체 내외의 환경적 영향을 받으며 항상 야간에 발작한다. 疼痛은 한쪽의 鼻根部, 眼內眦部에 많이 발생하고 深部를 향해 放散되는데 불타는 것 같은 극렬한 동통이 일어난다. 어떤 때는 疼痛이 유양돌기부에 나타나서 頸部를 향해 放散되기도 한다. 항상 眼球結膜의 充血, 水腫, 빛을 두려워하고, 번쩍이는 暗點 등이 있다. 또는 鼻粘膜의 充血, 부종, 콧물이 흐르거나 코가 막히는데 매번 발작시간은 10~30분이며 개별 病例에 따라 길게는 2시간까지 이어진다. 발작에는 周期性이 있고, 어떤 때는 하루에 3~4차 발작하거나, 또는 이틀에 한 차례 발작하거나, 심지어 1~2주에 한 차례 발작하기도 한다.

- 검사 : 眼眶, 鼻根 및 유양돌기 부위에 뚜렷한 壓痛이 존재할 수 있다.

2. 중의 변증 치료

蝶形骨口蓋神經痛(sphenopalatine neuralgia)은 中醫에서 '陽明頭痛', '厥陰頭痛' 등의 범주에 귀속된다. 이 병의 발생은 外感, 內傷과 관계가 있는데 그 分型은 아래와 같다.

1) 外感風寒型

동통은 대부분 一側의 鼻根部・眼內眥部에서 발생하며, 발작성으로 불타는 것과 같은 극렬한 동통을 나타내며, 항상 코막힘, 콧물, 빛을 두려워 함, 결막충혈 등을 동반하며, 동통이 발생할 때는 鼻根 및 前額部에 긴축감이 있으며, 발작 시간은 1회 30분~1시간으로 고르지 않다. 발작은 극렬한 통증으로 시작하여 中後期에 점차 완만해졌다가 차츰 소실된다. 매일 1~3회 발작하는데 고르지 않고, 치료가 정확하지 못하면 1주 정도 발작할 수 있다. 風寒을 맞으면 통증이 극렬해지거나 발작하며, 骨節酸痛, 口不渴, 苔薄白, 脈浮緊하다.

① 治則 : 疏風散寒, 解表止痛

② 혈위 처방 : 迎香(양측)・睛明(양측)・太陽(양측)・合谷(양측)

③ 혈방 해석 : 迎香・睛明・太陽은 국부 取穴한 것이며, 그 의미는 鼻根部 및 眼內眥部의 經脈과 氣血을 通調하고, 活血止痛하는 것이다. 面口疾病의 經驗要穴인 合谷을 배합하여 치료하면 疏風散寒한다. 위의 혈을 모두 조합하면 疏風散寒, 解表止痛하는 효능이 있다.

2) 外感風熱型

鼻根部 동통이 一側 혹은 兩側에 발작성으로 나타나며, 항상 目內眥 혹은 頸部에 파급되는 통증이 있다. 발작 시 코막힘, 콧물, 결막 충혈, 눈물 등이 있다. 面紅目赤, 發熱惡風, 咽喉腫痛, 口乾欲飮, 舌尖紅, 苔薄黃, 脈浮數하다.

① 治則 : 祛風淸熱, 解表止痛

② 혈위 처방 : 迎香(양측)・睛明(양측)・風池(양측)・合谷(양측)

③ 혈방 해석 : 迎香・睛明은 隣近 取穴이며, 그 의미는 鼻根部의 經脈과 氣血을 通調하고, 疏解表邪하는 것이다. 足少陽과 陽維脈이 交會하는 風池와 手陽明大腸經의 原穴인 合谷을 배합하는데 두 혈을 배합하여 刺鍼하면 祛風淸熱하는 효능이 있다. 위의 혈을 모

두 조합하면 祛風淸熱, 解表止痛하는 효능이 있다.

3) 陰血虧虛型

一側 혹은 兩側 鼻根部·眼內眦·乳樣突起部에 짧은 한 차례의 통증, 隱隱痛이 나타난다. 매회 발작 시간은 10~30분으로 고르지 않고, 발작 주기 역시 매일 2~4회 고르지 않게 발작하며, 통증이 있을 때 항상 眼結膜充血, 빛을 두려워하고, 코막힘, 콧물 등이 동반되는데, 오후 혹은 노동 후 발작 횟수가 증가한다. 전신증상으로 神疲乏力, 心悸怔忡, 식욕부진, 面色不華 혹은 萎黃, 舌淡苔薄白, 脈細弱無力이 나타난다.

① 治則 : 滋陰養血, 疏經止痛

② 혈위 처방 : 迎香(양측)·睛明(양측)·翳風(양측)·列缺(양측)

③ 혈방 해석 : 迎香·睛明·翳風은 隣近 取穴한 것이며, 그 의미는 국부의 經脈과 氣血을 通調하고, 活絡疏經止痛하는 것이다. 列缺은 手太陰肺經의 絡穴이며, 별도로 陽明으로 走行하고, 八脈交會穴의 하나가 되며, 任脈으로 통한다. 刺鍼하면 滋補肺陰, 養血止痛할 수 있다. 위의 혈을 모두 조합하면 滋陰養血, 疏經止痛하는 효능이 있다.

3. 치료

1) 穴位와 鍼法

① 風池(양측) : 項部에서 후두골의 아래, 흉쇄유돌근과 승모근(trapezuis muscle) 상단 사이의 오목한 곳에 있으며, 風府와 수평인 위치에 있다. 30호 2촌(50mm) 호침 2개를 취한다. 국부는 통상적인 소독을 하고, 척추 방향을 향하여 약 1.8촌(45mm) 刺入한다.

鍼感 : 頸後部 脹痛 혹은 後頭部를 따라 側頂部를 향하여 放散한다. (그림 1-2)

② 迎香(양측) : 鼻翼外緣中點에서 옆으로 0.5촌, 鼻脣溝中에 있다. 30호 1.3촌(35mm) 호침 2개를 취한다. 국부는 통상적인 소독을 한

다음 약간 鼻翼處(이 혈은 비교적 통증이 있으므로 素髎의 進鍼手法을 채택하여 사용할 수 있다)를 향하여 약 0.8촌 刺入한다.

鍼感 : 국부에 脹刺痛이 있다. (그림 1-1)

③ 睛明(양측) : 얼굴에서 눈의 內眥角 약간 上方 오목한 곳이다. 30호 1.5촌(40mm) 호침을 취하고, 국부는 통상적인 소독을 한 다음 眼球를 약간 바깥으로 압박하고, 약 1.4촌(38mm) 直刺한다(이곳의 刺鍼手法은 마땅히 가볍게 하고 捻轉하지 않으며, 拔鍼은 완만하게 해야 하고, 拔鍼 후 약간 눌러서 출혈이 나타나는 것을 피해야 한다).

鍼感 : 국부 脹痛이 있다. (그림 1-11)

④ 太陽(양측) : 눈썹의 바깥 끝과 目外眥 사이에서 후방을 향하여 약 1橫指되는 오목한 곳에 있다. 30호 2촌(50mm) 호침을 취하고, 국부는 통상적인 소독을 한 다음 率谷 방향을 향하여 약 1.8촌(45mm) 刺入한다.

鍼感 : 국부 脹痛이 있다. (그림 1-13)

⑤ 合谷(양측) : 手背部에서 第1掌骨間隙의 중점처, 혹은 第2掌骨指關節과 陽谿 사이의 중점처이며 약간 食指側에 가까이 있다. 30호 2촌(50mm) 호침을 취하고, 국부는 통상적인 소독을 한 다음 後谿 방향을 향하여 약 1.8촌(45mm) 刺入한다.

鍼感 : 手掌部 脹痛이 있다. (그림 1-3)

⑥ 翳風(양측) : 얼굴의 耳廓 後下方에서 耳垂根後方의 오목한 곳에 있다. 30호 1.5촌(40mm) 호침을 취한다. 국부는 통상적인 소독 후 鼻尖 방향을 향하여 약 1.4촌(38mm) 刺入한다(이 穴에 자침할 때는 당연히 頸動·靜脈을 피하여야 한다).

鍼感 : 耳後 혹은 耳深部에 脹痛이 있다. (그림 1-14)

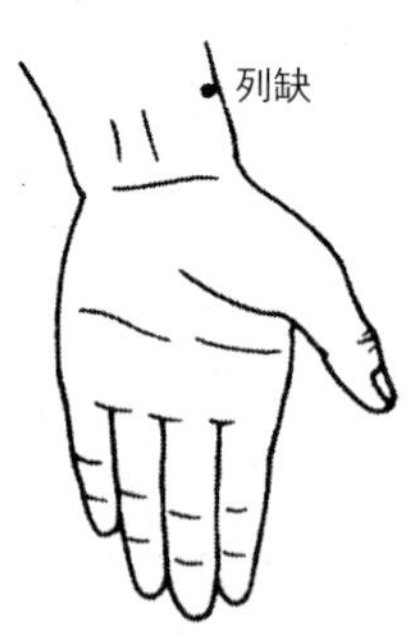

그림 1-24

⑦ 列缺(양측) : 前臂橈側緣에서, 橈骨莖突 상방, 太淵과 비스듬하게 상방으로 1.5촌, 肱骨橈筋과 拇長展筋腱 사이에 있다. 30

호 1촌(25mm) 호침을 취하고, 통상적인 국부 소독 후 鍼尖을 위로 35° 각도로 약 0.8촌(20mm) 刺入한다.

鍼感 : 국부 脹痛 혹은 拇指背를 향하여 放散한다. (그림 1-24)

2) 體位와 手法 및 療程

外感風寒型 환자는 坐位를 취하게 하고, 迎香・睛明・太陽・合谷 4개 穴을 취하여 법에 따라 刺入한 다음 平補平瀉法을 사용하여 得氣하고, 40분간 유침한 다음 발침한다. 매일 1회, 6회가 1療程이다. 3일 휴식하고, 효과가 있으나 치유되지 않았으면 다시 침치료하고, 6회 치료하여도 효과가 없거나 치유되었으면 치료를 종결한다.

外感風熱型 환자는 坐位를 취하게 하고, 迎香・睛明・風池・合谷 4개 穴을 취하여 방법에 따라 刺入한 다음 平補平瀉法을 사용하여 得氣하고, 40분간 유침한 다음 발침한다. 매일 1회, 6회가 1療程이다. 3일 휴식하고, 효과가 있으나 치유되지 않았으면 다시 침치료하고, 6회 치료하여도 효과가 없거나 치유되었으면 치료를 종결한다.

陰血虧虛型 환자는 坐位를 취하게 하고, 迎香・睛明・翳風・列缺 4개 穴을 취하여 방법에 따라 刺入한 다음 平補平瀉法을 사용하여 得氣하고, 40분간 유침한 다음 발침한다. 매일 1회, 6회가 1療程이다. 3일 휴식하고, 효과가 있으나 치유되지 않았으면 다시 침치료하고, 6회 치료하여도 효과가 없거나 치유되었으면 치료를 종결한다.

4. 저자 견해

蝶形骨口蓋神經痛(sphenopalatine neuralgia)은 그 임상 증상에 따라 논하는데 주로 鼻根部・眼內眦部・頸部 및 乳樣突起部의 동통으로 나타나며, 中醫에서는 '頭痛'의 범주에 귀속된다. 이 병의 발생은 風寒・風熱邪가 침입하여 經脈을 阻滯하는 것과 관계있는 것으로 인식한다. 혹은 久病으로 陰血이 소모되고 손상받아 陰虛陽亢하고, 肝風內動한 것이 상부를 교란한 것과 관련이 있는 것으로도 인식한다.

저자는 이 병을 3개 型으로 나누었다.

外感風寒型은 주로 風寒邪가 침입한 후 經脈을 타고 상부를 침범하여 淸陽한 氣의 宣達을 막음으로써 이 병이 발생한다. 위에서 예를 든 穴組合을 응용하여 침자치료하면 비교적 좋은 효과가 있다.

外感風熱型의 風熱은 陽邪로서 그 성질은 火에 속한다. 火性은 炎上하는 성질이 있는데 風熱이 상부를 교란하고 經脈을 壅塞하며, 淸陽이 활발하게 작동하지 않으므로 이 병이 발생한다. 위에서 예를 든 穴組合을 응용하여 침자치료하면 비교적 좋은 효과가 있다.

陰血虧虛型은 오랜 병으로 체력이 쇠약해지거나 失血이 과도하여 氣血虛弱하면 상부를 영화롭게 할 수 없어 이 병이 발생한다. 위에서 예를 든 穴組合을 응용하여 침자치료하면 비교적 만족할 만한 효과를 거둘 수 있다.

위의 3가지 型 모두 치유되었더라도 정서가 불안정하거나 鼻咽部 및 鼻竇部의 감염이 있으면 다시 발병하는데, 위의 방법으로 치료하여도 효과는 같다. 따라서 치유된 후에도 심신을 잘 조리하고, 체력을 증강하며, 재발을 막도록 환자를 지도한다.

제18절 前庭神經炎

전정신경염은 전정신경의 원발성 비특이성 염증에 의하여 발생되는 眩暈症을 말하는 것으로 중국에서는 前庭神經元炎이라고도 부른다. 병인은 아직까지 명확하게 밝혀지지 않았지만 대부분의 환자들은 발병 이전에 호흡기계에 바이러스성 감염 혹은 위장관의 감염력이 있으므로 다수의 학자들은 전정신경의 바이러스에 의한 감염 때문이라고 주장한다.

1. 임상 증상

20~60세의 성인에게서 다발하며 간혹 아동에게서도 발병한다. 발병은 급하고, 항상 수면에서 깨어난 후 발병하는 경우가 많다. 증상으로 심한 眩暈, 惡心과 구토, 주위가 도는 느낌이 있고, 환자는 감히 눈을 뜨지 못하거나 활동을 할 수 없으며, 움직이면 眩暈과 구토가 가중되어 심하면 쓰러지기도 한다. 耳鳴과 청력감퇴는 없으며 자발적인 안구의 빠른 震顫이 동반되는 경우가 많다.

● 검사 : 양측 전정기능시험(냉열수 變溫시험)에서 비정상이다. 그러므로 환측 전정기능은 분명하고, 청력 및 귀의 달팽이관 기능시험은 정상이다. 초기에는 일부 환자에게서 末梢血液象 백혈구가 증가할 수 있다.

2. 중의 변증 치료

전정신경염은 그 주요 증상이 眩暈이다. 中醫에서는 眩暈과 頭暈 두 증상의 합칭으로 인식하며, 眩暈·耳眩暈 등의 범주에 귀속시킨다. 이 병의 발생은 風·火·痰·虛로 병이 발생하며, 氣血不足 등과도 관계가 있는 것으로 인식한다. 分型은 다음과 같다.

1) 寒水上泛型

청장년에 다발하며, 병이 매우 급하게 발생하고, 항상 새벽에 일어나거나 午睡 후에 발병한다. 매우 심한 眩暈이 있고, 惡心과 嘔吐, 주위 물체가 돌아가는 것과 같은 느낌이 있으며, 환자는 감히 눈을 뜨지 못하고, 활동하지도 못한다. 움직이면 眩暈과 구토가 가중된다. 전신증상으로는 心下悸動, 요통, 形寒肢凉, 背部에 凉氣가 침입하고, 밤에 頻尿가 있으며 淸長하고, 舌質淡胖, 苔白潤, 脈沈細弱하다.

① 治則 : 溫腎壯陽, 散寒利水

② 혈위 처방 : 風池(양측)·太陽(양측)·率谷(양측)·三陰交(양측)

③ 혈방 해석 : 風池·太陽·率谷은 隣近 取穴한 것이며, 그 의미는

頭部에 風寒이 阻塞된 것을 淸散하고, 宣散淸陽하는 데 있다. 三陰交는 足太陰·厥陰·少陰이 만나는 곳으로 刺鍼하여 補하면 壯陽利水하는 효능이 있다. 위의 혈을 모두 사용하면 溫腎壯陽, 散寒利水하는 효능이 있다.

2) 痰濁中阻型

40~60세 성인에서 다발한다. 돌연 발병하며, 매우 심한 眩暈이 있고, 惡心과 嘔吐, 주위의 물체가 돌아가는 것 같은 감이 있고, 환자는 발병 시 감히 눈을 뜨지 못하며, 활동도 못한다. 움직이면 眩暈과 구토가 가중된다. 耳鳴 혹은 청력감퇴는 동반되지 않는다. 전신증상으로 물건 보면 흐리고 어둡게 보이며, 胸悶泛惡, 食少, 嗜睡, 舌苔白膩, 脈濡滑하다.

① 治則 : 化濕祛痰, 健脾和胃

② 혈위 처방 : 風池(양측)·太陽(양측)·率谷(양측)·豊隆(양측)

③ 혈방 해석 : 風池·太陽·率谷은 隣近 取穴한 것이며, 그 의미는 국부의 濕熱을 淸利하고, 經絡의 痰阻를 祛散하는 데 있다. 豊隆은 足陽明胃經의 絡穴이며, 刺鍼하면 健脾和胃祛痰할 수 있다. 위의 혈을 모두 조합하면 化濕祛痰, 健脾和胃하는 효능이 있다.

3) 氣血虧虛型

20~60세 성인에서 다발하며, 여성에서 많다. 매우 급하게 발병하며, 매우 심한 眩暈이 나타나고, 惡心과 嘔吐, 주위의 물체가 돌아가는 감이 있으며, 환자는 눈을 뜨지 못하며, 감히 활동하지도 못한다. 움직이면 眩暈과 구토가 가중되고, 심하면 쓰러진다. 노동으로 피로하면 즉시 발생한다. 耳鳴 혹은 청력감퇴는 동반되지 않고, 항상 자발적으로 眼球가 빠르게 震顫하는 증상이 동반된다. 전신증상으로는 面色蒼白萎黃, 脣甲不華, 心悸不眠, 神倦懶言, 飮食減少, 舌質淡, 脈細數이 보인다.

① 治則 : 補氣養血, 健運脾胃
② 혈위 처방 : 風池(양측) · 太陽(양측) · 率谷(양측) · 足三里(양측)
③ 혈방 해석 : 風池 · 太陽 · 率谷은 隣近 取穴한 것이며, 그 의미는 국부의 經脈 氣血을 通調하고, 氣血을 暢通하며, 뇌에 영양을 공급하는 데 있다. 足三里는 足陽明胃經의 合穴이며, 刺鍼하면 理氣合胃, 健脾合中한다. 위의 혈을 모두 조합하면 補氣養血, 健運脾胃하는 효능이 있다.

3. 치료

1) 穴位와 鍼法

① 風池(양측) : 項部에서 후두골의 아래, 흉쇄유돌근과 승모근(trapezuis muscle) 상단 사이의 오목한 곳에 있으며, 風府와 수평한 위치에 있다. 30호 2촌(50mm) 호침 2개를 취한다. 국부는 통상적인 소독을 한 다음 척추 방향을 향하여 약 1.8촌(45mm) 刺入한다.
鍼感 : 頸後部 脹痛 혹은 後頭部를 따라 側頂部를 향하여 放散한다. (그림 1-22)

② 太陽(양측) : 눈썹의 바깥 끝과 目外眦 사이에서 후방을 향하여 약 1橫指되는 오목한 곳에 있다. 30호 2촌(50mm) 호침을 취하고, 국부는 통상적인 소독을 한 다음 率谷 방향을 향하여 약 1.8촌(45mm) 刺入한다.
鍼感 : 국부 脹痛이 있다. (그림 1-22)

③ 率谷(양측) : 頭의 顳部 耳尖에서 바로 위 髮際로 들어가 1.5촌처, 角孫 直上方에 있다. 다른 하나의 방법으로 耳尖과 頂結節 사이의 중점처에 있다. 30호 1.5촌(40mm) 호침을 취한다. 국부는 통상적인 소독을 하고, 후방을 향하여 약 1.4촌(38mm) 平刺入한다.
鍼感 : 側顳部 脹痛이 있다. (그림 1-22)

④ 三陰交(양측) : 小腿內側에서, 足外踝上 3촌, 脛骨內側緣 후방 오목한 곳에 있다. 30호 2촌(50mm) 호침을 취한다. 국부는 통상적인

소독을 한 다음 약 1.8촌(45mm) 直刺入한다.

鍼感 : 국부 脹痛 혹은 足底 및 膝部를 향하여 放散한다. (그림 1-25)

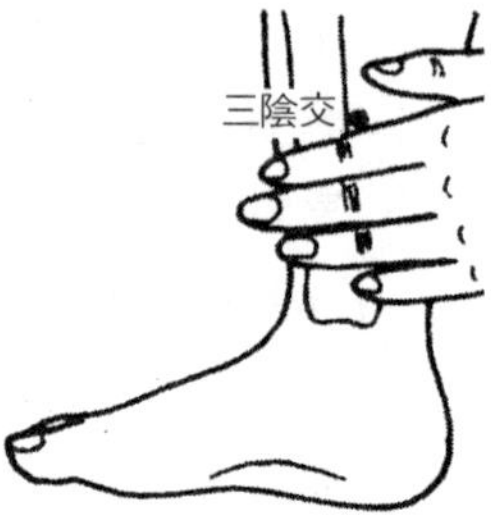

그림 1-25

⑤ 足三里(양측) : 小腿前外側面의 상부에서 犢鼻穴下 3촌, 脛骨前緣으로부터 1橫指(中指) 떨어진 곳에 있다. 30호 2촌(50mm) 호침을 취하고, 국부는 통상적인 소독을 한 다음 약 1.8촌(45mm) 直刺入한다.

鍼感 : 국부 脹痛 혹은 足背를 향하여 放散한다. (그림 1-5)

⑥ 豊隆(양측) : 小腿前外側에서, 外踝尖上 8촌, 條口 外方, 脛骨前緣에서 2橫指(中指) 떨어진 곳에 있다. 30호 2촌(50mm) 호침을 취하며, 극부는 통상적인 소독을 한 다음 약 1.8촌(45mm) 直刺入한다.

鍼感 : 국부 脹痛이 있다. (그림 1-21)

2) 體位와 手法 및 療程

寒水上泛型 환자는 坐位를 취하고, 風池 · 太陽 · 率谷 3개 穴을 취하여 법에 따라 刺入하고 平補平瀉法을 사용하여 得氣한다. 40분간 유침 후 발침한다. 1일 1회 시술하며, 6회를 1療程으로 하고, 3일 동안 쉰 뒤 효과가 있으나 치유되지 않았으면 다시 치료하고, 6회를 치료하여 효과가 없거나 치유되었으면 치료를 종료한다.

痰濁中阻型 환자는 坐位를 취하고, 風池 · 太陽 · 率谷 · 豊隆 4개 穴을 취하여 방법에 따라 刺入하고, 平補平瀉法을 사용하여 得氣하며, 40분간 유침한 다음 발침한다. 1일 1회 시술하며, 6회를 1療程으로 하고, 3일 동안 쉰 뒤 효과가 있으나 치유되지 않았으면 다시 치료하고, 6회를 치료하여 효과가 없거나 치유되었으면 치료를 종료한다.

氣血虧虛型 환자는 坐位를 취하고, 風池 · 太陽 · 率谷 · 足三里 4개 穴을 취하여 방법에 따라 刺入하고, 平補平瀉法을 사용하여 得氣하며, 40분간 유침한 다음 발침한다. 1일 1회 시술하며, 6회를 1療程으로 하

고, 3일 동안 쉰 뒤 효과가 있으나 치유되지 않았으면 다시 치료하고, 6회를 치료하여 효과가 없거나 치유되었으면 치료를 종료한다.

4. 저자 견해

中醫에서는 전정신경염이 '眩暈', '耳眩暈' 등의 범주에 귀속되고, 이 병의 발생이 風・火・痰・虛는 관계가 있는 것으로 인식하였다. 예를 들면 元代의 朱震亨은 痰에 치우친 '無痰不作眩'의 논점을 제시하였으며, 아울러 '治痰爲先'의 치료방법도 제시하였다. 明代의 張仲景은 주로 虛에 관한 '無虛不作眩'의 논점을 제시하였고, 아울러 '當以治虛' 위주의 치료방안을 제시하였다.

저자는 이 병을 3개 型으로 나누었다.

寒水上泛型은 주로 寒水가 上泛하여 淸竅를 蒙蔽하므로 眩暈症이 나타난 것이다. 위의 穴組合을 운용하여 鍼刺하면 비교적 좋은 치료효과가 있다.

痰濁中阻型은 주로 痰濁이 淸陽을 蒙蔽하므로 眩暈症이 발생한 것이다. 또 濕痰이 中焦에서 停阻하여 脾胃의 氣가 不和하므로 胸悶惡心嘔吐가 발생하고, 脾氣가 건강하지 못하므로 陽氣가 不振하여 食少嗜臥多寐한 증상이 나타난 것이다. 위의 穴組合을 운용하여 鍼刺治療하면 化濕祛痰健脾和胃하는 효능이 있어 능히 만족할 만한 효과를 거둘 수 있다.

氣血虧虛型은 주로 오래된 병으로 脾胃虛弱하고, 氣血을 生化하는 근원이 결핍되어 氣血이 부족하므로 上部를 榮華롭게 하지 못하고, 뇌에도 영양을 공급하지 못한다. 위의 穴組合을 운용하여 鍼刺治療하면 능히 만족할 만한 효과를 거둘 수 있다.

임상에서 전정신경염의 主證은 眩暈이며, 內耳眩暈의 主證 역시 眩暈이므로 혼동하기 쉬운데, 그 주요 감별점은 다음과 같다.

① 內耳眩暈의 主證은 眩暈이다. 그러나 전형적인 耳鳴 및 一側의 聽力下降을 동반한다.

② 前庭神經炎의 主證 역시 眩暈이다. 그러나 耳鳴과 一側의 聽力下降이 없다.

전정신경염이 만약 치유된 후에도 感冒나 바이러스성 호흡기 감염, 바이러스성 胃腸道感染이 발생하면 이 병이 유발될 수 있다. 위의 치료 방법을 응용하면 여전히 양호한 치료효과가 있다.

제2장

腦部 疾病

제2장

腦部 疾病

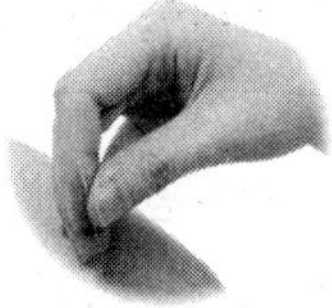

뇌는 인체의 중추가 되며, 頭蓋腔 내에 위치하고, 형태와 기능 모두 복잡하다. 인체의 意識 , 思惟, 행위, 睡眠, 언어, 기억, 얼굴의 표정, 입의 詛嚼, 미각, 청각, 시각, 痛, 溫, 촉각, 位置覺, 각종 운동의 발생, 협조, 체온, 각 내장의 기능, 腺體의 분비, 각 계통이 外界에 적응하는 것을 조절하는 등 모든 것은 뇌세포로부터 조절 협조된다. 뇌는 인간의 고급신경중추이며, 인체가 활동하는 모든 물질적인 기초가 된다.

이 장은 모두 19절로 되어 있으며, 뇌혈관병 등 19종의 흔한 질병을 수록하였다. 매 절마다 하나의 질병을 서술하였고, 매 절의 전면에는 주로 현대의학 위주로 해당 병의 발병, 病因 및 주요 증상을 서술하였으며, 그 뒤에는 中醫學의 辨證施治 원리를 통하여 해당 병의 類型을 분류하고, 각 병의 分型을 통하여 각 型의 主證, 治則, 穴位處方, 穴方解釋, 穴位圖, 刺法 등을 상세하게 서술하였다. 分型에서 예를 든 治療穴 組合은 모두 精選하였거나 저자가 임상에서 운용한 누적된 經驗穴 組合이다. 아울러 療程에 대한 휴식 시간 등도 상세하게 서술하였다.

마지막의 저자견해에서는 해당 병의 치료효과를 평가하고, 아울러 치료 중 및 치료 후 주의사항과 예후를 구체적으로 소개하였다.

제1절 一過性 腦虛血 發作

일과성 뇌허혈 발작(TIA)은 경동맥 계통 혹은 척추기저동맥계의 일과성 뇌허혈로 인하여 발생하는 신경계통의 국한성 기능장애다. 이것은 흔히 볼 수 있는 일종의 뇌혈관질환이다.

대다수의 학자들은 일과성 뇌허혈 발작의 병인을 다음과 같이 6가지로 인식하였다.

① 微栓塞 : 색전 인자는 두개외동맥에서 죽상경화된 혈관의 반점 파편으로부터 來源할 수 있다. 이것들은 콜레스테롤, 섬유소 혹은 혈소판으로부터 만들어져 판에 박힌 듯 반복적으로 발작할 수 있다.

② 血液動力學的 변화 : 뇌동맥에 죽상경화가 있는 환자는 갑자기 일과성으로 혈압의 과도한 저하 혹은 體位 변화로 위치성 저혈압이 나타나면 일과성 뇌허혈 발작(TIA)를 일으킬 수 있다. 그 중에 椎—基底動脈의 TIA가 흔히 보인다.

③ 頸部 동맥 원인 : 경부동맥의 굴곡이 심하거나 뭉치거나 추골동맥이 경추 骨刺(spur)의 압박을 받으면 머리를 움직일 때 발생할 수 있다.

④ 심장병 : 심장박동이 고르지 못하며, 방실전도가 막히고, 심근경색은 돌연 腦국부의 灌流量을 감소시킨다.

⑤ 혈액 응고 과잉 상태 : 혈소판의 積聚

⑥ 뇌혈관병 : 뇌혈관의 경련

1. 임상 증상

임상 증상은 허혈 발작의 부위와 관련이 있다. 경동맥 계통 혹은 椎—基底動脈 계통의 허혈은 구분해야 한다. 즉 경동맥 계통의 TIA는 대측에 경도의 반측 마비, 半身의 감각장애, 실어, 시력장애 혹은 偏盲이 몇 분에서 몇 시간 동안 지속된 후 즉시 회복되는데 발작 기간 동안 신경기능은 완전히 정상이고, 신체검사상 頸部에서 血管 잡음을 들을 수 있으며, 촉진 시 경동맥 박동이 감소되고, 경동맥 조영 및 경부에 도플러 초음파 스캔은 진단에 도움을 줄 수 있다. 椎—基底動脈의 TIA는 노인에게 흔히 보이며, 후두부의 두통과 일과성 시력장애가 있으며, 시야의 변화와 함께 뇌간 증상을 동반한다. 예를 들면 복시, 현훈, 발음구성이 분명하지 않고, 연하곤란, 안면마목, 상호부조 기능 장애 및 교차성 반신불수 등의 증상이 나타난다. 갑자기 발작이 나타나면 돌연 사지가 무력하여 넘어지지만 의식이 명료한 것 역시 이 병에서 흔히 보이는 증상의 하나다. 목을 돌릴 때 위에서 설명한 증상이 나타나는 것은 경추병으로 인한 압박 때문에 뇌에 혈액을 공급하는데 영향을 주기 때문이다.

- 진단 기준 : TIA의 주요한 진단 기준은 뇌허혈성 발작이 24시간 이내에 완전 회복되는 것이다.

2. 중의 변증 치료

일과성 뇌허혈 발작은 중의학의 '中風先兆', '類中風', '中經絡' 등에 해당한다. 병의 발생을 肝腎陰虛, 浮陽上越, 痰濁中阻, 上擾淸宮, 氣虛血瘀, 腦絡瘀阻 등과 유관한 것으로 인식하였다. 유형은 다음과 같다.

1) 肝腎陰虛型

노인에게 자주 보이며, 발병은 後頭部 頭痛, 일과성 시력변화, 頭昏頭暈, 肢體痲軟으로 먼저 나타날 수 있으며, 전신증상으로는 頭重脚輕, 多夢健忘, 夜寐不安, 咽干盜汗, 心中煩悶, 急躁易怒, 舌紅少苔, 脈弦或數 등의 증상이 나타난다.

① 治則 : 補肝滋腎, 平肝潛陽

② 혈위 처방 : 風池(양측)·合谷(양측)·曲池(양측)·足三里(양측)·丘墟(양측)

③ 혈방 해석 : 肝陽이 火로 변하여 生風하고, 腎陽不足으로 水가 부족하여, 水가 火를 제압하지 못하고, 氣血이 上逆妄行하며, 痰濁

이 內生하여 阻絡함으로써 증상이 발생한다. 手足少陽·陽維의 合穴인 風池, 족소양담경의 原穴인 丘墟에 자침하여 補益肝陰, 滋生腎水한다. 手陽明大腸經의 原穴인 合谷, 手陽明大腸經의 合穴인 曲池, 足陽明胃經의 合穴인 足三里에 자침하여 經絡을 서로 소통시키면, 經絡이 通暢하고, 肝陽이 평정된다. 또한 手足陽明經과 足少陽經이 함께 頭面을 순행하므로 그 각각의 경혈을 자침하면 補肝滋腎, 平肝潛陽하는 효능이 있다.

2) 痰濁中阻, 上擾淸宮

중·노년에게서 다발하며, 비교적 장기간의 경부 불편감, 頭暈目眩이 있으며, 목을 돌릴 때 많이 발생하는데 지체마목, 사지무력과 함께 졸도하였다가 곧이어 깨어나면 지체와 안면마목이 점차 소실된다. 전신증상은 가슴이 더부룩하고 답답하며, 속이 메스껍고 구토가 나며, 말을 잘 못하는 등의 증상이 있으며, 혹 흔들거리고 안정되지 않는 증상을 수반하고, 大便秘結, 舌苔膩滑, 脈弦數하고 滑로 나타난다.

① 治則 : 健脾化濕, 利痰止嘔

② 혈위 처방 : 風府·風池(양측)·尺澤(양측)·大陵(양측)·豐隆(양측)·太衝(양측)

③ 혈방 해석 : 風病은 陽經을 침범하여 化風生痰하는데 痰이 위로 올라가 淸宮을 교란한다. 督脈穴인 風府를 자침하면 風痰上擾를 억제한다. 風府·風池를 서로 배합하여 자침하면 髓海經絡氣血을 通調하고 通竅醒腦한다. 大陵·尺澤을 배합하여 자침하면 寧心安神 止嘔吐시킨다. 胃經의 原穴인 豐隆은 祛痰濕하는 要穴로, 肝經의 原穴인 太衝과 배합 자침하면 化濕 利痰 健脾胃시킨다. 위의 6經(督脈·足少陽·手太陰·手厥陰·足陽明·足厥陰)의 6穴을 취하여 배합 자침하면 健脾化濕, 利痰止嘔하는 효능이 있다.

3) 虛陽上擾, 腦絡痰阻型

발생 시 일과성 반신지체 혹 手指麻木, 語言謇澀, 頭暈目眩, 視力障碍 혹 偏盲이 나타나는데, 이러한 부류의 환자는 수 분간 혹은 수 시간 지속한 후 회복되며, 발작기간의 기타 기능은 완전한 정상이다. 전신증상은 面色蒼白, 少氣懶言, 身倦力乏, 舌質暗淡, 脈細澀無力 등이 나타난다.

① 治則 : 補氣活血, 疏通腦絡

② 혈위 처방 : 風池(환측)・率谷(환측)・曲池(환측)・內關(환측)・足三里(환측)・丘墟(환측)・豊隆(환측)

③ 혈방 해석 : 陽虛하면 脈絡이 空虛해지고 風邪가 침입하여 腦絡이 痰으로 막힌다. 足少陽膽經의 風池・率谷・丘墟에 자침하면 風邪를 제어하고 腦絡을 소통한다. 또 手陽明大腸經穴인 曲池, 足陽明胃經穴인 足三里・豊隆을 취함에 있어, 陽明經이 多氣多血한 經이기 때문에 자침하면 補氣補血活血한다. 手厥陰心包經穴인 內關을 함께 배혈하면 靜心安神한다. 위의 4경, 7혈에 함께 자침하면 補氣活血, 疏通腦絡하는 작용을 한다.

3. 치료

1) 體鍼療法

(1) 穴位와 鍼法

① 風池(환측) : 경부에서 후두골의 아래, 흉쇄유돌근과 승모근 상단 사이의 오목한 곳, 風府와 같은 높이에 있다. 30호 2촌(50mm) 호침을 선택한다. 국부는 통상적으로 소독한 다음 脊柱 방향을 향하여 약 1.8촌(45mm) 자입한다. 鍼感 : 국부에 脹痛이 있다. (그림 2-1)

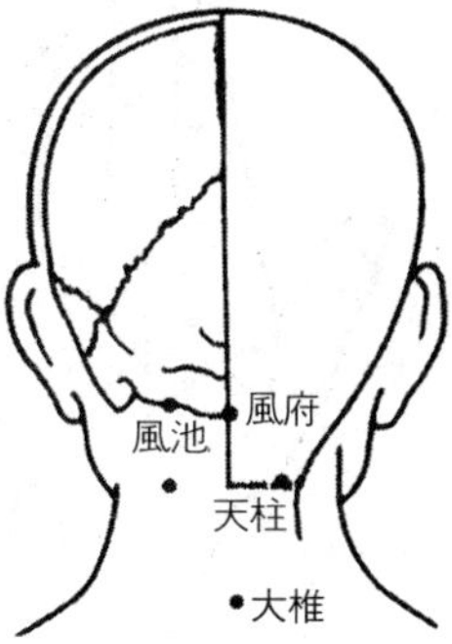

그림 2-1

② 合谷(양측) : 手背에서 第1・2掌骨 사

이, 제2장골 指關節과 陽谿 사이의 중점처, 食指側에 가까운 곳에 있다. 30호 2촌(50mm) 호침을 취한다. 국부는 통상적으로 소독한 다음 後谿 방향을 향하여 약 1.8촌(45mm) 자입한다.

鍼感 : 掌部 脹痛이 있다. (그림 2-2)

③ 曲池(환측) : 팔굽을 굽힐 때(주관절 90° 굴곡), 肘橫紋 橈側端 약간 外方 오목한 곳, 尺澤과 팔꿈치 外上髁를 잇는 선의 중점에 있다. 30호 2촌(50mm) 호침을 선택한다. 국부는 통상적으로 소독한 다음 少海 방향을 향해 약 1.8촌(45mm) 자입한다.

鍼感 : 국부에 脹 · 麻感 위주로, 보통 손목 · 손 혹은 어깨로 방산하는 느낌이 있을 수 있다. (그림 2-3)

④ 足三里(환측) : 小腿 전외측면의 상부에서, 犢鼻 아래 3촌 부위, 脛骨의 전연 1횡지(중지)처에 있다. 30호 2촌(50mm) 호침을 선택한다. 국부는 통상적으로 소독한 다음 약 1.8촌(45mm) 직자한다.

鍼感 : 국부에 脹痛 혹은 足背로 放散한다. (그림 2-4)

⑤ 丘墟(환측) : 족배부에서 外踝前下方, 足趾長伸筋腱의 외측 오목한 곳(第4趾 틈 사이)에 있다. 30호 1.5촌(40mm) 호침을 선택한다. 국부는 통상적으로 소독하고, 骨縫 內로 약 1.3촌(35mm) 刺入한다.

鍼感 : 국부의 脹刺痛이 있다. (그림 2-5)

⑥ 風府 : 頸部 후발제 正中 直上 1촌, 후두 외측 융기 직하방, 양측

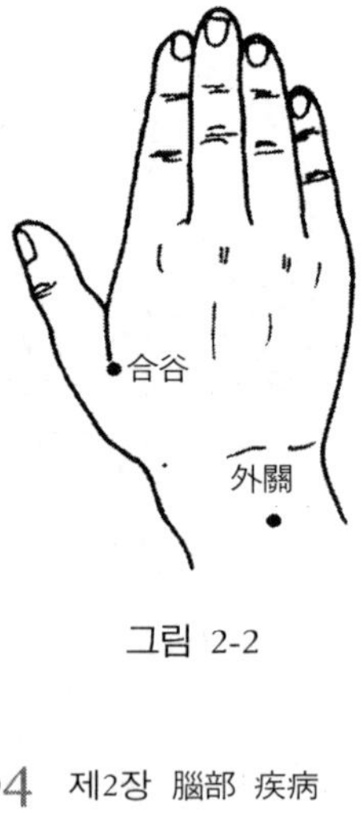

그림 2-2

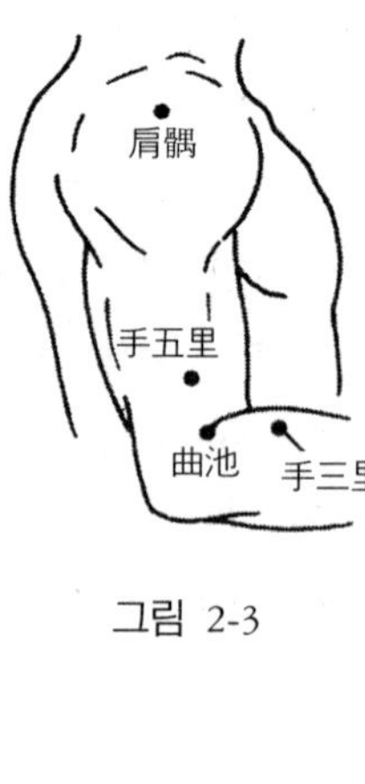

그림 2-3

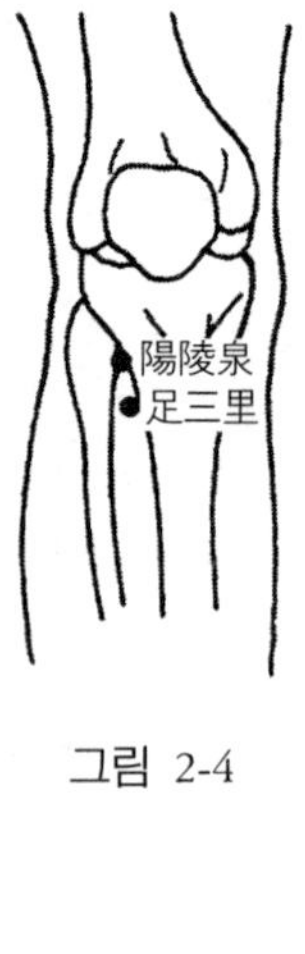

그림 2-4

승모근 사이의 오목한 곳에 있다. 30호 1.5촌(40mm) 호침을 선택하여 국부를 통상적으로 소독한 다음 대후두공 방향으로 약 1.3촌(35mm) 자입한다.

鍼感 : 후두부 脹痛이 있다. (그림 2-1)

⑦ 尺澤(양측) : 주관절 안쪽 횡문의 요골측단, 상완이두근건 요골측 오목한 곳에 위치하며, 주관절을 약간 굴곡하고 손바닥을 위로 한 상태에서 취혈한다. 30호 1.5촌(40mm) 호침을 선택하며, 국부를 통상적으로 소독한 다음 곡지 방향으로 약 1.3촌(35mm) 刺入한다.

鍼感 : 주관절 부위에 脹痛이 있다. (그림 2-6)

⑧ 大陵(양측) : 손목 부위 장측 횡문의 중점에 위치하며, 요골측 완굴근건과 장장근건 사이의 오목한 곳에 있다. 손바닥을 위로 하고 손목을 신전시켜 취혈한다. 30호 1.5촌(40mm) 호침을 선택하며, 국부를 통상적으로 소독한 다음 약 1.3촌(35mm) 直刺한다.

鍼感 : 국부 脹痛, 中指로 放散감이 있다. (그림 2-7)

⑨ 豊隆(양측) : 소퇴부 전외측, 外踝尖 上 8촌, 條口 외측, 脛骨前緣과 2橫指(中指) 거리에 위치한다. 30호 2촌(50mm) 호침을 선택하고 약 1.8촌(45mm) 직자한다.

鍼感 : 국부에 脹痛이 있다. (그림 2-8)

⑩ 太衝(양측) : 足背部, 第1趾骨 間隙의 후방 오목한 곳에 있다. 30

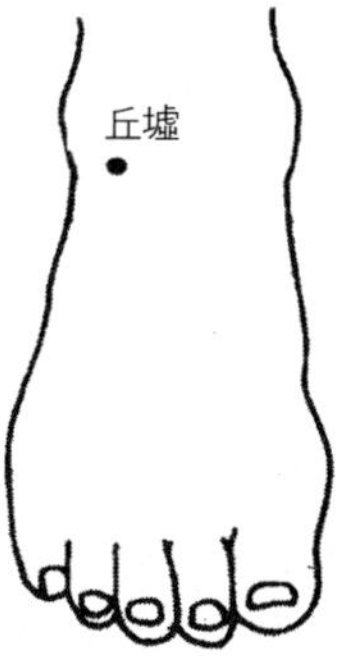

그림 2-5

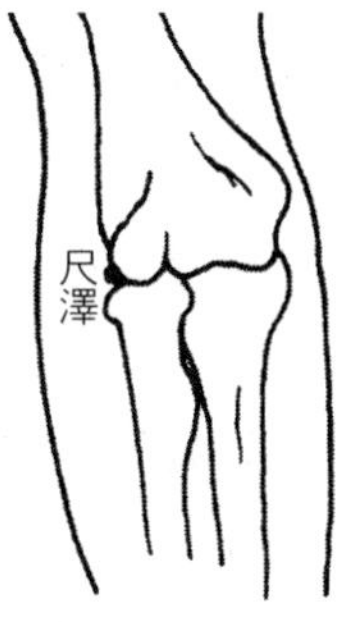

그림 2-6

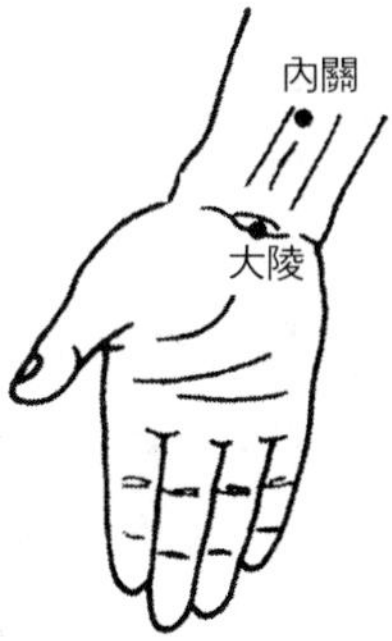

그림 2-7

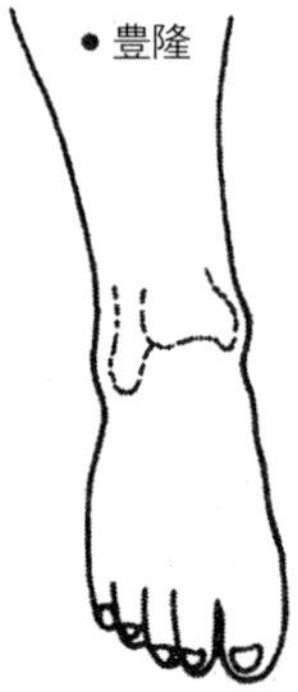

그림 2-8

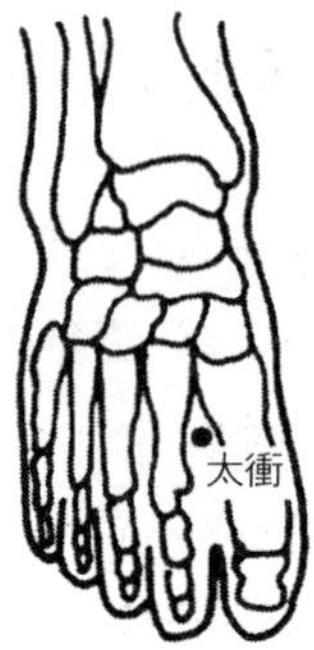

그림 2-9

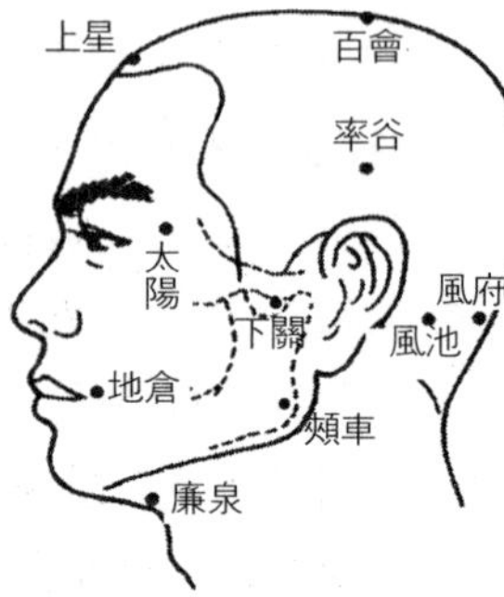

그림 2-10

호 1.5촌(40mm) 호침을 선택하고, 국부를 통상적으로 소독한 다음 살짝 위 방향으로 약 1.4촌(38mm) 斜刺한다.

鍼感 : 국부 脹痛이 있다. (그림 2-9)

⑪ 率谷(환측) : 머리 顳部, 耳尖에서 直上하여 髮際 1.5촌처, 角孫 直上方에 있다. 일설에는 耳尖과 頂結節 사이의 중점이라고도 한다. 30호 1.5촌(40mm) 호침을 선택하며, 국부를 통상적으로 소독한 다음 후방을 향해 약 1.3촌(35mm) 平刺한다.

鍼感 : 側顳部에 脹痛이 있다. (그림 2-10)

⑫ 內關(환측) : 손목 橫紋上 2촌에 있으며 장장근건과 橈側腕굴근건의 사이에 있다. 30호 1.5촌(40mm) 호침을 선택하며, 국부를 통상적으로 소독한 다음 외관 방향으로 약 1.3촌(35mm) 直刺한다.

鍼感 : 국부의 脹痛 혹은 手背 및 中指 쪽으로 放散감이 있다. (그림 2-7)

(2) 體位와 手法 및 療程

① 肝腎陰虛型 환자는 좌위를 취하게 하고 風池·曲池·合谷·足三里·丘墟 5개 혈을 법에 따라 자입하여 40분 정도 유침한다. 매일 1회, 6회를 1療程으로 한다. 5일간 휴식하고 효과는 있으나 낫지 않았다면 다시 자침한다. 6회 후 무효하거나 치유되었다면 침을

중단한다.

② 痰濁中阻型 환자는 좌위를 취하게 하고 風府·豊池·尺澤·大陵·豊隆·太衝 6개 혈을 법에 따라 자입하고 平補平瀉 수기법으로 득기시켜 40분 정도 유침한다. 매일 1회, 6회를 1療程으로 한다. 3일간 휴식하고 효과는 있으나 낫지 않았다면 다시 자침한다. 6회 후 무효하거나 치유되었다면 침을 중단한다.

③ 虛陽上擾型 환자는 좌위를 취하게 하고 風池·率谷·曲池·內關·丘墟 5개 혈을 법에 따라 자입하고 補法으로 득기시켜 40분 정도 유침한다. 매일 1회, 6회를 1療程으로 한다. 3일간 휴식하고 효과는 있으나 낫지 않았다면 다시 자침한다. 6회 후 무효하거나 치유되었다면 침을 중단한다.

2) 頭鍼療法

(1) 穴位와 鍼法

① **運動區**(건측) : 前後正中線(兩眉間에서 후두융기의 최고점을 연결하는 선)의 중간에서 후방으로 0.5cm 되는 곳을 운동구의 上點, 尾枕線(눈썹의 외측에서 후두골융기의 최고점을 연결하는 선)과 前鬢角髮際의 교차점을 운동구 하점으로 한다. 상하 양점을 연결한 선을 운동구라 하고, 상 1/5을 하지구, 중 2/5를 상지구, 하 2/5를 안면구라 한다. (그림 2-11)

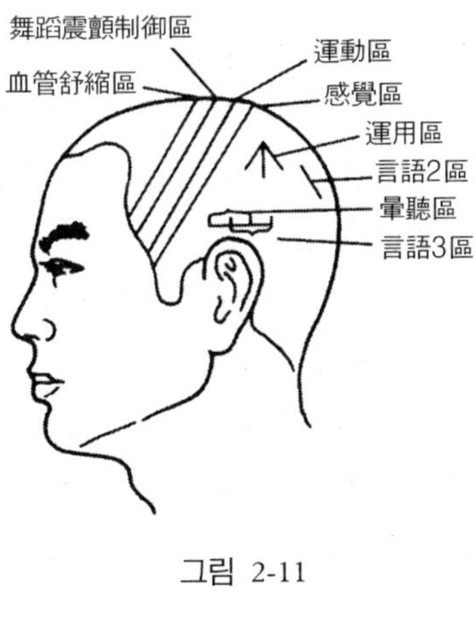

그림 2-11

30호 1.5촌 호침을 3개를 취한다. 기준이 되는 穴位區를 찾아 국부에 통상적인 소독한 다음 힘주어 3개의 침을 각 구역 내(頭皮鍼刺 시는 통증이 현저하므로 快速進鍼法을 사용하여 피하에 침이 자입되면 推進

法을 사용하여 침이 帽狀腱膜下에 이르도록 하고, 이어서 두개골을 따라 요구되는 深度에 이르도록 침을 밀어 넣는다)에 자입한다.

鍼感 : 국부에 脹刺痛이 있다.

② 感覺區(건측) : 운동구 후방 1.5cm되는 곳에서 운동구와 평행하게 있으며, 구역의 효능 구분과, 刺法은 운동구와 같다. (그림 20-11)

(2) 體位와 手法 및 遼程

환자는 坐位를 취하고, 자극구역은 病情에 따라 선택한다. 만일 하지운동과 감각기능의 후유증이 있으면 그 운동과 감각구의 上 1/5區를 취한다. 이와 같이 유추한 선으로 이루어진 혈위구를 따라 침을 자입한 후 약 1시간 유침하고, 매 20분에 한 차례 捻鍼한다(捻鍼 빈도율은 200회/분). 두피는 쉽게 출혈이 되므로 발침 시 약간 눌러주어야 하고, 매일 1회, 10회를 1療程으로 한다. 5일간 휴식하고 효과는 있으나 치유되지 않았으면 다시 시술한다.

4. 저자 견해

일과성 뇌허혈 발작은 중의학의 '類中風', '中經絡' 등의 범위에 속한다. ≪內經・風論≫에서 "風의 성질은 이리저리 잘 다니고 빠르게 변한다"고 하였고, "화살과 돌이 날아와서 맞는 것처럼 風病은 폭풍처럼 빠르게 진행된다"한 것도 있으므로 仲景은 "虛邪가 半身에 침입하여 깊이 들어가 榮衛에 머무르면 榮衛가 쇠약해지는데 榮衛가 조금만 쇠약해져도 眞氣가 소실되고 邪氣가 홀로 남게 되어 偏枯(반신불수)가 발생한다"고 하였다.

저자는 이를 3개 유형으로 나누었다.

첫 번째 유형은 肝腎陽虛, 浮陽上越型으로 이 유형은 주로 勞倦으로 腎을 損傷하였거나 稟賦 및 腎水가 부족하여 肝이 濡養 기능을 상실하므로 浮陽 上越로 肝風이 動하여 발병하는 것이다. 위의 경혈 조합으로 침치료 시 비교적 좋은 치료효과를 얻을 수 있다.

두 번째 유형은 痰濁中阻 上擾淸宮형으로, 음식을 규칙적으로 먹지 않거나 기름진 음식을 많이 먹어 脾胃를 손상하면 脾胃의 氣가 虛하여 運化 기능이 무력해지므로 濕痰이 발생하여 中焦를 막고, 痰濁이 위로 올라가 淸宮을 교란하고 淸陽을 蒙蔽하므로 인해 발병한다. 위에 예로 든 혈의 조합으로 침치료 시 비교적 좋은 치료효과를 얻을 수 있다.

세 번째 유형은 虛陽上擾, 腦絡痰阻형으로, 이 유형은 勞倦이 과도하여 氣를 소모하고 손상하거나 기름진 음식을 많이 먹어 중기를 손상한다. 氣는 血을 앞에서 인솔하여 가는데 氣虛하면 血行이 不暢하고 瘀血이 腦絡을 막으므로 발병하는 것이다. 위에 예로 든 혈의 조합으로 침치료 시 비교적 좋은 치료효과를 얻을 수 있다.

일과성 뇌허혈 발작(TIA)은 임상에서 대부분의 환자는 치료가 필요하지 않으며, 부분적으로 혈관확장약을 사용하면 곧 회복되고, 후유증을 남기지 않는다. 그러나 일부의 환자(미세한 혈전)에서는 상・하지마목이 남고, 근력감소, 언어가 맑지 못하고, 주의력 결핍, 현훈 등의 후유증이 남는다. 만약 후유증이 남았을 때 빨리 자침치료를 이용하면, 비교적 효과가 있으며, 특히 두침 자극을 운용하면 이 후유증에 대한 효과가 아주 좋다. 이런 종류의 환자는 조기에 위의 치료 방법을 응용하면 모두 건강을 회복할 수 있다.

제2절 腦血栓 形成

뇌혈전 형성은 허혈성 뇌혈관질환의 일종이다. 이는 뇌동맥 내막 병변의 기초 위에서 혈액 점도가 증가되고 혈류가 느려지는 등의 소인으로 형성되는 혈전은 뇌동맥 혈관내강을 80% 협착시키거나 완전폐색시켜 혈액 공급 구역 내의 국부뇌조직 허혈은 산소결핍 및 괴사를 일으켜 반신불수, 반신감각장애, 언어불리 등의 국한성 신경기능장애를 일으키는 일종의 다발성 질병이다. 뇌전색, 腦分水界梗塞, 全頭蓋內腔隙

性 梗塞 등을 아울러 뇌경색이라 칭한다.

뇌혈전 형성에서 가장 자주 보이는 원인으로는 동맥경화와 고혈압이다. 자주 발생하는 부위로는 대뇌중동맥, 경내동맥의 siphon部와 椎動脈, 기저동맥의 中段 등이다. 20~30%의 혈전은 頸部의 비교적 큰 대동맥에서 형성된다. 동맥의 죽상경화는 대부분 큰 중간 정도의 굵기를 가진 동맥혈관에 침범한다.

1. 임상 증상

이 증상은 50~60대 이상의 환자 가운데 동맥경화가 있는 노인에게서 잘 나타나고, 남성이 여성에 비해 약간 더 많다. 휴식 혹은 수면 후에 흔히 발병되는데, 극소수 환자에서 병은 완만하고, 1~2주 내에는 계단식으로 심하게 된다. 통계에 의하면 약 40%의 뇌혈전 형성 환자에서 순간적인 뇌허혈 발병력이 있었다.

뇌혈전 형성의 임상 증상은 병변이 온 혈관 부위에 따라 다르게 나타난다.

1) 頸內動脈

일반적으로 다음과 같은 4가지 형태로 나눈다.

① 급성형 혹은 졸중형 : 전구 증상이 없고, 급성으로 발생하며, 임상 증상으로는 반신마비, 반신감각장애 및 실어 등으로 나타나며, 비교적 증상이 중한 사람은 의식장애, semicoma 혹은 심한 coma 등 다양하게 나타난다.

② 아급성형 혹은 반복발작형 : 단순형 병례에서는 일과성 흑내장, 교차성 반신불수가 나타난다. 즉 환측의 시력감퇴와 對側 상하지의 무력 혹은 마목 등이 매번 발작할 때 몇 분 내지 몇 시간 나타났다가 증상이 완전하게 사라진다. 통상적으로 의식장애는 없으며 진행성의 지력감퇴, 失認症 등의 정신증상이 나타날 수도 있다.

③ 만성 진행형 : 점점 진행하는 반신불수 혹은 반신감각장애, 지력

및 성격의 변화 등이 나타나며, 심하면 시신경유두의 부종을 볼 수 있으므로 頭蓋腦腫과 유사하다.

④ 무증상형 : 임상에서 어떤 증상이 없어도 우연히 뇌혈관조영 혹은 신체검사에서 나타나는 경우이다.

2) 大腦中動脈

일반적으로 3가지 型으로 나눈다.

① 主幹 경색 : 중추성 안면마비, 설마비, 偏盲, 반신불수가 비교적 중하다. 상지가 증상이 심하고 하지는 비교적 가볍고, 반신감각의 장애가 나타나며, 병변이 심한 반구에서 실어증이 나타나기도 한다. 또 정도가 다른 의식장애가 흔하게 나타난다.

② 깊이 있는 분지 경색 : 임상에서 반신불수 및 偏盲, 반신감각장애가 나타나며, 만약 병변이 한쪽 반구에서 심하다면 실어증이 나타날 수도 있다.

③ 얕게 있는 분지의 경색 : 병변이 있는 반대측 상하지의 힘이 떨어지고, 감각장애가 생긴다. 만약 병변이 한쪽 반구에서 더욱 심하면 실어(운동성 실어, 감각성 실어, 命名性 실어, 독서 기능 상실, 계산 기능 상실)증이 생길 수도 있다.

3) 前大腦動脈 혈전 형성

이 경우에는 순간적인 반대측 하지의 무력 마목이 나타나며, 그 이후 반대쪽 다리가 더 심한 마비가 오는 반신불수와 중추성 안면마비, 설마비, 하지의 피질성 감각 장애가 있으며, 아울러 원시성 반사로 예를 들면 强握證, 摸索證, 吸吮反射 등이 나타날 수 있다. 또 소변실금, 치매 및 성격의 변화, 순간적인 偏盲, 실어증(심한 측)이 나타날 수 있다.

그 분지인 中央傍動脈의 폐색은 下肢만 단일하게 癱을 유발할 수 있다. 腦梁 주위 동맥의 폐색은 下肢만 단일하게 癱을 유발하는 것 이외 失用症이 합병할 수 있다.

4) 大腦後動脈 혈전 형성

가장 쉽게 손상을 받는 분지가 시상 膝狀體 動脈이다. 이것이 폐색되면 시상뇌증후군이 발생하여 반신불수, 淺感覺障碍, 共濟失調, 偏盲, 自發性 頭痛, 手足徐動 등이 나타난다.

5) 脊椎動脈의 혈전 형성

만약 한쪽 척추동맥 근위부에 경색이 일어나고 반대쪽 척추 동맥의 혈액 공급이 양호하면 임상적으로는 뚜렷한 증상이 없다. 만약 병변이 소뇌후하동맥이 시작되는 近端에 접근하여 경색이 일어나면 소뇌후동맥 경색과 같은 임상증상이 나타난다(소뇌후동맥의 증상을 참고). 脊前動脈이 시작되는 곳에 梗塞이 생기면 사지의 마비가 생긴다.

6) 基底動脈의 혈전 형성

기저동맥의 主幹이 완전하게 폐색되었고 進展이 신속한 경우는 혼미가 매우 빨리 오고, 양측 동공 축소, 반사 소실 및 고열로 갑자기 사망할 수 있다.

7) 小腦後動脈 혈전 형성

소뇌후하동맥이 폐색되면 동측 면부와 반대측 면부 이하의 軀幹 및 肢體에서 통온각 장애가 나타난다. 동측의 감각장애는 병변 반대측 혹은 양측 面部가 동시에 감각장애가 있을 수 있으며, 동측 咽喉筋肉의 마비가 나타나고, 연하곤란, 연구개마비, 목소리가 쉬는 증상으로 나타나며, 동측 소뇌의 공제실조, 안구진전, 동측 Horner's sign이 나타난다(즉 눈의 교감신경 마비는 동공이 경도 축소되나 대광반사와 조절반사는 존재하고, 안검이 경도 하수, 안구가 안으로 함몰되고, 결합막의 경도 충혈, 앞 이마 부위의 汗出 장애로 나타난다).

● 검사

① 뇌척수액검사 : 뇌척수액은 일반적으로 정상이다. 큰 범위에서 경색이 있을 때는 압력이 증가할 수 있으며, 세포 수와 단백질이 발병 수일 후 정상보다 약간 높을 수 있다.

② 뇌혈관 조영 : 병변이 있는 동맥이 갑자기 정지되어 있는 게 나타나고, 원단 부위에 혈액이 부족하고, 어떤 때는 혈관 내에 혈전이 만들어져 있는 결함을 보일 수 있다.

③ 뇌초음파검사 : 뇌경색의 조기에는 中線波가 이동하는 일이 별로 없다. 경색 1~2일 이후에 분명한 뇌수종이 나타나면 中線波가 이동하는 것을 볼 수 있으며, 中線波는 약 17% 이동한다.

④ 뇌전도 : 일반적으로 급성기에는 미만성 이상을 볼 수 있으며, 병소가 반쪽에 있을 때 비교적 중하다.

⑤ CT촬영 : 24~48시간 이후에 저밀도의 경색 구역을 볼 수 있다.

⑥ MR촬영 : 뇌경색이 발병한 최초 24시간 내에서 CT상에서 잘 드러나지 않는 것이 MR상 뇌경색 구역에서 T_1과 T_2 신호로 보이게 된다.

2. 중의 변증 치료

뇌혈전 형성은 중의학에서 이야기하는 중풍, 졸중, 편고이며, 중의학의 '中經絡'의 범주에 속한다. 이 병의 발생은 주로 평소 氣血虧虛, 臟腑陰陽失調, 더하여 擾思惱怒, 혹은 房事煩勞過度, 혹은 飮食不節, 過飽飮酒, 혹은 外邪侵襲 등과 유관하다. 虛(陽虛, 氣血虛), 火(痰火, 肝火), 氣(氣逆, 氣陷), 血(血瘀), 風(肝風, 外風), 痰(風痰, 濕痰) 6가지가 주요한 병의 소인이다. 일정한 조건하에서 신체 내인 혹 외인이 상호 영향을 끼쳐 음양평형 실조에 이르며, 이에 따라 돌연히 이러한 병이 발생하는 것이다.

뇌혈전 형성은 血瘀가 이 병의 중요한 병기가 된다. 중의학에서는 누울 때에 血은 肝으로 귀속되며, 陽은 陰으로 들어가고, 氣少하면 血

行이 느리게 되는 것으로 보았는데, ≪靈樞・刺節眞邪≫에서 "虛邪偏客於身半, 其深入, 內居營衛, 營衛稍衰則眞氣去邪氣獨留, 發爲偏枯"라 말한 바와 같다. 설명하자면 인체의 正氣가 점차 약해지면 邪氣가 허한 상태를 타고 침입한다. 그래서 혈어를 만들어 脈絡을 阻塞하며, 이에 따라 半身不隨, 口唇喎斜, 舌癱語澀 등이 나타난다. 이는 이 병이 중・노년에 동맥경화를 기초로 하여 수면이나 휴식 시에 혈류가 완만하고 혈압이 낮아지며 혈액점조도가 증가하고 혈소판과 섬유단백이 쉽게 침착하여 뇌혈관 폐색이 이루어진다는 서양의학의 관점과 부합된다. 이 질병의 유형은 다음과 같다.

1) 氣虛血瘀型

돌연 半身不遂가 일어나고, 口唇喎斜, 舌偏語澀이 있거나 없거나 하며, 발병 후에는 精神恍惚, 神疲乏力, 心慌氣短, 偏身痲木, 肢軟無力, 舌質黯淡或紫暗, 舌苔薄白, 脈細弦, 沈細或澀 등의 증상이 있다.

① 治則 : 益氣活血, 祛瘀通絡

② 穴位 處方 및 刺法은 뒤에 나오는 3.치료 참고

2) 肝腎陰虛, 風陽上擾型

두통이 있으며 어지럽고, 이명이 있고, 눈도 어지러우며, 갑자기 음식을 많이 먹거나 기름진 음식 먹기를 좋아하고, 잠을 적게 자거나 꿈을 많이 꾸는데 갑자기 반신을 쓰지 못하고, 입이 돌아가며, 혀가 뻣뻣하여 말을 잘 하지 못하거나 침이 흐르고 완전히 말을 못하는 증상이 동반된다. 舌質紅, 苔黃或膩, 脈弦細數或弦滑하다.

① 治則 : 滋陰潛陽, 熄風通絡

② 穴位 處方 및 刺法은 뒤에 나오는 3.치료 참고

3) 濕阻絡型

입과 혀가 乾燥한 煩渴로 물을 많이 마시고, 소변은 자주 보지만 양은 적으며, 기운이 없고 무력하며, 頭痛으로 어지럽고, 잠을 자려고 하나 잠을 이루지 못하거나 잠을 자도 꿈을 자주 꾸며, 가만히 있기를 좋아하여 움직이지 않으려 하고, 가슴이 답답하고, 가래가 많으며, 몸이 좀 비만한데, 돌연 半身麻木으로 半身不遂하고, 肢體가 軟弱 無力해지며, 口脣이 한쪽으로 돌아가며, 혀가 비대하여 말을 잘 못한다. 舌質紅或暗淡, 苔白膩, 脈弦滑하다.

① 治則 : 豁痰化濕, 熄風通絡

② 穴位 處方 및 刺法은 뒤에 나오는 3.치료 참고

3. 치료

1) 穴位와 鍼法

① **運動區**(건측) : 前後正中線(미간에서 후두골 융기에 이르는 연결선) 1/2에서 뒤로 0.5cm 되는 곳이 운동구의 상점이다. 眉枕線(눈썹 외측에서 후두골 융기 최고점의 연결선)과 前鬢角髮際가 교차하는 지점을 운동구 하점이라 하고, 상하 양점을 연결해서 운동구라고 한다. 위쪽 1/5을 하지구, 가운데 2/5를 상지구, 아래쪽 2/5를 안면구라고 한다.

각 區의 운동기능을 주관한다. (그림 2-11)

② **感覺區**(건측) : 운동구 후방 1.5cm 되는 곳에서 운동구와 평행선상에 있으며, 구역을 나누는 것은 운동구와 동일하다.

각 區의 감각기능을 주관한다. (그림 2-11)

③ **足運動區**(건측) : 頭頂部에서 감각구 상점 후방 1cm되는 곳, 전후정중선에서 옆으로 1cm되는 곳으로부터 앞을 향해 3cm 길이의 평행선이 족운동구이다. (그림 2-11)

④ **言語2區**(건측) : 頭頂骨結節에서 전후정중선과 평행한 하나의 선을 그리고, 두정골결절에서 뒤쪽으로 해당 선을 따라 후방으로 2cm되는 곳에서 아래로 3cm의 직선을 그리면 이것이 언어2구이다. (그림 2-11)

⑤ 血管舒縮區(건측) : 운동구 앞에서 이 구와 3cm 떨어진 평행선이 혈관서축구가 된다. (그림 2-11)

2) 體位와 手法 및 療程

환자는 좌위를 취하고, 취혈하는 원칙은 주로 대증취혈이다. 만약 上·下肢偏癱, 半身感覺異常이 있으면 운동구와 감각구의 상1/5, 중2/5를 취한다. 만약 舌癱, 運動性 失語(그 특징은 바로 환자가 다른 사람의 언어를 잘 알아듣지만 말이 나오지 않거나, 대답을 요구하는 문제나 말에 대해서 정확하게 표현하지 못한다는 것이다. 달리 브로카 실어, 표현성 실어, 구어성 실어, 言語失用, 共濟失調性 失語라고 말하기도 한다), 침을 흘리면 운동구 하2/5를 추가시킬 수 있다.

感覺性 失語(이해한 것을 언어로 표현하려는 능력이 결여된 것을 베르니케 실어라고도 한다. 감각성 실어는 듣는 감각과 보는 감각의 장애가 없으며, 그 특징적인 증상은 말을 듣는 것과 책을 읽는 것에 장애가 있고, 환자는 결코 자신의 언어 기능에 결함이 있는 것을 스스로 알지 못하며, 듣더라도 다른 사람의 의사를 알지 못하고 항상 묻지 않은 것을 대답한다)가 있다면 언어3구를 추가한다.

만약 命名性 失語(특징적인 증상은 명명을 할 수 없다는 것이며, 또 稱名性 失語라고도 한다. 대표하는 일종 사물의 명칭을 표현할 수 없다)가 있다면 언어2구를 추가한다.

만약 偏側手足에 부종이 발생하면 血管舒縮區를 추가한다. 자극을 주어야 할 구역을 선택한 후에 30호 1.5촌 호침을 취한다. 국부는 통상적으로 소독하고, 그 구역에서 연속으로 자침하거나 單刺한다. 자침하려는 구역에 자침을 완료한 다음 염전 1회(捻轉의 속도는 200회/분, 혹은 抽氣法, 진기법을 사용하면서 捻轉한다)하고, 중간에 매 20분에 한 번 염침하고, 1시간 유침한 다음 발침한다. 매일 1회, 10회를 한 療程으로 한다. 5일 휴식하고 다시 자침하는데 20회 치료하여도 효과가 없거나 치유되면 치료를 종료한다.

4. 임상례

1) 증례 1

① 肖某某, 男, 35세

② 主訴 : 우측 수족무력 1시간 경과

③ 현 병력 : 환자는 고혈압 병력이 있고 새벽 기상 시 갑자기 우측 수족무력감을 느끼며 화장실 가는 중 넘어졌다. 우측 상하지 마목감, 우측 손으로 물건 잡지 못하고, 하지는 움직일 수 있으나 보행은 못했다. 우측 안면부 마목감 및 口角流涎한 형태로 본원에 직접 침구치료를 받으러 왔다.

④ 검사 : 혈압 217/142mmHg(29/19kpa, 775mmHg=103.3248kpa), 양측 동공은 정상, 대광반사 민감, 이마주름 및 눈을 감으면 양측 대칭, 뺨을 두드렸을 때 우측으로 바람이 빠짐, 혀를 내밀 때 우측으로 편향. 우측 상하지 마목감, 감각 지둔, 우하지 완전 마비로 근력 0등급, 우상지 근육수축의 관찰은 가능하였으나 운동 불가로 근력 1등급이었다. 舌質紫暗, 苔薄白, 脈洪數하였다. CT 검사상 출혈 및 양성 발현은 없었다.

⑤ 변증 : 환자는 평소에 飮酒 厚味를 선호했다. 勞欲 太過, 眞氣耗散, 中氣內虛에 최근 가사노동이 빈번하고 思慮勞神 과도, 저녁에 술에 취하여 잠들었다. ≪黃帝內經≫에 "氣爲血之帥, 血爲氣之母, 氣行則血行, 氣滯則血凝"이라 했는데, 氣虛無力 시 혈액을 추동함에 있어 혈액이 脈道를 暢行하지 못해 血凝하여 瘀血을 형성하게 되어, 맥락을 阻滯하여 이 병이 발생하게 되었다. 따라서 氣虛血瘀型 風中經絡으로 진단하였다.

⑥ 治則 : 益氣活血, 祛瘀通絡

1診(11日) : 환자는 CT검사를 거치고 氣虛血瘀型 風中經絡으로 진단하였다. 이에 焦氏의 인체 대뇌기능 定位에 근거하여 頭皮上에 체표를 투영한 頭皮鍼法을 활용하였다. 運動區 全區3鍼(취혈법은 앞 내용 참고), 感覺區 全區3鍼(취혈법은 앞 내용 참고)을 선택하여 건측에 모두 刺鍼하였다. 빠르게 진침하여 穴區內로

자입한 이후 빠르게 염전하는(200回/分) 수기법을 사용하였다. 매 혈에 1분 정도 침을 돌리며, 제1차 행침이 끝나자 환자는 열감이 바로 오른손 및 오른발 끝으로 흐르면서 어지럽고 잠을 자려고 하여 환자로 하여금 平臥位로 留鍼 치료하기 위해 침상에 조용히 눕도록 하였다. 5분 정도 자침하자 환자는 잠들고 코고는 소리가 들리고 맥이 점차 평온해졌다. 30분 후 빠르게 염전하는 수기법을 써서 1회 돌렸으며(염전 시 먼저 환자를 넌지시 불러 깨도록 하였다), 염전이 끝난 후 환자로 하여금 우측 지체를 움직이게 하였더니 우측 하지를 침상에서 들어올릴 수 있었다. 우측 손은 들어올릴 수 있을 뿐만 아니라 물건을 잡을 수도 있었으며, 근력은 3~4급에 도달하였다. 당시 환자는 침상에서 내려와 움직여 보기를 원했는데, 환자의 초진상 病情이 불안정함을 고려해 권하지는 않았다. 1시간 유침하고 빠르게 염전하는 수기법으로 1회 돌린 후 발침하였고, 複方丹參片, 維腦路通片, 複方降壓片을 함께 투여한 후 이튿날 재진하기로 하였다.

2診(12日) : 환자가 입원하지 않고 귀가하여 2시간 후 감각의식이 점차 또렷해지고 언어도 점차 유창해지며 침 흘리는 것도 발침 후부터 재발하지 않았다. 우측 하지는 대체로 운동이 회복되었으나 여전히 무력했다. 우측 손은 높이 들어올리고 물건을 잡을 수 있었으나 여전히 마목무력감이 있었다. 1診 시의 穴位와 鍼法은 변화시키지 않고 6診 때까지 치료하였다.

7診(17日) : 환자는 일체의 증상이 소실되고 단지 혈압이 120/105mmHg로 약간 높았다. 이번 진찰 시 CT 재검사를 시행했는데, 좌측 기저부에 4.7×3cm의 오래된 뇌경색 병변이 있었다. 1診 시의 혈위 및 자침법을 변화시키지 않고, 환자의 경색 면적이 비교적 큰 점을 고려하여 환자에게 위의 방법으로 20회 치료한 후 중단하고자 하였다.

20일 치료한 후 환자의 각 방면 기능이 고루 정상으로 회복되었고, 단지 오른손으로 글씨 쓰는 것이 전과 같지 않았다. 이에 침치료를 중단하고, 진료를 받지 않아도 운동으로 기능을 단련하면 조기에 회복될 수 있으니 1년 후에 다시 검사받자고 하였다.

⑦ 추적 검사 : 1년 후 환자가 재검사를 위해 내원했는데, 혈압은 120/82mmHg, 기능은 안정적으로 회복되었고 글씨 쓰는 것도 이전과 같이 회복되었다. 최근 10년간 환자가 每年 와서 검사해 본 결과 발병 흔적이 보이지 않았다.

2) 증례 2

① 張某某, 男, 48세

② 主訴 : 우측 편마비 15일 경과

③ 현 병력 : 15일 전 식사 시 가족과 시비가 붙은 뒤, 점심 휴식하고 기상 시 갑자기 우측 손발이 말을 듣지 않는 것을 느껴 시내 신경과 의원에 가서 뇌혈전 형성이라는 진단을 받았다. 입원하여 양약치료를 받고 15일간 치료 후 병정이 안정되었다. 우하지 대퇴 근육에 다소 힘을 쓰게 되었으나 다리를 들어올리지는 못했다. 우측 상완과 손은 완전 마비되었다. 소개를 받고 특별히 본원으로 침치료를 받기 위해 내원하였다.

④ 검사 : 혈압 142/112mmHg, 환자 의식은 맑음, 언어 유창, 안면마비 별무였다. 우측 상완 근력 0급, 우측 하지근력 1급, 대소변 정상, 수면 시 꿈이 많고 자주 깨었다. 舌暗紅, 苔白膩, 脈弦細數하였다. 10일 후 CT검사상 좌측 기저핵 2 × 2.5cm의 오래된 뇌경색 관찰되었다.

⑤ 변증 : 환자는 본래 두통·현훈이명·목현·少寐多夢 등 精血衰耗 肝陽偏亢의 징후가 있으며, 아울러 肝風內動하고 肝血과 腎液이 안에서 고갈되어 발병하였다. 따라서 肝腎陰虛, 風陽上擾형의 風中經絡으로 진단하였다.

⑥ 治則 : 滋陰潛陽, 熄風通絡

1診(5日) : 임상 신체검사, CT검사를 받고 肝腎陰虛, 風陽上擾형 風中經絡으로 진단하였다. 焦氏 頭皮鍼을 선택하여 運動區 上 1/5, 中 2/5, 感覺區 上 1/5, 中 2/5를 모두 건측에 시술하고 빠르게 진침하여 여러 번 이어서 자침하여 穴區 내에 자입하고 빠르게 염전하는 수기법으로써(200回/分), 혈자리 마다 1분간 염전하고 1시간 동안 유침한 후 발침하였다. 매 20분마다 1회 염전하였다. 환자는 좌위에서 침을 맞았는데, 2번째 염전이 끝난 후 감각이 頭部로 전해져 편해지는 느낌이 있었고 우측 족부는 활동이 가능하여 지면에서 1cm 정도 들 수 있었으나, 手臂部는 호전 현상이 없었다.

2診(6日) : 환자 내원 시 우측 족부를 지면에서 2cm 정도 들 수 있었으나, 기립하여 걷지는 못했다. 우측 手臂는 호전되지 않았다. 1診 시의 혈위 및 자침법은 바꾸지 않고 10診까지 치료하였다. 치료 중에 환자가 안정적으로 서 있을 수 없었기에 세 사람이 부축하고 한 사람이 손을 끌고 걷도록 하였다. 10診 시에 환자는 우측 상완부가 점차 활동이 가능한 것을 느낄 수 있어서 환자로 하여금 힘을 주어 팔을 시험 삼아 들도록 하였는데 小臂를 90° 정도 굽힐 수 있었으나, 손가락과 大臂의 기능은 호전이 보이지 않았다. 환자가 頭鍼에 대해 비교적 적응되었기에, 쉬지 않고 계속 다음 療程의 치료를 하였다.

11診(16日) : 환자 내원 시 사람이 끌고 부축해야 걸을 수 있었으나, 우측 족부가 곡선을 그리고 우측 小臂를 90° 정도 굽힐 수 있었다. 1診과 혈위 및 자법은 변하지 않으면서 鎭肝熄風湯加減方(代赭石 · 生牡蠣 · 鉤藤 각 30g, 牛膝 · 麥冬 · 生地 · 天麻 · 生白芍 · 天冬 각 15g, 元蔘 · 龜甲 각 12g, 菊花 10g, 生甘草 3g)을 추가로 적용하였다. 이 처방에서 牡蠣 · 代赭石은 降逆潛陽, 鎭肝熄風하고, 龜甲 · 白芍 · 元蔘 · 天冬 · 生地는 滋養陰液, 柔肝熄風하며, 天麻 · 鉤藤 · 菊花는 平肝熄風하는 작용을 증강시키고, 甘草는 調和諸藥한다. 中藥을 추가로 쓰는 것은 身體

의 素質을 증강시키고 마비측 지체 기능 회복을 가속시키기 위한 것이다. 혈위와 자법, 중약처방을 바꾸지 않고 20回까지 치료하였다. 치료 중 환자의 하지가 외번되고 굽은 것은 교정을 통하여 점차 호전되고 15회 치료 시 타인의 부축 없이 걸을 수 있었으나, 평탄하지 않은 길을 만났을 때는 여전히 불안정하고 계단을 걸어 올라갈 수는 없었다. 우측 手臂도 점차 회복되고 20回 침치료가 끝났을 때 右臂를 머리 위로 들어올릴 수 있었으며, 右手食指를 움직일 수 있게 되었다. 하지운동도 더욱 호전되었으며, 동작도 대체로 타인의 보조가 필요 없었으며 계단을 올라갈 수 있었다. 중약은 계속 복용하였고 침구는 5일간 쉬었다가 다시 치료하였다.

第3療程 시작 시 환자는 50m 정도 걸을 수 있었으나, 차를 타기가 비교적 어려웠다. 右手拇指와 食指는 모두 동작하기 시작하였고 食指는 비교적 민감하게 동작하였으며, 五指를 동시에 동작 시 물건을 잡을 수 있었다. 이번 진찰 때는 穴位와 刺法을 바꾸지 않으면서 中藥을 줄이고 維腦路通片, 複方丹蔘片, 降壓藥으로 바꿔 복용시켰다. 침자치료 5개 療程 모두 환자의 하지가 정상적으로 회복되고 右手도 대체로 정상으로 회복되었으며 단지 글씨를 쓰는 것이 전과 같지 않았고, 五指尖을 손바닥과 마주보는 것도 대체로 정상으로 돌아왔다. 침 치료를 쉬고 위의 3종 약물을 복용시켰고, 2개월 후 재검사하여 불편하면 다시 진료하기로 하였다.

⑦ 추적 검사 : 2개월 후 재검사하러 내원하였을 때 환자는 우측 지체기능이 완전히 정상으로 회복되었고 혈압은 150/90mmHg였다. 1년 후 내원 시 환자는 근무가 가능할 정도로 회복되었으며, 8년 후 검사상 발병 흔적이 보이지 않았다.

3) 증례 3

① 楊某某, 女, 62세

② 主訴 : 좌측 편마비 20일 경과

③ 현 병력 : 환자는 20일 전 새벽 기상 시 좌측 안면부 마목감을 느껴 현지 의원에 가서 치료받고(약은 불명) 다소 완화되었으나, 지체기능이 점차 상실되어 3일 후 해당 시의 병원에 방문하여 小窩性(lacuna) 뇌경색 진단을 받고 입원치료한 1일째 좌측 하지가 여전히 동작하지 못하고 손으로 물건 잡는 것이 무력하였다. 치료 3일 후 좌상지 기능은 아직 변화가 없고 좌하지 기능은 완전히 상실되고 마비되었다. 입원치료 20일 후 퇴원하고, 특별히 본원으로 내원하여 침구치료를 받고자 하였다.

④ 검사 : 혈압 165/112mmHg, 혈당 8.4mmol/L, 총 콜레스테롤 7.0, 중성지방 2.5mmol/L, 정신은 맑고, 面部 正常, 左側面下部 麻木, tongue deviation 별무, 流涎 등 별무, 語言流利, 左手 근력 4급, 左下肢 근력 2급, 좌측 肢體麻木, 舌紅 苔白膩 脈弦滑하였다. CT 검사상 우측 기저부 다발성 腔梗, 腦萎縮이 보였다.

⑤ 변증 : 체형이 비교적 비만하고(80kg) 暴飮暴食 기름지고 단 음식을 편식하여 장기적으로 口乾舌燥, 煩渴多飮, 胸悶多痰, 밤에 소변을 자주 보고하여 肺燥陰虛하고 津液이 잘 공급되지 못하였다. 또 胃의 濡養기능 상실, 腎의 滋潤기능 상실, 肝의 條達기능이 한쪽으로 항진되는 등이 상호 영향을 끼쳐 이 병이 발병한 것으로 보고 痰濕阻絡型 風中經絡으로 진단하였다.

⑥ 治則 : 豁痰化濕, 熄風通絡

1診(5日) : 임상 CT검사 및 변증을 하여 痰濕阻絡型 風中經絡으로 진단하였다.

焦氏 頭鍼法을 써서 運動區 上 1/5, 中 2/5, 下 2/5, 感覺區 上 1/5, 中 2/5, 下 2/5를 모두 健側에 취혈하여 빠르게 진침하여 연속으로 이어서 각 구역에 자침하였다. 빠르게 염전하는 수기법으로(200回/分) 혈자리마다 1분 정도 捻轉하고 1시간 유침한 후 발침하였다. 중간에 매 20분마다 1회 捻轉하였다. 혈위와 자법을 바꾸지 않고 六診까지 치료하였다.

7診(11日) : 환자는 손힘이 증가하는 것을 느껴 4급 근력에 도달했고, 대퇴부 근력도 3급에 달했다. 유침 시 가족이 부축하여 환자가 보행 단련하는 것을 돕도록 하였다. 혈위와 자법을 바꾸지 않고 15診까지 쉬지 않고 치료를 하였다. 치료 중 환자의 진전 상태가 매우 느려서 15차 치료 시까지 환자의 상지 근력에 변화가 없었으며 하지는 간신히 사물을 짚고 일어날 수 있었다. 여전히 두 사람이 부축하여야 비로소 걸을 수 있었다.

16診(22日) : 환자는 물건을 짚고 일어날 수 있었으며, 左手를 정수리 위로 들어올릴 수 있었고 1kg짜리 모래주머니를 들어올릴 수 있었다. 面部 마목감은 대체로 소실되었다. 이번 진료에서는 感覺區와 運動區의 下 2/5區는 제외하고 上 1/5, 中 2/5區만 썼으며 자법은 바꾸지 않았다. 아울러 半夏白朮天麻湯加減方(鉤藤 30g, 橘紅・茯苓・天麻・白術 각 15g, 半夏 10g, 甘草 5g)을 쓰고 혈위와 자법, 처방을 변화시키지 않고 30회까지 치료하였다. 치료 기간 경과는 완만하여 30診 시 한 사람이 부축하여도 환자가 걷는 데 불안정하였다.

이번 진료 후 환자는 다시 내원하지 않아 후속 기록을 남기지 못했다.

5. 저자 견해

뇌혈전 형성은 발병이 급속하고 病情이 중하며 후유증도 많은 임상에서 많이 보는 난치성 질병이다. 근래 몇 년 동안, 특히 최근 5년간은 38~45세의 발병률이 높았는데, 저자가 일찍이 1998년 치료한 1례는 만 16세 환자였다. 이 병은 반신불수가 되는 비율이 높으며, 사회와 인류의 건강에 심각한 위협이 되고 있다.

중・서 약물의 결합 응용은 이런 부류의 환자의 조기치료에 좋았으나, 후유증 기간의 치료에는 좋은 치료방법이 되지 않았다. 焦氏頭鍼의 발표는 마비 후유증 환자에게 어느 정도 좋은 소식을 가져다 주었고 때로는 기적도 일어났다. 특히 조기 환자(8시간 내)는 5회 침구치료

전에 기적이 일어나는 경우가 가장 많았으며, 중기환자(15일 내)는 기적이 일어나는 경우가 비교적 적었다. 회복기(45일 내)에는 전혀 기적이 일어나는 경우가 없었으며, 그 치료기간이 다소 장기간이면 비교적 좋은 치료효과가 있었다. 후유증기(105일 후)에 상완 경련성 癱瘓이 일어난 경우 환자의 팔뚝 경련성 굴곡, 손의 緊握內收 혹은 수부와 상완부의 근육이 점차 위축되는 것을 많이 볼 수 있는데, 이런 유형 환자의 두침치료 효과도 그다지 이상적이지는 않았다. 응당 안마, 운동요법, 중약 등의 방법을 배합하여 치료하면 대뇌와 위축된 근육의 조기 회복을 도울 수 있다. 위의 4기는 저자가 치료를 실행하던 중 최종 결론을 내린 바이며 주로 침구치료의 시기에 근거하여 구분하였다.

위에서 서술한 바를 종합하면, 風中經絡의 임상 3례의 병인은 각각 다르고 그 치료 효과도 또한 같지 않다. 증례 1(발병의 可逆性期에 있어)은 시간과 신체상에서 우세를 점했기에, 치료에 기적이 일어난 것이다. 증례 2에서는 시간상의 우세는 상실했으나, 신체증상과 발병이 비교적 가볍다는 장점이 있었기에 두 경우의 치료는 모두 만족스런 치료효과를 거둘 수 있었다. 증례 3에서는 시간과 신체증상의 우세점을 모두 상실하였고 게다가 근래의 발병률이 자못 높았고 당뇨의 합병증을 치료하기 어려웠기에 즉시 중기(15일 내)에 치료를 하였으나 특별히 만족스런 효과를 달성할 수 없었다.

뇌혈전 형성은 그 부위가 같지 않거나(뇌, 內囊, 소뇌, 시상, 뇌간 등), 혈전이 막는 혈관이 같지 않기 때문에(경동맥, 중간 대뇌 동맥, 전 교통 동맥, 후 교통 동맥, 또는 4대 대동맥 분지), 각종 부위와 혈관이 같지 않음으로 인하여 임상 증상도 서로 같지 않을 수 있는데, 현재 임상에서 혼미가 나타나는 사람은 대개 발병이 비교적 중하다.

내경동맥이 혈전으로 폐색된 경우 중간 대뇌 동맥의 큰 면적의 경색, 또는 중간 대뇌 동맥과 전교통동맥이 함께, 또는 후교통동맥과 함께 경색된다. 중요한 부위, 예컨대 시상, 뇌간의 비교적 작은 면적의 경색에도 혼미가 일어난다. 혼미는 일종의 심한 의식 상실의 상태인데, 이때 침자 치료를 할 수 없는 것은 아니나 혼미 중의 위험기, 즉 혼미

중 생명징후(호흡, 심박, 혈압)가 불안정한 기간에는 침을 쓸 수 없으며, 이 시기가 지나가야 침을 놓을 수 있다.

혈전 형성을 치료함에 있어 빨리 낫게 하는 것이 좋은데, 주로 중·소경색(시상·뇌간 제외) 혹은 다발성 小窩性(lacuna) 梗塞, 혼미가 나타나지 않는 환자의 경우에 침치료를 하면 회복이 빠르고 좋다. 특히 8시간 이내의 가역성기(뇌세포가 경색의 영향을 받는데, 뇌세포에 혈액과 산소가 결핍되어 기능상실이 나타나는 초기)에 침치료를 하면 기대치 않았던 기적이 나타날 수 있다. 8시간 이내를 제외하고는 저자의 뇌혈관 질병 임상치료 경험에 따르면 5일 내의 치료가 최적의 치료 기간이다.

뇌혈전 형성의 두침치료는 주로 경색의 면적, 부위, 환자 본인의 신체적 소질, 그리고 합병증의 종류 등에 따라 효과의 좋고 나쁨이 달려 있다. 뇌혈전이 대뇌중동맥에서 형성된 환자는 치료 효과가 가장 좋다. 前交通動脈과 後交通動脈의 혈전이 그 다음이며, 시상과 소뇌경색이 그 다음이지만 나름대로 어느 정도 효과가 있다.

큰 면적의 뇌경색 혹은 紅色梗塞(red infarct) 환자인 경우, 만약 혼수상태를 동반한 환자는 당연히 먼저 응급기를 지난 뒤 위의 치료법을 사용하면 효과는 비교적 완만하지만 역시 어느 정도 효과가 있었다.

뇌혈전 형성을 치료함에 있어서 치료가 빠를수록 효과도 좋다. 특히 8시간 이내나 5일 이내의 치료 효과가 가장 좋다. 病程이 길어지면 치료효과도 점차 차이가 나는데, 어떤 환자는 偏癱側 上肢 혹은 下肢筋腱이 더욱 경화되었는데 이런 경우는 치료가 더욱 곤란하였다.

제3절 腦栓塞

뇌전색은 뇌동맥에 진입하는 혈액 순환에 塞栓物이 막혀 일어나는 급성 뇌혈관병으로 뇌졸중의 약 15~20%를 차지한다. 뇌전색은 뇌혈전의 형성과 같이 뇌혈관에 혈액이 결핍하여 오는 질병이다.

뇌전색은 색전물 근원에 근거하여 다음과 같이 분류할 수 있다.

1) 心源性 腦栓塞

대부분 심장병 환자에서 발생한다. 예를 들면 풍습성 심장병(rheumatic heart disease)과 동맥경화성 심장병은 心房纖維 진동을 동반하는 것이 반수 이상을 점유하고, 亞急性 細菌性 心內膜炎으로 瓣膜上의 군더더기 생성물, 心筋梗塞 혹은 心筋病의 벽에 붙어 있는 血栓, 二尖瓣脫垂, 心臟粘液瘤와 심장외과수술의 합병증 등으로 인한 색전물 탈락 역시 항상 뇌전색을 일으킨다. 선천성 심장병으로 房室 間隔이 결손 된 사람은 자체 순환 정맥 계통으로부터 오는 색전물이 左心內壓보다 右心內壓이 큰 경우 폐순환을 통과하지 못하기 때문에 직접 頭蓋內 動脈으로 들어가 뇌전색을 일으키는 것을 反常栓塞(anomaly infarct)이라 부른다.

2) 非心源性 腦栓塞

주로 대동맥궁으로부터 椎—基底動脈의 죽상경화 덩어리와 부착물 탈락이 遠端의 頭蓋 內 동맥에 전색을 발생시키며, 일과성 뇌혈관의 허혈성 발작과 뇌전색을 일으키는 통상적인 원인이 된다. 이것을 또한 血栓－栓塞現象이라 부른다. 기타 비심원성 색전물은 폐정맥혈전, 氣管支擴張, 肺膿腫 등으로부터 형성된다. 지방 색전물은 대부분 長骨骨折 혹은 수술로부터 온다. 氣滯 塞栓物은 흉부와 頸部 외과 수술, 人工氣胸 등에서 많이 보인다. 減壓病 時의 질소 색전물 역시 이런 類에 속한다. 腫瘤 塞栓物, 기생충과 충란의 색전물은 대부분 腦轉移瘤 혹은 腦肉芽腫으로 일어나며, 뇌전색 증상은 비교적 드물게 일어나며, 異物에 의한 전색은 더욱 드물다.

3) 기타

일부분의 뇌전색은 비록 자세한 검사를 하여도 전색물의 來源을 찾을 수 없다.

뇌동맥전색 후 해당 동맥이 공급하는 혈액과 산소가 부족하여 뇌경색이 발생하면 출혈성(또 紅色梗塞이라 부른다) 혹은 혈액 결핍성의 白色梗塞 및 混合性 梗塞이 된다. 그 가운데 출혈성은 약 1/3을 차지한다. 이것은 비교적 큰 혈관이 栓塞되었기 때문에 혈관벽이 파열되고, 후에 색전물이 分碎되거나 용해되어 遠端에 있는 비교적 작은 동맥으로 흘러간다. 그러나 원래 전색 부위에 머물러 있으면 혈류가 회복된 경우 혈관벽이 손상을 받아 삼출성 출혈이 쉽게 발생한다.

뇌전색은 頸內動脈 혹은 大腦中動脈이 나누어지거나 교차, 혹은 狹窄 부위에서 가장 많이 보인다. 단지 약 1/5이 椎—基底動脈 系統에서 발생한다. 일단 색전물이 경색을 일으키면 해당 동맥이 혈액을 공급하는 구역은 뇌허혈이 나타난다. 단 임상에서 증상 출현 여부와 병변의 범위는 관계가 있으며, 또 腦 측부 순환의 상황과 뇌동맥경화 합병 여부 등의 원인에 달려 있다. 측부 순환이 충분하면 비록 뇌의 비교적 큰 동맥에 栓塞이 있어도 신체 증상(體徵)이 나타나지 않거나 경미하게 나타난다. 반대로 측부 순환이 불충분하고 뇌전색의 병변 범위가 비교적 크면 임상 증상도 현저하다. 색전물이 갑자기 동맥을 막으면 측부 순환이 신속하게 이루어지지 못하므로 뇌혈관경련이 동반되는 수가 많다. 그러므로 뇌전색 발병 시 뇌허혈이 비교적 광범위하고, 증상도 대부분 비교적 엄중하다. 그러나 일단 뇌혈관경련이 해소되고 측부 순환이 형성되고, 색전물이 동맥의 遠端을 향하여 이동하거나 分碎, 용해되면 모두 뇌허혈되는 범위가 축소하고 증상이 경감된다.

1. 임상 증상

임상에서 전색은 부위가 다르기 때문에 증상 표현도 다르고(뇌혈전형성 참고), 급작스럽게 발병한다. 풍습성 심장병(rheumatic heart disease)과 아급성 심내막염으로 일어난 것은 대부분 나이가 어리거나 중년층의 사람들에게서 보인다. 그러나 심근경색과 動脈硬化性 心臟病으로 일어난 것은 대부분 연령이 많은 사람에서 많이 보인다. 의식장애는 일반적으로 경하지만 전색이 큰 동맥의 主幹에 발생하거나 다발성 전색의 경우에도 혼미가 나타날 수 있고, 발병 시 두통, 국한성 전간, 偏癱, 失語 등이 있고, 국한성 증상은 항상 경색된 동맥에 따라 결정된다.

心源性 腦栓塞은 심장병 증상과 동시에 존재하고, 지방 전색이 있으면 대부분 장골 골절 혹은 수술 후에 발생하며, 일반적으로 뇌전색 증상을 제외하고 대부분 먼저 폐부 증상 예를 들면 흉통, 氣短, 咯血 등이 있으며, 피부와 점막 역시 전색 때문에 발생한 瘀斑을 볼 수 있다.

뇌전색의 검사로는 다음과 같은 것들이 있다.

① 腦脊髓液 : 조기에 압력이 증가되면 적혈구가 증가하고, 수일 후에는 백혈구가 증가하며, 단백 역시 증가한다.

② 심전도 : 心源性 腦栓塞은 항상 심박동 리듬이 상실되고, 심근경색 등의 변화가 보인다.

③ B超 : 腦超聲 檢査(echoencephalograph test)에서 患側의 대뇌반구에 분명한 수종과 中線波의 위치 이동 등을 발견할 수 있다.

④ CT스캔과 MR스캔 : 뇌전색의 확진 및 병변 부위의 정확한 진단에 대하여 비교적 큰 도움이 된다.

2. 중의 변증 치료

뇌전색은 중의학의 '類中', '中經絡' 등의 범주에 대응한다. 이 병의 발생은 風·陽·痰邪와 유관한 것으로 인식되는데, 腦가 元神之府이며 精神意識 및 思維活動 기능을 주재하므로 중풍 후에 돌연히 昏仆, 不省人事한다. 이는 風·陽·痰·火가 亢盛하고 '血之與氣, 幷走於上'에 따라 腦를 침범하여 이 병이 발생하는 것이다. 유형은 다음과 같다.

1) 風痰入絡型

30~50세 연령층에 다발하며 돌연히 발병하는데 가벼운 사람은 시작 시 手足麻木, 口角麻木감을 조금 느끼며, 중한 사람은 점차(대개 3~

5일 내) 半身不遂, 口唇喎斜, 口角流涎, 舌强語謇 或 手足拘攣이 나타난다.

전신 증상으로는 面色不華, 口唇紫黯, 頭暈, 頭痛에 혹 心悸怔忡, 多夢易醒, 胸悶, 煩躁, 痰多黏稠를 수반하며, 舌苔薄白, 脈象弦滑結代하다.

① 治則 : 平肝熄風, 化痰通絡

② 혈위 처방 : 太陽(환측)·風池(환측)·曲池(환측)·合谷(환측)·足三里(환측)·丘墟(환측)·豐隆(환측)

③ 혈방 해석 : 본 유형의 환자는 대개 외래의 색전이 뇌혈관을 막아 일어난다. 대개 痰濁이 결집되어 內風을 추동하는데, 風은 肝에 근원하여 風陽이 上擾하면 血瘀가 腦絡을 막는다. 太陽·風池를 선택하여 熄肝風하고 上擾를 저지하여 두부 및 경부의 맥락을 通暢시킨다. 合谷·曲池를 선택하여 상지에서 化痰濕, 通經脈시킨다. 足三里·豐隆·丘墟를 선택하여 하지에서 化痰濕, 通經脈시킨다. 위의 경혈들을 함께 조합하여 자침하면 平肝熄風, 化痰通絡의 효과를 거둘 수 있다.

2) 風陽上擾型

이 유형의 환자는 외상성 골절이나 수술, 흉부와 경부의 개방성이나 수술, 장내 기생충 등의 병력이 있는 사람이 많다. 발병은 갑작스러운데, 가벼운 사람은 시작 시 手足麻木, 口角麻木감을 조금 느끼며, 중한 사람은 점차 半身不遂, 口唇喎斜, 舌强語謇이 나타나며, 혹은 발병 시 갑자기 頭痛, 昏迷가 나타난다. 舌質紅, 苔薄黃, 脈弦細數或弦滑하다.

① 治則 : 鎭肝熄風, 滋陰潛陽

② 혈위 처방 : 太陽(환측)·率谷(환측)·風池(환측)·地倉(환측)·廉泉·外關(환측)·曲池(환측)·陽陵泉(환측)·丘墟(환측)

③ 혈방 해석 : 太陽·率谷·風池를 선택하여 肝風內動으로 인하여 생기는 頭痛, 頭暈, 目眩, 面赤 등을 치료하고 鎭肝熄風한다. 地

倉·廉泉을 선택하여 風痰阻絡으로 인한 口角歪斜, 語言謇澀을 치료한다. 上肢의 曲池·外關, 下肢의 陽陵泉·丘墟를 선택하여 上·下肢의 經脈氣血을 疏調하고, 滋陰潛陽하며 지체활동 불리를 치료한다. 위의 경혈들을 함께 조합했을 때 鎭肝熄風, 滋陰潛陽하는 효능이 있다.

3) 瘀血阻絡型

이 유형의 환자는 통상 심장병이나 혈관벽 손상의 병력을 수반한다. 발병은 갑작스러우며 한쪽에 다발한다. 발병 조기에는 전형적인 頭暈, 腦脹, 頭痛 증상이 있다. 증상이 가벼운 사람은 肢體 및 口角麻木, 증상이 중한 사람은 점차 半身不遂, 口唇喎斜, 舌强語謇이 출현한다. 舌尖紅 苔白, 脈은 洪大하면서 혹 代脈이 출현한다.

① 治則 : 活血化瘀, 祛瘀通絡

② 혈위 처방 : 頭鍼運動區·感覺區(건측)·太陽(양측)·率谷(양측)·風池(양측)·內關(양측)

③ 혈방 해석 : 焦氏頭鍼法은 近代에 發明된 뇌혈관질환을 主治하는 重要한 鍼法이다. 運動區·感覺區를 선택하여 자입하면 뇌의 혈액순환을 疏通하고, 祛瘀通絡한다. 太陽·率谷·風池를 선택하여 경부와 뇌의 經脈 氣血을 疏導시키고 活血化瘀한다. 內關을 선택하여 자침 시 寧心安神한다. 위의 혈들을 조합하면 活血化瘀, 祛瘀通絡하는 효능이 있다.

3. 치료

1) 穴位와 鍼法

① 太陽(환측) : 눈썹 외측단과 目外眥 사이에 해당되는 곳에서 뒤로 1촌 오목한 곳에 있다. 30호 2촌(50mm) 호침을 취하여 국부는 통상적인 규칙에 따라 소독하고, 率谷 방향을 향하여 약 1.8촌(45mm) 자입한다.

鍼感 : 국부에 脹痛이 있다. (그림 2-10)

② 風池(환측) : 項部에서, 후두골의 아래, 흉쇄유돌근과 승모근 상단 사이의 오목한 곳, 風府와 같은 높이에 있다. 30호 2촌(50mm) 호침 2개를 선택한다. 국부는 통상적인 소독을 한 다음 脊柱 방향을 향하여 약 1.8촌(45mm) 자입한다.

鍼感 : 목 뒤의 脹痛이나 후두에 연하여 측두부로 방산감이 있다. (그림 2-1)

③ 曲池(환측) : 팔꿈치를 굽힐 때(주관절 90° 굴곡), 肘部 橈側 尺澤과 팔꿈치 外上髁 사이를 잇는 선의 중점에 있다. 30호 2촌(50mm) 호침을 선택하여 국부를 통상적으로 소독한 다음 약 1.8촌 직자입한다.

鍼感 : 국부의 脹・麻感 위주로, 보통 손목・손 혹은 어깨로 방산하는 느낌이 있을 수 있다. (그림 2-3)

④ 合谷(환측) : 手背에서 第1・2掌骨 사이, 제2장골 指關節과 양계 사이의 중점처, 食指側에 가까운 곳에 있다. 30호 2촌(50mm) 호침을 취하여 국부를 통상적으로 소독한 다음 後谿 방향을 향하여 약 1.8촌(45mm) 자입한다.

鍼感 : 手掌部 脹痛이 있다. (그림 2-2)

⑤ 足三里(환측) : 小腿 전외측면의 상부에서, 犢鼻 아래 3촌 부위, 脛骨의 전연 1횡지(中指)처에 있다. 30호 2촌(50mm) 호침을 선택한다. 국부는 통상적인 소독한 다음 약 1.8촌(45mm) 직자한다.

鍼感 : 국부의 脹痛 혹은 足背로 放散한다. (그림 2-4)

⑥ 丘墟(환측) : 족배부에서 外踝前下方, 足趾長伸筋腱의 외측 오목한 곳(第4趾間隙)에 있다. 30호 1.5촌(40mm) 호침을 선택한다. 국부는 통상적인 소독을 하고, 骨縫을 따라 약 1.3촌(35mm) 刺入한다.

鍼感 : 국부에 脹刺痛이 있다. (그림 2-5)

⑦ 率谷(환측) : 머리 顳部, 耳尖에서 直上하여 發際로 들어간 1.5촌처, 角孫 直上方에 있다. 일설에는 耳尖과 頂結節 사이의 중점이라고도 한다. 30호 1.5촌(40mm) 호침을 선택하며, 국부를 통상적

으로 소독한 다음 후방을 향해 약 1.3촌(35mm) 平刺한다.

鍼感 : 側顳部에 脹痛이 있다. (그림 2-10)

⑧ 地倉(환측) : 口角 수평 외측 연결선과 鼻唇溝 연결선의 교차점에 있다. 30호 2촌(50mm) 호침을 취하여 국부에 통상적인 소독을 한 다음 頰車 방향으로 약 1.8촌(45mm) 자입한다.

鍼感 : 국부 脹痛 (그림 2-10)

⑨ 廉泉 : 頸部 前下 正中線上의 喉結 上方, 舌骨 上緣 오목한 곳에 있으며, 고개를 들고 취혈한다. 30호 1.5촌(40mm) 호침을 취하여 국부에 통상적인 소독을 한 다음 척추 방향으로 약 1.3촌(35mm) 자입한다.

鍼感 : 舌根部의 脹痛 (그림 2-10)

⑩ 外關(환측) : 전완부의 배측면으로 陽谿와 肘尖의 연결선상에 腕背橫紋 上 2촌(同身寸)처에 있으며 척골과 요골의 사이에 있다. 30호 1.5촌(40mm) 호침을 취하여 통상적인 국부 소독 이후 40mm 직자한다.

鍼感 : 국부 창통 또는 수배부로의 방산감이 있다. (그림 2-2)

⑪ 陽陵泉(환측) : 小腿 前外側面의 上部에서, 腓骨小頭 前下方의 오목한 곳에 있다. 30호 2촌(50mm) 호침을 취하여 통상적인 국부 소독이후 약 1.8촌(45mm) 직자한다.

鍼感 : 국부 脹麻감이나 脛骨 內側을 따라 하방으로 足背까지 방산감이 있다. (그림 2-4)

2) 體位와 手法 및 療程

風痰入絡型은 坐位에서 취혈하는데, 太陽·風池·合谷·曲池·足三里·丘墟를 선택하여 위의 6穴을 용법에 따라 刺入한다. 平補平瀉 수기법으로 득기하고 40분간 유침한 후 발침한다. 매일 1회로 10회를 1療程이라 하고, 5일간 휴식한 뒤 有效하나 다 낫지 않았으면 재차 침 치료하며, 10회에 無效하거나 이미 다 나았다면 종료한다.

風陽上擾型은 坐位에서 취혈하는데, 太陽·率谷·風池·地倉· 廉

泉・曲池・外關・陽陵泉・丘墟를 선택하여 위 9穴을 용법에 따라 刺入한다. 太陽・風池・率谷・地倉・廉泉・曲池・陽陵泉에 平補平瀉 수기법을 써서 得氣시키고, 外關・丘墟는 提揷瀉法을 써서 득기시켜 40분 유침 후 발침한다. 중간에 위의 수기법에 강자극 1회를 준다. 매일 1회로 10회를 1療程으로 하고 5일간 휴식한 뒤 有效하거나 다 낫지 않았으면 재차 침치료하며, 10회에 無效하거나 치유되었으면 치료를 종료한다.

瘀血阻絡型은 坐位에서 취혈하는데, 먼저 頭鍼의 運動區・感覺區(2개 區 모두 健側 자침)를 자침하고 太陽・率谷・風池・內關을 용법에 따라 자입하여 득기시킨 뒤 40분 유침하고 발침한다. 매일 1회로 10회를 1療程이라 하고, 5일간 휴식한 뒤 有效하거나 다 낫지 않았으면 재차 침치료하며, 10회에 無效하거나 치유되었으면 치료를 종료한다.

早期(45일 내)의 환자는 단지 편측 지체의 기능이 癱瘓한데 두침치료를 단독 응용하고, 시간이 비교적 오래된 경우 지체 및 근육에 위축이 있거나 입안의 음식물이나 물이 밖으로 흘러나오면 두침・체침 혈위를 함께 응용하여 치료할 수 있다.

4. 저자 견해

중의학에서는 이 병을 3가지 형태로 본다. 첫 번째 유형은 風痰入絡형인데, 肝陽化風 夾痰入絡하여 痹阻經脈하여 氣血運行이 不暢하므로 頭痛, 頭暈, 口唇喎斜, 半身不遂 혹은 手足拘攣이나 麻木이 일어난다. 이 유형은 발병이 가벼운 사람이 많고 중한 사람이 적은데, 가벼운 사람은 단지 위에 예시한 體鍼穴로 치료해도 비교적 좋은 효과가 있다. 중한 사람은 조기에 두침치료를 해야 한다(頭鍼의 上 1/5 下肢區, 中 2/5 上肢區를 선택하여 쓸 수 있으며, 口唇喎斜로 口角에 침이나 음식물이 흘러내리는 사람은 下 2/5 顔面區를 더할 수 있다). 두침치료와 체침혈위를 적당히 배합하면 더욱 만족스런 효과를 거둘 수 있다.

두 번째 유형은 風陽上擾, 外邪阻絡형으로, 주로 肝腎陰虛, 風陽上

擾와 더불어 外傷으로 邪氣가 腠理로 들어와 경맥에 침범하여 경락을 따라 上擾하여 腦絡을 막는다. 따라서 頭痛, 頭暈, 口唇喎斜, 語言謇澀, 半身不遂가 나타난다. 이 유형은 중한 사람이 많고 가벼운 사람이 적은데, 가벼운 사람은 위의 체침혈을 단독으로 쓰면 비교적 좋은 효과가 있다. 중한 사람은 응당 조기에 두침치료를 운용하거나(頭鍼의 上 1/5 下肢區, 中 2/5 上肢區를 선택하여 쓸 수 있으며, 口唇喎斜로 口角에 침이나 음식물이 흘러내리는 사람은 下 2/5 顔面區를 더할 수 있다), 두침에 부분적으로 체침혈위를 배합하여 치료하면 대개 만족스런 치료효과를 거둘 수 있다.

瘀血阻絡型은 대부분 심장병 혹은 혈관벽이 손상되었던 과거력이 있다. 갑자기 발병하며 대부분 단측으로 발병한다. 발병 초기에는 전형적인 頭暈·腦脹·頭痛의 증상이 있으며, 가벼운 사람은 肢體, 口角麻木이 있고, 비교적 심한 사람은 점차 半身不隨, 口脣喎斜, 舌强語謇의 증상이 나타난다. 舌尖紅苔白, 脈洪大 혹은 代脈이 나타난다. 이 유형의 환자는 경중이 일정하지 않아 치료하면서 選穴을 하나 두침을 주로 하고 시간이 비교적 오래 걸리는 환자는 체침에 전침을 가할 수 있다.

만약 폐부감염 혹은 신체에 특별히 좋지 않는 질병을 동반한 환자, 혹은 당뇨병이 있는 환자는 오래도록 앉아 있지 못하기 때문에 자침 시간에 暈鍼이 쉽게 일어나므로 특별한 주의를 요하며, 환자에게 가장 좋은 바로 누운 자세를 취하도록 하여 자침하며, 아울러 세심하게 관찰한다. 일단 훈침 현상이 나타나면 즉시 발침한다. 만약 위급한 상황이 발생하면 내과의사를 불러 응급조치를 한다. 자침시간 동안 환자 보호자에게 반신불수가 온 상하지를 보조 운동하도록 하여 반신불수측 상하지의 혈액순환을 촉진하여 조기 회복을 돕도록 한다.

제4절 腦出血

腦出血은 뇌실질 내의 出血을 말하며, 대부분 大腦半球에서 발생하고, 소수에서 뇌교(pons)와 小腦에서 발생한다. 腦出血은 사망할 확률이 가장 높은 질병의 하나이다.

① 고혈압과 죽상동맥경화는 腦出血의 가장 흔한 원인이고, 대부분 고혈압과 동맥경화가 동시에 존재하는데 단순한 고혈압 또는 죽상동맥경화로 인한 腦出血의 발생은 비교적 적다.

② 腦內 動脈瘤는 주로 선천성 동맥류인데, 소수에서는 동맥경화성 동맥류, 세균성 동맥류 및 외상성 동맥류가 있다. 動脈瘤에서 血流가 소용돌이치고 혈압의 충격을 받으면 그 가장자리가 증대되고 파열된다.

③ 腦內 동정맥기형과 管壁 발육 이상, 더욱이 그것이 정맥일 경우 비교적 쉽게 出血된다.

④ 기타 動脈炎도 管壁에 괴사를 일으켜 出血을 일으킨다. 腦瘤細胞가 혈관을 侵襲하거나 腫瘤組織 내의 신생혈관이 파열하여 出血한다. 膠質瘤, 黑色素瘤, 혹은 전이암 같은 것이다. 백혈병, 재생불량성 빈혈, 혈소판감소성 자반병, 혈우병 등과 같은 혈액병으로도 出血된다. 이외에도 항응고제, 血栓溶解劑와 저분자 덱스트란(dextran) 등을 사용할 때도 역시 腦出血을 병발할 수 있다.

원발성 大腦半球 出血은 약 80%를 차지하며 주로 基底節 부근에 발생하고, 소수는 前頭(frontal lobe), 頭頂(parietal lobe), 後頭(occipital lobe) 혹은 側頭葉(temporal lobe)에서 발생할 수 있다. 腦幹과 小腦에서 원발하는 것은 약 20%를 차지한다.

지속성 고혈압으로 腦小動脈이 경화되고, 고혈압동맥경화성 腦出血은 대다수가 이런 경화된 腦內 소동맥의 파열로 인해서 생기는데, 大腦中動脈의 豆紋動脈, 基底動脈의 傍正中動脈의 齒狀核動脈 등과 같은 것들이 있다. 豆紋動脈과 傍正中動脈은 모두 動脈의 큰 줄기에서 직접 나온 소분지이기 때문에 그것들은 높은 압력을 받으면 더욱 경화가 뚜렷하다. 이런 소동맥의 경화는 혈관의 저항력을 증대하여 小動脈壁의 산소 부족, 대사장애와 섬유의 괴사 변성을 일으킨다. 이런 것들 때문에 계속 혈관이 확대되고, 심하면 小動脈瘤를 형성하여 힘을 쓰거나 충격 혹은 혈압이 갑자기 높아질 때에 파열되어 出血하게 된다.

腦出血 회복기에는 血塊와 파괴된 뇌조직이 점차적으로 흡수되는데, 작은 것은 膠質瘢痕을 형성하고, 큰 것은 中風囊을 형성한다.

1. 임상 증상

腦出血은 50세 전후의 고혈압 병력이 있는 사람에게 자주 나타나는데, 대부분 정서적인 충격, 지나친 흥분, 극렬한 활동, 大便 볼 때 힘을 많이 써서 유발된다. 발병 전에는 별다른 예감이 없고 갑자기 발병하는데, 종종 수 분 혹은 몇 시간 내에 최고로 도달한다. 어떤 환자는 두통, 구토, 국소적 신경장애 증상이 나타나고, 의식장애, 高熱, 혈압 변화 등이 뚜렷하다. 관련된 통계자료에 근거한 전구증상과 腦出血 時 많이 보이는 증상 및 발생률은 ① 두통 17%, 腦室에 파급되는 사람은 80%이다. ② 구토 50%, 腦室에 파급되는 사람은 70%이다. ③ 의식장애와 부위 및 出血量은 관계가 있는데, 基底節 외측형은 80%를 점유한다. 정신이 뚜렷하거나 단지 약간의 의식장애가 있는 사람, 내측형으로 腦室에 파급된 사람은 심한 昏迷가 72%를 차지한다. ④ 편마비도 부위와 관계가 있는데, 內囊(capsula interna)後肢型은 79%를 차지하고, 단순한 시상(thalamus)과 小腦出血은 일반적으로 편마비가 없다. ⑤ 失語는 基底節 외측형이 비교적 많은데 66~90%를 차지하고, 丘腦出血은 失語가 매우 적다. ⑥ 頸項强直은 50% 정도 차지하고 심한 昏迷 시에는 이 증상이 소실된다. ⑦ 視神經乳頭의 주변이 깨끗하지 않은 것은 50%, 視神經乳頭 水腫은 20%를 차지하는데, 그 중 腦室에 파급된 것은 72%를 차지하고, 발병 후 48시간 내에 水腫이 나타나는 사람은 70%가 사망한다.

각각의 出血 부위별 임상 증상은 아래와 같다.

1) 內囊(capsula interna)出血

주요 임상 증상은 반대측의 三偏症候群이다.

① 반신불수 : 병소 반대측에 중추성 안면마비와 중추성 반신불수 증상이 나타난다.

② 반신감각장애 : 병소 반대측에 감각이 느리고 둔화, 감퇴 혹은 소실되나 반신불수에 비하면 증상 발현이 적고 정도 역시 가볍다.

③ 偏盲 : 內囊出血이 만약 視放射(optic radiation)에 미치면 동시에 병소가 있는 반대측에 같은 偏盲이 출현한다. 內囊出血量이 클 때 종종 신속한 의식상실이 발생하고, 완전이완성 반신불수가 나타나기 시작한다. 出血量이 적으면 의식장애도 가볍고, 반신불수도 불완전하다. 만약, 주된 쪽의 半球出血과 연계되어 있으면 失語症이 나타날 수 있으며 운동성 失語가 많이 보인다.

2) 尾狀核(caudate nucleus)頭部出血

이 부위와 側腦室은 서로 연접한 면적이 비교적 크기 때문에 出血이 매우 쉽게 側腦室에 파급된다. 그러나 內囊區의 錐體束 및 感覺傳導束에 대한 영향이 크지 않기 때문에 그 특징은 일반적으로 의식장애가 없고, 시종 정신이 뚜렷하다. 일부 환자는 비록 잠깐 동안의 의식장애가 나타날 수 있지만 정신이 매우 빨리 회복되고 모두 갑작스런 두통, 구토가 발병한다. 검사상 뚜렷한 뇌막자극증이 있다. 일반적으로 局限性 神經定位病證은 없다. 만약, 血腫이 비교적 커서 內囊前肢에까지 미치면 반대측 반신불수 혹은 가벼운 반신불수 및 의식장애를 일으킬 수 있다.

3) 시상(thalamus)출혈

특수한 증상 및 병증이 있지만, 왕왕 전형적이지 않고 각 出血 부위

별로 나타나는 병증을 나누어 보면 아래와 같다.

(1) 시상후외측부 出血의 주된 임상표현은 시상증후군

① 반신감각장애 즉, 반대측 深淺 감각의 소실 혹은 감퇴, 시상성 자발성 동통, 감각과민

② 分離性의 가벼운 반신불수는 시상성 불완전마비와 연계되어 있고, 특징이 하지가 상지보다 심하고, 상지는 遠端보다 近端이 심함

③ 筋張力 저하와 감각성 운동실조

④ 소수에서는 안구 위치 이상

(2) 시상 前內側部 出血의 주요 임상 증상

① 정신장애, 정신착란 혹 치매

② 대소변장애

③ 소수는 小血腫이 직접 제3뇌실로 파급되어 주로 뇌막자극증을 나타나게 할 수 있음

(3) 좌측 시상출혈 증후군의 특징

① 감각장애가 운동장애보다 심함

② 위로 보는 것이 불가능한 안구운동장애

③ 시상성 실어 즉, 말이 느리거나 막히고, 거듭되게 말하고 語義性 錯語症이 나타남

(4) 우측 시상출혈의 특징

① 結構性 失用症으로 左半身에 형태, 체적, 길이, 중량에 착각을 일으키는 體像 장애가 나타남

② 痛覺 상실로 반신에 지각 상실증 및 인식 상실증(agnosia)이 나타남

③ 偏身忽視症(hemi-neglect)이 나타남

4) 腦橋出血

대다수의 腦橋出血의 임상 특징은 다음과 같다.

① 증상 및 병증이 다양한 것은 腦橋에는 外展神經核, 內側縱束 및 兩眼側視中樞가 있고, 혈종 위로 中腦의 動眼神經核에 파급 확산되는 경우가 많기 때문에 眼部 운동장애가 자주 보인다. 그 증상은 양측 동공이 바늘 끝처럼 축소되고, 眼球가 떨리며, 한쪽 눈을 外展할 수 없고, 양쪽 눈은 수직 注視 마비 및 병든 쪽을 향해 偏視되는 등의 증상이 나타난다. 腦橋 內의 추체섬유속이 비교적 분산되어 있기 때문에 운동장애 증상은 전형적인 대칭 편마비, 交叉性 痲痺, 四肢痲痺, 兩下肢痲痺 혹은 편측 마비가 된다.

② 가벼운 증상은 회복이 빠르고 예후도 양호한데, 그 이유는 血腫量이 1ml 이하이고 腦橋實質 內에 국한되어 파괴가 적고, 水腫이 가볍기 때문이다.

③ 중한 증상은 血腫이 크거나 제4뇌실에 파급되어 환자가 신속하게 昏迷하고, 사지마비, 동공이 鍼尖처럼 축소, 中樞性 고열, 호흡 불규칙, 혈압이 불안정하며, 병세가 점진적으로 악화되어 사망에 이른다.

5) 腦葉出血

腦葉出血 후 매우 쉽게 그 부근의 蜘蛛膜下腔에 파급되고, 腦室 계통에는 쉽게 파급되지 않기 때문에 그 특징은 다음과 같다.

① 의식장애가 적고 경미하다.

② 편마비와 같은 방향 응시마비가 비교적 적고 정도도 가볍다.

③ 뇌막자극증이 뚜렷하다.

④ 後頭葉(occipital lobe)出血은 일과성 黑蒙(amaurosis)과 皮層性 偏盲이 있을 수 있으며, 頭頂葉(parietal lobe)出血은 같은 방향의 偏盲 및 가벼운 편마비가 있을 수 있고, 優勢半球에 失語症이 있을 수 있다. 額葉(frontal lobe)出血은 智力장애, 尿失禁, 경미한 편마비가

있을 수 있다.

6) 小腦出血

경미하게 발병할 때는 대부분 의식장애가 없고, 신체검사에서 안구 진전 및 운동실조가 보이고, 심하게 발병한 때에는 後腦窩의 압력이 신속하게 높아져서 환자가 매우 빨리 昏迷해지고, 後頭骨大孔疝(tonsillar hernia)에 기인한 호흡마비로 수 시간 내에 보통 사망한다.

(1) 腦幹症候群象

① 腦神經證 : 예를 들면 안검하수, 수직 방향 주시 마비, 양쪽 눈이 수직 방향을 따라 분리, 양쪽 동공의 크기가 다르고, 안면신경·外展神經이 마비, 연하곤란, 언어장애 등이다.

② 운동장애 : 초기에는 반대측 肢體가 연약하나 마비는 많지 않고, 심한 昏厥 시에 사지마비가 있다. 만기에는 대뇌강직성 경련이 있을 수 있다.

③ 심폐기능장애가 있다.

(2) 小腦症候群

① 小腦半球病證 : 예를 들면 사지 운동실조, 구음장애, 병든 쪽 肢體 또는 심하면 전신의 근장력이 저하된다.

② 蚓部(vermis) 병증 : 서거나 돌아다닐 때 운동실조가 있다.

7) 腦室出血

원발성 腦室出血은 대부분 갑작스레 발병하고 극렬한 두통, 잦은 구토, 조급하게 움직이며 不安, 심한 昏迷, 양쪽의 동공이 매우 작아지고, 眼球浮動(ocular bobbing)이 있으며, 또한 中樞性 高熱이 있다. 호흡이 불규칙하면 大腦强直에 이르지만 뚜렷한 편마비는 없고 보통 24~48 시간 내에 사망에 이른다.

속발성 腦室出血의 증상은 出血 부위와 腦室 內의 출혈량 및 뇌척수액 통로를 막느냐의 여부에 따라 輕重이 다르다. 경미한 증상은 국한성 神經病證이 없고 다만 두통·구토가 있으며, 뇌막자극증은 양성이다. 심한 증상은 의식 장애, 전간 발작, 사지 마비, 근장력(muscle tone)증가, 건반사항진 및 양측 病理證 양성이다. 만약 핏덩어리가 뇌척수액 통로를 막으면 두개내압이 급격하게 증가하여 환자는 심한 昏迷, 高熱, 大腦性 강직에 이를 수 있고, 심하면 腦疝(cerebral hernia)으로 인한 사망에 이른다.

뇌출혈의 검사는 다음과 같다.

① 뇌척수액 : 腦出血 발병 후 6시간이면 80%의 뇌척수액이 모두 고르게 血性을 띠고, 압력이 높아지며, 아울러 적혈구·백혈구를 볼 수 있고(특히 백혈구), 단백질이 증가된다.

② 말초혈액 : 腦出血 後 말초혈액상 백혈구 계수가 높아질 수 있고, 어떤 환자에서는 잠시동안 혈당 및 尿 질소가 증가될 수 있다.

③ 尿 : 약간의 단백뇨와 尿糖 양성이 있을 수 있다.

④ 腦 CT검사 : 腦出血에 있어서, CT는 영상학에 근거하여 가히 임상적 定性 및 定位와 定量진단을 제공할 수 있다. CT상에서 腦出血을 3期, 즉 급성기·혈종흡수기·낭종형성기로 나눌 수 있다.

⑤ MRI : 高場强 조건하에서 腦內 혈종의 MR 신호는 산소헤모글로빈(HbO2)—디옥시헤모글로빈(DHb)—메트헤모글로빈(MHb)—플라빈(flavin) 함량의 변화 발전 규율을 반영하는데, 시간에 따라 5기, 즉 초급성기(24시간 이내)·급성기(2~7일)·아급성기(8일에서 한 달까지)·만성기(1개월~2개월 말)·殘腦期(2개월 이후에서 수년)로 나눌 수 있다.

⑥ 뇌혈관 조영 : 腦內出血 환자의 뇌혈관조영에서는 中線血管의 위치 이동을 볼 수 있고, 大腦前動脈과 中動脈 사이의 거리는 정상과 비교하여 넓어져 大腦中動脈이 위나 아래로 이동되어 있다. 그러나, 대략 腦出血의 1/6은 혈종이 파급되는 범위가 너무 작아 보통 나타나지는 않는다.

⑦ 뇌초음파검사 : 腦內 出血 환자는 대략 반수 이상에서 中線波가 병소를 향해 반대측으로 3mm이상 이동을 나타낸다. 만약 발병이 오래되지 않았으면 中線波 이동이 나타나 腦內 出血의 진단에 더욱 도움을 준다.

⑧ 기타 검사 : 腦電圖, 뇌동위원소 검사와 같은 것도 모두 腦出血 진단에 일정한 참고적 의의가 있다. 그 외에도, 심전도에서 비정상적인 T파와 ST 간격의 변화를 나타낼 수 있다.

2. 중의 변증 치료

뇌출혈은 중의학 중의 '中風', '中臟腑' 범주에 속하고, 그 발생은 대개 환자 臟腑의 陰陽失調, 氣血升降 失常에서 기원하는 것으로 인식하였다. 그리고 근심걱정과 분노 또는 술과 단 음식을 좋아하고 혹은 勞倦所傷, 房事過度 등과도 유관하다. 中臟腑는 또한 급성기와 회복기로 구분되는데, 급성기는 중장부 발병 초기에 환자가 卒暴昏仆, 半身不遂, 神志障碍(생각하는 것이 마치 잠자는 것과 같고, 의식이 몽롱한 것 같은) 등의 증상이 주가 되고 이 시기는 본 節의 치료범주에 속하지 않는다. 회복기는 응급치료를 거친 후 의식이 점차 맑아지고 痰火가 평온해지고 飮食을 조금씩 먹을 수 있으면서 口歪, 語言謇澀 혹 失語, 半身不遂 등의 증상이 남아 있는 상태로, 이 節은 주로 이 시기의 치료에 역점을 둔다. 각 유형은 다음과 같다.

1) 閉證

(1) 陽閉

突然昏仆, 不省人事, 牙關緊閉, 口噤不開, 단측 혹은 양측의 肢體拘急, 抽搐, 頸强, 肢體偏癱, 大小便 失禁, 躁動不安이 있고 兼하여 面紅氣粗가 나타난다. 舌質偏紅, 苔黃, 脈弦滑有力하다.

● **證候分析** : 肝陽이 갑자기 확장되어 風이 動하므로 氣血이 위로 逆上하고, 痰火 역시 盛하여 淸竅를 막으므로 神明이 작용을 못하여

갑자기 昏仆, 不省人事가 나타난다.

火의 성질이 急迫하여 痰火內閉하니 牙關緊閉, 面紅氣粗가 나타난다.

風痰이 肢體의 經脈을 막아 氣血運行이 不暢하여 肢體偏癱하고, 肝風이 絡道를 침범하면 肢體가 拘急抽搐하고 頸强하다.

舌質偏紅, 苔黃膩, 脈弦滑有力하니 모두 肝陽과 痰火가 내부에서 盛한 현상에 속한다.

(2) 陰閉

突然昏仆, 不省人事, 牙關緊閉, 口噤不開, 단측 혹은 양측의 肢體拘急抽搐, 頸强, 肢體偏癱, 大小便 失禁이 있고 兼하여 面白 唇紫或黯, 四肢不溫, 靜而不煩이 나타난다. 苔白膩滑, 脈沈滑하다.

- 증후분석 : 痰濁이 한쪽으로 치우쳐 盛한 것이 위로 올라가 淸竅를 막으므로 心神의 작용이 좋지 못하며, 神의 기능이 막히고 쓰러져 사람을 알아보지 못하고 가만히 있어도 답답해하지 않는다.

  風痰이 絡을 막고 陽氣 역시 막히면 面白, 四肢不溫하다. 사기가 絡脈을 막아 氣滯血瘀하면 口唇色紫黯하다.

  苔白膩滑, 脈沈滑하니 모두 痰濕偏盛의 현상에 속한다.

2) 脫證

突然昏仆, 不省人事, 面色蒼白, 目合口開, 鼻鼾, 息微, 手撒, 遺尿, 汗出肢冷하고 舌萎縮, 脈沈細微欲絶 혹은 浮大無根하다.

- 證候分析 : 正氣가 邪氣를 이기지 못하고 元氣衰微해지면 突然昏仆, 不省人事, 面色蒼白하다.

  精氣去하고 神氣脫하면 目合口開, 鼻鼾息微, 手撒遺尿하며, 陰竭陽亡하면 근육과 피부를 溫煦하지 못하며 또한 舌體를 濡養할 수 없기에, 汗出肢冷, 舌萎縮한다.

  脈沈細欲絶, 或浮大無根하니 곧 陰陽이 衰竭하여 장차 분리될 현상이다.

3) 中臟腑恢復期 分型

(1) 風痰瘀阻型

口唇喎斜, 舌體短胖, 强硬不靈, 言語謇澀, 口角流涎, 肢體麻木, 半身不遂하고, 舌苔滑膩, 舌黯, 脈弦滑하다.

① 治則 : 搜風化痰, 行瘀通絡

② 혈위 처방 : 太陽(환측)·風池(환측)·地倉(환측)·廉泉·肩髃(환측)·曲池(환측)·合谷(환측)·陽陵泉(환측)·丘墟(환측)

③ 혈방 해석 : 太陽·風池·地倉·廉泉은 頭部 鄰近에서 取穴하는데, 頭面部의 痰熱을 淸化하고 搜風通絡한다. 肩髃·曲池·合谷은 마비측 上肢 鄰近에서 取穴하는데 마비측 上肢의 經脈氣血을 通調하고 搜風行瘀한다. 陽陵泉은 마비측 下肢 鄰近에서 取穴하는데 마비측 下肢의 經脈氣血을 疏通하고 搜風行瘀한다. 위의 혈들을 함께 조합하면 搜風化痰, 行瘀通絡하는 作用이 있다.

(2) 氣虛絡瘀型

患側 肢體가 痿軟無力하고, 偏枯不用, 縱緩不收하며 面色萎黃, 口唇喎斜, 語言謇澀, 口角流涎, 혹은 肢體麻木, 小便頻數 혹 失禁한다. 舌淡黯 或 瘀斑이 있고, 苔白, 脈細澁 혹 虛弱하다.

① 治則 : 益氣養血, 化瘀通絡

② 혈위 처방 : 率谷(환측)·頰車(환측)·天柱(환측)·肩髃(환측)·手三里(환측)·外關(환측)·足三里(환측)·太衝(환측)

③ 혈방 해석 : 率谷·頰車·天柱는 頭面部 隣近에서 取穴하는데, 頭面部의 脈氣血을 通調하고, 活血化瘀한다. 患側 上肢에서 肩髃·手三里·外關, 下肢에서 足三里·太衝은 上下肢 陽經氣血을 疏通한다. 이상 혈들을 함께 조합하면 益氣養血, 化瘀通絡하는 作用이 있다.

(3) 肝腎虧虛型

半身不遂하고 환측 지체의 僵硬 拘攣變形, 舌强不語, 口角流涎, 혹 舌體萎縮, 혹 마비측 肢體의 근육위축, 건측 肢體의 萎軟無力이 있다. 舌紅苔膩, 脈細, 혹은 舌淡紅 苔厚膩, 脈沈細하다.

① 治則 : 滋肝養腎

② 혈위 처방 : 風池(환측)·廉泉·肩髃(환측)·曲池(환측)·手三里(환측)·外關(환측)·合谷(환측)·血海(환측)·陽陵泉(환측)·三陰交(환측)·丘墟(환측)·太衝(환측)

③ 혈방 해석 : 風池·廉泉를 자침하면 活血解瘀, 疏通舌絡한다. 上肢의 肩髃·曲池·外關·合谷에 자침하여 上肢部의 經脈氣血을 通調하고 活絡通經, 壯筋起廢한다. 下肢의 血海·三陰交에 자침하여 後天脾胃를 補하여 氣血生化의 근원을 자양한다. 下肢의 陽陵泉·丘墟·太衝에 자침하여 疏筋活血, 壯筋起廢한다.

3. 치료

1) 穴位와 鍼法

① 太陽(환측) : 눈썹 외측단과 目外眦 사이에 해당되는 곳에서 뒤로 1橫指 오목한 곳에 있다. 30호 2촌(50mm) 호침을 취하여 국부는 통상적인 소독을 하고, 率谷 방향을 향하여 약 1.8촌(45mm) 자입한다.

鍼感 : 국부에 脹痛이 있다. (그림 2-10)

② 風池(환측) : 項部에서, 후두골의 아래, 흉쇄유돌근과 승모근 상단 사이의 오목한 곳, 風府와 같은 높이에 있다. 30촌 2촌(50mm) 호침을 선택한다. 국부는 통상적인 소독을 한 다음 脊柱 방향을 향하여 약 1.8촌(45mm) 자입한다.

鍼感 : 목 뒤의 脹痛이나 後頭를 따라 측두부로 방산감이 있다. (그림 2-1)

③ 地倉(환측) : 口角에서 수평으로 외측 연결선과 鼻唇溝 연결선의

교차점에 있다. 30호 2촌(50mm) 호침을 취하여 국부에 통상적인 소독을 한 다음 頰車 방향으로 약 1.8촌(45mm) 자입한다.

鍼感 : 국부의 脹痛 (그림 2-10)

④ **肩髃**(환측) : 肩部에서 肩胛骨 肩峰과 상완골(肱骨) 대결절의 사이 오목한 곳에 있다. 30호 2촌(50mm) 호침을 취하여 국부를 통상적으로 소독한 다음 주관절 방향으로 약 1.8촌(45mm) 平刺入한다.

鍼感 : 肩部 脹痛 혹은 中線을 따라 아래쪽으로 肘關節 上部까지 방산감이 있다. (그림 2-3)

⑤ **曲池**(환측) : 팔꿈치를 굽히고 拱手한 자세에서(주관절 90° 굴곡), 肘部 橈側 尺澤과 팔꿈치 外上髁 사이를 잇는 선의 중점에 있다. 30호 2촌(50mm) 호침을 선택하여 국부를 통상적으로 소독한 다음 약 1.8촌(45mm) 직자입한다.

鍼感 : 국부의 脹 · 麻感 위주로, 보통 손목 · 손 혹은 어깨로 방산하는 느낌이 있을 수 있다. (그림 2-3)

⑥ **合谷**(환측) : 手背에서 第1掌骨 간극의 중점이나, 제2장골 指關節과 陽谿 사이의 중점처, 食指側에 가까운 곳에 있다. 30촌 2촌(50mm) 호침을 취하여 국부를 통상적으로 소독한 다음 後谿 방향을 향하여 약 1.8촌(45mm) 자입한다.

鍼感 : 手掌部의 脹痛이 있다. (그림 2-2)

⑦ **廉泉** : 頸部 前下 正中線上의 喉結 上方, 舌骨 上緣 오목한 곳에 있으며, 고개를 들고 취혈한다. 30호 1.5촌(40mm) 호침을 취하여 국부에 통상적인 소독을 한 다음 척추 방향으로 약 1.3촌(35mm) 자입한다.

鍼感 : 舌根部의 脹痛 (그림 2-10)

⑧ **外關**(환측) : 전완부의 배측면에서 陽池와 肘尖의 연결선상, 腕背橫紋 上 2촌(50mm)처, 척골과 요골 사이에 있다. 30호 2촌(50mm) 호침을 취하여 통상적인 국부 소독 이후 약 1.5촌(40mm)을 직자한다.

鍼感 : 국부 창통 또는 手背部로의 방산감이 있다. (그림 2-2)

⑨ **血海**(환측) : 무릎을 굽혔을 때 大腿 內側, 무릎뼈 기저부 내측단

上 2촌처, 대퇴사두근 내측의 융기처에 있다. 30호 2촌(50mm) 호침을 취하여 통상적인 국부 소독 이후 약 1.8촌(45mm) 직자입한다.

鍼感 : 국부의 脹痛 (그림 2-12)

⑩ 陽陵泉(환측) : 小腿 前外側面의 上部에서, 腓骨小頭 前下方의 오목한 곳에 있다. 30호 2촌(50mm) 호침을 취하여 통상적인 국부 소독이후 약 1.8촌(45mm) 직자한다.

鍼感 : 국부 脹麻감이나, 脛骨 內側을 따라 하방으로 足背까지 방산감이 있다. (그림 2-4)

⑪ 三陰交(환측) : 소퇴 내측, 내과첨 위 3촌, 경골내측연 후방 오목한 곳에 있다. 30호 2촌(50mm) 호침을 취하여 국부를 통상적으로 소독하고, 약 1.8촌(45mm) 직자한다.

鍼感 : 국부의 창통이나 족저와 무릎으로 방산하는 느낌이 있다. (그림 2-13)

⑫ 丘墟(환측) : 족배부에서 外踝前下方, 足趾長伸筋腱의 외측 오목한 곳(第4趾間隙)에 있다. 30호 1.5촌(40mm) 호침을 선택한다. 국부에 통상적으로 소독하고, 骨縫을 따라 약 1.3촌(35mm) 刺入한다.

鍼感 : 국부의 脹刺痛이 있다. (그림 2-5)

⑬ 太衝(환측) : 足背部, 第1趾骨 間隙의 후방 오목한 곳에 있다. 30호 1.5촌(40mm) 호침을 선택하고, 국부를 통상적으로 소독한 다음 살짝 위 방향으로 약 1.4촌(38mm) 斜刺한다.

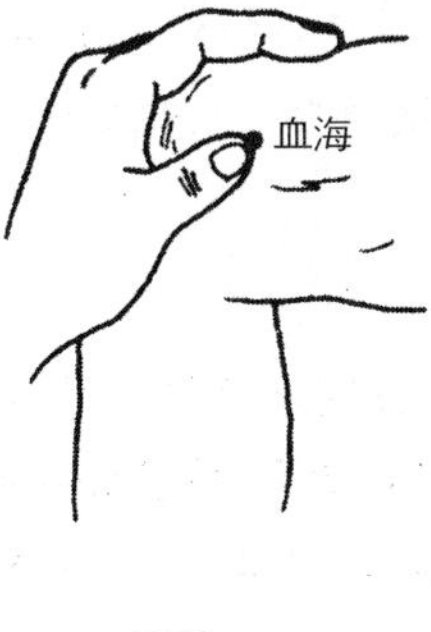

그림 2-12

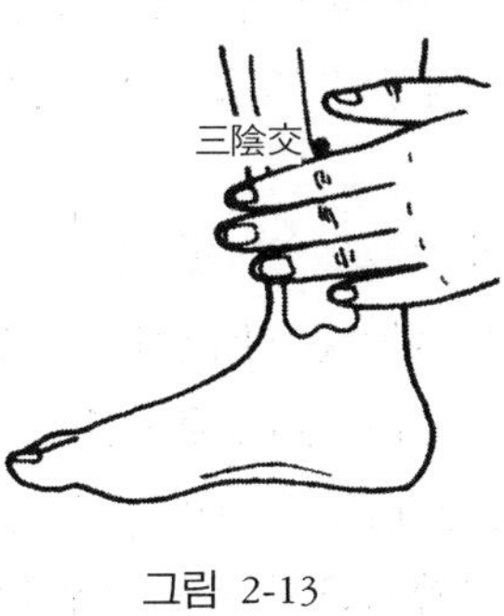

그림 2-13

鍼感 : 국부의 脹痛이 있다. (그림 2-9)

⑭ **率谷**(환측) : 머리 顳部, 耳尖에서 直上하여 髮際로 들어간 1.5촌처, 角孫 直上方에 있다. 일설에는 耳尖과 頭頂結節 사이의 중점에 있다. 30호 1.5촌(40mm) 호침을 선택하며, 국부를 통상적으로 소독한 다음 후방을 향해 약 1.3촌(35mm) 平刺한다.

鍼感 : 側顳部의 脹痛이 있다. (그림 2-10)

⑮ **頰車**(환측) : 面部 下頜角의 前方 1橫指(中指), 咀嚼 시 교근 융기처로서 누를 때 오목하게 되는 부위에 있다. 2촌(50mm) 호침을 취하여 국부를 통상적으로 소독한 다음 鼻尖 방향으로 약 1.8촌(45mm) 자입한다.

鍼感 : 국부의 脹痛이 있다. (그림 2-10)

⑯ **天柱**(환측) : 項部의 승모근 外側緣의 후발제 오목한 곳에 있으며, 대략 후발제 正中旁 1.3촌에 있다. 30호 1.5촌(40mm) 호침을 취하여 국부를 통상적으로 소독한 다음 약 1.3촌(35mm) 直刺한다.

鍼感 : 국부의 脹痛이 있다. (그림 2-1)

⑰ **手三里**(환측) : 前腕 背面 橈骨側의 上段에서, 曲池 下 2촌, 혹은 陽谿 上 10촌처에 있다. 30호 2촌(50mm) 호침을 취하여 국부를 통상적으로 소독한 다음 약 1.8촌(45mm) 直刺入한다.

鍼感 : 국부의 脹痛이나 中指로의 방산감이 있다. (그림 2-3)

⑱ **足三里**(환측) : 小腿 전외측면의 상부에서, 犢鼻 아래 3촌 부위, 脛骨의 전연 1횡지(中指)처에 있다. 30호 2촌(50mm) 호침을 선택한다. 국부에 통상적으로 소독한 다음 약 1.8촌(45mm) 직자한다.

鍼感 : 국부의 脹痛 혹은 足背로 放散한다. (그림 2-4)

2) 體位와 手法 및 療程

風痰瘀阻型 환자는 坐位에서 취혈한다. 太陽 · 風池 · 地倉 · 廉泉 · 肩髃 · 曲池 · 合谷 · 陽陵泉 · 丘墟, 위의 9개 혈을 취혈하여 법에 따라 자입한 후 平補平瀉 수기로 得氣시켜 40分 유침한 후 발침한다. 매일 1회, 10회를 1療程으로 하고 5일간 휴식 후 효과가 있으나 치유되지

않으면 다시 치료한다. 10회로 無效하거나 치유된 후에는 치료를 중지한다.

氣虛絡瘀型 환자는 坐位에서 취혈한다. 率谷・頰車・天柱・肩髃・手三里・外關・足三里・太衝, 이 8개 혈을 취혈하여 법에 따라 자입한 후 平補平瀉 수기로 得氣시켜 1시간 유침한 후 발침한다. 매일 1회, 10회를 1療程으로 하고, 5일간 휴식 후 효과가 있으나 치유되지 않으면 다시 치료한다. 10회로 無效하거나 치유된 후에는 치료를 중지한다.

肝腎虧虛型 환자는 坐位에서 취혈한다. 風池・廉泉・肩髃・曲池・外關・合谷・血海・陽陵泉・三陰交・丘墟, 이 10개 혈을 취혈하여 법에 따라 자입한 후 平補平瀉 수기로 得氣시켜 1시간 유침한 후 발침한다. 매일 1회, 10회를 1療程으로 하고 5일간 휴식 후 효과가 있으나 치유되지 않으면 다시 치료한다. 10회로 無效하거나 치유된 후에는 치료를 중지한다.

4. 저자 견해

뇌출혈은 출혈량이 비교적 적고 후유증이 가벼운 경우 치료 시 의식이 맑고 病情이 안정되어 있을 때 침자치료를 시작하면, 대부분의 환자가 만족스런 회복효과에 도달할 수 있다. 만약 출혈량이 비교적 많고 昏迷한 기간이 오래되고 마비측 지체의 근육이 萎軟・萎縮하면 이런 유형의 환자는 맑게 깨어난 후에 즉시 침자치료를 시작하는데 그 회복효과도 또한 크게 낙관할 수는 없다. 그러나 대뇌의 일부 손상이 심하지 않은 뇌세포에는 치료를 하면 일부 기능을 회복할 수 있다.

뇌출혈의 급성기도 또한 중풍의 閉證 혹은 脫證의 단계이다. 그 응급치료는 서양의학의 치료법 위주로 탈수약물을 써서 뇌부종을 제어하고 뇌내압을 강하시키며 뇌 hernia를 예방 및 치료해야 하며, 혈압 강하약물을 써서 혈압상승을 막고 재출혈을 예방해야 한다. 침자치료는 회복기에 실행하며 치료는 위의 각 자침례에 근거하면서 두침을 더하여 치료하며(취혈법, 침자법, 구체적 응용법은 腦血栓 形成節을 참조), 아울러 신체 기능을 단련하면 대부분의 환자에서 만족스런 회복을 할 수 있다.

임상에서 뇌출혈의 침자에 있어 최적의 치료시기는 혼미 후 각성 시, 病情 및 혈압이 안정되고 점차 음식을 먹거나 L-tube로 영양이 가능한 때이다. 만약 추운 날씨로 인하여 상하지를 노출시키지 못할 때 두침치료를 단독 사용하면 또한 양호한 치료효과를 거둘 수 있다. 일반적으로 뇌출혈 면적이 작을 때 남은 후유증 치료의 효과는 매우 좋다. 침자 시기 선택이 적절하면 만족스런 치료효과를 얻을 수 있다. 小腦, 시상, 뇌교내의 出血은 그 효과가 약간씩 차이가 있지만 역시 어느 정도 효과가 있는데, 이것은 주로 인체가 자침에 민감하게 반응하는 것과 관계가 있다. 腦內 出血의 면적이 클 때에는 危險期가 지난 후 마땅히 기타 치료방법을 함께 응용함과 동시에 자침치료를 시행하면 역시 상당히 좋은 효과를 거둘 수 있다.

뇌출혈은 침치료에 있어, 뇌혈전 형성의 경우와 같으나 일부는 파악하기 더욱 어려운 면이 있는데 중요한 것은 생명징후(호흡, 심박, 혈압)의 안정이며, 반드시 생명징후의 완전 안정 후에 비로소 침치료를 할 수 있다. 침자치료 시에는 체침의 分型별 배합치료를 단독 응용하거나 두침・체침을 동시 응용할 수 있으며, 모두 만족스런 치료효과를 얻을 수 있다.

저자는 임상응용에 있어 대부분 두・체침을 함께 응용하나, 일부 생명징후가 안정되면서 昏迷 躁動 상태를 수반한 환자의 경우에는, 건측의 지체 躁動 때문에 마비측 지체 또한 자침하기 어렵다. 이 유형의 환자는 躁動이 안정된 후 두침・체침을 함께 응용하며, 躁動期에 두침을 단독 응용하여 치료하면 또한 만족스런 치료효과를 거둘 수 있다.

두침치료구는 주로 대뇌세포의 기능구를 말하며, 뇌의 기능을 체표에 투영하여 치료구로 구분한 것이므로 임상상 어떠한 分型 근거도 없으며, 다만 환자의 지체기능 상실이 있으므로 대뇌에서 선정된 치료구를 자극한 것이다.

제5절 蜘蛛膜下腔出血

지주막하강출혈은 두개 내 혈관 파열 후 혈액이 지주막하강에 유입되어 일어나는 임상증후군이다. 지주막하강출혈의 병인은 매우 다양한데 비교적 자주 보이는 것으로는 다음과 같은 것이 있다.

① 뇌기저부의 기형적인 혈관망으로 지주막하강출혈이 일어난다.

② 선천적으로 두개 내 동맥류나 정맥기형의 파열에 의하여 일어난다.

③ 고혈압, 뇌동맥의 죽상경화에 의해 동맥파열이 일어난다.

④ 뇌염 및 뇌막염을 일으키는, 즉 화농성・바이러스성・결핵성・매독성・진균성・렙토스피라성・부시간균성 혹은 뇌막염 등을 포괄한 감염성 색전인자나 뇌동맥염으로 동맥벽이 괴사하여 파열된 결과로 일어난다.

⑤ 기타 원인은 비교적 소수다. 예를 들면 뇌종양으로 인한 출혈은 glioma, 혈관모세포암, meningioma, choriocarcinoma, 뇌전이암 등을 포함한다. 보통 중국에서는 瘤卒中이라 부른다. 이외 혈액병, 항응고 요법의 합병증으로도 역시 발생될 수 있다.

혈액이 지주막하강 내에 들어가면 전체 대뇌 또는 일부 대뇌의 표면이 紫紅色을 띠게 되고, 뇌저부와 cisterna, 腦溝(brain sulcus)의 염색이 더욱 진하게 된다. 예를 들면 대량 출혈일 때는 뇌표면 및 底部에 얇은 층의 혈액 응고 덩어리가 덮이고 뇌척수액은 혈성을 띠며, 혈구세포는 腦溝와 cisterna 내에 沈積이 된다. 시간이 경과되면서 뇌척수액 중 적혈구는 용해되어 헤모글로빈을 방출하므로 뇌표면은 암갈색을 띠고, 출혈량이 많으면 혈액이 응고되어 뇌저부의 혈관과 신경이 매몰되고, 血塊가 뇌척수액의 순환통로를 막을 경우 뇌수종을 유발시켜 腦疝(cerebral herniation)을 형성한다. 뇌실질의 병리변화는 주로 皮層의 斑狀缺血性 변화와 광범위한 白質浮腫이며, 두개 내 동맥암은 囊狀이거나 베틀의 북 모양으로 수수나 누런 콩 크기 정도로서 흔히 뇌저동맥륜위에 잘 생긴다.

1. 임상 증상

지주막하강출혈은 흔히 40~60세에서 많이 발생하며, 발병은 급성적이고 일부 환자에서만 두통, 뇌신경마비 등의 전구증상이 있다. 갑작스럽게 힘을 쓰거나 정서적인 변동 등이 원인이다. 초기에는 극렬한 두통, 오심, 구토, 단기간 의식이 맑지 않은 증상이 나타날 수 있고, 의식 혼미는 약 20% 정도에서 볼 수 있다. 어떤 환자에서는 국소성 또는 전신성 전간발작이 일어난다. 노인에게서는 임상증상이 전형적이지 못하여 두통도 대개 뚜렷하지 않으나 정신증상과 의식장애가 비교적 많이 보인다. 증상이 중한 환자는 질병 발생 즉시 혼미 상태로 빠지고 아울러 대뇌의 강직 발작과 腦疝(cerebral herniation) 형성이 동반되어 심한 경우 사망에 이를 수 있다.

임상 증상으로는 다음과 같은 것들이 나타난다.

① 뇌막 자극 증상 : 경항부 강직 증상은 일반적으로 2~3일에 나타난다. 반드시 후두골대공의 扁桃體疝(tonsillar hernia) 여부와 때때로 발생하는 호흡 곤란의 가능성을 경계한다. 이때는 요추천자를 절대 피해야 한다.

② 偏癱 : 대뇌중동맥종양은 흔히 大腦外側裂 내에 있어 그것이 파열되어 출혈되면 편탄, 실어, 반신감각장애, 국부성 전간 등이 나타날 수 있으며, 편탄 정도는 일반적으로 가볍다. 초기(1주 내)에 나타나는 편탄과 반신감각장애는 뇌수종이나 출혈이 뇌실질에 유입되어 나타난 결과이며, 이후 나타나는 편탄은 왕왕 뇌동맥 경련 때문에 나타나는 것이다.

③ 뇌신경장애 : 동안신경마비, 외전신경마비, 시신경위축, 偏盲, 面癱, 청력장애, 현훈 등이 나타날 수 있다.

④ 眼底 : 일측 또는 양측시신경의 乳頭浮腫, 울혈, 정맥충혈, 眼內出血(시망막출혈, 때로는 유리체막하출혈)이 나타날 수 있다. 안내출혈이 어떤 때는 眼房水(aqueous humor)에 침입하여 시력이 매우 감퇴되거나 영구히 시력 장애가 온다.

⑤ 소수의 환자에서는 출혈 후 단기간의 고혈압이 나타날 수 있는데, 일반적으로 수일에서 3주 내에 정상으로 회복된다. 발병 시 호흡은 빠르고 깊으며 또한 불규칙적이다. 이후 두개내압이 높아져서 호흡은 늦어지고 불규칙적으로 되며 視床의 下部 前核이 손상되면 급성 폐수종이 발생될 수 있다. 지주막하강출혈 이후 체온은 상승하나 대다수는 39℃를 초과하지 않으며, 약 반수의 환자에서 심전도상 변화가 나타나서 Q-T파의 시간연장, P파와 T파의 상승, ST파의 상승(소수의 환자에서는 ST파의 저하가 있으며), T파역전 등의 변화가 있다. 일부 환자에서 커피색 구토물과 黑便을 보인다.

이 병에 대한 검사는 다음과 같은 것들이 있다.

① 말초혈액검사 : 대략 1/3～1/2의 환자에서 백혈구가 증가하여 일반적으로 10.0～20.0×10^9/L 사이에 있고, 혈액침강속도가 증가하고, 소수에게서 혈당이 증가한다.

② 尿검사 : 일부 환자에서 당뇨와 단백뇨가 검출되고, 단백뇨의 지속 시간은 비교적 짧으며, 수일 후 재검에서 정상으로 회복된다.

③ 뇌척수액검사 : 뇌척수액 중 혈액성분이 함유되어 있는 것이 이 병의 특징이다. 含血量은 적으면 뇌척수액이 혼탁하고, 많으면 척수액은 분홍색 내지 선홍색을 띤다. 출혈이 최근의 것이면 척수액은 홍색을 띠며, 오래된 것은 황색을 띠는데 이것은 적혈구가 용해되어 황색으로 된 결과이다. 수일 후 최고조에 달했다가 3주 가량 지속된 후 소실되어 뇌척수액은 다시 무색투명한 액체로 된다. 발병 후 뇌척수액의 microscopy에서 대량의 적혈구가 보이며, 어떤 적혈구는 주름지고 위축되어 있다. 단백함량은 증가되며 어떤 때는 척수액의 당수치도 역시 증가되어 원심분리 처리 후 상층의 맑은 액체도 황색을 띤다.

뇌척수압력(정상치는 70~180mmH_2O)이 증가되어 흔히 200～300mmH_2O 사이이며, 소수의 환자는 압력이 정상이다. 어떤 때는 압력이 비교적 저하되는 경우도 있는데 마땅히 혈액에 의해 뇌척수액의 순환

통로가 막힌 것이 아닌지 경계해야 한다.

④ 뇌혈관조영검사 : 이 검사는 실제적으로 頭蓋 內 동맥종양과 頭蓋 내 정맥기형을 가장 직접적으로 검사할 수 있는 방법으로서 지주막하강출혈 후 혈관 경련 여부를 알 수 있는 가장 신뢰할 수 있는 검사이다.

⑤ 뇌전도(뇌파검사) : 지주막하출혈 급성기의 뇌파검사 소견은 일반적으로 광범위한 慢波 변화가 나타난다. 출혈 부위 뇌피질이 찢어져서 손상 부위에 국부성 慢波가 발생할 수 있다. 급성기가 지나면 뇌파는 점차 정상으로 회복되어 가벼울 경우는 뚜렷한 이상 변화를 남기지 않는다.

⑥ 방사성핵단백뇌혈관조영 : 비확산성 핵단백을 정맥주사한 뒤에 γ선 조사기를 사용하여 연속으로 두부를 촬영하면 뇌혈관의 충만 상태와 감소 등의 동태를 관찰할 수 있다.

⑦ CT스캔 : CT는 대개 파열된 동맥종양을 뚜렷하게 나타내지 못하지만 지주막하강출혈, 속발성 腦內血腫과 뇌실출혈, 腦積水, 뇌수종, 뇌경색, 腦疝(cerebral herniation)과 속발성 뇌간출혈 등을 나타낼 수 있다.

⑧ 심전도 : 급성기 때 심전도는 심근경색과 유사한 파형을 띠는데 심근허혈로 인한 손상, 방실전도차단, 심방세동 등이 나타나지만 효소학적 검사상은 정상범위이다.

2. 중의 변증 치료

지주막하뇌출혈은 중의학의 '頭痛', '中風' 등의 범주에 속한다. ≪內經≫에서 "煎厥", "薄厥", "大厥" 등이라 한 것도 유사하다. ≪素問 · 生氣通天論≫에 "陽氣者, 煩勞則張, 精絶辟積, 於夏使人煎厥", "陽氣者, 大怒則形氣絶, 而血菀於上, 使人薄厥"이라 하였고, ≪素問 · 調經論≫에 "血之與氣, 幷走於上, 則爲大厥, 厥則暴死, 氣復反則生, 不反則死"라 하였다. ≪內經≫에서 논한 바를 따르면 이 병의 근본은 인체의 氣

機升降이 실조된 것임을 알 수 있으며, 아울러 心・肝・脾・胃 등의 장부관계가 밀접하기에 마음은 하고자 하는 바를 따르지 못하고, 起居가 바르지 못하며, 음식을 먹는 데 규칙이 없고, 일을 과도하게 하여 氣機의 升降이 失調되므로 火熱에 痰이 겹쳐져 血을 핍박하고 위로 올라가 巓頂을 침범하여 이 병이 발생한다. 유형은 다음과 같다.

1) 肝火頭痛型

갑자기 극렬한 頭痛이 있으며 그 위치는 대개 巓頂, 兩側頭部 혹은 頸部이며 때때로 前額 혹은 眼部와 全頭部로 방사할 수 있다. 아울러 急躁易怒, 惡心嘔吐, 頸項强直, 夜寐不安, 面紅目赤, 便乾溲黃하며 舌質紅, 苔薄黃 或 黃厚, 脈弦數하다.

① 治則 : 淸肝瀉火, 平肝潛陽

② 혈위 처방 : 百會・太陽(양측)・風池(양측)・內關(양측)

③ 혈방 해석 : 百會는 督脈穴로 諸陽之會이며 자침하면 瀉火降濁한다. 風池는 足少陽膽經・手足少陽・陽維의 교회혈이며 자침 시 平肝潛陽한다. 內關은 手厥陰心包經의 穴이며 자침하면 寧神止嘔하고, 經外奇穴인 太陽을 배합하면 頭顳部 疼痛을 치료하는 要穴이 된다. 위의 경혈들을 조합하면 淸肝瀉火 平肝潛陽하는 효능이 있다.

2) 胃火頭痛型

突發性의 劇烈한 頭痛이 있으며 前額部 동통이 주가 되며 頭部 전체로 확산될 수 있고 頸項이 强硬하다. 惡心嘔吐, 口臭口乾, 口舌生瘡, 渴喜冷飮, 夜寐不安, 大便秘結, 小便黃赤하며 舌紅苔黃, 脈滑數하다.

① 혈위 처방 : 太陽(양측)・風池(양측)・上星・內關(양측)・足三里(양측)・太衝(양측)

② 혈방 해석 : 太陽－頭維 투자 시 面部의 實熱火邪를 淸瀉하여 頭痛을 치료한다. 風池는 膽經의 穴位로 자침 시 頸部의 經脈氣血을 疏利하여 淸氣가 上榮하게 한다. 上星은 前額에 있어 督脈에

속하며 자침하면 精氣가 上榮하게 하여 前額部 疼痛을 치료한다. 內關은 心包經穴로 자침 시 胸中煩悶을 치료하고 惡心嘔吐를 멈춘다. 足三里는 胃經의 合穴로서 자침하면 淸熱하고 胃內實熱을 瀉한다. 太衝은 肝經의 輸穴이자 原穴로, 자침 시 頭痛을 치료하고 通經絡할 수 있다. 이상 경혈들을 조합하면 淸瀉胃火하는 作用이 있다.

3) 痰熱頭痛型

갑자기 劇烈한 頭痛, 惡心嘔吐, 口乾不欲飮, 口淡無味, 腹脹納呆, 心煩不眠하고 舌質紅, 苔黃厚膩, 脈滑數, 或弦滑數하다.

① 治則 : 淸熱祛痰, 疏經止痛

② 혈위 처방 : 太陽(양측) · 百會 · 風府 · 合谷(양측) · 足三里(양측) · 豊隆(양측)

③ 혈방 해석 : 太陽은 頭部의 經氣를 疏導하고 淸熱止痛한다. 百會 · 風府는 督脈의 穴位로 자침 시 頭部의 痰濕을 除祛하고 淸熱止痛한다. 合谷을 자침 시 頭面部의 疾病을 치료하는 要穴인데, 大腸經의 原穴이다. 足三里는 胃經의 絡穴로, 原 · 絡穴을 서로 배합 자침하면 胃經의 濕熱痰阻를 驅逐하고, 다시 祛痰化濕하는 要穴인 豊隆을 배합한다. 위의 혈자리를 조합하면 淸熱祛痰 疏經止痛하는 작용이 있다.

4) 瘀血頭痛型

頭痛이 오래되어 不愈하고 痛處가 일정한데, 동통이 前頭部에서 시작되는 것은 幕上(supratentorial) 出血임을 암시하며, 후두부에서 시작되는 것은 幕下(subtentorial) 出血임을 암시한다. 대부분 동맥류 파열과 서로 부합된다. 특히 두통이 후경부나 배부로 향하는 것은 오심구토와 병발한다. CT상 음성인 환자는 요추천자 확인이 필요하다. 마음이 급하고 화를 잘 내며, 項强, 惡心嘔吐, 心煩不眠, 혹 잠을 자려고 하며, 혹 점차 지체마목감이나 연약무력 증상이 출현한다. 兩脇脹滿 증상도 수반한다. 혹은 두부 외상의 병력이 있으며, 舌質暗或瘀斑이 있고, 苔薄白, 脈弦或脈澀하다.

① 治則 : 活血化瘀

② 혈위 처방 : 百會, 太陽(양측), 風府(양측), 風池(양측), 內關(양측), 陽陵泉(양측)

③ 혈방 해석 : 百會는 諸陽之會로, 자침 시 通經活血한다. 風府는 督脈・足太陽・陽維의 교회혈로, 자침 시 頭痛項急을 치료한다. 太陽은 經外奇穴로, 頭面部 疾患을 치료하는 經驗要穴이다. 風池는 少陽經穴로, 手足少陽・陽維의 교회혈로 자침 시 項痛・項强不顧를 치료한다. 內關은 手厥陰心包經穴로, 자침 시 心煩・脇肋疼痛을 치료한다. 陽陵泉은 足少陽膽經의 合穴이자 八會穴 중 筋會로, 자침 시 偏風半身不遂를 치료한다. 위의 혈들을 조합했을 때 活血化瘀하는 효능이 있다.

3. 치료

1) 穴位와 鍼法

① 百會 : 두정부 정중선상에서 前髮際 정중선을 따라 직상 5촌, 神庭과 腦戶(외후두융기 상연)를 잇는 선의 중점에 있다. 쉬운 취혈 요령은 양 耳尖을 잇는 선과 頭部正中線의 교차점에 있다. 30호 1.5촌(40mm) 호침을 취하여 국부는 통상적인 규칙에 따라 소독하고, 조금 뒤쪽으로 15° 각도로 後頂穴 방향을 향하여 약 1.4촌(38mm) 자침한다.

鍼感 : 국부에 脹痛이 있다. (그림 2-10)

② 太陽(양측) : 눈썹 외측단과 目外眥 사이에 해당되는 곳에서 뒤로 1촌 오목한 곳에 있다. 30호 2촌(50mm) 호침을 취하여 국부는 통상적인 규칙에 따라 소독하고, 率谷 방향을 향하여 약 1.8촌(45mm) 자입한다.

鍼感 : 국부에 脹痛이 있다. (그림 2-10)

③ 陽陵泉(양측) : 小腿 前外側面의 上部에서, 腓骨小頭 前下方의 오목한 곳에 있다. 30호 2촌(50mm) 호침을 취하여 통상적인 국부 소독 이후 약 1.8촌(45mm) 직자한다.

鍼感 : 국부 脹麻감이나 脛骨 內側을 따라 하방으로 足背까지 방산감이 있다. (그림 2-4)

④ 風府 : 頸部 後髮際 正中 直上 1촌, 후두 외측 융기 직하방, 양측 승모근 사이의 오목한 곳에 있다. 30호 1.5촌(40mm) 호침을 선택하여 국부를 통상적으로 소독한 다음 대후두공 방향으로 약 1.3촌(35mm) 자입한다.

鍼感 : 후두부 脹痛이 있다.

⑤ 合谷(양측) : 手背에서 第1掌骨 간극의 중점, 또는 제2장골 指關節과 陽谿 사이의 중점처, 食指側에 가까운 곳에 있다. 30촌 2촌(50mm) 호침을 취하여 국부를 통상적으로 소독한 다음 後谿 방향을 향하여 약 1.8촌(45mm) 자입한다.

鍼感 : 手掌部의 脹痛이 있다. (그림 2-2)

⑥ 足三里(양측) : 小腿 전외측면의 상부에서, 犢鼻 아래 3촌 부위, 脛骨의 전연 1횡지(中指)처에 있다. 30호 2촌(50mm) 호침을 선택한다. 국부는 통상적으로 소독한 다음 약 1.8촌(45mm) 직자한다.

鍼感 : 국부의 脹痛 혹은 足背로 放散한다. (그림 2-4)

⑦ 豊隆(양측) : 소퇴부 전외측, 외과첨 上 8촌, 條口 외측, 脛骨 前緣에서 2橫指(中指) 떨어진 거리에 위치한다. 30호 2촌(50mm) 호침을 선택하고 약 1.8촌(45mm) 직자한다.

鍼感 : 국부의 脹痛이 있다. (그림 2-8)

⑧ 上星 : 頭部 正中線上, 前發際 正中 直上 1촌, 神庭 直後方 0.5촌處에 있으며, 坐位나 仰位에서 취혈한다. 30호 1.5촌(40mm) 호침을 취하여 국부를 통상적으로 소독한 다음 神庭 방향으로 약 1.3촌(35mm) 平刺入한다.

鍼感 : 국부의 脹痛 (그림 2-10)

⑨ 內關(양측) : 손목 橫紋 上 2촌에 있으며 掌長筋腱과 橈側腕屈筋

腱 사이에 있다. 30호 1.5촌(40mm) 호침을 선택하며, 국부를 통상적으로 소독한 다음 外關 방향으로 약 1.3촌(35mm) 直刺한다.

鍼感 : 국부의 脹痛 혹은 手背 및 中指 쪽으로 放散感이 있다.

⑩ 太衝(양측) : 足背部, 第1趾骨 間隙의 후방 오목한 곳에 있다. 30호 1.5촌(40mm) 호침을 선택하고, 국부를 통상적으로 소독한 다음 살짝 위쪽 방향으로 약 1.4촌(38mm) 斜刺한다.

鍼感 : 국부의 脹痛이 있다. (그림 2-9)

⑪ 風池(양측) : 項部에서, 후두골의 아래, 흉쇄유돌근과 승모근 상단 사이의 오목한 곳, 風府와 같은 높이에 있다. 30촌 2촌(50mm) 호침을 선택한다. 국부는 통상적으로 소독한 다음 脊柱 방향을 향하여 약 1.8촌(45mm) 자입한다.

鍼感 : 목 뒤의 脹痛이나 後頭를 따라 측두부로 방산감이 있다. (그림 2-1)

2) 體位와 手法 및 療程

肝火頭痛型 환자는 坐位에서 취혈한다. 百會 · 太陽 · 風池 · 內關 4개 穴을 취혈하여 법에 따라 자입한 후 百會는 瀉法, 나머지 혈은 補法 수기로 得氣시켜 40분 유침한 후 발침한다. 매일 1회, 6회를 1療程으로 하고 3일간 휴식 후 효과가 있으나 치유되지 않으면 다시 치료한다. 6회 치료에 無效하거나 정신이 맑고 통증이 멎으면 치료를 중지한다. 만약 후유증으로 肢體麻木, 偏癱, 肢軟 등이 있을 경우 빨리 頭鍼治療을 사용해야 한다(穴位 · 方法 · 選穴原則 · 刺法은 腦血栓 形成節을 참조한다).

胃火頭痛型 환자는 坐位에서 취혈한다. 太陽 · 風池 · 上星 · 內關 · 足三里 · 太衝 6개 穴을 취혈하여 법에 따라 자입한 후 瀉法 수기로 得氣시켜 30분 유침한 후 발침한다. 매일 1회, 6회를 1療程으로 하고 3일간 휴식 후 효과가 있으나 치유되지 않으면 다시 치료한다. 6회 치료에 無效하거나 정신이 맑고 통증이 멎으면 치료를 중지한다. 만약 후유증으로 肢體偏癱, 麻木, 軟弱無力이 있을 경우 빨리 頭鍼治療을 사

용해야 한다(두침의 취혈법, 刺法, 選穴原則은 前述한 것을 참조한다).

痰血頭痛型 환자는 坐位에서 취혈한다. 太陽・風府・百會・合谷・足三里・豐隆 6개 穴을 취혈하여 법에 따라 자입한 후 瀉法 수기로 得氣시켜 40분 유침한 후 발침한다. 매일 1회, 6회를 1療程으로 하고 3일간 휴식 후 효과가 있으나 치유되지 않으면 다시 치료한다. 6회 치료에 無效하거나 정신이 맑고 통증이 멎으면 치료를 중지한다. 만약 후유증으로 偏癱, 肢體麻木, 軟弱無力이 있을 경우 빨리 頭鍼으로 치료를 시행해야 한다(취혈법, 刺法, 選穴原則은 腦血栓 形成節을 참조한다).

瘀血頭痛型 환자는 坐位에서 취혈한다. 百會・太陽・風府・風池・內關・陽陵泉, 6개 穴을 취혈하여 법에 따라 자입한 후 瀉法 수기로 得氣시켜 40분 유침한 후 발침한다. 매일 1회로 6회 치료 후 無效하거나 정신이 맑고 통증이 멎으면 치료를 중지한다. 만약 후유증으로 肢體麻木, 軟弱無力, 癱瘓이 있을 경우 빨리 頭鍼治療를 해야 한다(頭鍼 취혈법・刺法・選穴 原則은 腦血栓 形成節을 참조한다).

4. 저자 견해

중의학의 역대 의학서적에서는 지주막하출혈에 대해 따로 편제를 두어 논술하지 않았다. 그 임상적 특징은 같지 않으나 중의학의 '두통', '중풍' 등이 이 범주에 속한다. 저자는 이 병을 4가지 유형으로 나누었다.

肝火頭痛型은 주로 肝陽暴張, 上衝頭部에서 유래하여 갑자기 극렬한 두통이 일어난다. 巓頂이 諸陽之會이고 兩側과 項部가 肝經이 循行하는 곳이며, 目은 肝竅이고 肝陽이 經을 따라 淸竅로 上擾하여 疼痛이 발생한다. 肝氣가 橫逆하여 犯胃하니 胃가 和降을 상실하여 胃火가 上炎하니 惡心嘔吐가 일어나고 前額 동통이 있다. 肝陽化風, 肝風內動하면 頸項이 强直된다. 肝火가 擾動心神하여 夜寐不安하다. 急躁易怒, 面紅目赤, 便秘溲赤, 舌紅苔黃 脈弦數한 것은 모두 肝火內盛의 현상이다. 이 유형의 환자는 서양의학에서 응급상황에 해당되며 病情이 안정되는 동시에 위의 혈조합으로 침자치료를 하면 두통을 치료하고 구토를 멈추게 하는 등 효능이 비교적 좋다.

胃火頭痛은 足陽明胃經이 鼻旁에서 시작되어 코를 끼고 上行하여 鼻根部와 만나고 旁行 경로는 目內眦로 들어간다. 胃火熾盛하고 혹은 情志鬱火가 병발하여 經을 따라 上炎하니 두통이 극렬하고 前額痛 위주로 발생한다. 아울러 口臭 口乾, 口舌生瘡, 渴喜冷飮한다. 邪熱內熾하여 津液을 灼傷하므로 大便秘結, 小便黃赤한다. 胃火壅積하면 胃氣和降이 실조되어 惡心嘔吐하고, 火性이 炎上하여 擾亂心神하니 夜寐不安한다. 모두 舌苔紅, 脈滑數한데 中焦邪熱이 內盛한 현상이다. 이 유형의 환자는 발병 이전에 이마 부위의 극렬한 동통을 위주로 하고 서양의학의 응급 처치와 동시에 위의 혈조합으로 침치료를 시행하면 頭痛치료, 구토를 멈추고, 마음을 진정하는 효능이 있다.

痰熱頭痛型은 주로 脾의 운화 기능이 실조되어 발생한 痰이 中焦를 막고, 위로 올라가 淸竅를 막으므로 경락이 역시 막혀 淸陽이 위로 올라가지 못하여 頭痛이 발생한다. 痰熱이 素盛하여 中焦를 內壅하면 口乾不欲飮, 口淡無味, 腹脹納呆한다. 痰熱內盛하면 胃의 和降이 실조되어 惡心嘔吐하고, 痰熱이 心神을 교란하므로 心煩不眠한다. 舌質紅苔黃厚膩, 脈滑數 或 弦滑數하니 모두 痰熱內盛의 현상이다. 서양의학에서의 응급치료와 동시에 위에서 예로 든 치료방법을 사용하면 止痛, 止嘔, 除心煩 등의 효능이 있다.

瘀血頭痛型은 주로 肝鬱氣滯가 오래되어 氣滯血瘀로 되며 혹은 外傷으로 瘀血이 안에서 정체되어 瘀血이 脈絡을 막음으로써 頭痛이 오래도록 치료되지 않으며, 통처는 일정하다. 肝氣鬱滯하여 急躁易怒, 兩脅脹滿, 舌質紫暗瘀斑, 脈弦澀하니 모두 瘀血이 안에서 막힌 현상이다. 이 유형의 환자의 頭痛은 대개 극렬하지 않으나 오래도록 치료되지 않으며, 부분적으로 外傷으로 인해서는 두통이 극렬하지 않으면서 잠을 자려고 하는 경향이 분명하게 나타나고, 기간이 비교적 오래되면 肢體麻木, 혹은 기능장애 등이 출현한다. 서양의학적 치료와 동시에 위에서 예로 든 침치료법을 쓰면 좋은 止頭痛하는 효능이 있다.

單純性이고 비교적 가벼운 지주막하출혈의 경우, 일반적으로는 서양의학적으로 혈압 제어, 뇌내압 강하, 항 뇌혈관경련, 지혈, 항균치료를 받으면서 침치료를 배합하면 모두 비교적 좋은 치료효과를 거둘 수 있으며 대부분 후유증을 남기지 않는다. 비교적 중한 환자에 대해서는 혹 수술적 치료를 받은 후 부분적 후유증(三偏症 등)이 남아 있는 환자는 조기에 두침을 응용하는 것이 이 병을 치료하는 관건이다. 두침은 일종의 뇌신경세포 회복을 촉진하는 비교적 좋은 치료방법으로, 치료법이 적절하면 환자는 쉽게 회복하고 후유증이 남지 않을 것이다.

제6절 腦動脈硬化症

뇌동맥경화증은 뇌동맥의 죽상경화, 소동맥의 경화 및 미세동맥의 유리질 형태 변화로 인하여 보편적인 뇌혈류량을 감소시켜 광범위한 뇌조직의 변화와 신경기능 장애를 일으키는 증후군이다.

지방대사 장애는 동맥경화를 형성하는 중요한 因素이며 연령, 내분비, 고혈압, 음식습관, 생활환경 등과 모두 관계가 있다. 많은 病理的인 증거로 실증한 바에 근거하면 실제 뇌동맥 경화의 정도는 다르지만 노년 인구의 약 90% 이상이 지니고 있다. 다만 각각의 사람들에게서 모두 뇌동맥 경화증이 나타나는 것은 아니다.

뇌동맥경화와 동맥관의 지름은 직접적인 관계가 있다. 동맥죽상경화의 대부분은 관의 지름이 500micron 이상의 대동맥과 중등도의 동맥에서 발생한다. 확산성 소동맥경화는 150~500micron의 소동맥에서 발생한다. 미세동맥의 유리 형태 변화와 모세혈관의 섬유화는 주로 관의 지름이 150micron 이하의 미세동맥과 모세혈관에서 발생한다. 이 3종의 다른 병리유형으로 뇌동맥관벽이 변성되는 것을 개괄하여 뇌동맥경화라 통칭한다. 다른 유형이 동시에 병존할 수 있고, 역시 단독으로 발생할 수도 있다.

매우 심하고 광범위한 뇌동맥경화는 항상 국부 혹은 전체 뇌혈류량을 감소시킬 수 있고, 뇌의 산소 결핍을 일으키며, 최후에는 뇌위축을 일으킨다. 뇌의 미세동맥경화는 또한 다발성 미세 梗塞을 주로 일으켜 이는 기저부, 內囊, 뇌교, 시상, 소뇌피질 등의 부위에 잘 나타나며 腔隙(lacuna) 상태를 형성한다.

1. 임상 증상

뇌동맥경화증은 주로 50세 이후 점차 완만하게 일어나는 병으로 남성과 여성의 비율은 약 2:1 정도로 남성에서 좀 더 많이 나타난다. 대부분 전신동맥경화를 동반하는데, 특히 관상동맥경화와 腎動脈硬化가 병존하는 경우가 많다. 이 병은 드물게 나이가 어린 사람에서도 발견된다.

뇌동맥경화증의 주요한 임상 증상을 분류하면 다음과 같다.

1) 뇌동맥경화 신경쇠약증후군

환자는 두통, 두훈, 기억력감퇴, 주의력 결핍, 생각이 느리고, 작업능력 하강과 쉽게 피로를 느끼고, 사지마목 등의 증상을 주로 호소하며, 신경계통검사상 안저에 시망막소동맥경화 외에 대부분 특별한 양성 증상은 없다. 이로 인하여 임상상 신경증(neurosis)과 자율신경기능의 문란으로 오진하기 쉽다.

2) 뇌동맥경화성 치매

가장 많이 나타나는 임상 증상은 기억 장애와 성격 변화이다. 환자는 가까운 기억력이 감퇴되고, 먼 기억력이 상대적으로 양호하다. 점차 시간과 장소 및 인물 지남력의 차이가 나타나고, 사유가 결핍되고, 언어가 감소하고, 반응이 느리며, 감정이 냉담하며, 외부 환경에 무관심하고, 성격 면에서 어떤 때는 평소와 다르게 이기적이고, 고집을 부리거나 의심과 망상이 많아지고, 행동이 유치해지고, 사소한 일에 기쁨과 분노가 일정하지 않아 심하면 착란이나 허구에 이르고, 매우 심하면 아동 형태의 치매로 나타난다.

3) 假性 震顫麻痺症候群과 假性 球麻痺

뇌에 다발성경색으로 인하여 발생한다. 주요한 임상 증상은 兩側錐體束證으로 사지근육의 장력 증가, 운동능력 저하 및 얼굴 무표정이 있어 진전마비증후군과 유사하다. 다만 환자가 동시에 假性 球麻痺가 있고, 의지와 상관없이 哭을 하거나 웃고, 보행이 곤란하며, 추체속증 양성이 나타나고, 어떤 환자는 서로 다른 정도의 치매 증상을 동반한다.

4) 腔陷(lacuna) 상태(미세 경색)

다발성으로 발생하는 일종의 미세한 허혈성 괴사이다. 고혈압으로 뇌동맥 경화가 되는 것은 뇌혈관병 가운데 가장 많이 볼 수 있는 병리변화이다. Lacuna 상태는 일반적으로 임상증상이 나타나지 않는다. 만약 병변이 누적되면 假性球麻痺가 발생하고 筋長力 增加가 동반되며, 錐體束證으로 同側 小腦의 운동 失調가 동반되고, 단순성 偏癱 등의 증상이 나타난다.

● 검사

① 혈액생화학검사 : 대부분 고지혈증, 콜레스테롤, β-구단백, 글리세린3 에스테르가 증가한다.

② 뇌척수액검사 : 대부분 정상이고, 소수의 환자에서 단백이 조금 증가되고, 콜로이달 골드 검사(colloidal gold test)에서 이상이 나타난다.

③ 뇌전도 : 항상 경도의 彌漫性 이상이 있고, α리듬이 완만하게 변하며, 後頭葉慢波가 증가되고, 양측반구에 소량의 α파와 δ파가 있을 수 있고, 국부病巢性의 뇌경색은 病巢性의 δ파를 볼 수 있다.

④ 뇌혈류도에는 4개의 특징이 있다.

가. 主峰이 둔(〉90°)해진다.

나. 重搏波가 작아지거나 소실되며, 절흔이 1mm보다 작고, 쌍봉이 뚜렷하지 못하거나 소실된다. 상승 시간이 연장(>0.08초)되며, 波의 폭은 하강한다.

⑤ 뇌혈관조영 : 주요한 증상은 뇌혈관 관의 지름의 크기가 다르고, 거칠고 가는 것이 균일하지 못하며, 뇌혈관이 만곡되고, 終末血管이 뚜렷하다.

⑥ 도플러초음파 스캔 : 스캐닝을 하면 뇌동맥협착이 나타나고, 특히 경동맥외단에서 그렇다.

⑦ CT 스캔 : 국한성 저밀도구역이 있고, 뇌실 확대와 뇌위축, 外側裂이 비대칭적이다.

⑧ MR 스캔(magnetic resonance) : 뇌동맥경화에 대한 각종 이상 변화는 CT에서 보다 뚜렷하고, 주요한 것은 다음 예와 같다.

가. 국한성 및 미만성 위축

나. 多發性 小窩性(lacuna) 梗塞病巢와 기타 유형의 뇌경색, 경색병소는 모두 T1과 T2 신호를 잘 나타낸다.

다. 뇌실주위 빈혈성 탈수초의 변화는 T1과 T2 신호를 잘 나타내고, 측뇌실 주위, 특히 전각과 후각 주위를 둘러싼다.

2. 중의 변증 치료

중의에서는 비록 뇌동맥경화에 대한 설이 없으나, 각 종류의 의서 중 이 병에 대응하는 증상이 많이 묘사되어 있다. 예컨대 ≪靈樞·海論≫에 "髓海不足則腦轉耳鳴, 脛酸眩冒, 目無所見, 懈怠安臥", ≪靈樞·口問≫에 "上氣不足, 腦爲之不滿, 頭爲之苦傾, 目爲之眩"이라고 한 것 등이 있다. 각종 논술에서 頭痛, 眩暈健忘, 痙搐, 虛損, 風痱, 그리고 老人門 中에서 산발적으로 서술된 것을 볼 수 있다.

중의에서는 이 병의 발생을 老衰, 飮食不節, 情志不節, 久病, 勞損 등과 유관한 것으로 보았다. 또한 風·火·痰·虛의 발병 소인이 직접적으로 관계가 있다고 보았다. 나이에 따른 노화로 인해 장부기능 쇠퇴, 氣血生化 근원의 결핍, 정혈의 점차적 고갈로 뇌로의 상승 부족, 腦髓失養, 그리고 脾胃損傷. 運化無力, 氣의 化生不足이 될 때 氣血兩虛로 뇌가 영양을 공급받는 것이 상실된다.

先天不足 및 後天失養으로, 腎精不足하여 生髓充腦하지 못하고, 腦髓는 失養한다. 肝이 滋養하는 작용을 상실하고, 肝陰不足, 肝陽上亢, 陽化風動上擾한다. 飮食不節 시 脾胃受損, 痰濕內生, 鬱阻經絡, 氣血運行 不暢, 腦失所養 등이 모두 이 病으로 발병한다. 임상 분류는 다음과 같다.

1) 心脾兩虛型

頭暈, 頭痛, 倦怠乏力, 心悸不眠 혹 嗜睡, 心煩健忘, 頭部가 緊張되며, 정서 불안정, 喜怒失常, 四肢麻木, 舌淡胖, 苔薄黃, 脈弦或細弱하다.

① 治則 : 養血安神, 益氣健脾

② 혈위 처방 : 太陽(양측) · 百會 · 率谷(양측) · 風池(양측) · 內關(양측) · 神門(양측) · 三陰交(양측)

③ 혈방 해석 : 百會를 자침하면 升陽益氣한다. 太陽 · 率谷 · 風池를 자침 시 頭痛, 頭暈을 치료하고 腦絡을 소통한다. 內關 · 神門 자침 시 安心鎭神, 心煩健忘을 제거한다. 三陰交를 자침 시 健脾益氣한다. 氣血順暢 하고 腦가 자양받으면 神安血養하고 脾健氣益한다.

2) 心腎兩虛型

표정이 냉담하거나 맹목적으로 낙관하고, 性情은 괴팍하며 침묵하고 말수가 적어지거나 혼잣말을 한다. 반응은 遲鈍하고 웃고 우는 것이 정상이 아니며, 언어에 조리가 없고 의심이 많고 고집을 부린다. 健忘失眠, 頭暈耳鳴, 二便失調하고 舌質紅, 苔薄黃 或 薄白, 脈細弦 或 細數無力하다.

① 治則 : 滋腎養血, 交通心腎

② 혈위 처방 : 太陽(양측) · 百會 · 率谷(양측) · 風池(양측) · 神門(양측) · 三陰交(양측)

③ 혈방 해석 : 百會 자침 시 升陽固脫하고 二便失調를 치료한다. 太陽 · 率谷 · 風池를 취혈하면 頭暈耳鳴, 健忘不眠을 치료한다. 神門을 자침하면 疏通心脈, 養血安神한다. 三陰交를 자침하면 滋腎養陰, 疏通經絡한다. 神門 · 三陰交를 자침하면 心腎을 교통시킨다. 모든 혈위들을 배합하면 心腎을 교통하고, 滋腎養血, 充髓養腦하는 효능이 있다.

3) 肝陽化風型

眩暈 或 頭痛, 頭面의 熱이 심하고, 口苦口乾 不眠, 健忘, 肢指에 마비가 발생하고, 大便乾結, 舌紅脈弦한다.

① 治則 : 滋陰潛陽, 平肝熄風

② 혈위 처방 : 太陽(양측) · 百會 · 率谷(양측) · 風池(양측) · 三陰交(양측)

③ 혈방 해석 : 三陰交는 足太陰 · 厥陰 · 少陰의 교회혈로, 자침하면 滋陰潛陽한다. 百會는 諸陽之會이고, 風池 · 率谷은 足少陽의 혈로서, 자침하면 熄風平肝한다. 太陽은 頭痛 · 頭暈을 치료하는 經驗 要穴이다. 모든 혈들을 배합하면 滋陰潛陽, 平肝熄風하는 효능이 있다.

4) 風痰上擾型

頭暈頭脹, 耳鳴耳聾, 주의력이 집중 안되고 思維가 緩慢해지며 작업능력이 떨어지고 쉽게 피로해지며, 가슴이 답답하고 메스꺼우며, 배가 더부룩하고 舌苔白膩, 脈弦滑한다.

① 治則 : 豁痰開竅, 化痰熄風

② 혈위 처방 : 太陽(양측) · 百會 · 率谷(양측) · 風池(양측) · 合谷(양측) · 外關(양측) · 太淵(양측)

③ 혈방 해석 : 百會를 자침하면 升諸陽하고, 太陽 · 率谷 · 風池를 함께 사용하면 通腦絡, 醒腦開竅하는 효능이 있다. 太淵을 자침하

면 清肺祛痰하고, 合谷・外關과 같이 자침하면 豁痰 熄風 化痰하는 효능이 있다. 위의 혈들을 함께 자침하면 豁痰開竅, 化痰熄風하는 효능이 있다.

5) 肝腎陰虛型

頭暈目眩, 神倦痴呆, 氣短無力, 言語謇澀, 語聲低微한다. 식후 사레들림, 표정 경직, 주행 시 불안정, 행동 완만, 심하면 筋脈拘急, 四肢搐搦, 聶聶而動, 或 말이 많아지고, 대소변을 조절하지 못하고, 舌淡或 紅而少津, 脈弱 或 脈弦, 重按無力한다.

① 治則 : 滋腎柔肝, 益氣養血, 熄風定搐

② 혈위 처방 : 太陽(양측)・百會・率谷(양측)・風池(양측)・三陰交(양측)・外關(양측)

③ 혈방 해석 : 三陰交는 足太陰・厥陰・少陰 三經의 교회혈로서 자침 시 補하고, 滋腎柔肝한다. 外關・風池는 자침하면 充腦 益氣養血할 수 있다. 百會・太陽・率谷을 자침하면 熄風定搐할 수 있다. 모든 혈들을 합하면 滋腎柔肝, 益氣養血, 熄風定搐하는 효능이 있다.

6) 腎陽不足型

眩暈耳鳴, 甚則 失聰, 面肢虛浮, 畏寒怕冷, 腰酸倦怠, 健忘, 小便頻數淸長, 四肢 근육장력 증가, 運動遲緩, 表情 소실되어 스스로 哭笑하지 않고, 주행 곤란하다. 舌淡胖, 脈遲細弦 或弱하다.

① 治則 : 益智溫陽, 充髓養腦

② 혈위 처방 : 太陽(양측)・百會・率谷(양측)・風池(양측)・懸鐘(양측)・太衝(양측)

③ 혈방 해석 : 百會는 諸陽之會로서 자침하면 陽氣를 旺盛케 하고 升陽, 溫陽하는 능력이 있다. 太陽・率谷・風池와 함께 사용하면 疏通腦絡하고 益智養腦하는 효능이 있다. 髓會인 懸鐘은 八脈交會穴 중 하나이며 자침하면 溫腎充髓하는 효능이 있다. 足厥陰肝

經의 原穴인 太衝과 合用하면 疏肝理氣, 溫腎充髓하는 효능이 있다. 위의 혈들을 함께 쓰면 益智溫陽, 充髓養腦하는 효능이 있다.

3. 치료

1) 穴位와 鍼法

① 太陽(양측) : 측두부 눈썹 끝과 目外眦 사이에 해당되는 곳에서 뒤로 1촌 오목한 곳에 있다. 30호 2촌(50mm) 호침을 취한다. 국부는 통상적인 규칙에 따라 소독하고, 率谷 방향을 향하여 약 1.8촌(45mm) 자입한다.

鍼感 : 측두부에 脹痛이 있다. (그림 2-10)

② 百會 : 두정부 前髮際에서 정중선을 따라 직상 5촌, 後髮際에서 정중선을 따라 7촌, 兩耳尖 연결선 중점의 오목한 곳에 있다. 30호 1촌(40mm) 호침을 취한다. 국부는 통상적인 소독을 하고, 後頂 방향을 향하여 15° 각도로 약 1.4촌(38mm) 자침한다.

鍼感 : 국부에 脹痛이 있다. (그림 2-10)

③ 率谷(양측) : 耳尖에서 직상 약 1.5촌 되는 곳에 있다. 30호 1.5촌(40mm) 호침 2개를 취한다. 국부는 통상적인 소독을 하고, 후방을 향해 평행하게 약 1.3촌(35mm) 자침한다.

鍼感 : 측두부에 脹痛이 있다. (그림 2-10)

④ 風池(양측) : 목 뒤에서 후두골의 아래, 後髮際에서 위로 1촌, 풍부혈과 같은 높이에 있으며, 흉쇄유돌근과 승모근 상단 사이의 오목한 곳에 있다. 30호 2촌(50mm) 호침 2개를 취한다. 국부는 통상적인 소독을 하고, 척추 방향을 향하여 약 1.8촌(45mm) 자침한다.

鍼感 : 頸部 脹痛 혹은 後頭를 따라 側頂部로 방산한다. (그림 2-1)

⑤ 三陰交(양측) : 소퇴 내측, 내과첨 위 3촌, 경골내측연 후방 오목한 곳에 있다. 30호 2촌(50mm) 호침을 취하고, 국부를 통상적으로 소독하고, 약 1.8촌(45mm) 직자한다.

鍼感 : 국부의 창통이나 발바닥과 무릎으로 방산하는 느낌이 있다.

(그림 2-13)

⑥ 外關(양측) : 전완부의 배측면에서 陽谿와 肘尖의 연선상, 腕背橫紋 上 2촌(50mm)처, 척골과 요골 사이에 있다. 30호 2촌(50mm) 호침을 취하여 통상적인 국부 소독 이후 약 1.5촌(40mm) 직자한다. 鍼感 : 국부 脹痛 또는 손등으로 방산감이 있다. (그림 2-2)

⑦ 懸鐘(양측) : 小腿 外側의 下部에서, 外踝尖 上 4촌, 腓骨 前緣에서 조금 前方, 즉 光明穴 직하방 1촌처에 있다. 30호 2촌(50mm) 호침을 취하여 통상적인 국부 소독 이후 약 1.3촌(35mm) 直刺한다.
鍼感 : 국부의 脹痛 (그림 2-14)

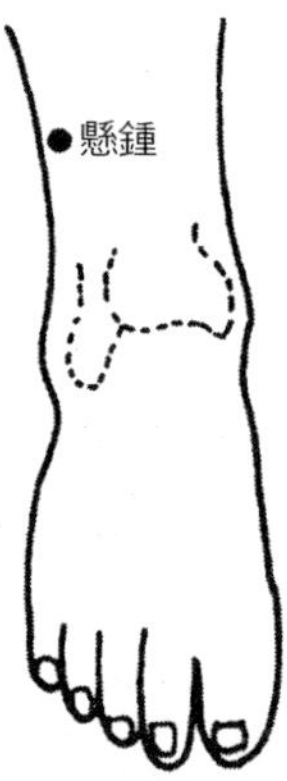

그림 2-14

⑧ 太衝(양측) : 足背部, 第1趾骨 間隙의 후방 오목한 곳에 있다. 30호 1.5촌(40mm) 호침을 선택하고, 국부를 통상적으로 소독한 다음 살짝 위 방향으로 약 1.4촌(38mm) 斜刺한다.
鍼感 : 국부의 脹痛이 있다. (그림 2-9)

⑨ 神門(양측) : 腕部에서 손목 掌側橫紋의 척골측 1/3段의 중점처에 있으며, 즉 완굴근건 요골측의 오목한 곳이다. 1촌(25mm) 호침을 취하고, 국부를 통상적으로 소독한 다음, 자침 시 먼저 환자의 上肢를 늘어뜨리고 心經 上部에서 아래를 향해 神門까지 가볍게 두드린 후 손으로 神門 상단을 잡은 상태로 약 0.8촌(20mm) 직자입하고, 자침 후에 손을 푼다.
鍼感 : 국부의 脹痛이나 小指外側으로의 방산감이 있다. (그림 2-15)

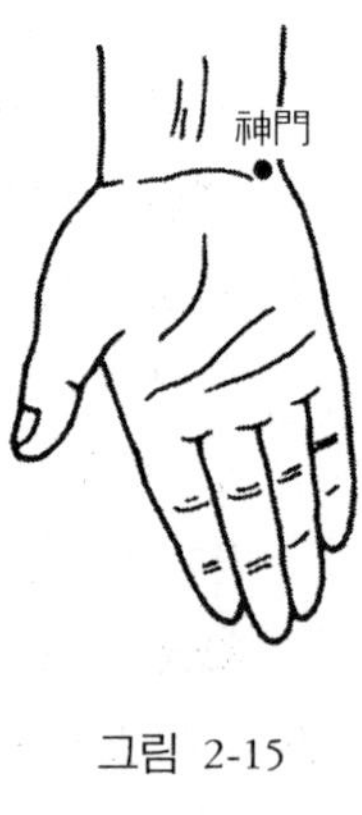

그림 2-15

2) 體位와 手法 및 療程

心脾兩虛型 환자는 坐位에서 취혈한다. 太陽 · 百會 · 率谷 · 風池 4

개 穴을 취혈하여 法에 따라 자입한 후 平補平瀉法으로 得氣시켜 40분간 유침한 후 발침하는데, 平補平瀉 수기법을 시행하는 중간에 1회 염전한다. 매일 1회, 10회를 1療程으로 하고 3일간 휴식 후 효과가 있으나 치료되지 않으면 再鍼한다. 10회로 無效하거나 치유된 후에는 치료를 중지한다.

心腎兩虛型 환자는 坐位에서 취혈한다. 太陽·百會·率谷·風池·神門·三陰交 6개 穴을 취혈하여 法에 따라 자입한 후 平補平瀉法으로 得氣시켜 40분간 유침한 후 발침하는데, 平補平瀉 수기법을 시행하는 중간에 1회 염전한다. 매일 1회, 10회를 1療程으로 하고 5일간 휴식 후 효과가 있으나 치료되지 않으면 再鍼한다. 10회로 無效하거나 치유된 후에는 치료를 중지한다.

肝陽化風型 환자는 坐位에서 취혈한다. 太陽·百會·率谷·風池·三陰交 5개 穴을 취혈하여 法에 따라 자입한 후 平補平瀉法으로 得氣시켜 40분간 유침한 후 발침하는데, 平補平瀉 수기법을 시행하는 중간에 1회 行鍼한다. 매일 1회, 10회를 1療程으로 하고 3일간 휴식 후 효과가 있으나 치료되지 않으면 再鍼한다. 10회로 無效하거나 치유된 후에는 치료를 중지한다.

風痰上擾型 환자는 坐位에서 취혈한다. 太陽·百會·率谷·風池·合谷·外關 6개 穴을 취혈하여 法에 따라 자입한 후 平補平瀉法으로 得氣시켜 40분간 유침한 후 발침하는데, 平補平瀉 수기법을 시행하는 중간에 1회 行鍼한다. 매일 1회, 10회를 1療程으로 하고 3일간 휴식 후 효과가 있으나 치료되지 않으면 再鍼한다. 10회로 無效하거나 치유된 후에는 치료를 중지한다.

肝腎陰虛型 환자는 坐位에서 취혈한다. 太陽·百會·率谷·風池·外關·三陰交 6개 혈을 취혈하여, 삼음교는 捻轉補法으로, 나머지는 平補平瀉法으로 得氣시켜 40분간 유침한 후 발침하는데, 平補平瀉 수기법(三陰交는 補法)을 시행하는 중간에 1회 行鍼한다. 매일 1회, 10회를 1療程으로 하고 5일간 휴식 후 효과가 있으나 치료되지 않으면 再鍼한다. 10회로 無效하거나 치유된 후에는 치료를 중단한다.

肝陽不足型 환자는 坐位에서 취혈한다. 太陽・百會・率谷・風池・三陰交・太衝 6개 穴을 취혈하여 法에 따라 자입한 후 平補平瀉法으로 得氣시켜 40분간 유침한 후 발침하는데, 平補平瀉 수기법을 시행하는 중간에 1회 行鍼한다. 매일 1회, 10회를 1療程으로 하고 5일간 휴식 후 효과가 있으나 치유되지 않으면 再鍼한다. 10회로 無效하거나 치유된 후에는 치료를 중지한다.

4. 저자 견해

뇌동맥경화증은 중의에서 주로 인체 노쇠, 기혈부족, 장부기능 쇠퇴 등과 유관하다. 또한 각종 발병인자는 風・火・痰・虛가 모여 이 병을 발생시킨다. 이 병 초기에는 대개 思慮過度, 勞傷心脾, 心腦失養으로 인해 일련의 神志 등에 증상이 나타나는데 心脾兩虛로 변증한다.

뇌동맥경화가 심해지면 장기적인 미만성 뇌조직 허혈, 괴사, 위축으로 인해 大腦기능이 보편적으로 감퇴되어 뇌동맥경화성 痴呆가 나타난다. 이것을 중의에서는 心腎兩虛로 변증한다. 腎虛하면 陽不足하여 眩暈耳鳴, 총명함이 없어지며, 面肝虛浮, 健忘, 찬 기운을 싫어하고 두려워 하는 등의 증상이 나타나는데 중의에서 腎陽不足型으로 변증한다. 동시에 肝・脾도 또한 영향을 받아 風・痰이 안에서 발생하고 아울러 흉・복부로 파급되어 가슴이 답답하고 메스꺼우며, 복부가 더부룩한 증상이 나타나고, 風痰이 서로 결합되어 위로 올라가 淸空을 교란하여 頭暈頭脹, 耳鳴耳聾이 나타나면 中醫에서 風痰上擾型으로 변증한다. 肝陰虛弱으로 인해 肝陽亢盛 化風하고 頭・面으로 침범하여 頭面의 熱이 심하고, 頭痛眩暈, 健忘不眠 등이 출현하는데 中醫에서는 肝陽化風型으로 변증한다. 뇌동맥경화 후기에는 혈관강 협착으로 인해 氣血運行이 不暢하여 혈액과 산소 결핍이 지속되어 뇌조직이 점차 위축되고, 分轄되어 있는 각 계통의 기능 중추가 제 기능을 하지 못해 나타나는 神志, 語言, 飮食, 四肢 등의 일련 症狀은 中醫에서 肝腎陰虛, 元氣耗損으로 변증한다.

뇌동맥경화증에 자침치료를 응용하면 비교적 좋은 치료 효과가 있으며, 특히 早期 환자는 기억력 감퇴, 두통, 두훈, 주의력 결핍, 쉽게 피로, 四肢麻木의 회복에 현저한 효과가 있다. 그러나 경화가 비교적 중한 환자에서 나타나는 치매, 의심, 망상, 유치한 행동, 사소한 일에 얽매이지 않으며, 喜怒의 비정상, 착란, 허구 등의 증상은 회복이 비교적 완만하다. 그러나 역시 어느 정도 치료 효과가 있다. 또한 일부 환자들은 뇌 부위의 微型 栓塞이 있어 한 쪽 혹은 양측의 지체기능 감퇴가 나타나는데, 치료 시 腦血栓 形成節의 치료법을 참조할 수 있다.

제7절 小窩性 腦梗塞

소와성 뇌경색(lacunar infarction)은 또 중국에서 腔隙性 梗塞, 腔隙梗塞, 腦腔隙梗塞 등으로 불리기도 한다. 이는 뇌의 깊은 동맥 혹은 그 분지에서 폐색이 일어난 뇌심부의 微細한 動脈梗塞을 말하는 것이다.

이 병의 주요 원인 중 장기적인 고혈압으로 인한 것이 약 2/3를 차지한다. 지속적인 고혈압이 소동맥과 모세혈관의 벽에 작용하여 혈관벽이 섬유소 형태로 괴사가 일어나고, 지방이 투명하게 변성되며, 모세혈관의 동맥이 죽상경화와 粥狀瘤를 형성하여 최종적으로 심부동맥의 협착과 폐색이 나타나게 된다. 그 다음 1/3을 차지하는 것은 여러 가지 병인을 포괄한다. 예를 들면 뇌동맥의 죽상경화, 경동맥의 협착과 폐색, 혈관염, 백혈병, 진성 적혈구증가증, 전이암, 膿腫 등이 있다. 이와 같은 병인들이 深動脈의 빈혈, 혈전 혹은 心源性 梗塞을 유발하여 작은 軟化 병소가 발생된다.

이 병이 잘 발생하는 부위는 기저절, 內囊, 시상, 교뇌 기저부, 側腦室體旁區[또한 放線冠(corona radiata) 혹은 聯接帶라 부른다]이다. 단발성이지만 다발하는 경우도 많이 있다. 그 주요 병리 기전은 바로 지속적인 고혈압으로 인하여 기저동맥이 확장되어 소통하는 동맥의 위치가 변화되고 혈관이 휘어지게 되어 혈류가 더욱 감소하여 빈혈이 생기게 된다. 내낭과 그 주위의 구조물들은 뇌동맥에 혈액을 공급하는 교차 구역이 되므로 항상 혈류가 적게 흐르는 상태가 지속이 된다. 여기에 더하여 深穿動脈이 고혈압 소동맥 병변으로 혈관의 협착이 생기면 쉽게 혈전이 형성된다. 더 나아가서 폐색된 부분에는 연화된 병소가 발생한다.

1. 임상 증상

이 병은 대부분 장기간 고혈압 병력을 가진 사람이 많고, 어떤 환자는 발병 후에 어떤 증상도 나타나지 않으며, 약 20% 정도의 환자에서 잠깐 동안의 뇌허혈발작(TIA)이 나타나는데, 임상에서 자주 보이는 것으로는 아래와 같이 5종류가 있다.

1) 단순성 운동장애

임상 증상은 비교적 가벼운 偏癱, 일측의 안면 · 팔 · 대퇴의 무력, 간헐적으로 감각 이상을 호소하기도 하지만 객관적인 감각장애는 없다. 병소는 반대측 放線冠, 내낭, 교뇌의 추체속경로상에서 발생한다.

2) 단순성 감각장애

한쪽 얼굴 · 팔 · 다리의 감각이상 혹은 감퇴를 나타내고, 전형적으로 半身의 감각장애가 中軸을 따라 엄격하게 분포한다. 그러나 객관적인 감각장애가 있을 수도 혹은 없을 수도 있고, 병소는 반대측 시상 감각핵[즉, 복핵(ventral nucleus)]에 있다.

3) 감각운동성 중풍

한쪽 얼굴 · 팔 · 다리가 무력하며, 같은 쪽의 감각 이상 혹은 감퇴를 동반한다. 단지 손상이 얼굴 혹은 다리에 이른 자는 포함하지 않는다. 병소가 반대측 內囊 後肢와 시상복후외측핵(ventral posterolateral nucleus)에 있으며, 통상적으로 후대뇌동맥의 시상 深穿支 혹은 맥락막후동맥

폐색으로 발생한다.

4) 운동실조성의 가벼운 편탄

비교적 가벼운 편탄은 하지가 무겁게 되고, 같은 쪽 지체의 운동실조가 명확하게 수반되며, 지체 감각 이상 혹은 경미한 감각 감소를 호소하기도 한다. 病巢는 반대측 교뇌 기저부에 있으며, 기저동맥의 옆 正中支에 小窩性 梗塞 때문에 발생한 것이다.

5) 構音障害와 손동작 불량 증후군

중추성 안면마비와 설마비로 나타난다. 발음이 분명하지 않은 것이 동반되고, 연하 곤란, 손의 정밀한 동작이 어려우며, 指－鼻 테스트가 원활하지 않고, 추체로 증상이 나타날 수도 있다. 그러나 명확한 사지의 마비는 없고, 병소가 반대측 교뇌기저부 혹은 內囊膝部에 있다.

임상에서 假性 球麻痺, 가성 진전마비증후군, 치매 등을 볼 수 있으나 비교적 적게 나타난다.

2. 중의 변증 치료

소와성 뇌경색은 중의에서의 '中經絡', '卒中', '中風', '偏枯' 등의 범주에 속한다. 이 병의 발생은 음・양・기・혈의 허쇠와 유관한 것으로 인식하였는데, 肝陽上亢, 化火生風하고 風性激蕩하여 上犯於腦한다. 痰阻於內하면 陽氣가 宣泄하지 못하여 울체되어 生熱하고 痰熱이 서로 결합하여 濁邪上犯한다. 正氣가 不足하면 氣血運行 不暢하여 痰이 竅絡을 막고 腦竅失養하므로 이 병이 발생한다. 分型은 다음과 같다.

1) 肝腎陰虛, 肝風內動型

편측의 面・臂・腿가 무력하고 肢體麻木, 舌强難言하며, 원래 頭痛頭暈, 耳鳴目眩, 少寐多夢한다. 舌質紅, 苔黃或膩, 脈弦細數 或弦滑한다.

① 治則 : 滋陰潛陽, 平肝熄風

② 혈위 처방 : 太陽(양측)・風池(양측)・神門(양측)・率谷(양측)

③ 혈방 해석 : 太陽・率谷・風池는 근위취혈로, 頭頸部 經脈氣血을 통조하고 滋陰潛陽 平肝熄風하여 頭痛頭暈, 耳鳴目眩을 치료하는데 의미가 있다. 神門은 手少陰心經의 輸穴이자 原穴로서, 자침 시 鎭靜安神한다. 이상 혈들을 조합하면 滋陰潛陽, 平肝熄風하는 효능이 있다.

2) 肝腎陰虛, 風痰上擾型

점차 半身不遂, 口唇喎斜, 舌偏語强, 肢體麻木, 眩暈, 形體偏胖, 頭身困重, 嗜睡, 胸悶多痰, 惡心欲吐, 語言不利, 煩躁燥易怒 등의 증상이 출현한다. 舌體胖大, 舌質紅或暗淡, 苔白膩, 脈弦滑한다.

① 治則 : 豁痰化濕, 熄風通絡

② 혈위 처방 : 太陽(양측)・率谷(양측)・風府・廉泉・內關(양측)・豊隆(양측)

③ 혈방 해석 : 太陽・率谷・風府・風池는 頭部의 근위취혈로, 頭部의 經脈氣血을 소통하고 驅痰除濕, 熄風通絡하는데 의미가 있다. 廉泉은 舌體와 연계되어 舌部經氣를 조화시킨다. 內關은 手厥陰心包經의 穴로, 자침 시 鎭心安神하고 胸中煩悶을 제거한다. 豊隆은 足陽明胃經의 絡穴로서, 자침 시 調和脾胃, 化痰除濕한다. 위의 혈들을 조합하면 豁痰化濕, 熄風通絡하는 효능이 있다.

3. 치료

1) 穴位와 鍼法

① 太陽(양측) : 눈썹 외측단과 目外眥 사이에 해당되는 곳에서 뒤로 1촌 오목한 곳에 있다. 30호 2촌(50mm) 호침을 취하여 국부에 통상적인 소독을 하고, 率谷 방향을 향하여 약 1.8촌(45mm) 자입한다. 鍼感 : 국부에 脹痛이 있다. (그림 2-10)

② 風池(양측) : 項部에서, 후두골의 아래, 흉쇄유돌근과 승모근 상단

사이의 오목한 곳, 風府와 같은 높이에 있다. 30호 2촌(50mm) 호침 2개를 선택한다. 국부는 통상적인 소독을 한 다음 脊柱 방향을 향하여 약 1.8촌(45mm) 자입한다.

鍼感 : 목 뒤의 脹痛이나 後頭를 따라 측두부로 방산감이 있다. (그림 2-10)

③ 神門(양측) : 腕部에서 손목 掌側橫紋의 척골측 1/3段의 중점처에 있으며, 즉 완굴근건 요골측의 오목한 곳에 있다. 1촌(25mm) 호침을 취하고, 국부를 통상적으로 소독한 다음, 약 0.8촌(20mm) 직자입한다.

鍼感 : 국부의 脹痛이나 小指外側으로의 방산감이 있다. (그림 2-14)

④ 率谷(양측) : 머리 顳部, 耳尖에서 直上하여 發際로 들어간 1.5촌처, 角孫 直上方에 있다. 일설에는 耳尖과 頭頂結節 사이의 중점에 있다. 30호 1.5촌(40mm) 호침을 선택하며, 국부를 통상적으로 소독한 다음 후방을 향해 약 1.3촌(35mm) 平刺한다.

鍼感 : 側顳部의 脹痛이 있다. (그림 2-10)

⑤ 廉泉 : 頸部 前下 正中線上의 喉結 上方, 舌骨 上緣 오목한 곳에 있으며, 고개를 들고 취혈한다. 1.5촌(40mm) 호침을 취하여 국부에 통상적인 소독을 한 다음 척추 방향으로 약 1.3촌(35mm) 자입한다.

鍼感 : 舌根部의 脹痛이 있다. (그림 2-10)

⑥ 內關(양측) : 손목 橫紋上 2촌에 있으며 장장근건과 요측완굴근건의 사이에 있다. 30호 1.5촌(40mm) 호침을 선택하며, 국부를 통상적으로 소독한 다음 外關 방향으로 약 1.3촌(35mm) 直刺한다.

鍼感 : 국부의 脹痛 혹은 手背 및 中指 쪽으로 放散感이 있다. (그림 2-7)

⑦ 豐隆(양측) : 소퇴부 전외측, 外踝尖 上 8촌, 條口 외측, 脛骨 前緣 2橫指(中指) 떨어진 거리에 위치한다. 30호 2촌(50mm) 호침을 선택하고 약 1.8촌(45mm) 직자한다.

鍼感 : 국부의 脹痛이 있다. (그림 2-8)

⑧ 風府 : 頸部 후발제 正中 直上 1촌, 후두 외측 융기 직하방, 양측 승모근 사이의 오목한 곳에 있다. 30호 1.5촌(40mm) 호침을 선택하여 국부를 통상적으로 소독한 다음 대후두공 방향으로 약 1.3촌(35mm) 자입한다.

鍼感 : 후두부 脹痛이 있다. (그림 2-1)

2) 體位와 手法 및 療程

肝腎陰虛, 肝風內動型 환자는 坐位에서 취혈한다. 太陽・率谷・風池・神門 4개 穴을 취혈하여 두부 3개 혈은 瀉法 수기로, 神門혈은 補法으로 得氣시켜 40分 유침한 후 발침한다. 每日1회, 6회를 1療程으로 하고 3일간 휴식 후 효과가 있으나 치유되지 않으면 다시 치료한다. 6회로 無效하거나 頭痛, 眩暈이 멎을 때에는 치료를 중지한다. 만약 偏癱이나 偏側肢體가 軟弱無力할 시에는 응당 빨리 頭鍼治療을 써야 한다(頭鍼의 取法, 刺法, 選穴原則은 腦血栓 形成節을 참고).

肝腎陰虛, 風痰上擾型 환자는 坐位에서 취혈한다. 太陽・率谷・風府・風池・廉泉・內關・豊隆 7개 穴을 취혈하여 법에 따라 자입한 후 平補平瀉 수기법으로써 得氣시키고, 40분 유침한 후 발침한다. 매일 1회, 6회를 1療程으로 하고 3일간 휴식 후 효과가 있으나 치유되지 않으면 다시 치료한다. 6회로 無效하거나 頭痛, 眩暈이 멎을 때에는 치료를 중지한다. 만약 肢體偏癱할 시에는 응당 빨리 頭鍼治療을 써야 한다(頭鍼의 取法, 刺法, 選穴原則은 腦血栓 形成節을 참고).

4. 저자 견해

소와성 뇌경색은 중의학에서 단독으로 논술된 바는 없으나, '中風', '中經絡' 등의 편제 중 구체적으로 비교적 많은 논술들이 있는데 발병이 虛・火・氣・血・風・痰 등과 유관한 것으로 인식하고 있다.

저자는 이 병을 2가지로 분류하였다.

첫 번째 유형은 肝腎陰虛, 肝風內動型으로, 주로 肝腎陰虛, 肝風內動하여 上擾淸空하여 頭痛頭暈, 耳鳴目眩한다. 腎陰不足, 虛火上炎, 心腎不交하면 少寐多夢, 風陽內動하고 痰과 함께 舌絡을 침범하면 脈絡不暢하니 舌强難言, 偏側面, 臂, 腿無力, 痲木이 나타난다. 脈弦한 것은 주로 肝風의 맥상이고 脈細而數, 舌質紅한 것은 肝腎陰虛하여 內熱이 발생한 것과 관계되며, 苔膩 脈滑은 痰濕의 현상을 겸한 것이다. 위에서 유형별 예로 든 혈의 조합을 이용하여 頭痛, 頭暈, 耳鳴, 目眩, 少寐多夢 등에 응용하면 비교적 좋은 효능이 있다. 偏側의 肢體無力, 面部痲木의 치료는 주로 여전히 두침법에 의존하는데, 이 부류의 환자는 치료시기가 적절하면 모두 만족스런 효과를 거둘 수 있고 일반적으로 후유증이 없다.

두 번째 유형은 肝腎陰虛, 風痰上擾型으로, 주로 痰邪가 經絡을 막아 半身不遂, 口唇喎斜, 形體肥胖 등이 나타나고, 痰이 근육과 피부를 막아 陽爲陰遏하면 頭身困重하며, 痰이 淸竅를 막으면 眩暈한다. 痰이 心竅를 덮어 어지럽히고, 陽氣가 펴져나가지 못하면 昏昏嗜睡하고, 痰이 中焦를 막아 胃失和降하면 胸悶多痰, 惡心欲嘔한다. 痰이 廉泉에 정체되어 舌體失養하면 語言不利하여 舌脈의 현상이 痰濕內阻를 나타낸다.

위에서 유형별 예로 든 혈의 조합은 頭痛, 頭暈, 頭身困重, 言語不利 등에 비교적 좋은 치료효과가 있다. 다만 이 유형의 환자는 偏癱이 주증으로서 조기에 두침치료를 하면 치료시기가 적절하고 혈 선택이 정확할 때 치료경과에서 후유증이 남지 않는다.

일부 환자들에서 치유 후에도 정서 등의 원인으로 인해 여러 차례 재발될 수 있는데, 만약 발병 후 위의 치법을 응용하면 마찬가지로 만족스런 효과를 거둘 수 있다. 발병 시기가 비교적 오래 되었을 때(3개월 이상)는 그 치료에 상당한 어려움이 있으며 치료시기를 비교적 길게 잡아야 하나 역시 만족스러운 효과를 거둘 수 있다.

제8절 散發性 腦炎

산발성 뇌염은 병명 그대로 산발적으로 발생하는데, 원인은 명확하게 밝혀지지 않았으며, 임상에서는 일반적인 뇌염과 나타나는 병례들이 부합되는 것으로 발병률은 약 1~10/10만여 명이다. 이 병은 도시보다 농촌에서, 남녀 청장년에서 다발하며, 근년에는 여자아이들의 발병률이 분명하게 증가하였다.

병인은 분명하지 않으나 대부분의 학자들은 바이러스 감염으로 인하여 일어나는 것으로 인식하고 있으며, 다른 한 부류의 학자들은 산발성 뇌염이 과민반응으로 인하여 일어나는 탈수초성 뇌염으로 인식한다. 뇌조직의 주요 변화는 부종, 軟化, 壞死 및 硬化性 변화가 있으며, 미만성 혹은 局限性으로 뇌실질과 뇌막에 영향을 미친다.

1. 임상 증상

임상 소견상 전국 각지에서 모두 발병되며, 발병은 일반적으로 계절성이 없고, 아동은 봄・가을 두 계절에 많이 보이고, 농촌에서 발병률이 비교적 높으며, 각 연령 모두 발병할 수 있고, 발생은 대부분 급성 혹은 아급성이며, 병정이 짧은 사람은 겨우 수 10일, 긴 사람은 수개월이 된다. 초기에는 상기도 및 위장관 감염 증상이 나타나고, 약 1/3의 환자에서는 이와 같은 전구 증상이 없다. 대다수 환자에서 발열(대부분 低熱 혹은 中度熱), 두통, 구토, 정신이 활발하지 못하거나 번조 불안이 있고, 중한 환자는 의식장애, 偏癱, 交叉癱 혹은 四肢癱이 있으며, 아동은 임상에서 특징적인 발열(低中度熱)이 있고, 대부분 10일 혹은 수개월간 물러가지 않고 열이 지속된다. 일단 대뇌세포손상 증상(예를 들면 偏癱)이 나타난 후 체온이 3~5일 내 점차 정상으로 회복되며, 부분적으로 비교적 중한 환자는 대뇌세포손상 후 고열, 근육경련이 나타난다. 아동의 근육경련 발병률은 성인에 비하여 높다. 이것은 아동의 저칼슘이 원인이다. 혼미는 아동이 中老年에 비교하여 높다.

이 병의 검사로는 다음과 같은 것들이 있다.

① 백혈구 수와 분류 : 약 반수 정도의 환자가 말초혈중의 백혈구 수가 증가, 중성핵이 증가한다. 백혈구 수가 현저하게 증가하는 환자는 예후가 비교적 좋지 않다.

② 혈액생화학검사 : 다수의 환자에서 혈중 칼슘이 하강한다.

③ 뇌척수액검사 : 반수의 환자에서 정상이지만 일부 환자에서 세포 수가 약간 증가, 단백질도 조금 증가하였으나, 당이나 염소화합물은 정상이었다.

④ 심전도 : 대부분에서 심전도 이상이 나타난다.

⑤ 腦電圖 : 다수에서 高波幅波가 되었으며, 소수에서 국부 병소의 이상과 미만성 이상으로 나타난다. 배경상 국부 병소성 활동이 있으며, 만약 전체 과정이 0.5～1c/s 高波幅波가 되면 예후가 좋지 않다. 癲癎性波 및 국부 병소성 변화가 있으면 후유증이 비교적 많다.

⑥ CT 스캔 : 뇌부종, 뇌위치 변화 및 괴사액화된 병소가 보인다.

2. 중의 변증 치료

散發性 腦炎은 중의학의 '疫癘', '溫疫', '溫病'등의 범주에 속한다. 이 병의 발생은 인체가 '疫氣', '溫毒' 등을 감수하여 출현하는 津液損傷, 氣脫, 閉竅, 動風 등의 극심한 병리변화로 발병하는 것이다. 유형은 다음과 같다.

1) 邪犯衛分型

頭痛身熱, 微惡風寒, 嘔吐, 精神不振 或 煩躁不安, 腹滿, 便秘, 口微渴, 身熱(低熱 或 中度熱)이 10～15일 정도 지속되고 偏癱 或 交叉癱의 출현 후 身熱이 점차 가라앉으면 肢體軟癱이 나타난다. 舌尖紅, 苔薄白, 脈浮數하다.

● 治療 : 이 유형의 환자는 발병이 비교적 가볍게 보이나, 초기에는

일반적으로 후기에 비해 肢體 偏癱이나 交叉癱 등이 나타나지 않으므로 확진하기 어려워 현대적인 보조진단법(CT 등을 포함)을 응용한다. 발열에 있어서도 초기에 또한 확실한 진단근거를 제공하기 어렵다. 또한 환자의 지속적 低·中度 發熱도 의사가 등한시하기 쉬우며, 환자가 偏癱 혹 交叉癱瘓이 나타날 때 CT로 확실한 뇌 손상 소견을 제시하게 된다. 일반적으로 초기 치료는 서양의학의 항염·항바이러스·면역요법 등을 위주로 한다. 중약은 淸解風熱, 開竅醒腦하는 治則이 위주가 된다. 黃芩湯加豆豉玄蔘方(淡豆豉 12g, 黃芩·芍藥·玄蔘 9g, 甘草 3g)을 주로 하여 치료를 진행한다. 偏癱 或 交叉癱瘓이 나타난 후 腦部 요인의 조사를 통하여 조기에 焦氏頭鍼法을 사용하여 치료를 진행하는데, 頭鍼 穴位·刺法·選穴 원칙은 腦血栓 形成節을 참고하길 바란다.

2) 熱灼營陰型

열이 야간에 심하고, 頭痛頸硬, 心煩躁擾, 때로 譫語, 입과 목이 마르나 물을 마시려 하지 않고, 低中度熱이 十數日 지속되어도 내리지 않고 일단 偏癱 或 交叉癱瘓이 출현하면 熱이 3~5일 내에 정상으로 회복된다. 舌質紅絳苔白, 脈細數하다.

- 治療 : 이 유형의 환자는 발병 시 低熱이 위주가 되며 늦은 밤에 심해진다. 조기의 치료는 서양의학의 항염, 항바이러스, 면역요법 등을 위주로 한다. 중약치료는 淸營泄熱, 熄風開竅하는 治則을 위주로 하며, 淸營湯(生地·水牛角 각 15g, 玄蔘·竹葉 각 12g, 麥冬·金銀花·連翹 각 9g, 丹蔘 6g, 黃連 5g) 등을 사용하여 치료를 시행한다.

  일단 偏癱 或 交叉癱瘓이 출현할 때에는 腦部 요인의 조사를 통하여 조기에 焦氏頭鍼法을 사용하여 치료를 진행하는데, 頭鍼 穴位, 刺法 및 選穴 원칙은 腦血栓 形成節을 참고하길 바란다.

3) 氣營兩燔型

高熱이 내리지 않고, 頭痛頸硬, 神志恍惚, 嗜睡, 精神不振, 煩躁不安, 증상이 중한 사람은 意識障碍가 나타나고 中度의 發熱이 수일간 고르지 않게 지속될 수 있다. 일단 偏癱 或 交叉癱瘓이 나타난 후 熱은 3~5일 내에 점차 정상으로 회복된다. 舌絳苔黃, 脈數하다.

- 治療 : 이 유형의 환자는 발병 시 中等度의 열이 내리지 않고, 조기에 發熱 위주로 나타난다. 조기 치료는 서양의학의 항염, 항바이러스, 면역요법 등을 위주로 한다. 중약 치료는 淸解氣營, 熄風開竅 治則을 위주로 하며, 淸營湯 合 白虎湯加減(生石膏·白芍 각 30g, 知母·生地·水牛角·鉤藤·金銀花 각 15g, 竹叶 12g, 連翹 9g, 遠志 6g, 甘草 3g) 등으로 치료를 시행한다.

  일단 偏癱 或 交叉癱瘓이 출현할 때에는 腦部 요인의 조사를 통하여 조기에 焦氏頭鍼法을 사용하여 치료를 진행하는데, 頭鍼 穴位와 刺法 및 選穴 원칙은 腦血栓 形成節을 보도록 한다.

3. 치료

1) 穴位와 鍼法

① **運動區** : 大腦皮質中央前回(운동 주관)에 해당하는 것을 頭皮에 투영하였다. 상점은 前後正中線(眉間에서 後頭骨粗隆 최고점의 연결선)의 1/2에서 후방을 향하여 약 0.5cm 되는 곳이다. 하점은 眉枕線과 鬢角髮際 前緣이 서로 교차하는 곳에 있다. 상하 두 점의 연결선이 바로 운동구가 되고, 運動區 上 1/5은 對側 下肢의 癱瘓을 치료한다. 中 2/5는 對側上肢癱瘓을 치료하고, 下 2/5는 對側의 中樞性 안면신경마비, 運動性 失語, 流涎, 발음 장애 등을 치료한다. (그림 2-11)

② **感覺區** : 大腦皮質中央後回(감각을 주관)에 해당하는 것을 頭皮上에 투영하였다. 운동구에서 후방으로 1.5cm 평행 이동한 선이 감각구가 된다. 그 上部 1/5은 對側 腰腿痛, 麻木, 감각 이상 및 後

頭痛, 頸項部 疼痛과 耳鳴을 주로 치료한다. 中 2/5는 對側 上肢 疼痛, 痲木, 감각 이상을 주로 치료한다. 下 2/5는 對側 面部 痲木, 편두통, 삼차신경통, 齒痛, 顳頜關節炎 등을 치료한다. (그림 2-11)

③ 人中 : 人中溝 正中線上 1/3 되는 부위에서 취한다. 30호 1촌 호침을 취하고, 국부는 통상적인 소독을 하고 약간 위로 비스듬하게 0.5촌 刺鍼한다.

鍼感 : 국부 脹刺痛이 있다. (그림 2-31)

④ 合谷(양측) : 손등 1・2掌骨 사이, 第2掌骨 橈側緣에 가까운 중점처에 있다. 30호 1.5촌 호침 2개를 취하고, 국부는 통상적인 소독을 한다. 後谿 방향을 향하여 약 1.3촌 刺鍼한다.

鍼感 : 국부 脹痛이 있다. (그림 2-2)

2) 體位와 手法 및 療程

취혈 원칙은 주로 임상 증상에 따른 취혈이며, 다수의 환자에서 일측성 肢體偏癱, 嚥下困難, 口角流涎, 언어장애가 나타난다. 對側運動區와 感覺區 상 1/5・중 2/5・하 2/5를 선택하여 자침 치료한다. 만약 嗜睡, 근육경련이 있을 때는 人中・合谷을 추가한다.

刺鍼 穴位 선택을 위해서 환자는 坐位 혹은 仰臥位를 취한다. 30호 1.5촌 호침을 취하고, 建側에 刺鍼하며, 국부는 통상적인 소독을 한다. 頭鍼으로 연속으로 시술하는 刺法을 취하여 刺鍼하려 하는 穴位에 刺入한다. 1시간(소아는 약간 짧게 한다) 留鍼하고 拔鍼하는데, 중간에 捻鍼을 1회 한다. 매일 1회, 10회가 1療程이 된다. 5일 휴식 후 다시 치료한다.

4. 임상례

① 趙某某, 女, 6세

② 主訴 : 左側偏癱 7일째

③ 현 병력 : 환자는 22일 전 발열, 두통, 嗜眠으로 인해 본원에 내원하였고 소아과에서 바이러스성 뇌염으로 진단받고 입원치료하였다. 항염, 항바이러스, 擴管 등의 방법으로 치료하였으나, 체온은 계속 38.5~39℃에서 떨어지지 않았고, 낮에 38℃로 떨어졌으나 밤에 다시 올랐다. 이미 뇌CT 촬영을 하였으나 병리변화는 나타나지 않았다. 7일 전까지 환아는 물건을 쥘 때 좌측의 힘이 약해졌고, 걸을 때는 넘어졌다. 2일 후에는 좌측 상지를 완전히 움직일 수 없었으며, 3일 후에는 체온이 정상으로 돌아왔다. CT검사를 거쳤을 때 대뇌에 경도의 수종이 나타났으며, 우측이 중했다. 협진요청을 받고 본 과에서 침자치료를 하였다.

④ 검사 : 체온 36℃, 혈압 160/80mmHg(22/11kPa), 심박수 100회/분. 환아는 활기가 없었고, 嗜眠, 안면부는 정상이었으며, 좌측 상하지 근력은 1급이었고, 軟癱이 있었다. 舌質紅絳, 苔白, 脈細數하였다.

⑤ CT검사 : 경도의 뇌부종

⑥ 辨證 : 환아의 발병 시 熱이 지속되어 내려가지 않았으며, 熱邪가 營分으로 침입하여 營陰受灼하고 오래되어 營陰耗損되어 邪熱上擾하여 腦絡을 침범하여 腦가 영양을 받지 못해 좌측 지체의 기능이 상실되어 이 병이 발병한 것이다. 熱灼營陰型의 溫病 '中經絡'으로 진단하였다.

⑦ 治則 : 淸營泄熱, 熄風開竅

1診(6日) : 환자는 자침 전 嗜眠, 좌측 지체가 偏癱하면서 검사 병행시 언어는 깨끗하였다. 焦氏頭鍼法을 써서 우측 感覺區 上 1/5, 中 2/5, 運動區 上 1/5, 中 2/5를 선택하여 빠르게 推進하는 방법을 쓰고, 침은 아래를 향해 平刺하고 필요한 심도로 자입하였다. 매 20분에 1회 염전하고(염전 빈도는 200회/분) 40분 유침한 후 발침하였다. 매일 1회 치료하였다.

2診(7日) : 진료 후 환자의 정신이 호전되고 음식섭취가 증가하였으나, 지체 기능은 호전을 보이지 않았다. 1診 시의 혈위, 자법, 염전수기법은 바꾸지 않고 계속 6診까지 치료하였으며, 치

료기간 동안 환아는 점차 호전되었고 좌하지도 호전되기 시작하였다. 원래의 근육이 수축하는 것을 볼 수 있었고(다만 지체를 움직일 수는 없었다) 점차 호전되어 다리를 들 수 있었으며 근력은 2급까지 회복되었으나 걸을 수는 없었다. 상지도 회복되어 가슴 앞 높이까지 들어 올릴 수 있었으나, 손가락의 기능은 호전이 보이지 않았다. 이 단계의 치료기간 동안 환자 가족들로 하여금 주로 환아의 지체근육 단련과 상지 단련, 활동을 보조하도록 하였다.

7診(13日) : 환아의 정신은 왕성해지고 안색도 원래의 황백색에서 붉고 윤기있게 되었다. 1診 시의 혈위, 자법, 염전수기법을 바꾸지 않고 10診 시까지 치료하였다. 이번 치료기간 동안 환아의 치료효과는 빠르게 진전되었고 6診 시부터 다리를 들 수 있었고 점차 내려와서 발걸음을 디디면서 사물을 의지하면서 서 있을 수 있게 되었다. 상지는 보통 수준까지 들 수 있었고 손의 엄지·검지·중지도 동작 가능하게 되었으나 무명지와 새끼손가락은 아직 동작할 수 없었다. 이번 치료기간 동안 환자의 가족으로 하여금 손가락과 하지 운동을 보조하도록 하였다.

10診(16日) : 환아의 病情은 점차 호전되었으며 상하지의 기능도 점차 회복되었다. 5診 시의 혈위, 자법, 염전수기법은 바꾸지 않고 15診 시까지 치료하였다. 이번 치료기간 동안 환아는 다른 사람의 부축을 받고 걸을 수 있던 것이 자기 스스로 천천히 걸을 수 있게 되었다. 손가락은 3개를 동작할 수 있던 것이 점차 5개 모두 동작 가능하게 되었으며, 아울러 비교적 가벼운 물체를 집을 수 있었다. 이번 치료기간 동안 환자의 가족으로 하여금 하지운동을 많이 시키도록 부탁하였으며, 환아로 하여금 스스로 걸으면서 아울러 물체를 잡고(가벼운 것에서 무거운 것까지) 손가락 힘과 악력 등을 단련하도록 하였다.

15診(21日) : 환아는 스스로 걸을 수 있었고, 5개 손가락 끝을 손바닥과 마주할 수 있었으나, 상하지의 힘은 평상시같이 유력하

지는 않았다. 계속 1診 시의 혈위, 자법, 염전수기법을 유지하면서 20診 때까지 치료하였다. 이번 기간 동안 환아의 상하지 기능은 점차 정상으로 회복되었고, 20診 후에 침치료를 멈추고 관찰하면서 보름 후 재검사하기로 하였다.

⑧ 추적 검사 : 15일 후 본원 소아과에서 재검사했을 때 환아의 하지는 완전히 처음과 같이 회복되고 상지의 민첩도 또한 처음과 같이 회복되었으나 근력은 조금 약했다. 이번에는 침치료를 멈추고 手部의 기능 단련을 강화하였다.

1년 후 내원 검사하였을 때 지체 기능은 완전히 정상으로 회복되었고, CT검사상으로 두부에 이상이 나타나지 않았다.

5. 저자 견해

산발성 뇌염은 일종의 사계절 내내 존재하는 전염병으로 모두 邪氣가 내부에서 鬱滯되어 발생한 것으로 내부의 熱이 매우 盛한 특징이 있다. 인체에 溫邪가 감수함에 경중이 있는데 인체 正氣의 强弱 등과 유관하며, 이로 인해 발병에도 熱鬱營分과 氣營熱鬱의 구분이 있다.

저자는 이 병의 유형을 3가지 형태로 나누었다.

邪犯衛分型은 인체의 氣機가 不利하여 溫邪가 乘機하여 上犯腦絡하고 邪鬱腦絡하여 발병하게 된다. 偏癱이 나타난 후 焦氏頭鍼法을 응용하여 治療를 시행하면 상당히 좋은 치료효과가 있다.

熱灼營陰型은 주로 營血素虛하여 溫熱을 감수하여 邪鬱하고 營陰이 受灼되어 邪熱이 營陰을 耗損하며, 溫熱의 邪氣가 上犯腦絡하여 발병한다. 의안에서 언급한 바와 같이 자세히 조사하여 病位가 확실히 되일 경우 焦氏頭鍼法을 써서 치료를 진행하면 비교적 좋은 치료효과가 있다. 일반적으로 초기 치료가 적절하면 후유증이 적다.

氣營兩燔型은 주로 氣分熱邪가 풀리지 않아 營血分의 熱邪가 熾盛하고 溫邪가 경락에 울체되어 腦絡에 上犯하여 발병한다. 이 유형은 病情이 좀 더 중하고 치료도 빨라야 한다. 비교적 좋은 치료효과가 있으나, 필요한 치료기간은 좀 더 길다.

산발성 뇌염과 뇌혈관질환의 침자 치료는 동일하고 그 치료시기를 정확히 골라야 한다. 低熱癱瘓期는 위의 치료 방법을 응용한다. 단 高熱 昏迷가 있고 抽搐을 동반한 환자는 잠시 동안 頭鍼을 선택하지 않고 病情이 안정되기를 기다렸다가 다시 사용하는 것이 좋다. 저자는 이런 類의 病症 56례를 치료하면서 시간이 비교적 짧은(癱瘓이 1주를 초과하지 않은) 12례는 모두 단기간에 치료되었다. 시간이 비교적 긴(癱瘓이 1개월 반을 초과) 8인은 비록 치료 후 下肢의 운동 기능이 거의 회복되었지만 上臂 및 손의 기능 회복은 이상적이지 못하였다. 단지 2례에서 上臂를 정수리까지 들 수 있었고 손가락도 부분적으로 기능이 회복되었다. 1주 이상 1개월 반 이하의 36례 환자 중 14세 이하의 아동은 회복이 비교적 빨랐다. 14세 이상 50세 이내 환자는 회복이 비교적 느렸다. 위의 刺鍼治療를 응용하는 것과 동시에 항균, 칼슘 공급, 수액 공급 등의 방법을 배합하여 치료하는 것은 환자에게 조기 회복의 기회를 주는 것이다.

제9절 流行性 日本腦炎

유행성 일본뇌염은 일본뇌염 바이러스로 말미암아 발생하는 급성 중추성 신경계통의 전염병이다.

병변은 뇌실질 내의 광범위한 급성 염증이 위주이고, 대뇌에서 척수까지 모두 손상을 받을 수 있으며 대뇌피질, 기저핵, 간뇌, 중뇌 병변이 가장 심하고, 소뇌, 연수 및 교뇌가 그 다음이고 척수 병변이 가장 경미하다. 육안으로 뇌막과 뇌조직에 모두 充血, 浮腫이 관찰되고, 심한 환자는 출혈 및 軟化를 볼 수 있다. 현미경으로는 혈관주위에 대량의 림프세포와 단핵세포 침윤, 신경세포변성과 괴사를 볼 수 있다. 또한 軟化 병소의 형성과 小膠質 세포의 彌漫性 증식을 볼 수 있다.

1. 임상 증상

10세 이하의 아동에게 다발하지만 근래에는 성인에서도 상대적으로 발병률이 증가하는 추세이다. 유행 계절은 대부분 7~9월이다.

임상 증상의 輕重에 따라 4형으로 나눌 수 있다.

1) 輕型

체온은 38~39℃이고, 정신은 맑으며, 가벼운 두통, 嗜眠, 嘔吐가 있을 수 있고, 病程은 5~7일 정도이다.

2) 中型(보통형)

체온이 39~40℃ 정도이고, 두통, 구토가 비교적 심하고, 嗜眠 또는 간혹 근육경련이 있다. 뇌막자극증 및 병리반사가 양성이고, 淺反射가 弱化 또는 소실된다. 病程은 7~14일이다.

3) 重型

체온이 40℃ 이상이고, 정신이 昏迷하고 반복 또는 지속성 抽搐이 있다. 淺反射 소실, 深反射가 처음에는 항진된 후에 소실된다. 早期에는 뇌막자극증이 뚜렷하고 병리반사가 양성이다. 病程은 2~4주 이상 걸릴 수 있다. 회복기에 심한 신경, 정신증상이 많이 있고, 일부분의 환자는 후유증이 나타날 수 있다.

4) 極重型

체온이 신속하게 40℃ 이상 상승하고, 심한 昏迷, 지속적 근육경련이 있다. 항상 早期에 동공변화 및 중추성 호흡쇠약이 나타난다. 비록 적극 치료하여 성공하더라도 항상 심한 후유증이 남는다.

소수의 환자는 발병 6개월 이후에 정신, 신경계통방면의 후유증(예를 들면 失語, 치매, 정신이상, 癱瘓, 耳聾, 癲癇, 肢體 강직성 경련 등)이 남는다.

이 병의 검사로는 다음과 같은 것들이 있다.

① 혈액 : 백혈구 수가 증가하는데, 일반적으로 10,000～20,000/mm^2 (10.0～20.0×10^9/L)이고, 중성과립세포는 80% 이상까지 증가한다.

② 뇌척수액 : 압력이 약간 증가하고, 외관상 맑거나 약간 혼탁하다. 백혈구수는 50～500개/mm^3(50～500개/μl)로 경도 상승하거나 소수에서는 1,000개/mm^3(1000개/μl) 이상일 수 있으며 정상수치인 경우도 있다. 초기에는 중추성 세포가 위주이고, 후기에는 림프세포가 위주이다. 단백은 약간 증가하고, 糖은 정상 또는 증가하며, 염소화합물은 정상이다.

③ 혈청학검사

가. 補體結合시험 : 고도의 특이성과 민감성을 갖추고 있지만, 초기에는 양성이 비교적 적고, 3주 후에 양성률이 현저히 증가하여 1년 정도 지속될 수 있다. 일반적으로 임상에서 항체반응이 雙份血淸(The double sera samples)에서 4배가 증가되면 양성이다. 단일혈청에서 1 : 2이면 의심할 수 있고, 1 : 4 또는 그 이상 상승할 때 진단에 도움이 된다.

나. 혈액응고억제시험 : 혈액응고억제항체는 발병 후 2일에 나타나서, 2주면 최고조에 달한다. 항체는 1년 이상 지속되어 임상 진단과 유행병의 학문적 조사에 사용할 수 있다. 그 효과는 雙份혈청이 4배 이상 상승할 때 확진할 수 있다.

다. 특이성 IgM 항체검사 : 특이성 IgM 항체는 감염 후 4일에 나타나고 2～3주 내에 최고조에 달한다. 현재 일본뇌염의 조기 진단에 사용된다.

2. 중의 변증 치료

일본뇌염은 중의학 중의 溫病에 속하는 '暑溫'의 범주에 속한다. 暑溫은 여름철에 暑熱病邪에 감수되어 일어나는 일종의 급성 열병이다. 발병은 급속하고 초기 발병 시 高熱, 煩渴, 汗多, 脈洪大 등의 氣分熱盛 증후를 나타내고, 病程 중 津傷氣脫, 閉竅動風 등의 중한 변화들이 잘 출현한다.

이 병의 특징은 발병이 급속하고 重型과 極重型에서 病情 악화가 빠르다는 특성으로 인해, 임상상 衛·氣·營·血 각 병리 단계를 분명하게 구분하기 어렵다. 이 節에서의 침자치료는 주로 후유증기에 대하여 언급한다.

1) 急性期 分型과 治療

(1) 氣分證

高熱이 있으며 땀을 많이 흘리고, 입이 마르며 心煩, 두통이 있고 어지러우며, 얼굴이 붉고 성질이 거칠며, 四肢가 권태롭고 정신이 피로하며, 小便은 황색, 脈洪大하며 芤, 혹은 脈虛無力散大하다.

(2) 營血分證

찌는 듯이 덥고 갈증이 나며, 의식장애, 身熱이 있고 사지가 마비되어 뒤틀리고, 때때로 헛소리하고, 혹은 갑자기 吐血, 咯血, 코피, 便血, 혹은 사지 근육 경련을 동반, 角弓反張 등이 있으며, 舌紅絳苔黃, 脈數하다.

(3) 暑熱動風證

찌는 듯이 덥고 조급하게 움직이며, 頸項部가 뻣뻣하고, 四肢가 차갑고 마비되어 뒤틀리며, 차가운 땀이 줄줄 흐르고, 肢體 근육에 경련이 있고, 심하면 혹 角弓反張이 나타나며, 어금니를 굳게 다물고, 정신이 혼미하여 맑지 못하며, 舌絳苔黃, 脈弦數하다.

(4) 救急혈위 처방

太陽(양측)·百會·大椎·曲池(양측)·合谷(양측)·足三里(양측)·三陰交(양측)

(5) 穴位와 鍼法

① 太陽(양측) : 눈썹 외측단과 目外眦 사이에 해당되는 곳에서 뒤로 1촌 오목한 곳에 있다. 30호 2촌(50mm) 호침을 취하고, 국부는 통상적인 규칙에 따라 소독하여, 率谷 방향을 향하여 약 1.8촌(45mm) 자입한다.

鍼感 : 국부에 脹痛이 있다. (그림 2-10)

② 百會 : 두정부 정중선상에서 前髮際 정중선을 따라 직상 5촌, 神庭과 腦戶(후두외측융기 上緣)을 잇는 선의 중점에 있다. 쉬운 취혈요령은 양 耳尖을 잇는 선과 頭部正中線의 교차점에 있다. 30호 1.5촌(15mm) 호침을 취하고, 국부는 통상적인 규칙에 따라 소독하여, 조금 뒤쪽으로 15° 각도로 後頂 방향을 향하여 약 1.4촌(38mm) 자침한다.

鍼感 : 국부에 脹痛이 있다. (그림 2-10)

③ 大椎 : 背部 뒤쪽 정중선상 제1흉추와 제7경추의 극돌기간 오목한 곳에 있으며, 좌위에서 머리를 숙이고 취혈한다. 30호 1.5촌(15mm) 호침을 취하고, 통상적인 국부 소독 이후 1.3촌(35mm) 직자한다.

鍼感 : 국부 창통이다. (그림 2-1)

④ 曲池(양측) : 팔꿈치를 굽힐 때(주관절 90° 굴곡), 肘部 橈側의 尺澤과 팔꿈치 外上髁 사이를 잇는 선의 중점에 있다. 30호 2촌(50mm) 호침을 선택하고, 국부를 통상적으로 소독한 다음 약 1.8촌(45mm) 직자입한다.

鍼感 : 국부의 脹·麻感 위주로, 보통 손목·손 혹은 어깨로 방산하는 느낌이 있을 수 있다. (그림 2-3)

⑤ 合谷(양측) : 手背에서 第1掌骨 間隙의 중점, 또는 제2장골 指關節과 陽谿 사이의 중점처, 食指側에 가까운 곳에 있다. 30촌 2촌(50mm) 호침을 취하고, 국부를 통상적으로 소독한 다음 後谿 방향을 향하여 약 1.8촌(45mm) 자입한다.

鍼感 : 手掌部의 脹痛이 있다. (그림 2-3)

⑥ 足三里(양측) : 小腿 전외측면의 상부에서, 犢鼻 아래 3촌 부위, 脛骨의 前緣 1횡지(中指)처에 있다. 30호 2촌(50mm) 호침을 선택한다. 국부는 통상적으로 소독한 다음 약 1.8촌(45mm) 직자한다.
鍼感 : 국부의 脹痛 혹은 足背로 放散한다. (그림 2-4)

⑦ 三陰交(양측) : 소퇴 내측, 족내과첨 위 3촌, 경골내측연 후방 오목한 곳에 있다. 30호 2촌(50mm) 호침을 취하고, 국부를 통상적으로 소독하고, 약 1.8촌(45mm) 직자한다.
鍼感 : 국부의 창통이나 足底와 무릎으로 방산하는 느낌이 있다. (그림 2-13)

(6) 體位와 手法 및 療程

환자는 좌위로 기대어 앉는다. 太陽은 率谷 방향으로 약 1.8촌(45mm) 자입하는데 침감은 顳部에 脹痛이 있다. 百會는 뒤를 향해 45° 정도 각도로 약 1.4촌(38mm) 또는 뼈에 닿도록 斜刺하며, 침감은 국부의 脹痛이 있다. 大椎는 약 1.3촌(35mm) 직자하며 침감은 국부의 脹痛이 있다. 曲池는 약 1.8촌(45mm) 직자하며, 침감은 肘部의 脹痛이 있다. 合谷은 後溪를 향해 약 1.8촌(45mm) 자입하며 침감은 掌部 脹痛이 있다. 足三里는 약 1.8촌(45mm) 직자하며, 침감은 국부의 脹痛이나 足背를 향한 放散感이 있다. 三陰交는 약 1.8촌(45mm) 직자하며 침감은 국부 脹痛이 있다. 위의 혈을 法에 따라 자입하며, 提挿 瀉法을 쓴다. 各 혈은 1분 정도 자극하며, 환자의 의식이 호전되고 근육경련이 멈출 때 발침하고, 근육경련이나 昏迷가 다시 나타날 경우 재운용하며, 호전되거나 자극이 효과가 없을 경우 운용을 중지한다.

2) 後遺症期와 治療

病勢가 점차 물러나며 高熱도 점차 내려가며 或 持續性 低熱이 나타난다. 마음은 생기가 없고, 후유증으로 呑咽困難, 失語, 失明, 面癱, 單癱, 交叉癱, 偏癱, 四肢癱 등이 있다.

● 治療 : 이 유형의 환자는 임상상 나타나는 후유증이 비교적 많고 복잡하나, 임상에서 비교적 많이 보이는 것은 失語面癱, 單癱, 偏癱 등이며, 치료는 焦氏頭鍼法을 위주로 한다(혈위 · 자법 · 염전수기법은 腦血栓 形成節 참고). 치료가 적절하다면 모두 만족스럽거나 일정한 치료효과를 거둘 수 있다.

3. 치료

1) 穴位와 鍼法

① **運動區**(건측) : 大腦皮質 中央前回(운동을 주관함)에 해당하고, 頭皮上에 투영되어 있다. 上點은 전후 정중선(眉間에서 後頭骨 粗隆 최고점을 이은 선)의 1/2에서 뒤로 0.5mm 이동한 곳이다. 下點은 眉枕線과 鬢角髮際 前緣이 서로 만나는 지점에 있다. 상하 두 점의 연속선이 곧 운동구이다. 운동구 上 1/5은 對側 下肢癱瘓을 주치한다. 운동구 中 2/5는 對側 上肢癱瘓을 주치한다. 운동구 下 2/5는 對側 중추성 안면마비, 중추성 失語, 流涎, 발음장애를 주치한다.

② **感覺區**(건측) : 大腦皮質 中央後回(감각을 주관함)에 해당하고, 頭皮上에 투영된 부위이다. 운동구 뒤에 존재하고, 운동구와 1.5mm 거리의 평행선상에 있는 것이 바로 감각구이다. 그것의 上 1/5은 對側 腰腿痛, 麻木, 감각이상 및 후두부, 頸部 동통과 耳鳴을 주치한다. 中 2/5는 對側 上肢疼痛, 麻木과 감각이상을 주치한다. 下 2/5는 對側 面部麻木, 편두통과 삼차신경통, 齒痛, 顳頷관절염 등을 주치한다.

2) 體位와 手法 및 療程

취혈원칙은 주로 對症取穴이다. 예를 들어 상하지편마비, 流涎, 舌癱 시에는 운동구와 감각구의 上 1/5, 下 2/5를 選用하여 침자치료한다.

환자는 坐位를 취하게 하여 위의 穴을 정한 후, 30호 1.5촌 호침을 취하여 健側 穴에 자침하는데, 국부에 통상적인 소독을 한 다음 각 穴에 지속적으로 이어지는 刺法을 써서 刺入하여 1시간 정도 留鍼하고 중간 20분에 한차례 침을 捻轉시킨다. 매일 1회, 10회를 한 療程으로 하여 5일 쉰 후 다시 침을 놓는다.

附 穴位結紮療法

3개월 이상 筋肉萎縮이 있는 환자에게 주로 적응된다.

- 穴位 : 上肢는 肩髃・曲池・內關을 취한다. 下肢는 氣海兪・殷門・足三里 또는 三陰交를 취한다.
- 方法 : 환자를 俯臥位 또는 側臥位를 취하게 한 다음, 매번 患側 上肢와 下肢穴 각각 1개를 선택하여, gentian violat을 사용하여 穴의 위치를 표시한다. 의사는 손을 씻고 무균 장갑을 착용한다. 혈위 주위 피부에는 넓게 소독을 하고 무균 hole towel을 깐다. 0.5% 브로카인 5ml를 혈위 주위 피하로 주입하여 마취시키고, 수술용 칼로 0.5mm의 작은 구멍을 피부 밑에까지 절개한다. 겸자를 그 절개한 구멍(穴位)에 삽입하여 예리하지 않고 둔하게 분리하고, 深部 안마를 시행한다. 大圓縫合鍼으로 1호 腸線(catgut)을 절개한 한쪽 구멍에 자입하여 근육 심층 또는 골막까지 뚫는데, 혈위의 다른 쪽으로 뚫고 나와 그 길이는 약 2cm 정도이다. 발침 후 양쪽 끝을 손으로 잡고 10회 정도 자극을 준다. 그런 후에 피부에 원래 침을 놓은 곳에서 절개한 구멍으로 침을 자입한다. 外科結(surgical knot)로 둘둘 감아 묶고, 너무 단단하게 조이지 않도록 한다. 그 후 가위로 腸線(catgut)을 절단하고, 小皮鍼으로 절개 구멍 중점에 0호 사선을 뚫고 1鍼 봉합한다. 피부에는 대개 소독된 솜뭉치를 붙이고, 3일 후 한차례 교체한다. 7일째에 실을 풀고, 15일에 제2組, 제3組를 다한 후 3개월 동안 관찰한다. 효과가 없으면 사용을 중지한다.

4. 저자 견해

저자는 이 병을 급성기와 후유증기로 나누었다.

급성기는 또한 3가지 유형으로 나뉘는데, 이 시기의 병정은 급하고 발전이 빠르며 증상은 비교적 중하고 치료는 응당 서양의학적 응급처치가 위주가 된다. 위에서 예로 든 응급처치 혈위는 병정이 위중한 상황 하에 응급용으로 쓸 수 있으며, 근육경련, 驚厥 등에 일정한 작용을 한다.

후유증기에는 주로 급성 증상이 이미 조절되고 병세는 점차 안정되며 단지 뇌 부분의 염증성 손상으로 인해 語言, 肢體, 顔面 등에 증상이 나타나며, 침자치료 또한 이 시기에 중점을 둔다. 두침치료가 가장 좋은 시기는 열이 떨어지고 病情이 안정된 후, 혹은 病情이 안정되고 低熱癱瘓한 시기에 치료를 시작하는 것이다.

치료의 효과는 뇌 조직의 손상 정도와 유관하며, 손상 정도가 가벼운 경우 치료가 적시에 적절히 이루어지면 일반적으로 완전히 회복될 수 있다. 그러나 손상 정도가 중하면 치료가 적시에 이루어지더라도 부분적인 후유증을 면치는 못하고 대개 上肢나 手部의 후유증이 나타난다.

저자는 頭鍼을 사용하여 환자 50여 예를 치료하였는데, 모두 病情이 안정된 후 침자치료를 시행하였다. 舌癱이 수반된 어떤 환자는 단지 콧구멍으로(L-tube를 통해) 음식을 먹을 수 있었는데 頭鍼 치료를 10회 시행하자 입으로 식사할 수 있게 회복될 수 있었다. 아울러 肢體기능의 마비를 빨리 회복시킬 수 있는데, 병든 후에 생기는 치료하기 힘든 후유증을 감소시킨다.

이미 형성된 후유증에 대해서는, 偏側 肢體의 근육위축을 일으킨 환자는 頭鍼治療法이 무효할 경우나 장기 치료가 무효할 경우 3개월 이후에는 羊腸線結紮療法을 시행하면 근육회복을 촉진한다. 아울러 환자에게 치료기간과 거의 치유된 후에 적당한 운동과 체력을 증강하도록 일러두어 신체가 조기에 회복되도록 한다.

제10절 脊髓空洞症

척수공동증은 일종의 만성 진행성 질병으로서 여러 원인에 의해 척수중앙부위에 공동이 형성되고 점차 진행되어 연수에 이를 수 있으며(연수공동증이라 부름) 아래로는 흉수, 심하면 요수에 이르러 하나의 해리성 감각장애, 근위축 및 신경영양장애 증후군을 유발할 수 있다.

이 병의 발병 원인과 병리기전은 아직 명확하지 않으며 아래의 몇 가지 학설로 귀납되어 왔다.

1) 선천적인 발육 이상

선천적인 발육이상으로 배태기(胚胎期)에 신경관 閉合不全 또는 척수중앙관 형성장애로 척수실질 내에 배태상피세포가 잔류되고, 최후에는 虛血이 나타나고 괴사되어 공동을 형성하게 되는데 이 병은 흔히 腦底壓跡(basilar impression), 小腦扁桃(cerebellar tonsil)의 hernia, 脊柱 측만 후만증, 脊柱裂(이분척추-spine bifida), 弓形足(pes arcuatus) 등을 합병하며, 어떤 사람은 이 병과 유전인소가 관련이 있다고 제기하기도 한다.

2) 뇌척수액동력학적 이상

頸後頭區의 선천적인 이상으로 뇌척수액이 제4뇌실에서 지주막하강으로 흘러가는 것을 방해하므로 척수중앙관으로 들어가 결국 중앙관이 계속 확장되어 파열되므로 공동을 형성한다.

1. 임상 증상

임상적으로 남성이 여성보다 많고 증상은 아동 또는 청소년기부터 발생하기도 하나 대개 20~30세 때 발병하며 발병 후 진행은 완만하고 임상증상은 공동이 생긴 부위와 크기에 의해 결정된다. 아래에 각 부위의 임상증상과 치료방법을 나누어서 설명하였다.

1) 頸胸段脊髓空洞症

하부 頸髓와 상부 胸髓에서 다발하고 발병은 완만하여 초기에는 手部의 감각이상이 나타나다가 계속하여 일측 또는 양측 상지와 흉배부의 동통과, 온각 상실이 나타난다. 전자는 半馬蹄形이고 후자는 馬蹄形을 띤다. 手部 근육은 진행성 무력과 위축이 오며 그 위축범위가 점차 확대되어 전체 상지와 견갑대근육까지 이른다. 8경수, 1흉수 level에서 척수중추 또는 교감신경통로가 괴사될 때는 호너증후군(Horner's syndrom)이 나타난다. 공동이 확장되어 錐體束·脊丘束과 後束을 파괴할 때는 상응부위의 운동 및 감각증상이 나타나고 상지의 영양장애, 척주의 측만과 후만 등이 많이 나타나고 후기에는 괄약근의 기능장애가 나타날 수 있다. 영양장애는 침습을 당한 구역의 汗出異常과 피부층이 두터워지거나 박약해져서 피부의 파괴 후 무통성 궤양이 나타나고 손톱의 대사가 과도해지고 지골(指骨-phalnage)의 흡수가 심해서서 손톱이 자동 탈락하여 모르반 증후군(Morvan's syndrom)이 나타난다. 삼차신경 감각속은 頸髓에 뻗어 있으므로 주변 부위의 통증과 온각 상실 등이 나타날 수 있다.

(1) 중의 변증 치료

이 병증은 중의학에서는 구체적인 기록이 없으며 임상증상에 의거하는데, 중의학의 상지·안면부 痺症이나 痿症 등의 범주에 속한다고 할 수 있다. 이 증상과 연관된 범위는 매우 넓은데 안면부와 상지부의 三陽·三陰經 經絡에 영향을 미치며, 침자치료를 응용하는데도 주로 循經, 對症 취혈 위주로 한다.

① 治則 : 强筋止痛起痿

② 혈위 처방 : 太陽·下關·地倉·肩貞·雲門·肩髃·曲池·外關·合谷,

③ 혈방 해석 : 안면부의 太陽·下關·地倉은 面部의 筋痿筋肉痛을 치료하고 面部의 經絡氣血을 소통한다. 肩貞·雲門·肩髃·曲

池・外關・合谷을 선택하여 자침하면 肩・臂・手部의 經絡氣血을 통행시키고 筋肉疼痛을 멎게 하며 筋痿를 치료하여 半身不利를 회복한다. 위의 혈위를 조합하면 强筋止痛 起痿하는 효능이 있다.

(2) 치료

① 穴位와 鍼法

가. 肩貞(환측 혹은 양측) : 臑兪 직하로서 腋後紋頭 직상 1촌 되는 곳에 있다. 30호 2촌(50mm) 호침으로 통상적인 국부 소독 이후 어깨 前側을 향하여 약 1.8촌(45mm) 직자한다.
鍼感 : 국부 창통이다. (그림 2-16)

나. 雲門 : 鎖骨 前外側으로 흉골정중선에서 양방으로 6촌처이며 견갑골 테두리의 돌출부 내측 오목한 곳에 있다. 30호 2촌(50mm) 호침으로 통상적인 국부 소독 이후, 어깨 뒤쪽 肩貞 방향으로 약 1.8촌(45mm)을 자입한다.
鍼感 : 견부 창통 또는 상지 또는 손으로의 방산감이다. (그림 2-17)

다. 肩髃(환측 혹은 양측) : 삼각근 중점, 쇄골 견봉단과 견갑강 견봉단 및 상완골 대결절의 사이에 있다. 30호 2촌(50mm) 호침으로 통상적인 국부 소독 이후 曲池 방향으로 약 1.8촌(45mm) 刺入한다.

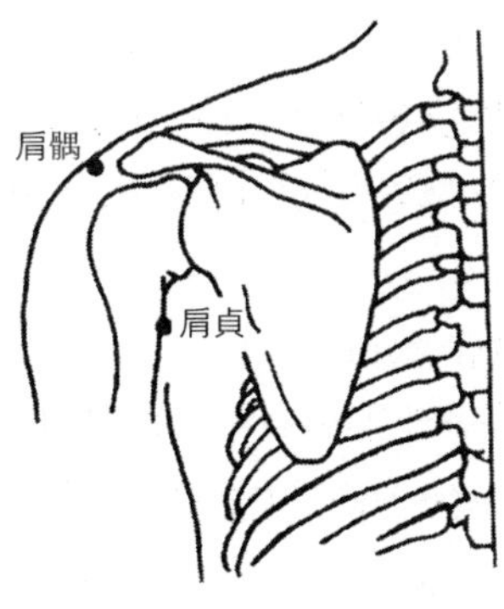

그림 2-16

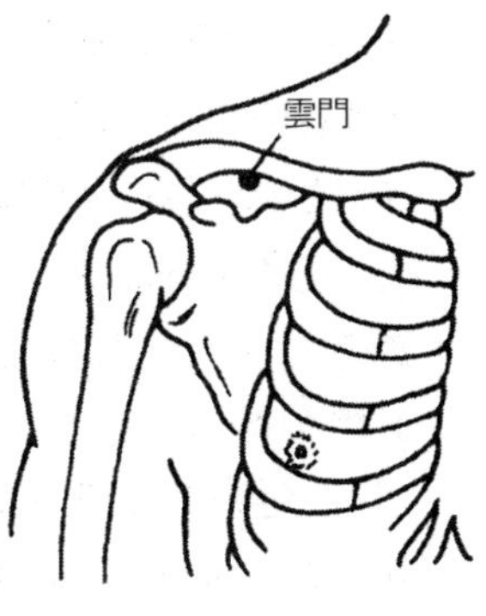

그림 2-17

鍼感 : 삼각근 부위 脹痛 혹은 手背 방향으로 방산감이 있다. (그림 2-3)

라. 曲池(환측 혹은 양측) : 肘橫紋 요골측단과 상완골 외상과를 잇는 선의 중점에 있다. 30호 2촌(50mm) 호침을 선택하여 국부를 통상적으로 소독한 다음 少海 방향으로 약 1.8촌(45mm) 자입한다.
鍼感 : 국부의 脹痛 (그림 2-3)

마. 外關(환측 혹은 양측) : 전완부의 배측면에서 척골과 요골 사이, 陽池 상 2촌처에 있다. 30호 1.5촌(40mm) 호침을 취하여 통상적인 국부소독 이후 약 1.3촌(35mm) 직자한다.
鍼感 : 국부 창통 또는 수배부와 중지 부위로의 방산감이 있다. (그림 2-2)

바. 合谷(환측 혹은 양측) : 手背에서 제1・2장골 사이, 제2장골 橈側緣에 가까운 중점처에 있다. 30호 2촌(50mm) 호침을 취하여 국부를 통상적으로 소독한 다음 後谿 방향을 향하여 약 1.8촌(45mm) 자입한다.
鍼感 : 手掌部의 脹痛이 있다. (그림 2-2)

사. 下關(환측 혹은 양측) : 입을 다문 채 取穴한다. 관궁(zygomatic arch)과 하악골절흔(mandibular notch)이 이루는 오목한 곳에 있다. 30호 2촌(50mm) 호침을 취하여 통상적인 국부 소독 이후 1.8촌(45mm)을 직자한다.
鍼感 : 국부 창통이다. (그림 2-10)

아. 地倉(환측 혹은 양측) : 口角 양방 0.4촌처에 있다. 30호 2촌(50mm) 호침을 취하여 국부에 통상적인 소독을 한 다음 頰車 방향으로 약 1.8촌(45mm) 자입한다.
鍼感 : 국부의 脹痛이 있다. (그림 2-10)

자. 太陽(환측 혹은 양측) : 눈썹 외측단과 目外眦 사이로, 뒤로 1橫指 가서 오목한 곳에 있다. 30호 2촌(50mm) 호침을 취하여 국부는 통상적인 규칙에 따라 소독하고, 率谷 방향을 향하여 약 1.8촌(45mm) 자입한다.

鍼感 : 국부에 脹痛이 있다. (그림 2-10)

② 體位와 手法 및 療程

단순 편측의 상지 동통, 근육 위축에는 단지 單側 혈위를 취하고, 양측의 경우에는 양측을 동시에 치료 운용해야 한다. 만약 안면부 삼차신경 감각기능 장애가 있을 경우에는 單側 혹은 양측에 同側 合谷을 병용한다. 또 안면부와 상지에 모두 병증이 나타날 경우에는 안면부와 상지의 혈위를 동시에 선택하고, 양측의 경우에는 양측 혈위를 동시에 사용한다. 침자가 끝난 후에는 40분 정도 전침을 쓰고 발침하는데, 매일 1회, 10회를 1療程으로 하고 5일간 휴식한 후 유효하거나 완치되지 않을 경우 재차 침치료한다.

2) 腰薦段 脊髓空洞症

이 level의 척수공동증은 비교적 드물다. 임상증상으로 하지, 족부, 회음부 및 생식기의 통증 및 온각상실, 가벼운 觸覺과 심부 感覺은 존재하며, 하지 및 족부의 근육위축, 영양장애로 비복근의 위축증, 관절종대, 활동 시의 마찰음이 있으나 단 통증은 없다.

(1) 중의 변증 치료

이 유형의 환자들은 중의학의 '痿症'의 범주에 속한다. 痿症은 근골이 痿軟한 것으로 근육이 마르고, 근육과 피부가 痲木하며 수족을 사용하지 못하는 질환이다. 이 증상은 주로 하지 · 족부 · 회음부 등의 근맥, 기혈뿐만 아니라 陽經 위주로 영향을 미치므로 陽經穴位 중심으로 鍼刺治療한다.

① 治則 : 通經活血起痿

② 혈위 처방 : 夾脊 第16穴 · 環跳 · 殷門 · 委中 · 承山 · 崑崙

③ 配穴 : 脛前部 근육군 痿軟으로 발을 들 힘이 없으면 足三里 · 陽陵泉을 더하고, 足背 · 足部 痿軟에는 八風 · 丘墟를 더한다.

④ 혈방 해석 : 膀胱經穴인 殷門 · 委中 · 承山 · 崑崙을 선택하고 膽

經의 環跳, 奇穴인 夾脊 第16穴을 배합하여 자침하면 국부 經絡 氣血을 소통하고, 活血起痿하는 효능이 있다. 脛前部 근육군 痿軟으로 발을 들 힘이 없으면 足三里 · 陽陵泉을 더하고, 足背와 足部 痿軟에 八風 · 丘墟를 더하는데, 위의 혈위를 조합하면 通經活血 起痿하는 효능이 있다.

(2) 治療

① 穴位와 鍼法

가. 夾脊第16(환측 혹은 양측) : 제4요추 양방 0.5촌처에 있다. 30호 2.5촌(65mm) 호침을 취하여 국부를 통상적 방법으로 소독한 다음, 제4요추 횡돌기쪽으로 약 2.3촌(60mm) 신경근까지 자입한다.

鍼感 : 同側 下肢와 足部를 향하여 감전된 듯한 방사감이 있다. (그림 2-18)

나. 殷門(환측 혹은 양측) : 承扶와 委中의 연결선의 중점으로 承扶 하 6촌의 부위에 있다. 30호 2.5촌(65mm) 호침을 취하여 국부를 통상적으로 소독하고, 약 2.3촌(60mm) 직자한다.

鍼感 : 국부의 창통 혹은 同側 하지로의 방산통이 있다. (그림 2-19)

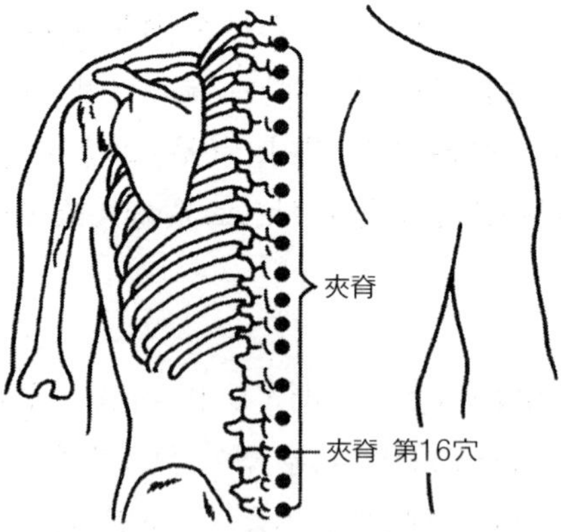

그림 2-18

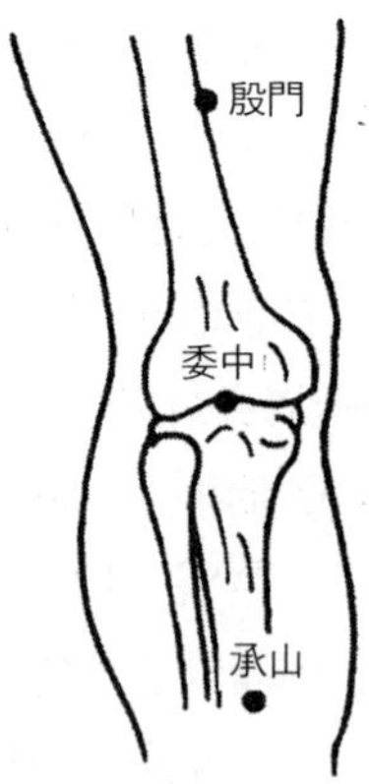

그림 2-19

다. 委中(환측 혹은 양측) : 슬관절 후면에 있고, 膕窩橫紋의 중점처, 대퇴이두근과 반건양근건의 사이에 있다. 30호 2촌(50mm) 호침을 취하여 국부를 통상적 방법으로 소독한 다음, 약 1.8촌(45mm) 직자한다.

鍼感 : 膕部 창통 혹은 하지와 족부 방향의 방산감이 있다. (그림 2-19)

라. 承山(환측 혹은 양측) : 비복근의 筋腹 중앙에 있고, 委中과 崑崙 사이에 있다. 30호 2촌(50mm) 호침을 사용하여 국부를 항상 소독하고, 약 1.8촌(45mm) 직자한다.

鍼感 : 국부 창통이 있다. (그림 2-19)

마. 崑崙(환측 혹은 양측) : 足外踝의 뒤쪽 오목한 곳, 外踝와 아킬레스건의 중간에 있다. 30호 1.5촌(50mm) 호침을 취하여 국부를 통상적 방법으로 소독한 다음, 對側 內踝 방향으로 약 1.3촌(35mm) 자입한다.

鍼感 : 跟部의 脹痛이나 足背部로의 방산감이 있다. (그림 2-20)

바. 環跳(환측 혹은 양측) : 둔부 외측 하부에서 대퇴골 대전자 가장 볼록한 점과 薦管裂孔(Hiatus sacralis) 연결선의 외측 1/3과 중 1/3의 교점에 있다. 側臥位로 취혈한다. 30호 4촌(100mm) 호침을 취하여 국부를 통상적 방법으로 소독한 다음, 坐骨大孔 중 이상근 내측을 향하여 약 3.8촌(95mm) 자입한다.

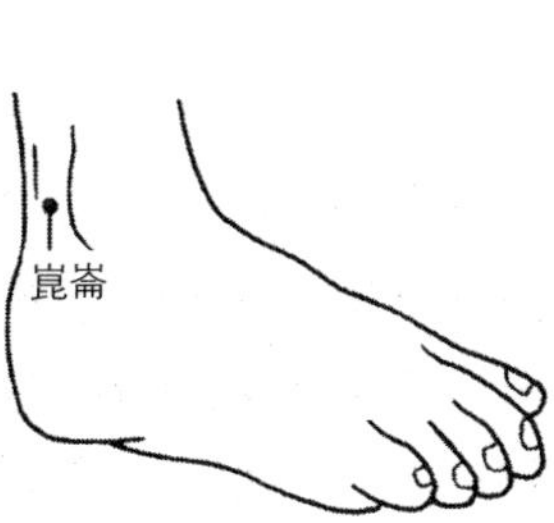

그림 2-20

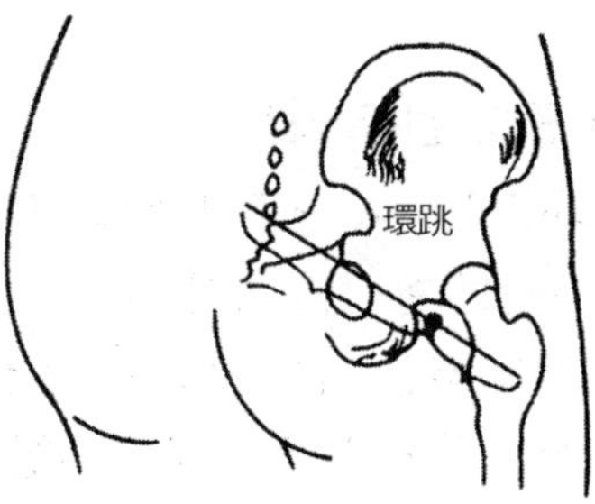

그림 2-21

鍼感 : 同側 下肢와 足底나 會陰 및 肛門으로 방산하는 痲脹感이 있다. (그림 2-21)

② 體位와 手法 및 療程

환자는 伏臥位를 취하고 위의 혈을 요령에 따라 자입한 후 40분 通電하면서 留鍼한다. 발침 시 각 穴에 火罐을 1분 정도 적용한다. 매일 1회, 10회를 1療程으로 하고 5일간 휴식한 후 효과가 있으나 치유되지 않으면 다시 치료한다.

3) 延髓空洞症

대부분 경수공동증이 뇌간에 이르는 것으로 단독존재가 가능하며 대개 裂隙狀을 띠고 비대칭성이다. 일측의 뇌신경핵 또는 傳道束을 손상시켜 일측의 성대 및 연구개마비, 설위축 및 가는 떨림이 나타난다.

이 공동증은 보통 척수를 신장시킴에 따라 증상이 일어나며, 또한 질병이 처음으로 발생하는 부위가 될 수 있다. 항상 延髓疑核(bulb ambigous nucleus), 舌下神經核 및 三叉神經脊束核을 침범하므로 음식을 삼키기가 곤란하고, 발음이 맑지 못하며, 舌筋 위축이 일어나며, 震顫이 심하면 혀를 펴기가 어렵고, 面部痛, 溫覺減退하지만 觸覺은 있다. 공동이 前庭小腦通路로 파급할 때는 眼球 떨림이 일어나고, 眩暈, 步行의 불안정 등이 있다. 橋腦面神經核이 침범될 때에는 말초성 안면신경마비가 발생할 수 있다.

(1) 중의 변증 치료

중의에서는 이 병증에 대해 구체적 논술이 없으며, 침자치료는 주로 국부 증상인 음식물 삼키기가 곤란, 발음이 맑지 못하고, 舌筋이 위축되고 떨려 혀를 펴지 못하며, 또한 안면부 감각이상, 眼球震顫, 眩暈, 步行 상태 불안정 등에 대한 취혈을 위주로 한다. 주로 국부의 부위에 대한 대증취혈을 위주로 한다.

① 治則 : 舒筋活血通絡

② 혈위 처방 : 上廉泉・啞門・合谷・大椎・風池・太陽

③ 穴位加減 : 하지보행이 불안정할 경우 腰陽關・環跳・殷門・委中・承山 등을 가한다.

④ 혈방 해석 : 上廉泉은 口底의 穴位로서 자침 시 舌部의 經絡氣血을 소통한다. 啞門을 선택 자침하면 陽氣를 收引하고 發聲을 유리하게 한다. 大椎는 諸陽之會로서 啞門과 함께 사용하면 陽經의 氣血 소통을 돕는다. 風池・太陽을 함께 쓰면 頸面部의 經絡氣血 疏通을 돕는다. 面口의 疾病을 치료하는 要穴인 合谷을 배합하면 面口部 經絡의 氣血暢通을 돕는다. 또한 腰部의 腰陽關을 배합하면 陽氣의 下行을 소통한다. 족소양담경의 環跳를 배합하면 下肢筋脈의 作用을 강건케 한다. 下肢의 太陽經穴인 殷門・委中・承山을 쓰면 下肢筋脈의 氣血을 舒導하고 活血通絡한다. 위의 혈들을 함께 쓰면 舒筋活血通絡하는 효능이 있다.

(2) 治療

① 穴位와 鍼法

가. 上廉泉 : 廉泉 上 1촌, 하악골 턱 아래 오목한 곳에 있다. 30호 1.5촌(40mm) 호침을 취하여 국부를 통상적으로 소독한 다음, 위쪽을 향해 약 1.3촌(35mm) 직자입한다.

鍼感 : 舌根部의 脹痛이 있다. (그림 2-22)

나. 瘂門 : 후측 正中線, 後髮際에서 5푼 들어간 오목한 곳에 있다. 30호 1.5촌(40mm) 호침을 취하고, 국부를 통상적으로 소독한 다음, 약 1.3촌(35mm) 직자입한다.

鍼感 : 국부의 脹痛이 있다. (그림 2-22)

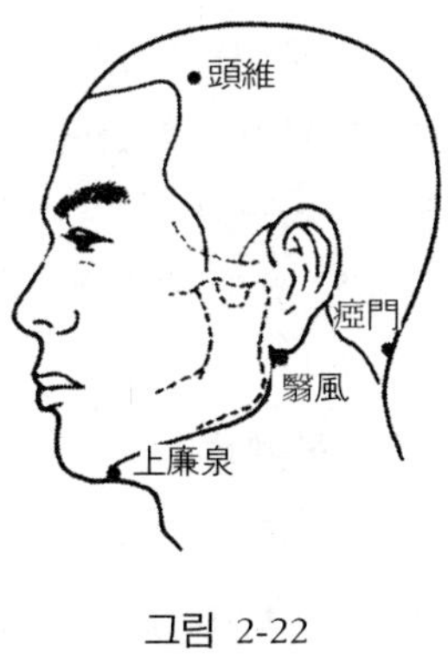

그림 2-22

다. 合谷(환측 혹은 양측) : 手背에서 제1 · 2장골 사이, 제2장골 橈側緣에 가까운 중점처에 있다. 30호 2촌(50mm) 호침을 취하여 국부를 통상적으로 소독한 다음 後谿 방향을 향하여 약 1.8촌(45mm) 자입한다.

鍼感 : 국부의 脹痛이 있다. (그림 2-2)

② 體位와 手法 및 療程

환자는 坐位를 취하고 위의 혈을 法에 따라 자입한 후 40분간 通電하면서 留鍼한다. 매일 1회, 10회를 1療程으로 하고 5일간 휴식한 후 효과가 있으나 치유되지 않으면 다시 치료한다.

2. 중의 변증 치료

중의학에서는 이 병에 대해 단독적으로 서술한 것은 없으나, 중의 변증을 통해 발병을 先天之本인 腎, 後天之本인 脾 · 胃 등과 유관하다고 인식하고 있다. 만약 先天稟賦 부족이거나 勞倦 및 오래된 병으로 肝腎을 손상하면 精血이 부족하여 髓海가 空虛해 진다. 만약 後天不足인 경우 혹 久病으로 傷脾하면 脾失健運하고 生化之源 부족으로 氣血이 허약하므로 筋脈筋肉이 失養하게 된다. 만약 腎 · 脾 · 胃의 先後天이 함께 부족할 경우 脾腎陽虛하게 되고, 脾陽 부족이면 健運하는 작용을 상실한다. 腎陽 부족이면 氣化작용을 못하여 脾陽을 溫照하지 못한다. 脾陽 不振이면 水穀精微를 運化하고 筋骨筋肉을 濡潤하지 못하여 四肢無力해진다. 腎陽이 虛하면 生髓充腦하지 못하고 二便을 조절하지 못한다. 脾腎陽虛하면 水濕津液을 運化하지 못해 이 병증이 발생한다. 임상 유형은 다음과 같다.

1) 腎陽虛型

腰膝酸軟, 四肢無力, 筋肉消瘦, 畏寒肢冷, 筋肉과 피부 不仁 혹은 말을 잘 못하고, 排尿가 시원하지 못하고, 舌淡苔白, 脈沈細하다.

① 治則 : 溫補腎陽

② 혈위 처방 : 氣海・懸鐘(양측)

③ 혈방 해석 : 氣海를 補하여 培元溫腎하고 懸鐘을 補하여 益精塡髓시키며, 두 혈을 함께 쓰면 溫補腎陽하는 作用이 있다. 각 척수공동의 選穴은 앞 내용을 참고한다.

④ 方法 : 氣海에 약 1.3촌(35mm) 직자입하면 침감에 있어 會陰部로 脹痛이 느껴진다. 懸鐘에 약 1.3촌(35mm) 직자입하면 鍼感으로 국부 脹痛이 느껴진다. 위의 혈들을 운용법에 따라 자입하여 모두 補法으로 得氣시킨다. 留鍼, 療程 등은 모두 각 脊髓空洞과 같다.

⑤ 穴位와 鍼法

가. 氣海 : 하복부 앞쪽 正中線 上에서 臍下 1.5촌, 즉 배꼽과 曲骨을 잇는 선의 上 3/5되는 중점처에 있으며 仰臥位에서 취혈한다. 30호 1.5촌(40mm) 호침을 취하여 국부를 통상적 방법으로 소독한 다음 약 1.3촌(35mm) 直刺入한다.

鍼感 : 국부의 脹痛 혹은 會陰部 방향으로 방산감이 있다. (그림 2-23)

나. 懸鐘(양측) : 小腿 外側의 下部에서, 外踝尖 上 4촌, 腓骨 前緣에서 조금 전방, 그리고 光明 직하방 1촌처에 있다. 30호 1.5촌(40mm) 호침을 취하여 통상적인 국부 소독 이후 약 1.3촌(35mm) 直刺한다.

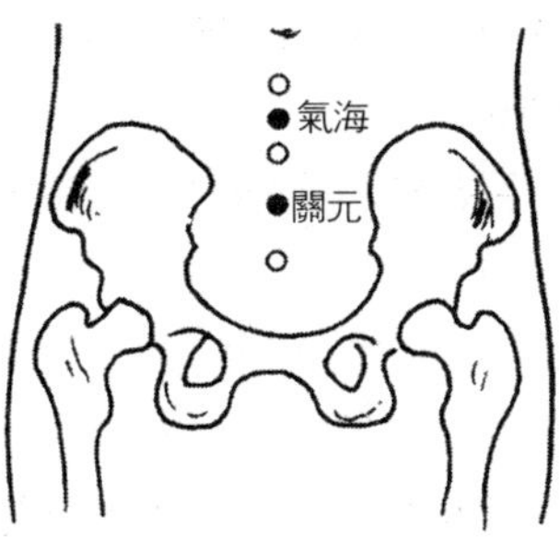

그림 2-23

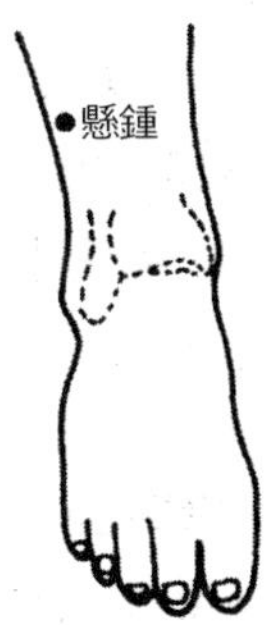

그림 2-24

鍼感 : 국부의 脹痛 (그림 2-24)

2) 肝腎陰虛型

腰酸腿軟, 筋肉萎縮, 肌膚甲錯, 筋脈이 쥐가 나서 뻣뻣해지며, 손톱이 마르고 연약해지고, 五心煩熱, 口乾虛燥, 尿赤澀淋, 舌紅少苔, 脈象細數하다.

① 治則 : 滋補肝腎

② 혈위 처방 : 關元・三陰交(양측)

③ 혈방 해석 : 關元을 補하여 益精塡髓 滋補腎陽하고, 三陰交를 補하여 健脾益氣, 滋補腎陰한다. 2穴을 함께 조합하면 滋補肝腎하는 효능이 있다. 각 척수공동의 選穴을 참고한다.

④ 方法 : 關元은 약 3cm 직자하고 補法으로 국부에 微熱感이 느껴지도록 하며, 三陰交는 약 4cm 직자하여 補法으로 得氣시킨다. 留鍼, 療程 등은 모두 각 脊髓空洞과 같다.

⑤ 穴位와 鍼法

가. 關元 : 하복부 앞쪽 정중선상에서 臍下 3촌, 曲骨 上 2촌에 있으며 仰臥位에서 취혈한다. 30호 1.5촌(40mm) 호침을 취하여 국부를 통상적 방법으로 소독한 다음 약 1.3촌(35mm) 直刺入한다.
鍼感 : 국부의 脹痛 혹은 會陰部 방향으로 방산감이 있다. (그림 2-23)

나. 三陰交(양측) : 소퇴 내측, 內踝尖 위 3촌, 경골내측연 후방 오목한 곳에 있다. 30호 2촌(50mm) 호침을 취하여 국부를 통상적으로 소독하고, 약 1.8촌(45mm) 직자한다.
鍼感 : 국부의 창통이나 足底와 무릎으로 방산하는 느낌이 있다. (그림 2-14)

3) 脾腎陽虛型

腰膝이 시리고 연약하며 四肢가 힘이 없고, 근육이 위축되며, 근육과 피부가 마비되고, 骨이 약하게 되어 쉽게 골절이 오며, 대소변이 정상이 아니고, 정신이 피로하고 힘이 없으며, 음식 섭취량이 적고 입맛이 없고, 배가 빵빵하고 대변이 설사와 같이 무르며, 말을 잘 못하고, 음식 삼키는 것이 곤란하며, 찬 것을 두려워하고, 사지가 차고 땀이 나는 것이 비정상이다. 舌淡體胖, 舌苔薄白脈沈微弱하다.

① 治則 : 健脾補腎

② 혈위 처방 : 關元 · 三陰交(양측)

③ 혈방 해석 : 肝腎陰虛型과 동일하다.

④ 穴位와 鍼法 : 肝腎陰虛型을 참고한다.

3. 저자 견해

척수공동증의 치료는 중 · 서의 결합 치료수단을 운용하면 높은 치료효과를 거둘 수 있다. 비교적 큰 각 형태의 척수공동의 경우 조기에 수술적 치료를 해야 한다. 수술 후 후유증이 남을 때 침자치료를 하여 신경과 근육의 기능을 회복시키면 상당히 좋은 치료효과가 있다.

제11절 脊髓灰質炎

척수회질염은 척수회질염 바이러스로 인해 발생하며, 주로 脊髓의 前角灰質을 손상시켜 척수신경마비를 발생시키므로 명명되었다. 소아에서 다발하므로 小兒痲痺症이라고도 칭한다. 근래에 이 병의 예방을 위해 백신을 복용하여 발병률이 현저히 감소되었다.

1. 임상 증상

임상에서 아동에게 많이 발생하며, 한 해 동안 두루 발병할 수 있으나 여름과 가을에 많다. 병의 발전과정을 임상증상과 신체증상에 근거하여 다음과 같이 4기로 나눌 수 있다.

1) 前驅期

발병은 중등도의 발열이 나고, 전신이 불편하고, 식욕부진이 있고, 두통, 惡心, 嘔吐와 약 20%에서 鼻炎과 咳嗽 등의 경미한 상부 호흡기 증상과 약 70%에서 설사, 복통, 변비 등의 위장관 증상이 나타나고 신경증상은 뚜렷하지 않다. 1~4일 내에 증상이 소실된다. 이 시기는 virus의 국부감염이 번식한 후 혈액순환 내로 진입하여 virusemia를 일으키고 微熱이 발생한다. 대다수의 病症例에서 病程이 더 발전되지 않아 기세가 갑자기 꺾이는 형태의 病例를 형성한다.

2) 癱瘓前期

5~9일 병을 앓는 동안 만약 virus가 전신망상내피조직에 침범하여 계속 번식하고 아울러 중추신경계통에 진입하여 病變을 일으키면, 환자의 체온이 더욱 상승하여(雙峰熱), 38~40℃에 이르고, 四肢疼痛, 頭痛이 있고, 어떤 경우는 嗜眠, 煩躁不安하고 경부강직에 이르며 尿瀦留 혹은 失禁이 1~7일 지속될 수 있다. 이 시기에는 뇌척수액세포와 단백질이 증가한다. 그러나 病程이 이 시기에 그치면 非痲痺型이 된다.

3) 癱瘓期

약 1~2%의 척수회질염 virus 감염 환자가 마비기가 된다. 열이 점차 감소되어 특유의 척수신경지배근육군의 마비가 있어 癱瘓이 갑자기 발생할 수 있다. 이완성의 마비가 비대칭적이며, 건반사가 감소되거나 심하면 소실된다. 감각장애는 없고, 5~10일 경과하거나 熱이 내려가면 다시 진행되지 않는다. 마비부위와 정도는 큰 차이가 있고, 전신의 어떤 부위에도 나타날 수 있으나, 단지 하지부위가 많이 나타난다. 마비병 증례 중에서 약 10%는 연수충추신경 지배 부분에 나타날 수 있고, 예를 들어 咽顎痲痺는 연하곤란, 호흡곤란이 발생하고, 만약 호흡과 순환중추에 발생하면 호흡과 순환이 약해지거나 사망할 수 있다.

4) 恢復期

癱瘓 진행이 정지된 후 회복이 시작되는데, 단지 기능장애만 있으면 회복이 비교적 빠르고, 신경세포가 파괴된 환자는 회복이 비교적 느리다. 일반적으로 四肢 말단의 수족기능이 우선 회복되고, 점차 近端의 큰 근육군에 나타나고, 근건반사도 이에 따라 나타난다. 최초의 1~2개월 동안 회복이 비교적 빠르고, 6개월 후는 느려져, 대다수 1년 내에 회복되고, 중증 환자는 더 길어진다. 후유증은 주로 근육의 마비, 경련 및 퇴화이고, 유관 근육군과 골격이 위축되어 사지와 軀幹의 기형에 이를 수 있는데 척주의 만곡과 발의 말발굽 형태의 內翻 혹은 外翻, 손의 下垂 등이다.

척수회질염의 검사는 다음과 같은 것들이 있다.

① 일반적인 혈액검사상 큰 변화는 없으며, 백혈구가 약간 증가한다. 초기에 뇌척수액의 단백량이 약간 증가하며, 보통 300~1,500mg/L 사이이며, 1주일 후 1,000~1,500mg/L까지 상승하고, 뇌척수액에는 95%의 병증례에서 변화가 있으며, 癱瘓前期에 림프세포의 수가 약간 증가하고(≤100/L) 이후 과립세포(granulocyte)가 약간 감소하며(100~300/L), 염소화합물은 정상이고, 糖은 정상이거나 약간 높다. 약 30~50%의 환자에서 혈액침강속도가 증가한다.

② 혈청학적 검사 : IgM이 양성이거나 혹은 중화항체, 보체결합항체가 모두 양성인 환자는 최근 감염임을 나타낸다. 만약 중화항체가 양성이고 보체결합항체 양성은 旣往 감염을 나타낸다.

③ 병독(virus)분리 : 환자에 따라 제1주 동안 인후와 1개월 내에 糞便標本에서 virus를 분리할 수 있다.

2. 중의 변증 치료

척수회질염에 대한 중의학에서의 병명이 없으나 근거 증상은 있다. 癱瘓期는 溫病, 軟脚溫, 痿證 등의 범주에 속한다. 溫熱疫邪가 인체에 침입하여 經絡을 유주하다가 막혀 不暢하면 氣血失調하고, 溫熱이 肺

胃에 蘊蒸하여 陽明津液이 虧損하면 生化하는 근본 힘이 부족하므로 百脈이 空虛하여 宗筋을 쓸 수 없어 근육이 느슨하고 위축되며 無力하다. 동시에 津液이 고갈되어 말라 肝失滋養하고 腎精虧損하며 筋骨이 함께 失養하니 근육이 연약해지고 四肢가 위축되어 수축할 수 없다. 그래서 이 병증은 일반적인 溫邪襲肺 혹은 暑濕壅阻腸胃하는 기전과 같지 않으며, 肺·胃·肝·腎 4개 경락이 病邪를 감수하여, 筋肉·血脈·筋骨 세 가지가 손상받아 病情이 비교적 복잡하나, 臨床에서는 痿躄이 위주가 된다. 유형은 다음과 같다.

1) 肺熱津傷型

발병 시 發熱, 咳嗽, 頭痛, 有汗, 全身筋肉의 疼痛이 있다. 수일 후 熱이 내리고 疼痛이 점차 완화되나 肢體는 痿軟無力 혹은 熱 후에 돌연 肢體軟弱無力이 나타나며, 皮膚枯燥, 心煩口渴, 咳嗆少痰, 咽乾不利, 小便黃少, 大便乾燥하고, 舌質紅 苔黃 脈細數하다.

① 治則 : 通經活絡, 淸熱生津

② 혈위 처방

가. 上肢部 穴位 : 肩髃(환측)·曲池(환측)·合谷(환측)·陽谿(환측)

나. 下肢部 穴位 : 髀關(환측)·梁丘(환측)·足三里(환측)·解谿(환측)

③ 혈방 해석 : 이 처방은 ≪內經≫의 "治痿獨取陽明"에 근거한 치료 원칙으로서, 肩髃·曲池·合谷·陽谿·髀關·梁丘·足三里·解谿 등의 諸 陽明經 혈위 위주로 선택하여 疏調陽明, 調養宗筋, 通經活絡, 淸熱生津하게 한다.

2) 邪注經絡型

재차 發熱하고 肢體疼痛 및 沈重하고 거동 불능하며 계속 肢體痿軟 혹은 腹筋·腰筋 弛緩하여 單側 하지가 연약해지고 不利하며 무겁고, 煩躁, 嗜睡多汗을 겸하며, 舌質紅 苔黃膩 脈濡數하다.

① 治則 : 疏通經絡, 淸利濕熱

② 혈위 처방 : 髀關(환측) · 梁丘(환측) · 陽陵泉(환측) · 足三里(환측) · 懸鐘(환측) · 解谿(환측)

③ 혈방 해석 : 이 型은 癱瘓이 주가 되며 下肢 위주로 나타나고, 위의 유형과 취혈 원칙은 동일하다. 오직 陽明經의 모든 穴을 取하하는데 陽陵泉 · 懸鐘을 추가하면 疏通經絡, 淸利濕熱한다.

3) 肝腎虧虛型

발열이 점차 완화되고 발병이 완만하며, 下肢痿軟無力, 腰脊酸軟, 不能久立, 或 目眩髮落을 수반하고, 咽乾耳鳴, 遺尿, 심하면 單側 下肢의 완전 癱廢, 大 · 小腿 근육이 점차 빠지며 舌紅苔少, 脈細數하다.

① 治則 : 通經活絡, 補益肝腎

② 혈위 처방 : 髀關(환측) · 梁丘(환측) · 陽陵泉(환측) · 足三里(환측) · 解谿(환측) · 懸鐘(환측) · 肝兪(양측) · 腎兪(양측)

③ 혈방 해석 : 이 型은 陽明經의 모든 穴을 취하여 通經活絡하는 데 목적이 있으며 그 의미는 앞 유형의 경우와 같다. 또한 肝兪 · 腎兪를 취하여 補하면 肝 · 腎 二臟의 精氣를 調補한다. 肝主筋, 腎主骨髓하므로 足少陽經 소속의 筋會인 陽陵泉, 髓會인 懸鐘을 취하여 强健筋骨한다.

3. 치료

1) 穴位와 鍼法

① **肩髃**(환측) : 견갑골 견봉단과 상완골 대결절의 사이 오목한 곳에 있다. 30호 2촌(50mm) 호침을 취하여 통상적인 국부 소독 이후 肘關節 방향으로 약 1.8촌(45mm) 平刺入한다.

鍼感 : 肩部 脹痛 혹은 中線을 따라 아래로 주관절 상부까지 방산감이 있다. (그림 2-3)

② **曲池**(환측) : 팔꿈치를 굽히고 두 손을 맞잡은 자세(주관절 90° 굴곡)에서, 肘部의 橈側, 尺澤과 상완골 外上髁 사이를 잇는 선의 중점

에 있다. 30호 2촌(50mm) 호침을 선택하여 국부를 통상적으로 소독한 다음 약 1.8촌(45mm) 직자입한다.

鍼感 : 국부의 脹・麻感 위주로, 보통 손목・손 혹은 어깨로 방산하는 느낌이 있을 수 있다. (그림 2-3)

③ 合谷(환측) : 手背에서 제1장골 間隙의 중점처, 제2장골 지관절과 陽谿 중간, 식지측에 가까운 중점처에 있다. 30호 2촌(50mm) 호침을 취하여 국부를 통상적으로 소독한 다음 後谿 방향을 향하여 약 1.8촌(45mm) 자입한다.

鍼感 : 手掌部의 脹痛이 있다. (그림 2-2)

④ 陽谿(환측) : 손목 背側 橫紋의 요골측, 手拇指를 위쪽으로 젖혔을 때 長拇指展筋腱과 拇指伸筋腱 및 長拇指筋腱, 橈骨下端으로 이루어진 오목한 곳에 있다. 30호 1.5촌(40mm) 호침을 취하여 국부를 통상적으로 소독한 다음, 腕關節의 骨縫 中으로 약 0.8촌(20mm) 刺入한다.

鍼感 : 국부의 脹痛이나 拇指背側으로 방산감이 있다. (그림 2-25)

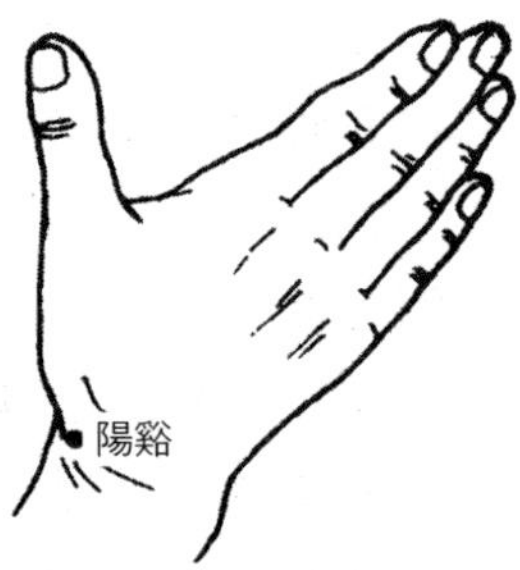

그림 2-25

⑤ 髀關(환측) : 大腿 前面, 장골 前下棘과 슬개골 기저부 외측단을 잇는 선에서, 고관절 굴곡 시 會陰 높이에서 봉공근 외측의 오목한 곳, 그리고 슬개골 기저부 외측단 上 12촌처에 있다. 30호 2촌(50mm) 호침을 취하여 국부를 통상적으로 소독한 다음, 약 1.8촌(45mm) 直刺入한다.

鍼感 : 국부의 脹痛이 있다. (그림 2-26)

⑥ 梁丘(환측) : 大腿 前面, 장골 前上棘과 슬개골 기저부 외측단을 잇는 선에서, 슬개골 기저부 외측단 上 2촌처에 있다. 30호 2촌(50mm) 호침을 취하여 국부를 통상적으로 소독한 다음, 약 1.8촌(45mm) 直刺入한다.

鍼感 : 국부의 脹痛이 있다. (그림 2-26)

⑦ 陽陵泉(환측) : 小腿 前外側面의 上部에서, 腓骨小頭 前下方의 오목한 곳에 있다. 30호 2촌(50mm) 호침을 취하여 통상적인 국부 소독 이후 약 1.8촌(45mm) 직자한다.

鍼感 : 국부 脹麻感이나 脛骨 內側을 따라 하방으로 足背까지 방산감이 있다. (그림 2-4)

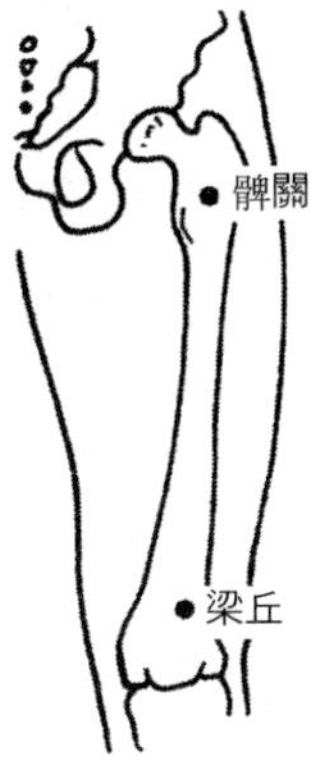

그림 2-26

⑧ 足三里(환측) : 小腿 전외측면의 상부에서, 犢鼻 아래 3촌 부위, 脛骨의 전연 1횡지(中指)처에 있다. 30호 2촌(50mm) 호침을 선택하고, 국부를 통상적으로 소독한 다음 약 1.8촌(45mm) 직자한다.

鍼感 : 脹痛이 국부 혹은 足背로 放散한다. (그림 2-4)

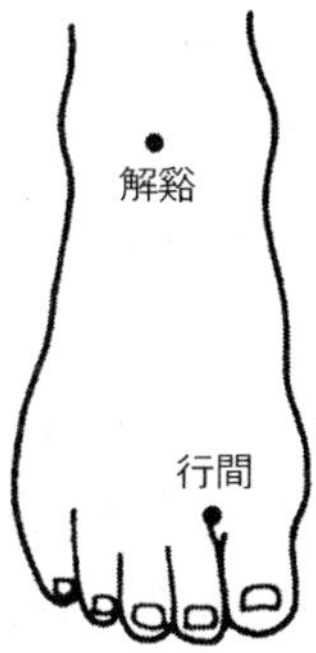

그림 2-27

⑨ 解谿(환측) : 足背와 小腿 交界處 橫紋의 중앙부 오목한 곳, 拇趾伸筋腱과 長趾伸筋腱의 사이에 있다. 30호 1.5촌(40mm) 호침을 선택하고, 국부를 통상적으로 소독한 다음 骨縫中을 향해 약 1촌(25mm) 자입한다.

鍼感 : 국부의 脹痛이 있다. (그림 2-27)

⑩ 懸鐘(환측) : 小腿 外側의 下部에서, 外踝尖上 4촌, 腓骨 前緣에서 조금 前方, 그리고 光明 직하방 1촌처에 있다. 30호 2촌(50mm) 호침을 취하고, 통상적인 국부 소독 이후 약 1.3촌(35mm) 直刺한다.

鍼感 : 국부의 脹痛이 있다. (그림 2-23)

⑪ 肝兪(양측) : 背部 下 筋縮(제9 · 10흉추 사이 오목한 곳) 외측 1.5촌처에 있다. 30호 2촌(50mm) 호침 2개를 취하고, 통상적인 국부 소독 이후 척추 방향으로 약 1.8촌(45mm) 자입한다.

鍼感 : 국부의 脹痛이 있다. (그림 2-28)

⑫ 腎兪(양측) : 요부 命門(第2 · 3腰椎棘突起 사이의 오목한 곳)의 외방

1.5촌에 있다, 30호 3촌(75mm) 호침을 취하여 통상적으로 국부를 소독하고, 2.8촌(70mm) 直刺入한다.

鍼感 : 국부의 창통 혹은 동측 臀部 및 膕部로 감전되는 듯한 방산통이 있다. (그림 2-28)

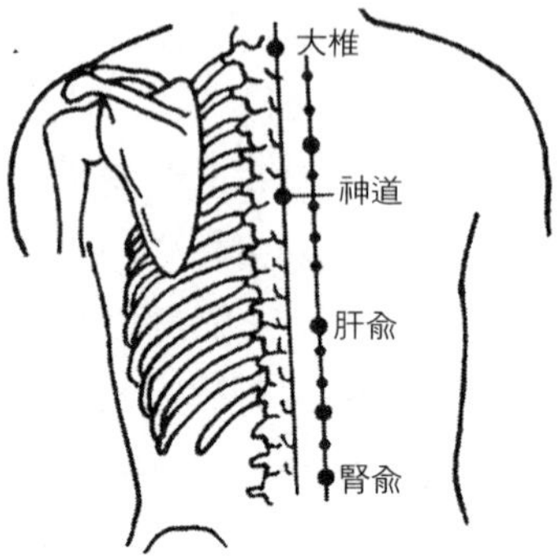

그림 2-28

2) 體位와 手法 및 療程

肺熱津傷型 환자는 坐位에서 肩髃·曲池·陽谿·合谷·髀關·梁丘·足三里·解谿를 취혈한다. 앞에서 예로 든 상·하지 혈위는 이 병증의 기본 처방조합으로, 만약 상·하지에 병변이 나타날 경우 상·하지 혈위를 동시에 취하여 자침한다. 만약 하지에만 병변이 있다면 하지 혈위만 취혈한다. 위의 혈위를 法에 따라 자입한 후 전기자극을 주고 40분 유침한 후 발침한다. 매일 1회, 10회를 1療程으로 하고 5일간 휴식 후 효과가 있으나 치유되지 않았으면 다시 치료한다. 10회로 無效하거나 치유된 후에는 치료를 중지한다.

邪注經絡型 환자는 坐位에서 髀關·梁丘·陽陵泉·足三里·懸鐘·解谿를 취혈한다. 6개 穴을 취혈하여 法에 따라 자입한 후 전기자극을 주어 40분 유침한 후 발침한다. 매일 1회, 10회를 1療程으로 하고 5일간 휴식 후 효과가 있으나 치유되지 않았으면 다시 치료한다. 10회 치료로 無效하거나 치유된 후에는 치료를 중지한다.

肝腎虧虛型 환자는 坐位에서 髀關·梁丘·陽陵泉·足三里·懸鐘·解谿·肝兪·腎兪를 취혈한다. 肝兪·腎兪는 法에 따라 자입하여 補法으로 得氣한 후 발침하여 火罐을 적용한다. 나머지 혈들은 法에 따라 자입하여 補法으로 得氣한 후 전기자극을 주어 40분 유침 후 발침한다. 매일 1회, 10회를 1療程으로 하고 5일간 휴식 후 효과가 있으나 치유되지 않으면 다시 치료한다. 10회로 無效하거나 치유된 후에는 치

료를 중지한다.

4. 임상례

① 程某某, 女, 6세

② 主訴 : 발열 후 우하지 癱瘓 15일째

③ 현 병력 : 환아는 20일 전에 발열이 시작되어 현지 의원에서 感冒 의증으로 2일 치료받았으나 無效하여, 본원 소아과에 내원하여 입원치료하였는데 척수회질염(소아마비증)으로 진단받았다. 3일 동안 치료하여 환아의 발열증상은 점차 완화되었으나, 3일 후 우하지 기능이 점차 약해지는 것을 느꼈으며, 입원치료 5일째(발병 7일째) 우하지 軟癱으로 기능이 완전히 상실되었다. 또한 보름 남짓 치료하면서 하지 기능의 회복이 기대에 미치지 못하여 침구과로 전원하여 치료하였다.

④ 검사 : 체온 36℃, 精神 보통수준, 검사 병행 시 心肺 청진상으로는 정상이었고, 양측 상지와 좌하지 기능은 정상이었으나 우하지 근력은 0급이었다. 입원 중 뇌척수액 검사를 하여 척수회질염으로 확진하였다.

⑤ 변증 : 환자는 溫熱邪가 肺를 침범하여 津液을 灼傷하고 氣陰이 受傷하여 津液이 전신에 산포되기에 충분치 않아 溫熱邪가 右下肢를 痹阻하여 右下肢 筋脈皮膚가 失養하여 肢體痿軟癱廢한 것이다. 舌質紅, 苔黃, 脈細數하여 肺熱津傷型 痿證으로 진단하였다.

⑥ 治則 : 通經活絡, 淸熱生津

1診(5日) : 환자는 肺熱津傷型 痿證으로 증상은 주로 右下肢가 심하여, 右下肢 穴位 중 髀關 · 梁丘 · 足三里 · 解谿, 4穴을 취하고 鍼刺 후 전기자극을 가하여 매일 1회 치료하였다.

2診(6日) : 환자에게서 호전 기미는 아직 명확히 나타나지 않았으며, 右下肢 근력은 여전히 0급이었다. 1診과 穴位를 바꾸지 않고 5診 때까지 치료하였다. 이번 치료기간 동안 환자의 근육 장력은 회복되는 바가 있었으나, 肢體 기능은 변화가 없었다.

6診(9日) : 환자의 근육 장력은 비록 회복이 있었으나, 肢體의 기능은 변함없이 0급이었다. 이번 치료에서는 1診과 같이 穴位를 바꾸지 않고 전기자극을 가하였으며, 발침 후에는 고관절 전방 근육군 봉폐요법[방법 및 약물은 부록(股關節前方筋肉群封閉)을 참고]을 추가하였다. 매일 1회 전침에 봉폐요법을 병행하여 10診 때까지 치료하였다. 이번 치료기간 동안 환자의 우하지 근육은 장력이 증가하고 점차 대퇴사두근이 수축하기 시작하였다. 치료기간 동안 가족으로 하여금 환자의 회복 상황을 주의깊게 관찰하도록 하였고, 아울러 우하지 근육을 안마하여 患兒의 근육이 조기 회복되는 것을 도와주도록 하였다.

11診(14日) : 환자의 대퇴사두근 등에서 회복되는 바가 있었으며, 타인의 부축하에 땅 위에 서 있을 수 있었으나, 우측 하지는 비교적 痿軟했고, 힘주어 하지를 들어 올릴 때 발을 땅에서 뗄 수 있었으나 걸음을 내딛지는 못하였다. 이번 진료 시에는 봉폐요법을 쓰지 않고 髀關・梁丘・足三里・解谿, 4개 혈위를 바꾸지 않고 條口・太衝을 추가하였으며, 자법과 전침 및 유침 시간을 바꾸지 않고 20診까지 치료하였다. 이번 치료기간 동안 환자의 회복세는 비교적 빨랐으며, 우측 족부를 지면에서 뗄 수 있었고 점차 회복되어 걸음을 디딜 수 있었으며, 사물에 의지하여 서 있을 수 있었다. 아울러 스스로 5걸음 정도 걸을 수 있을 정도로 회복되었다. 그러나 스스로 걸을 때 前脛骨 근육군의 회복은 기대에 미치지 못했으며 발끝이 下垂되고 걸을 때 오른발이 굽어지는 걸음걸이가 나타났다.

21診(25日) : 환자는 점차 회복되어 걸을 수 있었으나, (오른발이) 굽어지는 양상은 비교적 중하였다. 이번 진료 시에는 前脛骨 근육군을 회복시키고 걸음걸이를 교정하는 데 중점을 두었다. 봉폐요법은 잠시 쓰지 않고, 혈위도 대퇴부의 髀關・梁丘 2穴로 줄였다. 足三里・解谿・條口・太衝은 바꾸지 않고 陽陵泉・陰陵泉・三陰交・崑崙 8개 穴을 추가하여 자침한 후 補

法으로써 득기시키고 전침자극을 가하여 40분 유침한 뒤 발침하였다. 매일 1회, 30診 때까지 치료하였다. 이번 치료기간에는 환자의 우하지 기능이 점차 회복되었고 본래 5걸음 정도 걷던 것이 스스로 10m 정도 걸을 수 있게 되었다. 오른발이 굽어서 걷던 것은 경도로 교정이 되었다. 30診에 이르러 완료했을 때 우하지 기능은 기본적으로 회복되었으나, 거동 시 여전히 우측이 낮고 좌측이 높은 현상을 보였다. 환아는 이때 겁이 심하여 보호자가 1단계 동안 쉬었다가 다음에 다시 치료하자고 하여 열흘 간 휴식한 후 내원하도록 허락하였다. 환아는 휴식하고 보름 후에야 내원하여 검사한 결과 환아의 전경골 근육군, 대퇴사두근, 대퇴이두근, 반건양근, 소퇴삼두근 등이 모두 기본 상태로 회복되고, 걸음걸이도 기본 상태로 회복되어, 바로 치료를 멈추고 1년 후 내원하여 검사하도록 하였다.

⑦ 추적 관찰 : 1년 후 환아가 재내원하여 검사하였을 때 우하지가 완전히 회복되었으며, 단련을 강화하도록 당부하였으며, 그 후 다시 내원하지 않았다.

附 股關節前方筋肉群 封閉療法

주로 癱瘓期의 환자에게 적용한다.

- 藥物 : 5 ml 소독 주사기 1개에 6호 소독 근육주사 바늘을 연결하고, 비타민 B_1 10mg(1ml), 비타민 B_{12} 500μg(1ml), Galanthamine 2mg(1ml), 麝香鹹 1ml를 흡입한 뒤 갖추어 둔다.
- 方法 : 환아의 患側 대퇴부를 노출시키고 內側上方 內 근육군이 모인 융기처 혹은 샅인대 內側下方 2~3촌처가 해당하는 구역이다. 시술자의 왼손으로 대퇴 전면 근육군을 들어올리고 국부를 일반 수칙에 따라 소독한 뒤 오른손으로 약침을 들고 들어올린 근육 상부에서 약 2cm 진침시킨 뒤, 흡입하여 혈액이 관찰되지 않으면 약침을 천천히 주입한다. 발침 시 소독솜으로 눌러 약침액이 삼출되거나 출혈되는 것을 방지한다. 매일 1회, 10회를 1療程으

로 하고, 10회 후에도 무효한 경우 침자치료나 침자 봉폐 동시 운용법으로 변경하여야 한다.

5. 저자 견해

소아마비후유증은 지금까지 특수하게 유효한 방법이 없다. 편측의 癱瘓이 비교적 경한 환자의 경우, 癱瘓期에 股關節前方筋肉群의 封閉를 조기에 응용하면 비교적 좋은 효과가 있다. 비교적 가벼운 환자라면 10회 이내에 뚜렷한 효과나 완쾌가 나타날 수 있다.

그러나 비교적 중한 편측 하지, 양측 하지 혹은 四肢癱 환자에 대해서는 위의 치료가 곤란하다. 양측 하지에 대해 운용 시 양측에 전침, 고관절전방근육군을 동시에 운용해야 하고, 고관절전방근육군에 사용하는 약량은 비교적 많고, 封閉요법 시 양측을 번갈아 운용해야 하며, 대개 癱瘓의 경우 초기에 치료해야 좋은 치료효과가 있다. 치료가 조금 늦어진 경우 일정한 효과는 있으나 완전히 치유될 가능성은 적다. 四肢癱 등에 대해서는, 頭鍼(穴位, 刺法, 수기법 등은 腦血栓 形成節 참고), 고관절전방근육군 봉폐, 電鍼을 동시에 운용하면 어느 정도 치료효과를 거둘 수 있다. 만약 환자가 3개월 이상 치료하였으나 여전히 후유증이 남아 있을 때는 수술치료를 고려해야 하는데, 단지 모두 초기에 시행되어져야 하며, 늦어져 골격변형 시는 교정이 비교적 어렵다. 일반적으로 치료를 제때에 하면, 환자의 부분적인 기능이 대부분 회복된다. 환자에게 단련을 지속하게 해서 기능이 조기 회복되도록 당부해야 한다.

제12절 書寫痙攣

서사경련은 손으로 글을 쓸 때 손의 근육이 긴장되고 운동이상을 초래하여 글씨를 쓰는 기능의 장애를 말한다.

이 병은 대부분 신경의 기능성 질병에 속하는데, 그 병인은 아직 잘 알려져 있지 않다. 환자는 정상적인 일상 활동을 할 수 있다. 다만 간헐적으로 수지와 완관절 부위 검사 시 근육의 장력이 비교적 높고, 관절을 피동적으로 앞으로 뒤로 돌리면 저항감이 있다. 소수의 환자에게서 엄지손가락을 비정상적으로 바깥으로 돌리고 있고, 보행 시 상지의 협조운동 감소, 근육의 긴장도가 항진되는 증상이 있어 이를 錐體外路系 질환으로 또한 교감신경 반사성 장애라고 하는 사람도 있다. 그러므로 기질성 원인도 있고, 기능성 원인도 있다고 추측한다.

1. 임상 증상

이 질환의 임상적 중요 특징은 글씨를 쓸 때 경련이 있고 글자를 쓰지 않을 때에는 증상이 소실되고 筋力이 완전히 정상이라는 것이다. 또한 어떤 때는 단순히 만년필을 사용하는 데 곤란함이 있고, 연필을 사용할 때에는 완전히 정상이다. 임상적으로 세 가지 유형으로 나눌 수 있다

1) 경련형(근긴장항진증)

가장 많이 볼 수 있는 형태로 글자를 쓸 때 근육에 경련이 발생하는 것으로 식지가 펴지고 엄지손가락 및 다른 손가락들은 굴곡되는 것으로 (손가락) 뼈 사이의 근육과 팔뚝 앞쪽의 근육, 심지어 견갑부의 근육까지 수축이 일어나는 것으로 극렬한 동통을 수반한다.

2) 마비형(무력형)

환자가 글씨를 쓸 때 피로감 무력감을 호소하고 근육의 힘이 약해서 스스로 지배할 수 없어서 마비와 비슷한 상태를 이른다. 만년필은 사용할 수 없고, 신경이 주행하는 곳을 따라 동통이 발생하는 경우가 있다.

3) 진전형(운동항진형)

글씨를 쓸 때 搖動性 진전을 볼 수 있고, 진전은 점점 강도가 심해

지고, 정신적인 영향을 현저하게 받게 된다. 이런 종류의 증상들은 主動筋과 拮抗筋의 대항작용의 결과이다.

2. 중의 변증 치료

중의학에서 서사경련에 대해 설명한 바는 없으나 임상증상을 참고할 경우 중의학의 '痙證', '痹證' 등의 범주에 속한다. 이 병증의 발생은 주로 피로, 風·寒·濕邪, 陰血虧虛 등과 유관하다. 유형은 다음과 같다.

1) 邪壅經絡型

장시간 글쓰는 습관으로, 項酸背痛, 頭痛, 發熱, 肢體酸重, 글 쓸 때 右手에 痙攣이 나타나며, 痙攣 시 拇指와 다른 손가락이 屈曲되고, 심하면 上臂와 肩部 근육의 疼痛이 나타난다. 글을 쓰지 않을 때는 증상이 완전히 소실되고 근력이 정상 범위로 회복된다. 苔白膩, 脈浮緊하다.

① 治則 : 祛風散寒, 除濕通絡

② 혈위 처방 : 合谷(양측)·手三里(환측)·八邪 第2(환측)·外關(환측)·運用區(건측)

③ 혈방 해석 : 手三里·合谷은 手陽明大腸經穴이고, 合谷은 手陽明大腸經의 原穴이기도 하다. 3개 穴을 자침하면 祛風散寒시킨다. 外關은 手少陽三焦經의 絡穴이고 八邪는 經外奇穴로서, 서로 배합하여 자침하면 除濕通絡시킨다. 頭鍼 중의 運用區와 배합하고 위의 혈을 함께 조합하면 祛風散寒 除濕通絡하는 효능이 있다.

2) 陰血虧虛型

원래 신체가 陰虛하면서 장시간의 글쓰기 습관이 있거나 失血, 大汗한 경우 글자를 쓸 때 右手臂의 痙攣이 일어나고, 쓰지 않을 때는 증상이 소실되며 근력이 완전히 정상으로 회복되고, 보통 頭目昏眩, 自汗, 神疲, 氣短 등이 나타난다. 舌淡紅, 脈弦細하다.

① 治則 : 養陰益氣, 舒筋活絡

② 혈위 처방 : 百會・手三里(환측)・外關(환측)・合谷(환측)・肝兪(양측)・腎兪(양측)

③ 혈방 해석 : 督脈의 百會를 취함으로써 督脈氣血을 疏調하고, 肝兪・腎兪를 취함으로써 柔肝補腎 養陰益氣하며, 手三里・外關・合谷을 배합함으로써 手臂部 經脈氣血을 疏調하고 舒筋活絡한다. 모든 혈을 함께 쓰면 扶正養陰하여 그 本을 치료할 수 있다.

3. 치료

1) 穴位와 鍼法

① 百會 : 두정부 정중선상에서 前髮際 정중선을 따라 직상 5촌, 神庭과 腦戶(외후두융기 상연)를 잇는 선의 중점에 있다. 쉬운 취혈 요령은 양 耳尖을 잇는 선과 頭部 정중선의 교차점에 있다. 30호 1.5촌(40mm) 호침을 취하여 국부는 통상적인 규칙에 따라 소독하고, 조금 뒤쪽으로 15° 각도로 後頂 방향을 향하여 약 1.4촌(38mm) 자침한다.

鍼感 : 국부에 脹痛이 있다. (그림 2-10)

② 手三里(환측) : 전완 背面 요골측의 上段에서, 曲池 下 2촌, 혹은 陽谿 上 10촌처에 있다. 30호 2촌(50mm) 호침을 취하여 국부를 통상적으로 소독한 다음 약 1.8촌(45mm) 直刺入한다.

鍼感 : 국부의 脹痛이나 中指로의 방산감이 있다. (그림 2-3)

③ 合谷(환측) : 手背에서 제1장골 간극의 중점, 제2장골 지관절과 陽谿 사이의 중점처에서 식지 측에 가까운 곳에 있다. 30호 2촌(50mm) 호침을 취하여 국부를 통상적으로 소독한 다음 後谿 방향을 향하여 약 1.8촌(45mm) 자입한다.

鍼感 : 手掌部의 脹痛이 있다. (그림 2-2)

④ 肝兪(양측) : 배부 下部 筋縮(제9・10흉추 사이 오목한 곳) 외측 1.5촌처에 있다. 30호 2촌(50mm) 호침 2개를 취하여 통상적인 국부 소독 이후 척추 방향으로 약 1.8촌(45mm) 자입한다.

鍼感 : 국부의 脹痛이 있다. (그림 2-28)

⑤ 腎兪(양측) : 腰部 命門(第 2・3腰椎棘突起 사이의 오목한 곳)의 외방 1.5촌에 있다. 30호 3촌(75mm) 호침 2개를 취하여 국부를 통상적으로 소독하고, 피부와 직각이 되도록 2.8촌(70mm) 자입한다.

鍼感 : 국부의 창통 혹은 同側 臀部 및 膕部로 감전되는 듯한 방산통이 있다. (그림 2-28)

⑥ 八邪 第2穴(환측) : 手背部 第2・3掌骨 사이, 指縫 중의 赤白肉際에 있다. 30호 1.5촌(40mm) 호침을 취하여 통상적인 국부 소독 이후 45° 각도로 위를 향해 약 1.3촌(35mm) 斜刺入한다.

鍼感 : 국부의 脹痛이나 手背부를 향해 방산감이 있다. (그림 2-29)

⑦ 外關(환측) : 전완부의 배측면에서 陽谿와 肘尖을 잇는 선상, 腕背橫紋 上 2촌(50mm)처, 척골과 요골 사이에 있다. 30호 1.5촌(40mm) 호침을 취하여 통상적인 국부 소독 이후 약 1.3촌(35mm)을 직자한다.

鍼感 : 국부 창통 또는 수배부로의 방산감이 있다. (그림 2-2)

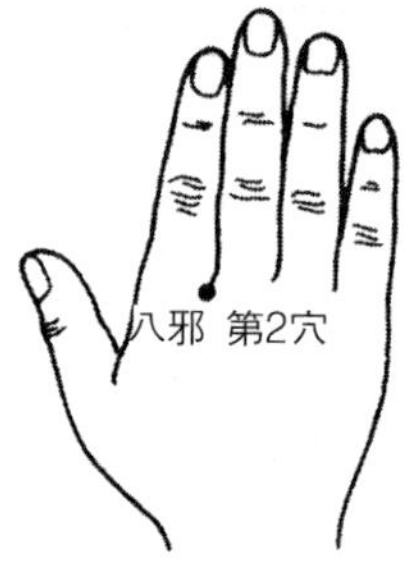

그림 2-29

⑧ 運用區(건측) : 頭頂骨 結節에서 시작하여 乳中部를 향해 일직선과 그 선에서 40° 각도를 이루는 전・후 2개 선을 긋고 길이는 모두 3cm로 하여 3개 선이 모두 運用區에 해당된다. 30호 1.5촌(40mm) 호침 3개를 취하고, 통상적인 국부 소독을 시행한다. 이후 첫 번째 침은 頂骨結節의 중점에서 아래를 향해 약 1.1촌(30mm) 자입하고, 두 번째 침은 원래 침 맞은 곳에서 20° 각도로 앞을 향해 부채꼴 모양으로 약 1.1촌(30mm) 자입하며,

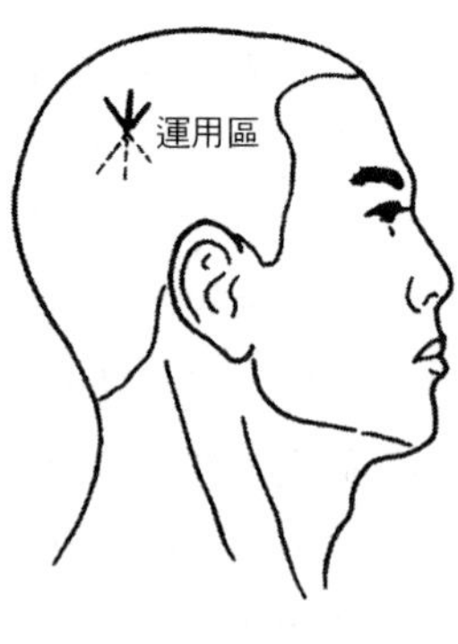

그림 2-30

세 번째 침은 원래 침 맞은 곳에서 20° 각도로 뒤를 향해 평행하게 약 1.1촌(30mm) 자침한다.

鍼感 : 모두 국부의 脹痛이 있다. (그림 2-30)

2) 體位와 手法 및 療程

邪壅經絡型 환자는 坐位에서 合谷·八邪·外關·手三里·運用區를 취혈한다. 이상 5개 穴을 취혈하여 法에 따라 자입한 후 각 혈자리에 補法 수기로 得氣시키고, 운동구에는 자입하여 득기 후 쾌속 염전법(200회/分)을 쓰며 매번 30초 정도 염전하여, 모두 40분 유침한 후 발침한다. 매일 1회, 10회를 1療程으로 하고 5일간 휴식 후 효과가 있으나 치유되지 않으면 다시 치료한다. 10회로 無效하거나 치유되면 치료를 중지한다.

陰血虧虛型 환자는 坐位에서 百會·肝兪·腎兪·外關·合谷을 취혈한다. 5개 穴을 취혈하여 法에 따라 자입한 후 補法 수기로 得氣시켜 40分 유침한다. 발침 시 火罐을 적용할 수 있는 혈위에 부항을 1분 정도 적용한다. 매일 1회, 10회를 1療程으로 하고 5일간 휴식 후 효과가 있으나 치유되지 않으면 다시 치료한다. 10회로 無效하거나 치유되면 치료를 중지한다.

4. 저자 견해

서사경련은 중의학의 '痙證'의 범주에 속한다. 痙證의 발생은 주로 손으로 장기간 글쓰기로 피로가 누적되거나, 風寒濕邪가 脈絡에 壅滯되어 氣血運行이 不暢, 筋脈失養되거나, 陰血虧虛하여 筋脈을 濡養하기 어려운 기전 등과 유관하다.

저자는 이 병증을 2개 유형으로 나누었는데, 邪壅經絡型은 주로 손으로 장기간 글쓰기를 한 것에 風寒濕邪가 침입하여 脈絡을 막아 우측 上肢가 氣血運行不暢, 筋脈失養하여 발병한 것이다. 위에서 예로 든 혈위를 운용하면 비교적 좋은 止痙작용이 있으나, 치유 후 다시 글쓰기를 과도하게 하면 쉽게 재발하는데, 발병 후 위 방법으로 치료를 다시 시행하면 동일하게 좋은 치료효과가 있다.

陰血虧虛型은 주로 手部의 장기간 글쓰기에다 원래 陰虛血虛하거나 亡血 혹은 汗下太過가 더해져 陰血損傷하게 되고 筋脈을 濡養하기 어려워져 右手로 글씨를 쓸 때 痙攣이 일어나는데, 위에서 예로 든 혈위에 침자치료를 운용하면 또한 비교적 좋은 치료효과가 있다. 만약 반복하여 발작할 경우 위 용법대로 치료를 운용하면 동일하게 유효하다.

침자치료를 운용함과 동시에, 환자로 하여금 펜에 대한 두려움을 없애고 잠시 글쓰기를 중지시켜야 하며, 2번째 療程 치료기간에 환자로 하여금 점차 글쓰는 정도를 늘리도록 하고, 완치에 이르렀을 경우 바로 침치료를 멈춘다.

제13절 파킨슨씨병

파킨슨씨병을 진전마비라고도 부는데, 이는 추체외로계 질병 가운데 가장 많이 보이는 종류 가운데 하나다. 주로 黑質(black substance)과 紋狀體(striate body) 통로의 변성으로 나타나는 진전으로 筋强直 및 운동감소 등을 동반한 증후군이다.

1. 임상 증상

50세 이상, 여자보다 남자에서 많이 보이며, 발병은 완만하고, 점차 심해지며, 주요 증상은 다음과 같다.

1) 震顫

항상 한 손으로부터 시작하고, 患肢의 主動筋과 拮抗筋에 매초 4~6회의 규칙적인 수축과 이완이 나타나며, 손의 진전은 '환약을 만들 때 손을 비비는 모양의 동작'을 나타내고, 정신적으로 격한 감정이 있으면 진전이 더욱 빨라지며, 정신 分散 시 감소하고, 睡眠 시 정지한다. 病情의 발전에 따라 진전은 同側下肢 및 對側上, 下肢, 下頜舌筋과 頭部에 파급된다.

2) 强直

환자는 筋張力이 증가(강직)하기 때문에 일측 혹은 양측 肢體에 경직이 나타나고, 활동이 민첩하지 못하며, 진전 因素가 더해져 齒輪 모양의 돌아가는 움직임이 나타나므로 '齒輪 같은 强直'이라 부른다. 안면근육 강직은 표정근의 운동 감소를 초래하여 얼굴과 눈이 어색하게 되어 '가면 얼굴'을 나타내고, 근육 强直이 심할 때는 肢體의 疼痛이 나타난다.

3) 운동 감소

일체 운동은 모두 완만해지고, 감소가 보이며, 환자는 항상 멍청하게 앉아 있으며, 정밀한 동작, 예를 들면 혁대를 푸는 동작 같은 동작을 순조롭게 진행할 수 없다. 글자를 쓰면 쓸수록 점점 작아지는 것을 '寫字過小症'이라 부르며, 말을 하는 것이 느려지고 단조롭고, 말소리가 낮게 되며, 걸음걸이가 단축되어 항상 종종걸음을 하여 앞과 충돌할 것 같은 모양을 하므로 '慌張步態(festinating gait)'라고 부른다.

이외 침이 밖으로 흐르고, 皮脂腺과 汗腺 분비가 증가되는 증상이 있으며, 부분적인 환자에서 치매가 발생할 수 있다.

2. 중의 변증 치료

파킨슨씨병은 중의학의 '振', '顫', '掉', '老年顫證' 등의 범주에 속한다. 이 병의 발병 원인은 다양하나 대체로 다음과 같은 것들이 있다.

① 연령인자 : 중년 이후에 陰氣가 저절로 반으로 감소되면 肝腎 역시 저절로 虛한 生理性 虛衰가 출현하고 피로와 色欲의 消耗를 겸하게 되어 陰精虛少에 이르러 形體衰敗하여 筋의 濡養 상실로

筋肉이 쥐가 나며 震顫, 僵直이 일어난다. 또한 肝이 疏泄기능을 상실하여 血瘀에 이르게 되어 病情이 더욱 가중된다.

② 情志인자 : 五志過極하면 모두 火로 변화할 수 있으며 木火太盛하여 克脾土하는데, 脾는 四肢의 本이므로 四肢搖動한다. 木火가 上衝하면 머리떨림이 나타나고 만약 木火克土하여 脾虛하면 水液運化가 상실되어 痰濕이 內部에서 발생하여 經絡을 막으면 顫證이 일어난다.

③ 勞倦, 思慮過度, 飮食不調으로 인해 心脾가 손상되면 氣血不足에 이르고, 四肢를 榮養하지 못하여 血虛風動하므로 震顫이 나타난다.

④ 久病이 腎에 미치고 나이가 많아 많은 병을 앓으므로 肝腎이 모두 휴손되고 精血이 모두 소모되어 筋脈不舒하여 경련이 때때로 일어나게 된다.

유형은 다음과 같이 나뉜다.

1) 氣血兩虛型

50세 이후에 나타나는데, 일체의 동작이 모두 완만하고, 보통 한쪽의 手部에서 시작되어 점차 下肢와 頭部로 발전된다. 嚴重할 경우 肢體拘攣, 活動減少, 氣短乏力, 頭暈眼花, 自汗, 面色蒼白하고, 정서 불안정 시 震顫이 가중된다. 머리를 흔들고 손을 꼬며 앞으로 빠르게 걸어간다. 舌胖質淡, 苔薄白或膩, 脈細無力하다.

① 治則 : 益氣養血, 熄風通絡

② 治療는 頭鍼法 위주로 하고, 穴位와 鍼法은 뒤에 설명한 것을 참고한다.

2) 肝腎陰虛型

대개 50세 이후에 발병하는데, 頭部나 한쪽 手部에서 시작되어 頭部와 한쪽 肢體로 비교적 빨리 발전양상이 나타나며, 또는 頭部와 四

肢가 震顫된다. 정서 불안정 시 震顫이 더 심해지며, 표정이 경직되고 동작이 느릿하며 활동이 서툴다. 頭暈目眩, 耳鳴健忘, 急躁易怒, 多夢, 腰膝酸軟를 수반하며, 舌體瘦小, 舌質紅, 苔少, 脈細數하다.

① 治則 : 鎭肝熄風, 平補肝腎

② 治療는 頭鍼法 위주로 하고, 穴位와 鍼法은 뒤에 설명한 것을 참고한다.

3) 風痰阻絡型

50세 이후에 나타나며, 발병 시작 시 行動遲緩, 活動減少, 말하기를 싫어하여 말을 적게 하고, 單側 肢體나 양측 肢體에서 震顫이 시작되고, 肢體경련 마비가 나타나고, 動作不利하며, 胸脅滿悶, 痰涎增多를 수반한다. 舌體胖, 舌質淡, 苔白膩, 脈弦滑하다.

① 治則 : 行氣化痰, 熄風通絡

② 治療는 頭鍼法 위주로 하고, 穴位와 鍼法은 뒤에 설명한 것을 참고한다.

4) 陰陽兩虛型

각 유형의 진전이 오래되어 표정이 경직되고, 肢體僵直, 行動遲緩, 言語困難, 口角流涎, 皮脂外溢하며, 일상생활 능력이 저하되고 面色無華, 神疲乏力, 自汗畏寒, 納呆, 失眠多夢한다. 舌淡, 脈沈細弱하다.

① 治則 : 陰陽雙補, 兼以熄風

② 治療는 頭鍼法 위주로 하고, 穴位와 鍼法은 뒤에 설명한 것을 참고한다.

3. 치료

1) 穴位와 鍼法

① **運動區**(건측 혹은 양측) : 上點은 前後正中線(眉間과 後頭骨外粗隆頂點 下緣의 연결선) 중점 後 0.5cm에 있고, 下點은 眉枕線(眉中點上

緣과 後頭骨外粗隆 尖端의 頭側面 연결선)과 鬢際 前緣이 서로 교차하는 곳에 있다. 上下 두 점의 연결선이 바로 운동구가 된다. 상 1/5은 對側의 下肢癱瘓을 치료한다. 중 2/5는 對側의 上肢癱瘓을 치료한다. 하 2/5는 對側의 面癱, 流涎 등을 치료한다. 30호 1.5촌(40mm) 호침 3개를 취한다. 국부는 통상적인 소독을 하고, 3점은 연속적으로 이어지는 刺法을 사용하여 鍼尖을 아래로 향하여 運動區를 따라 약 1.3촌(35mm) 刺入한다.

鍼感 : 모두 국부 脹刺痛이 있다. (그림2-11)

② **感覺區**(건측 혹은 양측) : 운동구에서 후방으로 서로 1.5cm 떨어진 평행선이 바로 감각구가 된다. 상 1/5은 對側下肢麻痺, 감각이상 등을 치료한다. 중 2/5는 對側上肢痛, 麻木, 감각이상을 치료한다. 하 2/5는 對側面部 麻木, 疼痛 등을 치료한다. 30호 1.5촌(40mm) 호침 3개를 취한다. 국부는 통상적인 소독을 하고, 3개 鍼을 감각구를 따라 아래로 향하게 하고, 연속적으로 이어지는 刺法을 사용하여 약 1.3촌(35mm) 刺入한다.

鍼感 : 每鍼 모두 국부 脹痛이 발생한다. (그림 2-11)

3. **舞蹈震顫區**(건측 혹은 양측) : 운동구 전방으로 1.5cm 떨어진 평행선이 바로 무도진전구다. 主治는 舞蹈病, 震顫麻痺(파킨슨씨병)이다. 30호 1.5촌(40mm) 호침 2개를 취한다. 국부는 통상적인 소독을 한다. 鍼尖은 아래를 향하게 하고, 연속적으로 이어지는 刺法을 사용하여 약 1.3촌(35mm) 刺入한다.

鍼感 : 모두 국부 脹痛이 있다. (그림 2-11)

2) 體位와 手法 및 療程

환자는 坐位를 취하고, 위의 區를 선정하여 위의 방법과 같이 刺入하여 1시간 留鍼한 후 拔鍼한다. 拔鍼 時 탈지면을 사용하여 눌러줌으로써 출혈을 방지한다. 매일 1차례, 10차례를 1療程으로 하며, 5일 휴식 후 다시 치료한다.

4. 저자 견해

중의학에서는 파킨슨씨병의 병리적 본질이 肝腎陰虛에 있으며, 또한 心脾兩臟에 연관된 것으로 인식한다. 증상은 顫震, 僵直, 行動느림 등으로 나타나며, 그 원인은 본래 虛한 기초에 內風·痰·火·瘀 등의 병리변화가 형성되는 것으로, 內風·痰·火·瘀는 상호 영향을 미치는 병리인자이다. 상호 영향을 미쳐 나오는 병리산물은 經脈, 筋脈의 失養에 의한 최종 병리 결과이다.

저자는 이 병을 4가지 유형으로 나누었다.

氣血兩虛型은 주로 年老 體弱으로 氣血이 不足하여 四肢를 榮養하지 못해 血虛風動하여 震顫이 일어난다. 焦氏頭鍼法을 운용하며 처음 발생한 환자에 대해서 비교적 좋은 치료 또는 진전 제어작용이 있다.

肝腎陰虛型은 주로 연로한 경우 잘 걸리는데 久病 시 腎에 미쳐 肝腎交虧하여 氣血虧虛하며 四肢를 榮養하지 못해 震顫이 일어나고 拘急이 때때로 일어난다. 焦氏頭鍼法 치료를 운용하면 조기의 환자에 대해 일정한 효과가 있다. 다만 자체가 연로하기 때문에 치유가 어렵다.

風痰阻絡型은 주로 風痰이 腦絡과 筋脈을 막으면 筋脈 등이 失養하여 拘急, 震顫이 일어난다. 焦氏頭鍼法 치료를 조기에 운용하면 비교적 좋은 치료효과가 있다.

陰陽兩虛型은 各 유형의 震顫이 오래되어 陰陽이 모두 虛하고 痰瘀가 안에서 발생하여 腦絡을 막으므로 발병하게 된다. 이 유형의 환자는 鍼刺治療를 운용함에 따른 효과가 이상적이지 않으며, 일부분 민감한 환자는 침자기간이나 치료 후에 잠시동안 緩解現象이 일어날 수 있으나, 대부분의 경우 치료효과는 좋지 않다.

파킨슨씨병은 임상에서 많이 보이는 신경과 질병이다. 초기에 발병하였을 때는 즉시 위의 치료 방법을 사용하면 그 효과는 상당히 좋다. 어떠한 약물을 추가적으로 사용하지 않더라도 즉시 緩解되거나 진전을 조절할 수 있다. 진전 시간이 비교적 긴(2년 이상), 그리고 상·하지 및 頭部 모두 진전이 나타나거나 頭頸部 모두 진전이 나타나는 자는 위의 방법을 응용하여도 단지 잠시 동안 진전을 緩解하거나 刺鍼 시간 동안 잠시 진전을 완해할 수 있을 뿐이다. 이런 종류 치료 방법은 비교적 증상이 심한 환자에 대하여 치료 효과가 크게 이상적이지 못하다. 약물 응용 역시 단지 진전을 완해 혹은 약간 조절할 수 있을 정도이며, 약물의 효과는 대체로 이상적이지 못하다. 이런 부류의 비교적 증상이 심한 환자는 수술치료를 고려할 수 있다.

제14절 小舞蹈病

小舞蹈病은 風濕熱(rheumatic fever)의 한 증상이라고 흔히 말한다. 따라서 또한 風濕性 舞蹈病, 感染性 舞蹈病이라고 명명한다.

이 病과 風濕病(rheumatic disease)은 밀접한 상관관계가 있다. 많은 수의 환자는 발병 1～6개월 전에 A군 용혈성 연쇄상구균 감염의 병력이 있거나, 발병 전후 또는 病程 중에 관절통, 紅斑, 자반병, 빈발하는 咽痛, 風濕性 심장병(rheumatic heart disease) 등과 같은 風濕病의 기타 증상이 있다. 많은 환자에게 風濕病의 가족력이 있는데, 발병 2～6주면 저절로 緩解되지만, 쉽게 재발하고 정신적 요인과 임신이 이 病을 유발하는 주요 原因이다.

주로 基底節, 대뇌피질, 소뇌, 간뇌, 흑질 및 시상밑핵섬유다발(subthalamic fasciculus) 등에 동맥염과 신경원 변성이 나타나고, 혈관 주위 림프세포 침윤과 어떤 것은 點狀출혈이나 梗塞 등이 있다.

1. 임상 증상

이 病은 5～15세의 아동에게서 다발하고, 여자가 남자보다 많다. 성인 중에는 다만 임신부 특히 초산부에게 나타나서 姙娠舞蹈病이라 칭하기도 한다. 발병은 완만하지만 情緖가 격동하면 갑작스레 발병할 수 있다. 초기에 이 病이 든 아이의 증상은 평상시 안정된 것에 비해 주의력이 산만하고 정서가 안정되지 못하며, 동작이 거칠고 서투르며, 글자가 비뚤어지고, 손에 든 물건을 잘 떨어뜨리며, 얼굴과 손가락이 점차적으로 약간 불수의적인 동작을 한다. 증상이 날마다 점점 뚜렷해지고 신체의 기타 다른 부위까지 파급된다.

불수의적인 동작은 경중이 다르고 항상 증상이 多變하는데 눈썹을 밀어올리고, 눈짓하고, 혀를 내밀고, 웃음을 띠고, 어깨를 들썩이고, 팔을 펴고, 발을 차는 등의 동작을 제어할 수 없으며, 어떤 때는 입으로 소리를 내는 것도 통제할 수 없다. 上肢 동작의 장애가 下肢에 비해 많은데 얼굴과 몸통의 불수의적인 동작은 모두 兩側性이지만 어떤 때는 팔다리는 다만 한쪽에 있어서 偏側 舞蹈病이라 칭한다. 불수의적인 동작은 모두 정서적인 긴장이 있을 때 더욱 심해지고 睡眠중에는 소실될 수 있다.

근육 수축력이 저하되고 쉽게 피로하다. 심할 경우에는 편마비에 까지 이를 정도이다. 隨意的인 동작은 운동실조를 나타내고, 上肢 운동은 정확하지 못하다. 構音 및 연하장애가 있고, 下肢가 안정되지 못하여 보행곤란이 생긴다. 일부 환자는 정서가 불안하고 울고 웃는 것이 비정상이며, 흥분, 不眠, 심지어 미쳐 날뛰기까지 한다. 억울 또는 정신분열증 양상의 정신증상을 보인다.

- 검사 : 불수의적인 동작 외에 指鼻시험(finger-nose test), 교대동작, 직선보행 모두 힘든 것을 볼 수 있다. 上肢는 오히려 팔을 펼 때 손목이 굴곡되고, 掌指관절과 手指가 곧게 펴지며 拇指는 外展됨을 볼 수 있다. 만약 팔을 끝까지 들어 올리게 하면 손목이 前旋되는 것을 볼 수 있는데 이를 '前旋筋證'이라 칭한다. 근장력은 현저히 감퇴를 보이지 않아도 오래 지속하지 못하는 '盈虧證'(병든 아이가 검사자의 손을 세게 잡으면 검사자는 병든 아이의 압력이 세졌다 약해졌다 하여 오래 지속하지 못하는 것을 느낀다)을 볼 수 있다. 건반사는 정상 또는 저하될 수 있고, '시계추 모양의 反射'(즉, 병든 아이를 책상이나 탁자에 앉히고 슬건반사를 시행하면 小腿가 여러 번 파동하다가 비로소 정지한다)가 나타날 수 있다. 深淺 감각은 모두 정상이고

운동실조의 주된 증상은 手部 회복동작의 장애이다.

혈청검사에서는 백혈구가 증가할 수 있고, 혈침(ESR)도 빨라지고, '抗O(ASO)', 혈청점단백도 이상이 있을 수 있다. CT 및 MR검사도 감별진단에 도움이 된다.

2. 중의 변증 치료

소무도병은 아동에서 다발하는 일종의 감염성 질병으로, 중의학의 '瘛瘲'의 범주에 속한다. 발병은 外感風熱火邪로 큰 병을 앓은 후에 亡血失精과 유관한 것으로 인식하고 있다.

유형은 다음과 같다.

1) 風熱上犯, 腦絡受阻型

발병 전에 보통 外感症狀이 있으며, 초기에 환아는 대개 평상시 안정감에 비해 주의력이 산만하다. 발병 시에는 대개 多變하고 제어 불가한 동작 즉, 눈썹을 밀어 올리고, 혀를 내밀며, 웃음을 띠고, 어깨를 들썩이며, 팔을 펴고, 발을 차는 등의 동작을 보이는데, 때때로 口中에 聲響이 나오며 上肢動作은 下肢에 비해 빈번하다. 정서가 불안하고 행동거지가 서툴며 煩躁不安하고 심하면 譫妄한다. 舌質偏紅, 苔薄黃, 脈弦滑하다.

① 治則 : 淸熱瀉邪, 疏通腦絡

② 治療는 焦氏頭鍼法의 運動區·感覺區·舞蹈振顫區 위주로 하며, 만약 顔面部 瞤動이 비교적 重한 자는 太陽·地倉을 더한다. 上肢 경련이 비교적 嚴重할 때는 合谷·曲池를 더할 수 있다. 下肢 경련에는 足三里 등을 더할 수 있다. 穴位와 刺法은 뒤에 설명한다.

2) 精血虧虛, 筋脈失養型

발병이 완만하고 정서가 불안하며 행동거지가 서툴고 글씨도 비뚤게 쓰며, 손으로 물건을 쥐면 잘 떨어뜨린다. 面部와 手指가 점차 경미한 불수의적 동작을 보이고 날이 갈수록 명확해지며, 아울러 신체 기타 부위와도 연관된다. 또한 얼굴색의 생기가 없고, 몸이 마르며, 피곤하고 힘이 없으며 정신이 권태롭고, 精神이 희미해지며, 생각이 느리고 둔하다. 舌淡苔薄白, 脈細弱하다.

① 治則 : 補精活血, 熄風定驚

② 治療는 焦氏頭鍼法의 運動區·感覺區·舞蹈振顫區 위주로 하며, 만약 顔面部 瞤動이 비교적 重한 자는 太陽·地倉을 더한다. 上肢 경련이 비교적 嚴重할 때는 合谷·曲池을 더할 수 있다. 下肢가 비교적 중할 때에는 足三里·懸鐘을 더할 수 있다. 穴位와 刺法은 뒤에서 설명한다.

3. 치료

1) 穴位와 鍼法

① **運動區**(건측 또는 양측) : 상점은 전후 정중선(眉間에서 後頭骨 粗隆 최고점을 이은 선)의 중점에서 뒤로 0.5cm 이동한 곳이다. 하점은 眉枕線과 前髮際 前緣이 서로 만나는 지점에 있다. 상하 두 점의 연결선이 곧 운동구이다. 上 1/5은 下肢 운동구이고, 中 2/5는 上肢 운동구이며, 下 2/5는 顔面部 운동구이다. 30호 1.5촌(40mm) 호침 3개를 취하여, 국부에 통상적인 소독을 한 다음 鍼尖을 아래 방향으로 연속적으로 이어지는 刺法을 사용하여 上區에 약 1.3촌(35mm) 자침한다.

鍼感 : 모두 국부 脹刺痛이 있다. (그림 2-11)

② **感覺區**(건측 또는 양측) : 운동구 뒤에 존재하고, 운동구와 1.5cm 거리의 평행선상에 있다. 그것의 上 1/5은 下肢 감각구이고, 中 2/5는 上肢 감각구이며, 下 2/5는 顔面 감각구이다. 30호 1.5촌(40mm) 호침 3개를 취하여, 국부에 통상적인 소독을 한 다음 鍼尖을 아래 방향으로 연속적으로 이어지는 刺法을 사용하여 위의 區

에 약 1.3촌(35mm) 자침한다.

鍼感 : 모두 국부 脹刺痛이 있다. (그림 2-11)

③ 舞蹈震顫區(건측 또는 양측) : 운동구 앞쪽으로 1.5cm 평행선상에 있다. 舞蹈病, 震顫麻痺(파킨슨병)를 주치한다. 30호 1.5촌(40mm) 호침 2개를 취하여, 국부에 통상적인 소독을 한 다음 鍼尖을 아래 방향으로 연속적으로 이어지는 刺法을 사용하여 해당하는 區에 刺鍼한다.

鍼感 : 국부 脹痛이 있다. (그림 2-11)

④ 太陽(양측) : 눈썹 약간 바깥과 目外眥 사이에서 뒤로 약 1촌 오목한 곳이다. 30호 2촌(50mm) 호침을 취하여, 국부에 통상적인 소독을 한 다음 率谷 방향으로 약 1.8촌(45mm) 刺入한다.

鍼感 : 顳部 脹痛이 있다. (그림 2-10)

⑤ 地倉(양측) : 口角 外傍 0.4촌 지점이다. 30호 2촌(50mm) 호침을 취하여 국부에 통상적인 소독을 한 다음 頰車 방향으로 약 1.8촌(45mm) 자입한다.

鍼感 : 모두 국부 脹痛이 있다. (그림 2-10)

⑥ 合谷(양측) : 손등의 第1・2掌骨의 사이로 第2掌骨 橈側緣의 중점처에 가깝다. 30호 2촌(50mm) 호침을 취하여 국부에 통상적인 소독을 한 다음 後谿 방향으로 약 1.8촌(45mm) 刺入한다.

鍼感 : 국부 脹痛이 있다. (그림 2-2)

⑦ 曲池(양측) : 팔꿈치를 굽힌 자세에서 肘橫紋 橈側 끝 오목한 곳에 있다. 30호 2촌(50mm) 호침을 취하여 국부에 통상적인 소독을 한 다음, 少海 방향으로 약 1.8촌(45mm) 直刺한다.

鍼感 : 국부 脹痛이 있다. (그림 2-3)

⑧ 足三里(양측) : 무릎의 犢鼻 아래 3촌으로, 脛骨 前嵴에서 바깥으로 1橫指(中指)處이다. 30호 2촌(50mm) 호침을 취하여 국부에 통상적인 소독을 한 다음 약 1.8촌(45mm) 直刺한다.

鍼感 : 국부 脹痛이 있다. (그림 2-4)

2) 體位와 手法 및 療程

환자는 坐位 또는 仰臥位를 취하게 한다. 만약 얼굴 및 上肢部에 舞蹈症이 나타나면 頭鍼을 사용하지 말고 단지, 面部 및 上肢 양측의 8穴(太陽·地倉·合谷·曲池)을 사용하면 좋다. 만약 顔面部, 四肢에 모두 舞蹈症이 나타나고 아울러 비교적 매우 심할 때에는 頭鍼(運動區·感覺區·舞蹈震顫區) 및 四肢穴(太陽·地倉·合谷·曲池)을 같이 사용한다. 穴位의 선택을 정확하게 한 후 위와 같은 방법으로 자입하는데 平補平瀉法을 사용하여 得氣하고, 頭鍼은 快速捻鍼法을 운용하여 1회 자극을 주고 모두 40분간 유침하고 발침한다. 중간에 頭鍼은 한 차례 鍼을 빠르게 捻轉시키는데(200회/분), 체침은 平補平瀉法으로 1회 염전한다. 매일 1회, 10회를 한 療程으로 하여 5일 쉰 후 효과가 있으나 치유되지 않으면 다시 치료하고, 10회에 무효 혹은 치유되면 치료를 중지한다.

4. 저자 견해

소무도병은 중의학에서 말하는 '瘈瘲'이며, 그 발생은 소아의 臟腑가 어리고 약하고, 몸 자체가 純陽이며, 나쁜 기운에 쉽게 감염되므로 從陽化熱하고 或 飮食失節로 腸胃阻滯하여 化火生痰하며, 갑자기 놀라 氣亂不定하여 결국 引動肝風하는 것으로 인식하고 있다. 그러므로 手足牽引 혹은 屈伸하여 자못 춤추는 동작과 비슷하다.

저자는 이 병을 2가지 유형으로 나누었다.

風熱上犯, 腦絡受阻型은 주로 나쁜 기운에 感受하여 邪入經脈하여 腦絡을 阻滯하여 발병한다. 이 유형은 소아에서 발병하는 경우가 많은데, 위에 예시한 치료방법을 운용하면 비교적 좋은 치료효과가 있다.

精血虧虛, 筋脈失養型은 주로 본래 타고난 몸이 虛弱 或은 大汗 후나 失血 후 亡血失精하게 되거나, 風熱邪가 虛한 틈을 타고 침입하여 虛風內動하여 발병한다. 이 유형에서의 치료는 효험을 보이는 것이 조금 늦으나, 또한 비교적 좋은 치료효과가 있다.

小舞蹈病 환자는 대부분 아동이고, 위의 鍼刺 깊이는 모두 15세 이상 환자의 깊이이므로 아동 및 비교적 마른 환자에게 침을 놓을 때는 마땅히 淺刺해야 한다. 침을 놓기 전에 患兒의 마음을 편하게 하는 준비를 하고 환자가 정서적으로 안정이 되면 鍼刺治療를 시행한다. 침을 놓는 것은 마땅히 手法을 가볍게 해야 한다. 이런 종류의 病症에 위와 같은 방법을 사용하면 만족할 만한 효과가 있는데, 특히 초기나 顔面部에만 舞蹈症이 나타나는 환자는 효과가 더욱 신속하다. 증상이 매우 심한 환자(顔面部 및 四肢 모두에 舞蹈症이 나타나는 것)에 대해서는 다만 위와 같은 방법으로 穴에 정확히 刺鍼해야 하고, 아울러 인내심을 가지고 치료하면 모두 능히 만족할 만한 효과를 거둘 수 있다.

제15절 痙攣性 斜頸

이 병의 특징은 경부근육, 흉쇄유돌근, 승모근 등의 불수의적 수축에 의해 짧은 경련성 · 강직성 또는 짧은 강직성을 띠어 일어난 경련성 사경을 말하는 것이다.

이 병의 발병 기전은 아직 명확하지 않은데 어떤 학자는 정신적인 요인이 우세하다고 하고 어떤 이는 대뇌의 기질성 질병, 이를테면 紋狀體(striate body), 시상(thalamus)이나 紋狀體계통의 병변 등의 소치라고 한다. 이 질환은 단독발생하기도 하나 기타 운동장애성 질환, 이를테면 뒤틀려 꼬이는 경련(또한 畸形性 筋張力障碍라고 칭하기도 한다), 무도병성 手足徐動症(athetosis), 유전성 무도병 및 파킨슨씨병 등과 합병할 수도 있다. 위의 질병들은 추체외계질환 또는 基底節의 병변과 밀접하게 관련되어 있어 이 병 또한 추체외로계사경이라 칭하기도 한다. 발병되는 예를 보면 뇌염, 다발성 경화증, 신경매독, 일산화탄소중독증 이후에 나타난다고 하고 또는 학질, 감기, 풍습열, 바이러스감염 및 약물 복용(metoclopramide, phenohtiazine, thiodiphenylamine, thiophen) 이후에도 보고된 적이 있다. 대다수의 환자는 발병을 숨기고, 병인을 쉽게 찾을 수 없으며, 소수에게서 가족력과, 두 경부의 외상력, 精神的인 傷處를 받은 병력 등이 있다.

1. 임상 증상

임상에서 이 병은 성년기에 다발하고 남녀환자의 발병률은 비슷하며 40세 전후에서 최고의 발병률이 나타나고 적어도 2/3가 30~50세 사이에서 발병한다. 그렇지만 아동과 노인에게서도 발병할 수 있다. 발병은 대개 완만하여 점점 가중되나 때로는 갑자기 발병하기도 한다. 경부 근육의 불수의적인 수축과 두부의 자세 이상은 초기에는 경미하여 소홀히 하기 쉽다. 어떤 환자는 친구나 친척을 만나다가 그들이 먼저 발견하기도 한다. 대다수의 환자들은 초기에는 머리가 일측으로 이끌리는 것을 겨우 알아차리거나 또는 頭部가 일측으로 편향되어 있는 것을 깨닫지 못한다. 적지 않은 환자들이 손가락을 사용하여 편향된 아랫턱을 받쳐야 이런 종류의 이상 동작이 비로소 멈춘다. 어떤 이는 장기간 그 상태로 유지되나 어떤 이는 점차 가중되어 '手法緩解'가 효과를 거두지 못하여 비교적 큰 힘으로만 일측으로 돌아간 것을 바로 잡을 수 있다. 노동, 보행, 정서적 흥분과 각종 자극 등이 모두 발작을 유도하고 더욱 증가시킨다. 머리가 지지될 때(이를테면 두부를 의자 등받이에 기대거나 바닥에 누운 상태) 경감되고, 수면중에는 완전히 소실된다. 만약 경부 근육의 수축이 경련성이면 머리도 경련을 일으키며, 경부근육의 수축이 강직성이면 머리도 한쪽 방향으로 강직되어진다. 근육이 경련을 일으킬 때 머리의 자세는 일정하지 않다. 흉쇄유돌근이 단독으로 수축될 때 머리는 대측으로 돌아가고 목은 수축된 근육 방향으로 측굴된다. 일측의 흉쇄유돌근과 대측 승모근과 項夾筋이 수축될 때 두부는 대측으로 돌아가고 고정되어 목은 수축된 근육 방향으로 측굴을 못하게 된다. 양측 흉쇄유돌근이 동시에 수축될 때는 두부는 앞쪽으로 굴곡된다(前屈型 斜頸). 양측의 頭夾筋(splenius capitis muscle)과 頸夾筋

(splenius cervicis muscle) 및 승모근이 동시에 수축될 때는 두부는 후부로 과신 된다(後屈型斜頸 또는 仰斜頸). 경부의 이상 운동 강도와 빈도 및 지속 시간에 따라 서로 다른 정도의 변화를 초래하며, 두부 운동은 빠르고 극렬한 경련 때문에 완만히 만곡을 일으킨다. 통상적으로 수면 후 아침에 증상이 가장 가볍다. 두부의 자세 이상은 많은 환자들에게 일정한 변화를 유발하여 고정된 굴곡 기형은 말기에 증상이 심한 환자에게 나타난다. 장기간 경부 근육 경련이 발생하면 경부 근육은 비대해지고, 딱딱해지며, 통증을 유발한다. 예를 들어 경부의 嚥下筋肉이 경련을 일으키면 연하곤란증이 나타난다. 위에 상술한 특징을 제외하면 全身과 정신계통은 모두 정상이다. 이 병의 5～10% 환자에게서 근장력장애가 확대되어 얼굴과 어깨, 상지 및 상배부에 나타나서 기형적인 근장력장애를 유발한다(뒤틀려 꼬이는 경련).

사경의 정도는 임상적으로 輕·中·重 3가지로 구분한다.

輕型은 근육 경련의 범위가 비교적 적고, 단지 單側으로 발작하며, 근육통이 없다.

中型은 양측으로 발작하며 경도의 근육통이 있다.

重型은 단지 양측 근육뿐만 아니라 인근의 근육군(胸, 背, 肩, 顔面部의 근육군)에까지 연관되어 발생하며 만성화 경향을 보이며 심한 근육통을 동반한다.

- 검사 : EMG, CT scan 등 모두 감별진단에 도움을 준다. 이 병의 진단은 비교적 용이하나 단 그 발병 원인을 확정하는 데는 어려움이 있다.

2. 중의 변증 치료

경련성 사경은 중의에서 이 병만을 논술한 항목은 없으나, '痙證'의 범주에 속한다. 병증의 발생은 "갑자기 강직이 발생한 것은 모두 風에 속한다", "經筋病 가운데 寒을 만나면 筋이 반대로 당겨지며", "모든 痙病과 項强은 濕에 속한다", "五液이 없어지면 陽氣와 風이 심해져 痙

이 나타난다"는 등의 설로 인식하였다.

유형은 다음과 같다.

1) 邪壅經絡型

頸部가 불수의적으로 한쪽을 향해 기울면서 頭頸部 동통이 있다. 머리가 對側 방향으로 돌아가 한쪽 방향으로 고정된다. 기대어 앉거나 平臥 시 증상이 줄어들며 정신적 자극 후에 가중되고, 수면 시 완전히 소실된다. 肢體酸重하고, 苔白膩, 脈浮緊하다.

① 治則 : 祛風散寒, 舒經活絡

② 혈위 처방 : 風池(양측) · 風府 · 大椎 · 內關(양측)

③ 혈방 해석 : 風池 · 風府는 疏風하는 要穴이고, 大椎는 手足三陽, 督脈의 交會이며 頭痛項强을 치료하는 要穴이다. 內關을 배합하는 것은 疏調督脈, 祛風散寒하는데 의미가 있다. 위의 혈을 함께 쓰면 祛風散寒, 舒經活絡하는 효능이 있다.

2) 陰血虧虛型

평소 陰虧血虛하며 정신적 자극이나 정서의 흥분을 겪었을 때 발병한다. 발병 시 頸部가 불수의적으로 한쪽을 향해 기울면서 머리가 對側 방향으로 돌아가 한쪽 방향으로 고정된다. 안구는 健側을 향해 기울며 直視할 수 없고, 直視할 때 돌아가는 것이 가중된다. 기대어 앉거나 平臥 시에 증상이 줄어들며, 수면 시 증상이 완전히 소실된다. 頭目昏眩, 自汗, 神疲, 氣短하고, 舌淡紅, 脈弦細하다.

① 治則 : 養陰益血, 舒筋活絡

② 혈위 처방 : 翳風(양측) · 風池(양측) · 大椎 · 肝兪(양측) · 足三里(양측)

③ 혈방 해석 : 翳風 · 風池 · 大椎는 疏風하는 要穴이고 頸部 經脈의 氣血을 疏調하는 데 의미가 있다. 肝兪를 취하면 養肝柔肝하고, 足三里를 배합하면 調理脾胃하고 生化之源을 자양하여 益氣

健中, 滋陰養血한다. 위의 혈을 함께 쓰면 養陰益氣, 舒筋活絡하는 효능이 있다.

3. 치료

1) 穴位와 鍼法

① 翳風(양측) : 面部 耳廓의 後下方, 耳垂根 후방의 오목한 곳에 있다. 30호 1.5촌(40mm) 호침을 선택하여 국부에 통상적으로 消毒한 후 鼻尖을 향해 약 1.3촌(35mm) 자입한다(이 혈에 자침 시 頸動·靜脈을 피해야 한다).

鍼感 : 耳後나 耳深部로 脹痛이 있다. (그림 2-22)

② 風池(양측) : 後項部에서 흉쇄유돌근과 승모근의 상단부 사이의 오목한 곳 風府와 같은 높이에 있다. 30호 2촌(50mm) 호침을 2개 취하여 통상적인 국부 소독 이후 척주 방향으로 1.8촌(45mm)을 자입한다.

鍼感 : 頸後部 창통 혹은 후두골을 따라 뒤쪽 側頂部 방향으로의 방산통이다. (그림 2-1)

③ 大椎 : 背部 뒤쪽 정중선상 제1흉추극돌기와 제7경추의 극돌기 간 오목한 곳, 좌위에서 머리를 숙이고 취혈한다. 30호 1.5촌(40mm) 호침을 취하여 통상적인 국부 소독 이후 1.3촌(35mm) 직자한다.

鍼感 : 국부 창통이 있다. (그림 2-1)

④ 肝兪(양측) : 背 下部의 筋縮穴(제9·10흉추 사이의 오목한 곳)외측 1.5촌처이다. 30호 2촌(50mm) 호침 2개를 선택하여 통상적인 국부 소독 이후 脊椎 방향을 향해 약 1.8촌(45mm) 자입한다.

鍼感 : 국부의 脹痛이 있다. (그림 2-28)

⑤ 足三里(양측) : 小腿 前外側面의 上部, 犢鼻 下 3촌, 脛骨前緣 1橫指(中指)거리에 있다. 30호 2촌(50mm) 호침을 취하여 통상적인 국부 소독 이후 약 1.8촌(45mm) 직자한다.

鍼感 : 국부 脹痛 혹은 足背 방향으로 발산한다. (그림 2-4)

⑥ 風府 : 경부 後髮際 정중선에서 직상 1촌처이다. 후두 외측 융기 직하부, 양측 승모근 사이의 오목한 곳에 있으며, 30호 1.5촌(40mm) 호침을 취하여 통상적인 국부 소독 이후 후두골대공을 향하여 1.3촌(35mm)을 자입한다.

鍼感 : 후두부 창통이다. (그림 2-1)

⑦ 內關(양측) : 掌側 腕橫紋 상 2촌처로서 掌長筋腱(palmalis longus muscle)과 橈側腕屈筋腱(flexor carpi radialis muscle의 tendon)의 사이이다. 30호 1.5촌(40mm) 호침을 취하여 통상적인 국부 소독 이후 外關을 향하여 1.3촌(35mm)을 직자한다.

鍼感 : 국부 창통 또는 수배 및 중지로의 방산통이 있다. (그림 2-7)

2) 體位와 手法 및 療程

邪壅經絡型 환자는 坐位에서 취혈한다. 風池・風府・大椎・內關, 4개 穴을 취혈하여 法에 따라 자입한 후 瀉法 수기로 得氣시켜 40분 유침한 후 발침한다. 매일 1회, 10회를 1療程으로 하고 5일간 휴식 후 효과가 있으나 치유되지 않으면 다시 치료한다. 10회로 無效하거나 다 나았다면 치료를 중지한다.

陰血虧虛型 환자는 坐位에서 취혈한다. 翳風・風池・大椎・肝兪・足三里, 5개 穴을 취혈하여 法에 따라 자입한 후 補法 수기로 得氣시켜 40분 유침한 후 발침한다. 매일 1회, 10회를 1療程으로 하고 5일간 휴식 후 효과가 있으나 치유되지 않으면 다시 치료한다. 10회로 無效하거나 다 나았다면 치료를 중지한다.

4. 저자 견해

痙攣性 斜頸은 중의학의 '痙證'의 범주에 속한다.

邪壅經絡型은 人體가 外邪의 侵襲을 받아 風・寒・濕邪가 頸部 經絡에 막혀 津液이 손상을 입고, 筋脈이 영양 공급을 못하여 발병하는 것이다. 또한 평소 신체가 陰虛血少하여 筋脈을 濡養하지 못하여 頸部

에 때때로 痙攣이 발생하고, 外邪가 근육과 피부에 침입하여 營衛不和하고 濕이 經絡筋肉을 막아 肢體酸重하고, 苔白膩, 脈浮緊하다. 위에서 예로 든 혈위 조합으로 치료하면 조기에 일정한 효과가 있다.

陰血虧虛型은 주로 氣血兩虧하여 筋脈을 濡養하지 못하여 頸部筋脈이 失養되므로 頸痙이 나타나고, 血虛로 腦에까지 上奉하지 못하면 頭目昏眩한다. 血이 소모되어 元氣가 손상받고 모자라며, 衛氣가 外部를 방어하지 못하므로 神疲氣短하고 自汗한다. 舌淡紅, 脈細弦하다. 위에서 예로 든 혈위 조합으로 치료하면 일정한 효과가 있으나, 치료에 필요한 시간은 비교적 긴 편이다.

경련성 사경은 일단 증상이 발현 또는 확진되거나 病程이 비교적 길어진 때는 그 치료기간도 길어져서 대개 10회 이상 치료해야 효과를 거둘 수 있다. 病情이 가벼울 때는 단지 경부 근육이 경련된 환자만 보이며 그 치료기간도 비교적 짧으며 효과도 역시 비교적 좋다. 病情이 중한 환자일 때는 (예를 들어 背 · 胸 · 肩 · 顔面部 근육 경련 증상이 수반된) 그 치료 시간이 길고, 일부 환자는 치유되기 어려워 수술적 치료를 고려할 수 있다. 치료기간 또는 치유 후에는 응당 환자로 하여금 몸과 마음에 유익한 운동과 오락활동을 하여 치료효과를 공고히 하면 재발을 면할 수 있다.

제16절 手足徐動症

手足徐動症은 근육의 강직과 수족의 완만한 강직성 굴신운동이 특징적인 증후군이다.

手足徐動症은 특발성과 증상성의 두 가지로 크게 나눌 수 있다.

1) 特發性

원인불명이며 그 특징은 양측 수족의 徐動으로 서로 다른 정도의 근긴장력의 증가를 수반하여 종종 기능저하가 있다. 이런 종류의 질환은 대다수가 선천성으로 생후 수개월 내에 발생하여 안면, 두부와 사지에 이상운동, 지능발육부전이 나타나고 말하기가 느리거나 혹은 말을 완전히 못한다. 보행이 곤란하고, 보행 시 하지의 근긴장력이 증가되어 경련성, 건반사가 활동성이나 眞性의 癱瘓은 수반하지 않는다. 이 병은 3개의 주요증후 즉 手足徐動, 근긴장력 증가, 지능장애가 있다. 발음, 저작, 연하곤란, 크게 웃고, 크게 우는 것을 수반할 수 있고, 아울러 假性 球痲痺증상을 수반한다. 그 주요한 변화는 대부분 殼核, 尾狀核 즉, 紋狀體部의 大理石 형태의 변화에 위치한다.

2) 症狀性

① 腦性小兒痲痺 : 뇌성소아마비는 임상에서 많이 볼 수 있는 手足徐動症의 원인이다. 胎兒期 혹은 출산 시의 대뇌손상(조산, 임신 시 외상, 분만, 산소결핍, 신생아 심한 황달 등) 등이 있다. 手足徐動 외에 각종 神智, 정신증상을 수반한다. 예를 들어 手足徐動側의 가벼운 偏癱이 있으면 錐體束 손상증이고, 양측의 手足徐動症과 사지경련성 불완전 癱瘓을 수반하면 흔히 동시에 정신장애와 癲癎을 수반한다.

② 성인 뇌졸중 후의 手足徐動 : 이것은 시상증후군의 일부분과 기타 頭狀核 변화, 진행성 蒼白球(pallidum) 萎縮症 등의 변성 질환에서 手足徐動이 나타날 수 있다. 염증성 질병 중 嗜眠性 뇌염, 백일해, 마진, 디프테리아 등에서 모두 발생될 수 있다.

1. 임상 증상

임상 증상은 주로 아래의 3개 부분으로 나눌 수 있다.

1) 手足徐動

대부분 偏側 肢體 혹은 四肢에 徐動이 나타나고, 四肢의 遠端에서 뚜렷하게 시작되므로, 우선 手指의 끊임없고, 완만하고, 만곡 기형의 괴이한 형태의 운동이 나타나고, 掌指 관절의 과도한 신전, 모든 손가락이 뒤틀려 '佛手' 형태의 특수한 자세를 나타내고, 하지에 이환되면 拇趾가 항상 자발성 背屈을 하고, 안면근육이 이환되면 눈썹이 올라가고, 눈알을 돌리고, 각종 '鬼臉(귀신얼굴)'을 짓는다. 咽喉筋肉과 舌筋肉이 이환되면 언어가 맑지 않고, 연하와 저작운동이 곤란하다. 상술한 증상은 대부분 정신긴장으로 가중되고, 수면 후에 소실된다.

2) 긴장력 증가

대부분 바로 서는 동작에서 증가되고, 정지 상태 시 근 긴장력이 감소되고, 심할 경우 攣縮 정도까지 이르고, 행동 시에는 '公鷄(수탉)' 보행상태를 나타낸다. 이런 종류의 증상은 잠이 든 후에는 소실된다.

3) 지능장애

지능저하, 반응저하, 수족의 서툼, 치매 등이 나타난다.

2. 중의 변증 치료

手足徐動症은 중의학에서 이 병만 논술한 항목은 없으나, '肝風'의 범주에 속하며 그 발병은 氣·風·痰·先天因素 등과 유관한 것으로 인식하였다. 유형은 다음과 같다.

1) 肝風內動型

대개 한쪽의 肢體나 四肢의 徐動이 나타나며, 遠端에서 시작되는 것이 분명하고 점차 肢體, 顔面, 頸肩 등으로 연관이 된다. 비교적 심할 때에는 머리를 흔들고, 어깨를 들썩이며, 눈썹을 위로 들고 눈알을 굴리는 동작을 하고 귀신 얼굴로 분장한 듯한 얼굴에, 다리를 들썩이는 등 불수의적 동작이 나타나는데, 정신적 긴장 시 가중되고 잠이 들면 소실된다. 보통 煩躁易怒, 頭痛頭暈, 咽喉不利를 수반하고, 或 脅下脹

滿, 面紅耳赤, 大便乾結, 小便短赤한다. 舌紅 苔白 或黃, 脈多弦實 或洪大有力하다.

① 治則 : 淸肝瀉火, 熄風鎭驚

② 혈위 처방 : 百會・風府・翳風(양측)・合谷(양측)・內關(양측)・足三里(양측)・太衝(양측)

③ 혈방 해석 : 百會는 諸陽之會로 자침 시 補陽升氣하고, 風府・風池는 熄風鎭驚한다. 內關・合谷은 手部의 筋脈氣血을 疏通하며, 足三里・太衝은 下肢의 筋脈氣血을 疏通하고 淸瀉肝火한다. 위의 혈위들을 함께 쓰면 淸肝瀉火, 熄風鎭驚하는 효능이 있다.

2) 痰炎上擾型

발병 시 대개 四肢 遠端에서 徐動이 시작되며 발전 양상은 비교적 빠르고 上・下肢 근육과 顔面部 근육으로 빠르게 퍼지며, 눈썹을 들고 눈알을 굴리며, 머리를 흔들고 어깨를 들썩이며, 肢體를 떠는 등 이상운동이 나타난다. 性情은 조급하고 神志恍惚, 喉中痰鳴, 煩躁口渴, 少寐不安하며, 舌紅, 苔黃或膩, 脈弦大滑數하다.

① 治則 : 淸火滌痰, 平肝安神

② 혈위 처방 : 百會・風府・風池(양측)・合谷(양측)・內關(양측)・陽陵泉(양측)・豐隆(양측)・太衝(양측)

③ 혈방 해석 : 百會・風府・風池는 頭頸部 筋脈氣血을 疏調하고 淸火滌痰한다. 合谷・內關은 上肢의 筋脈氣血을 疏通하고, 陽陵泉・豐隆・太衝은 下肢의 筋脈氣血을 通調하고 滌痰降濁 平肝安神한다. 위의 혈위들을 함께 쓰면 淸火滌痰, 平肝安神하는 효능이 있다.

3) 陰虛風動型

노인에게서 다발하는데, 시작 시 手指가 끊임없이, 완만하고, 구불구불하고, 기형적이며 괴상한 동작이 나타난다. 더 발전하면 눈썹을 들고 눈알을 돌리며, 머리를 흔들고 어깨를 들썩이며, 肢體를 떠는 동작을 한다. 정신적 긴장 시 가중되고, 잠이 들면 소실되는데, 智能低下, 反應遲鈍, 手足의 움직임이 서툴고, 或 痴呆 등이 나타난다. 아울러 頭暈眼花, 形體憔悴, 정신에 원기가 없고, 手足心熱, 汗出便乾, 口渴唇紅을 수반하고 때때로 喉中에 컹컹대는 소리를 낸다. 舌體光而少津하고 脈細數微弦하다.

① 治則 : 滋陰壯腎, 熄風潛陽

② 혈위 처방 : 百會 · 風府 · 翳風(양측) · 內關(양측) · 合谷(양측) · 腎兪(양측) · 懸鐘(양측) · 太衝(양측)

③ 혈방 해석 : 百會는 諸陽之會로서 자침하면 熄風潛陽시킨다. 風府는 風邪가 모이는 府로서 자침하면 風邪를 제거한다. 翳風은 手足少陽之會로 자침하면 面部의 風邪를 제거하고 通二經한다. 腎兪는 懸鐘과 배합하여 滋陰壯腎하고, 太衝은 熄風潛陽한다. 위의 혈위들을 함께 쓰면 滋陰壯腎, 熄風潛陽하는 효능이 있다.

3. 치료

1) 穴位와 鍼法

① 百會 : 頭頂部 정중선상 후발제의 정중직상의 5촌에 있으며 兩耳尖 직상의 두정부 정중의 오목한 곳, 神庭과 腦戶(후두외측융기 상연)를 잇는 선의 정중점에 있다. 30호 1.5촌(40mm) 호침을 취하여 국부를 통상적으로 소독하고, 약간 15° 後頂 방향 後下를 향하여 약 1.4촌(38mm) 자입하여 골에 이르게 한다.

鍼感 : 頭頂部 脹痛이 있다. (그림 2-10)

② 風府 : 頸部 후발제의 정중 직상 1촌에 있으며 후두외측융기 직하방 양 승모근의 사이의 오목한 곳에 있다. 30호 1.5촌(40mm) 호침을 취하여 국부를 통상적으로 소독하고, 後頭骨大孔處를 향하여 약 1.3촌(35mm) 직자입한다.

鍼感 : 국부 脹痛이 있다. (그림 2-10)

③ 風池(양측) : 項部에서, 후두골의 下方, 흉쇄유돌근과 승모근 상단

의 중간 오목한 곳에 있고 風府와 같은 높이에 있다. 30호 2촌(50mm) 호침 2개를 선택하여 국부를 통상적 방법으로 소독하고 척추 방향으로 약 1.8촌(45mm) 자입한다.

鍼感 : 頸部 뒤쪽으로 脹痛이 있거나 후두골 후방을 따라 側頂部에 방산통이 있다. (그림 2-10)

④ 翳風(양측) : 面部 耳廓의 후하방, 耳垂 후방에 있으며, 下頷角과 유돌기의 사이의 오목한 곳에 있다. 30호 1.5촌(40mm) 호침을 취하여, 국부를 통상적으로 소독하고, 鼻尖 방향으로 약 1.3촌(35mm) 자입한다(자입 시 경동맥・경정맥을 피함).

鍼感 : 耳後 혹 耳深部의 脹痛이 있다. (그림 2-22)

⑤ 內關(양측) : 腕橫紋 상방 2촌, 장장근건과 요측완굴근건 사이에 있다. 30호 1.5촌(40mm) 호침을 취하여 국부를 통상적 방법으로 소독하고 外關 방향으로 약 1.3촌(35mm) 직자한다.

鍼感 : 국부의 脹痛이나 手背・中指 방향으로 放散痛이 있다. (그림 2-7)

⑥ 合谷(양측) : 手背의 제1・2장골의 사이에 있으며, 혹은 제2장골의 橈側緣 근처의 중점처에 있다. 30호 2촌(50mm) 호침 2개를 취하여 국부를 항상 소독하고, 後谿 방향으로(45mm) 약 1.8촌 자입한다.

鍼感 : 手掌部 脹痛이 있다. (그림 2-2)

⑦ 腎兪(양측) : 腰部의 命門(제2, 3요추간의 오목한 곳)의 양방 1.5촌처에 있다. 30호 3촌(75mm) 호침 2개를 취하여 국부를 항상 소독하고, 약 2.8촌(70mm) 직자한다.

鍼感 : 국부 脹痛 혹은 同側 臀部와 膕部로 방산감이 있다. (그림 2-28)

⑧ 懸鐘(양측) : 小腿 外側의 下部, 外踝尖 上 4촌, 腓骨 前緣에서 조금 전방, 光明 下 1촌처에 있다. 30호 1.5촌(40mm) 호침을 취하여 국부를 통상적 방법으로 소독하고 약 1.3촌(35mm) 직자입한다.

鍼感 : 국부의 脹痛이 있다. (그림 2-23)

⑨ 太衝(양측) : 足背部 제1족지 間隙 후방의 오목한 곳에 있다. 30호

1.5촌(40mm) 호침을 선택하여 국부를 통상적 방법으로 소독하고, 약 1.4촌(38mm) 조금 위로 斜刺한다.

鍼感 : 국부의 脹痛이 있다. (그림 2-9)

⑩ 足三里(양측) : 小腿 前外側面의 上部, 犢鼻 하 3촌의 脛骨 前緣에서 1횡지(중지) 떨어진 곳에 있다. 30호 2촌(50mm) 호침 2개를 취하여 국부를 항상 소독하고, 약 1.8촌(45mm) 직자한다.

鍼感 : 국부 脹痛 혹 足背 放散痛이 있다. (그림 2-4)

⑪ 陽陵泉(양측) : 小腿 前外側面의 上部, 腓骨小頭 前下方의 오목한 곳에 있다. 30호 2촌(50mm) 호침을 취하여 국부를 통상적 방법으로 소독하고 약 1.8촌(45mm) 직자입한다.

鍼感 : 국부의 脹麻感 혹은 脛內側을 따라 하방으로 放射하여 足背部에 이르는 느낌이 있다. (그림 2-4)

⑫ 豊隆(양측) : 小腿 前外側, 外踝尖 上 8촌, 條口 외측, 脛骨前緣에서 2橫指(中指) 떨어져 있다. 30호 2촌(50mm) 호침을 취하여 약 1.8촌(45mm) 직자입한다.

鍼感 : 국부의 脹痛이 있다. (그림 2-8)

2) 體位와 手法 및 療程

肝風內動型 환자는 坐位에서 취혈한다. 百會・翳風・風府・合谷・內關・足三里・太衝, 7개 穴을 취혈하여 法에 따라 자입한 후 瀉法 수기로 得氣시켜 40분간 유침한 후 발침한다. 매일 1회, 10회를 1療程으로 하고 5일간 휴식 후 효과가 있으나 치유되지 않으면 다시 치료한다. 10회로 無效하거나 치유된 후에는 치료를 중지한다.

痰炎上擾型 환자는 坐位에서 취혈한다. 百會・風府・風池・合谷・內關・陽陵泉・豊隆・太衝, 8개 穴을 취혈하여 法에 따라 자입한 후 瀉法 수기로 得氣시켜 40분간 유침한 후 발침한다. 매일 1회, 10회를 1療程으로 하고 5일간 휴식 후 효과가 있으나 치유되지 않으면 다시 치료한다. 10회로 無效하거나 치유된 후에는 치료를 중지한다.

陰虛風動型 환자는 坐位에서 취혈한다. 百會・風府・翳風・內關・

合谷・腎兪・懸鐘・太衝, 8개 穴을 취혈하여 法에 따라 자입한 후 瀉法 수기로 得氣시켜 40분간 유침한 후 발침한다. 매일 1회, 10회를 1療程으로 하고 5일간 휴식 후 효과가 있으나 치유되지 않으면 다시 치료한다. 10회로 無效하거나 치유된 후에는 치료를 중지한다.

4. 저자 견해

手足徐動症은 중의학에서 '肝風'의 병증과 유사 증상이 있는 것으로 묘사되고 있으며, 이 병의 계통은 木失條達, 氣機不暢, 鬱結不展이 오래되어 化火生風하는 것으로 인식하고 있다. 또는 五志化火하거나 六淫引發하여 風陽暴張이 되고, 혹은 素體較胖하거나 喜食肥甘하여 生痰하고 痰火上擾하여 蒙蔽淸竅한다. 혹은 태아가 모체 내에서 양육되는 기간에 모체가 놀라거나, 공포스러운 일을 당하거나, 情志失調를 감수하여 출산 시 태아의 頭部가 손상되는 등의 상황에서도 이 병이 발생할 수 있다. 중의학에서는 아울러 '諸風掉眩, 皆屬於肝'으로 논술하였다.

이런 종류의 환자에 위의 침자치료을 이용하면 일정한 효과가 있고, 치료기간에 환자가 마땅히 心情이 편안하고, 정신이 유쾌하도록 해도 비교적 긴 치료기간이 요구된다. 成人 卒中風 후에 나타나는 手足徐動症에 수반하는 偏癱과 四肢癱에 대해 頭鍼치료를 배합할 수 있다(혈위, 취혈법, 원칙 등은 腦血栓 形成節 참고). 만약 病情이 점차적으로 발전되고 악화되는 사람은 위의 치법에 따라 치료를 응용하고도 효과가 없을 때는 마땅히 조기에 鍼을 중단하고, 신경과 치료로 바꾸어야 한다.

제17절 癲癇

癲癇은 반복발작하고 의식장애가 특징적으로 있는 만성질환이다.

癲癇은 원발성과 속발성 두 가지로 크게 나눌 수 있다.

1) 원발성

기능성 · 은닉성 · 특발성이라고 칭하기도 한다. 병인은 아직 불분명하며 유전요인과 유관하다고 말할 수 있다. 癲癎의 가족력이 있는 가족이 정상인 가족보다 발병률이 4~7.2배 높다.

발병 연령은 2차례 높은 연령대가 있는데 첫 번째는 아동기(5세 전후)이며, 두 번째는 청춘발육기이다. 항상 실신성 소발작이 자주 보인다.

2) 속발성

기질성 · 증상성 · 획득성이라 칭하기도 한다. 속발성은 腦部 혹은 전신 각종 질병의 뒤에 많이 속발한다.

① 腦部 질환으로 인한 경우 : 선천성 기형과 뇌발육 이상, 산도 손상과 두개 외 손상과 같은 두개 손상 시 생긴다. 세균, 바이러스, 진균, 기생충과 같은 뇌 감염이 뇌막에서 피질에까지 이르러서 흉터를 형성하면 간질발작을 일으키기가 가장 쉽다. 중풍, 뇌동맥경화 등 뇌혈관질환, 천막상 腫瘤, 腦部 전이암 등과 같은 뇌내 腫瘤, 早老性 치매와 進行性 筋痙攣性 癲癎(progressive myoclonus epilepsies)과 같은 변성질환이 등이 있다.

② 전신성 질환으로 인한 경우 : 예를 들면, 각종 중독(일산화탄소, 알코올, 납, 수은, 이소니아지드 및 수면제 등), 대사와 내분비 질병으로 요독증, 간성혼수, 저혈당 및 저칼슘혈증 등이 있고, 심혈관질병으로 예를 들면 고혈압성 뇌병증, 완전성 방실 전도 막힘 등이 있다. 이 밖에 임신자간, 高熱驚厥, 비타민 B_6 결핍 및 구루병 등은 모두 전간발작을 일으킬 수 있다.

③ 誘發因素 : 癲癎환자는 피로, 수면부족, 기아, 폭음폭식, 驚恐, 감염, 중독, 過度한 換氣, 월경 등의 유발로 많이 발생하나 병인발작 전후에 유발요인을 찾을 수 없는 경우도 적지 않다.

1. 임상 증상

임상상 癲癎 발작의 표현 형식은 많으나 자주 볼 수 있는 것은 아래 4가지이다.

1) 대발작

의식이 갑자기 상실하는 것과 전신 경련 등의 특이한 증상이 나타나며 4기로 나눌 수 있다.

① 전조기 : 약 15%에서 전조증이 있을 뿐 발생률은 비교적 낮으며 상복부 불쾌감, 현훈, 정서가 안정되지 않고, 감각이상 등이 자주 보인다.

② 강직기 : 갑자기 의식을 상실하고 땅에 넘어지면서 전신의 근육이 강직성 수축을 하고 머리는 뒤로 젖혀지며 양쪽 상지가 굴곡강직되며, 크게 소리를 한 번 낸 후 동공산대, 혈압상승과 함께 호흡이 일시 정지하고 口唇에서 전신에 이르기까지 피부가 青紫色 이 나타나는 등의 증상이 수십 초 전후로 지속된다.

③ 陳攣期 : 전신의 근육이 규칙적으로 경련을 하고 점차 경련이 완화되면서 경련이 갑자기 정지한 채 1~3분간 유지된다.

④ 회복기 : 호흡이 먼저 회복되고 심박동 수, 혈압, 동공 등이 정상으로 회복되면서 환자가 혼수에 빠져들고 수분에서 수십 분 뒤에 깨어난다. 깨어난 뒤에는 발작 시를 기억하지 못하며 肢體가 노곤한데 3일 정도 지나야 회복된다.

2) 소발작

발작성으로 단기간의 의식장애 등의 특징적인 증상이 있고 아동에게 자주 보이며 14세 이후에는 드물게 나타난다. 아래에 3가지의 유형이 있다.

① 실신소발작 : 갑자기 발생하며 의식장애가 있고 1회에 수십 초 정도 지속되고 매일 발작을 수십 번에서 백여 번 발작한다. 두 눈이

한쪽으로 모이거나 위를 쳐다보며, 면색이 창백하고, 활동 및 언어를 중단하고 불러도 반응이 없다. 쓰러지는 경우는 비교적 드물며, 깨어난 뒤에는 발병에 대한 기억을 하지 못한다.

② 근육일시경련성 소발작 : 양측으로 1~2초 정도 짧게 筋肉이 간대성 경련을 일으킨다. 면부와 상지, 경부, 체간의 屈筋에 발생한다. 대부분은 대발작과 병발하며 소수에서 실신소발작과 병발하기도 한다.

③ 비전형소발작 : 대다수는 瀰滿性 뇌병이 있고 과반수 이상에서 지력장애가 있고, 대부분 1~3세에서 발병하며 발작양상은 실신소발작과 비슷하고 단지 시간이 더 짧으며 의식장애 정도가 가볍고 시작과 회복이 비교적 완만하다.

3) 국한성 발작

국한성 증상이 특징이며 수초에서 수십 초 정도 지속되며 대발작과 비슷하나 명확한 의식장애가 없다. 아래의 2종류를 포괄한다.

(1) 운동성 발작

① 일시경련성 발작 : 증상은 국부 발작성 경련이 있으며 口角, 안검, 수지, 족지에 많이 나타나며 일측 면부 혹은 肢體 원위부에도 나타날 수 있다.

② 실어성 발작 : 잠시 짧게 발작성 운동성 실어가 있다.

③ 旋轉性 발작 : 머리가 일측으로 향하고 어떤 때는 신체도 일측으로 향한다. 이 종류의 발작은 대다수가 발전하여 대발작을 이룬다.

(2) 감각성 발작

① 체감성 발작 : 일측의 구 · 설 · 면부 및 지체에 국한되며, 일시적으로 발생하는 마목 · 刺痛 등의 증상이 있다.

② 특수감각성 발작 : 발작성 각종 환각으로 표현된다.

4) 정신운동성 발작

모든 연령에서 발병이 가능하나 비교적 다른 유형보다 발생 연령이 늦다. 아래 증상은 단독 혹은 여러 개가 나타날 수 있다.

① 의식장애 : 어떤 경우는 발작성 의식장애가 나타날 수 있고 대부분에서는 기타증상과 서로 같이 나타난다.

② 정신증상 : 다양한 환각과 착란 등과 같이 표현이 다양하고 복잡하며, 항상 '胃의 작용'은 상승감이 있으며 일찍이 알고 있는 것 같은 환경을 변조하고, 강박적인 생각이 있을 수 있으며 공포와 두려움, 경쾌, 분노 등도 있을 수 있다.

③ 自動症 : 환자는 무의식적 동작을 하는데, 예를 들면 흡입하여 빨기, 저작, 옷 벋기, 손 문지르기, 옷 벗기, 달리기, 더듬기, 중얼거리는 증상이 있다.

● 검사 : 뇌전도는 다수에서 棘波(spike wave), 尖波(sharp wave), 棘－慢綜合波(spike and wave complex), 尖－慢綜合波(sharp and wave complex), 多棘－慢綜合波(multispike and wave complex), 폭발성을 가진 高波幅의 리듬 등의 癲癎波形이 나타난다. CT 촬영, MRI는 癲癎의 병인 진단에 중요한 가치가 있다.

2. 중의 변증 치료

癲癎은 중의학에서도 또한 '癲癎', '癎症'이라 칭하며, 속칭 '羊癎風'이라 한다.

병의 발생은 다음과 같이 인식하고 있다. 七情이 균형을 잃는 것은 주로 驚恐鬱怒와 결부된다. 飮食不節은 肥甘厚味 과식으로 脾運失健하여 水穀精微가 凝聚하여 痰을 형성한다. 病後에 모종의 溫病이 속발하는 것은 뇌 기생충 병증, 뇌내 병변 등이다. 선천적 요인은 태아가 나오기 전 모체 내에 있을 기간에 모체가 多病하거나 갑자기 驚恐, 損傷, 물에 빠짐 등에 처했을 때, 손상이 태아에 미쳐 태아 발육에 영향을 주어 출생 후에 癲癎이 발병되기 쉬운 것이다. 임상에서 발작 시 지르는 소리가 다양함에 근거하여 馬·牛·猪·羊·鷄 등의 五癎의 구별을 두었으나, 임상에서 큰 의미는 없다.

유형은 다음과 같이 나뉜다.

1) 風痰閉阻型

발작 전에 眩暈, 胸悶, 乏力 등의 증상이 항상 있으나, 명확한 전조증이 없는 경우도 있다. 발작 시 갑자기 쓰러지고, 정신이 맑지 않고, 경련이 있으며, 입으로 침을 흘리고, 혹은 소리를 지르며, 舌苔白膩, 脈多弦滑하다.

① 治則 : 豁痰開竅, 熄風定癎

② 치료는 발병 전의 응급취혈법, 발병 전의 취혈법, 회복기의 취혈법 등 3가지 조합으로 나뉘는데 뒤에 설명을 하였다.

2) 心腎虧虛型

精神은 원기가 없고, 頭目昏花, 面色不華, 心悸食少, 腰酸軟하다. 심하면 혹 智力減退, 言語가 맑지 않다. 발작 시 突然昏仆, 神志不淸, 경련, 口吐涎沫, 或 口中有叫聲한다. 舌質淡, 脈細或細滑하다.

治則 : 補益心腎, 健脾化痰

3. 치료

발작 시 응급에 사용하는 혈, 발병 전 사용하는 혈, 회복기에 사용하는 혈로 나누어 설명한다.

1) 제1조 응급혈

(1) 穴位와 鍼法

① 人中 : 구순 상부에 있으며 人中溝 상 1/3 과 중 1/3 교접점에 있다. 30호 1촌(25mm) 호침을 취하고, 국부를 소독하고 0.8촌(20mm) 정도 위를 향하여 斜刺한다.

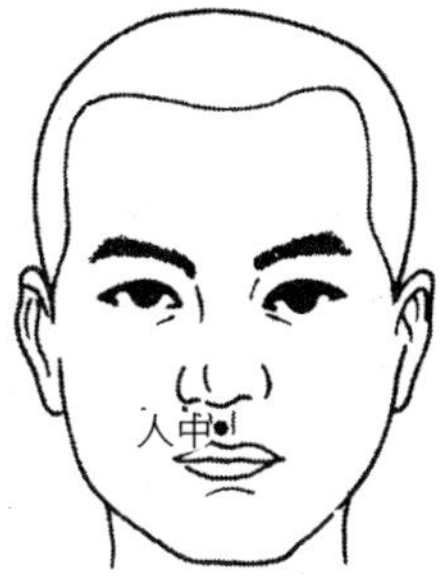

그림 2-31

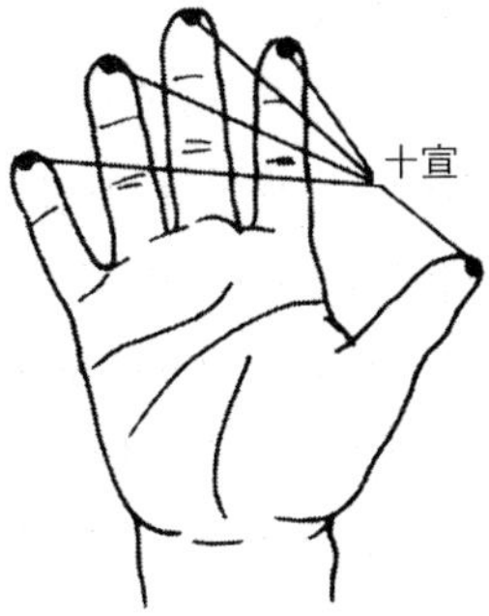

그림 2-32

鍼感 : 국부 脹痛이 있다. (그림 2-31)

② 十宣 : 손가락의 첨단에 있고 손톱에서 0.1촌 거리이다. 30호 0.5촌(15mm) 호침 10개를 취하고, 국부를 소독하고 약 0.3촌(10mm) 정도 자입한다.

鍼感 : 국부 脹刺痛이 있다. (그림 2-32)

(2) 體位와 手法 및 療程

환자는 앙와위를 취하고 위의 혈과 같은 방법으로 자침한다. 매 혈은 차례로 강자극으로 침을 염전하여 환자가 깨어나면 발침하며, 환자로 하여금 30분 정도 휴식하였다가 침상에서 내려오거나 귀가하도록 한다.

2) 제2조 발병 전 사용 혈

癲癎 발작이 빈번하게 일어나는 환자에게 적용된다(매일 수 차례 혹은 매일 한 차례, 매주 수 차례 혹은 한 차례, 매월 월경 전 발병). 발병 시에는 사용하지 아니하고 발병 전 몇 시간 전에 혹은 발병 1주 전부터, 혹은 월경 전 1주부터 침을 시술하고 발병하는 시기가 부정확한 사람에게는 사용하지 않는다.

(1) 穴位와 鍼法

① 大椎 : 제7경추 극돌기 하의 오목한 곳에 있다. 소독된 三棱鍼으로 국부를 소독하고 평행되게 세 곳을 刺한다. 혈에 빠른 속도로 자입하여 환자가 동통을 느끼지 않게 약 10mm 자입한다. 대추 좌우로 각각 양방 10mm에도 심도 10mm로 침을 자입한다. 세 곳의 자침을 마친 후 왼손은 거즈로 국부를 압박하여 출혈이 계속 나지 않도록 한 후에 소독된 거즈로 주위에 고정한다. 10시간 후에 거즈를 제거하고, 될 수 있으면 36시간 안에 국부에 물이 닿지 않게 한다. (그림 2-1)

② 神道 : 제5흉추 극돌기 하의 오목한 곳에 있다. 三棱鍼을 취하여 국부를 통상적으로 소독하고 10mm 직자하고 취침하여 소독된 거즈로 압박하여 출혈이 계속되지 않도록 하고, 거즈를 10시간 지난 후에 교환해주고 36시간 동안 물로 씻지 않도록 한다. (그림 2-28)

③ 長强 : 眉骨尖端 하방의 오목한 곳에 있다. 三棱鍼을 취하여 국부를 소독하고 長强의 중점에 梅花형태로 각 점 사이의 거리를 15mm 정도로 하여 5점을 刺하는데 혈위 국부를 집어 올려서 침자하고, 깊이는 6~9mm 정도로 한다. 자침한 후에는 소독된 거즈로 출혈부를 약간 압박하고 10시간 뒤에 거즈를 교환해주며, 36시간 내에는 물로 씻지 않도록 한다. (그림 2-33)

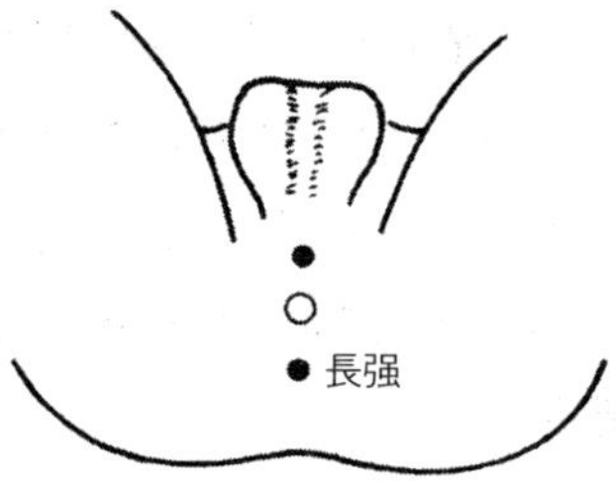

그림 2-33

(2) 體位와 手法 및 療程

환자는 俯臥位를 취하고 하복부에 베개를 받친다. 침놓기가 끝난 후 측와위로 10분 휴식한다. 매주 1차례 시술하고 10차례를 1療程으로 하고 효과가 없으면 치료를 중지하거나 1개월 휴식한 후 다시 침을 시술한다.

3) 제3조 회복기 사용법

소발작, 복형 간질(abdominal epilepsy) 등 비교적 증상이 가벼운 환자에게 응용한다. 혹은 제2조 혈위를 사용하여 침자 후 癲癎이 발생하지 않으면 이 혈을 사용하여 효과를 확실하게 한다.

(1) 穴位와 鍼法

① 翳風(양측) : 耳垂下와 下頷角의 사이의 오목한 곳에 있다. 30호 2촌(50mm) 호침 2개를 취하여 국부를 깨끗이 소독하고, 下頷角을 향하여 1.8촌(45mm) 자입한다. 다른 1개 침은 약 1.8촌(45mm) 직자한다.

鍼感 : 국부 脹痛이 있다. (그림 1-9)

② 內關(양측) : 掌側 완횡문상 2촌에 있으며 掌長 筋腱과 橈側腕屈筋腱의 사이에 있다. 30호 1.5촌(40mm) 호침 2개를 취하고, 국부를 소독한 다음 外關 방향으로 약 1.3촌(35mm) 직자한다.

鍼感 : 국부 脹痛 혹은 손등이나 중지로 방산한다. (그림 1-8)

③ 鳩尾 : 전정중선상 검상돌기 하 5分에 있고 臍上 7촌에 있다. 28호 4촌(100mm) 호침을 취한 다음 국부를 소독하고 침첨이 아래로 향하게 하고 피부와 25° 각도가 되게 하여 약 3.6촌(90mm) 자입한다.

鍼感 : 국부 脹痛이 있다. (그림 2-34)

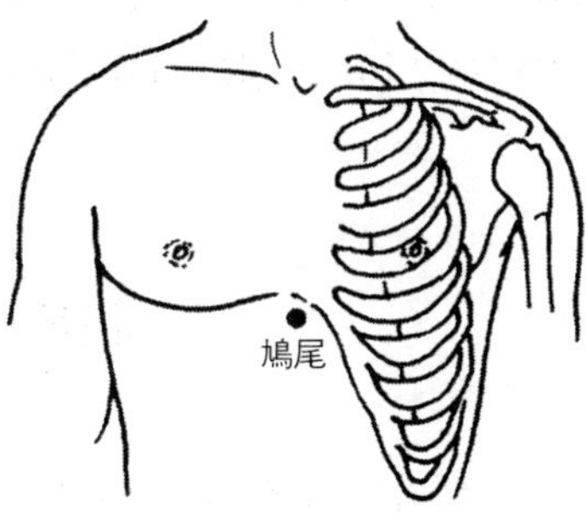

그림 2-34

④ 行間(양측) : 발등 第1・2趾간 縫紋 끝에 있다. 30호 2촌(50mm) 호침 2개를 취한 다음 국부를 통상적으로 소독하고 위를 향하여 1.8촌(45mm) 斜刺한다.

鍼感 : 국부 脹痛이 있다. (그

림 2-27)

(2) 體位와 手法 및 療程

환자에게 仰臥位를 취하게 하고 위의 혈들을 침법대로 자입하고 1시간 유침한 후 발침하는데 염전하지 않는다. 매일 1회 10회를 1療程으로 하며, 5일을 쉰 후 효과가 있으나 치유되지 않으면 다시 치료한다.

4. 저자 견해

癲癎의 병인은 비교적 많고 복잡하며, 그 임상표현 역시 복잡하여 임상에서 비교적 난치이고 완고한 증상 중의 하나이다. 위에서 소개한 3조의 혈위는 치료에 일정한 효과가 있다. 병이 비교적 가볍거나 발병이 규칙적인 환자는 효과가 양호하다. 속발성 癲癎으로 치료받을 때는 당연히 먼저 병인을 제거해야 한다(두개 내 종양, 두개 내 전이암, 뇌출혈 초기, 輕度의 두개 외상 초기). 위의 혈을 이용하여 단기간 내에 치료하는 것이 이상적이며 다수의 환자가 치료를 끝낸 후에는 발병이 1~3년 지연될 수 있다. 병을 앓은 기간이 비교적 길고 抗癲癎藥, 진정약을 복용하고 있고, 계속해서 약량이 늘어나도 癲癎발작이 억제되지 않는 환자에게 위의 방법대로 시술하면 일정한 효과가 있으나 썩 이상적이지는 못하다. 치료 전에 抗癲癎藥物을 먹은 환자는 치료기간 중에 호전이 있으면 점자 약물복용을 중지할 수 있고 그래야 약물로 인하여 癲癎발작이 다시 출현하는 것을 막을 수 있다. 치료기간에 뇌전도를 다시 검사하여 임상에 참고해야 한다.

제18절 히스테리

히스테리는 정신적인 자극으로 인하여 대뇌피질에서 잠시 기능 失調가 유발되어 일어나는 임상에서 많이 볼 수 있는 질병 가운데 하나이다.

각종의 정신적인 손상이 발병의 주요 원인이 된다. 환자의 발병은 대부분 장기간의 성격적인 특징에 따라 결정되며, 표현되는 性情은 안정적이지 못하고, 암시성이 매우 높으며, 풍부한 幻想 경향을 갖추고 있다. 아동기부터 발생하여 모든 일에 감정 이입을 하고, 이성적인 통제가 결핍되고, 내가 핵심이 되고, 뽐내기를 잘하는 이런 특징이 교육으로 교정을 받지 않으면 이 병으로 발전할 수 있는 기초가 된다. 위의 장기적인 여러 가지 변화로 인하여 대뇌피질과 피질하의 제1신호와 제2신호 계통에서 정상적인 조절이 失調되면 환자에서 형형색색의 증상이 나타난다.

1. 임상 증상

이 병의 임상 증상은 다양하다. 대부분 발작성 운동, 감각, 자율신경 및 정신장애 등 방면의 임상 표현을 나타낸다.

1) 운동장애

사지의 운동기능 증가, 감퇴 혹은 소실을 나타낸다. 예를 들면 癲癎과 유사한 발작성 경련, 떨림, 사지마비(單癱, 截癱, 偏癱), 독특한 걸음걸이(가위모양 걸음걸이) 등이다. 상세한 신체검사상 임상에서의 어떠한 병리 표현도 부합하지 않는다. 예를 들면 癱瘓과 같은 것은 腱反射 소실이 없고, 병리적인 반사 등이 나타나지 않는다.

2) 감각장애

피부의 감각과민, 減退 혹은 소실이 나타나는 것이 장갑 혹은 덧버선을 착용한 것 같은 양상으로 분포를 한다. 피부 감각 장애의 특징은 감각 장애의 부위와 신경말초가 정상적으로 분포하는 상황과 부합하지 않으며, 정상과 병변 부위 간 경계선 이상은 정연하게 분명하다. 감각 장애 부위를 건드리면 환자는 통증을 참기 어려운 표정을 나타낸다.

'Globus hystericus' 환자는 하복부에 一氣의 球狀物이 있는 것처럼 느끼고, 점차 上衝하여 胃部, 咽喉를 막음으로 인하여 呃逆이 발생하며, 답답하고 窒息感이 나타난다. 이외에도 환자는 耳聾, 失明(히스테리성 黑矇), 발성 장애 등의 증상이 나타날 수 있다. 그리고 이런 종류의 耳聾 환자는 睡眠 중에 부르면 깨울 수 있다. 失明한 환자는 대부분 갑자기 失明하고, 검사상에는 어떠한 눈의 병도 없다. 발병 전에는 분명한 정신적인 因素가 있으며, 양측 대칭성으로 시야가 축소된 管狀 視野가 나타난다. 발성 장애 환자는 기침 소리를 능히 낼 수 있다.

3) 자율신경 증상

흔히 볼 수 있는 것으로는 신경성 구토, 음식을 싫어 하고, 頻尿, 상상 임신 등의 증상이다.

4) 정신 증상

發作 時 흔히 볼 수 있는 증상은 大哭大笑, 大喊大叫, 亂說難唱, 手舞足蹈가 있으며, 항상 허세를 부리는 표현을 한다. 환자는 과장된 동작과 생동적인 표정을 통하여 내심의 불유쾌한 사정을 말로써 나타낼 수 있으며, 사람이 많은 장소에서는 발작이 더욱 더 도드라진다. 감정이 격동된 어떤 때는 갑자기 땅에 넘어지고 불러도 반응이 없고 전신이 강직되며, 사지를 떤다. 호흡은 막히거나 과도하게 喘氣가 나타나며, 癲癇 모양의 대발작과 유사하다. 단 구토와 입에 흰 거품은 없고, 口角 및 혀에 이빨로 깨문 자국은 없고, 아울러 의식 장애를 동반하지 않는다. 발작은 몇 십분 혹은 몇 시간이다.

2. 중의 변증 치료

중의학에서는 본 병증의 발생이 대개 情志所傷으로 肝鬱氣滯하여 臟腑陰陽이 失調한 것으로 인식한다. '臟躁', '厥證', '鬱證', '奔豚氣', '梅核氣' 등의 병증들 중에서 유사한 묘사 내용을 발췌할 수 있다. 鬱

怒傷肝, 思慮傷脾하고 肝氣鬱이 오래되면 化火하며, 脾氣鬱滯로 生濕하는데, 濕火가 相兼하면 煉結成痰되고 痰氣는 咽喉에 맺혀 이물감을 자각한다. 혹은 心情抑鬱하면 飮食減少하여 氣血生化之源이 不足하여 脾氣虛弱, 腎陰虧耗를 초래할 수 있다. 脾氣가 虛하면 津液을 行하지 못한다. 腎陰이 虛하면 腎水와 心火가 相濟하지 못한다. 虛火妄動하여 心神不寧하고 悲怒無常하게 된다.

유형은 다음과 같다.

1) 肝鬱氣滯型

정신적으로 억울한 일을 당하거나, 정서가 안정되지 못하거나, 의심하는 생각으로 탄식을 많이 하고, 胸脅이 脹痛하고 목구멍에 뭔가 막힌 듯 하여 토하려 해도 토할 수 없고, 삼키려 해도 삼킬 수 없는데 음식을 삼키는 것은 곤란하지 않다. 苔白膩, 脈弦滑하다.

2) 擾鬱傷神型

정신이 황홀하고, 心神이 편안하지 않으며, 슬퍼하고 우울해 하며 기뻐하다가 우는 등 마음의 변화가 심하며, 때로 기지개를 켜며 하품을 한다. 舌淡苔白, 脈弦細하다. 혹은 배가 더부룩하여 음식을 적게 먹고, 가슴이 두근거려 잠을 자지 못하고, 정신이 피곤하며, 얼굴에 화려한 빛이 없고 舌質淡, 脈弦細하면 心脾兩虛증이다. 혹 어지럽고 귀에서 소리가 나며, 얼굴에 紅色이 나타나고, 손과 발바닥 중심에 熱이 나고, 땀이 많고, 허리가 시큰하고, 건망이 심하고, 잠이 적고, 舌質紅, 少苔, 脈細數을 겸하면 心腎陰虛證이다.

3. 치료

저자가 최근 30년간의 임상 경험에 근거하여 발병기의 치료 혈위와 방법, 그리고 間歇期의 治療穴位와 방법을 총괄해 보았는데, 상세한 내용은 다음과 같다.

1) 發病期 穴位

(1) 穴位와 鍼法

① 合谷(양측) : 手背 第1·2掌骨 사이, 第2掌骨 橈側緣의 중점처에 있다. 30호 2촌(50mm) 호침 2개를 취한다. 국부는 통상적인 소독을 하고, 後谿 방향을 향하여 약 1.8촌(45mm) 刺入한다.
鍼感 : 국부 脹痛이 있다. (그림 2-2)

② 足三里(양측) : 膝部 犢鼻 下 3촌, 脛骨前嵴으로부터 1橫指(中指) 떨어진 곳에 있다. 30호 2촌(50mm) 호침 2개를 취한다. 국부는 통상적인 소독을 한다. 약 1.8촌(45mm) 直刺入한다.
鍼感 : 국부 脹痛이 있다. (그림 2-4)

(2) 體位와 手法 및 療程

진찰 후 환자를 침상 위에 仰臥位를 취하게 하고 전면적으로 자세하게 體檢(히스테리로 확진되어도 말을 하면 안 되고 아울러 검사를 완료한다) 하여 검사 내용을 포괄하며, 心·肺音을 듣고, 胸腹 및 膝蓋腱反射를 打診, 바빈스키 검사, 혈압 등을 측정하고 나서 히스테리라는 것을 확진하면 의사는 말로 치료(암시요법)를 시작한다. 먼저 환자 가족에게 환자의 연령(결코 발병 원인을 묻지 않는다), 발병 시간을 질문한 연후 주위의 사람들에게 말을 하지 말라고 하며, 안정을 유지하고, 환자는 충분히 휴식하도록 한다. 그러면서 환자 가족은 의사가 질문 시 한 사람만이 대답하도록 한다. 그러나 환자가 스스로 대답할 수 있을 때는 다른 사람이 대신하여 대답하게 할 필요는 없다. 그런 후에 환자에게 침치료 하는 것을 알려주고, 아울러 환자에게 제1침을 合谷(남자는 먼저 좌측을 刺鍼하고, 여자는 먼저 右側을 刺鍼한다)에 刺鍼하는 것도 알려주며, 進鍼 후 환자는 능히 말을 할 수 있거나 말이 분명하게 된다. 제2침(合谷) 進鍼 후 환자는 頭面이 가뿐하게 되고, 눈을 뜨게 된다. 제3·4침(足三里) 進鍼 후 환자는 전신이 가뿐하게 되고, 病情이 완전히 호전된다. 위의 穴에 鍼을 완전히 놓은 후 환자에게 20분 留鍼 후 拔鍼할 것을 알려주고, 아울러 환자가 감각이 완전히 좋아져도 완전하게 될 때까지 치료를 지속해야 하는 것도 알려준다. 拔鍼 시 인내심을 가지고 5차 침치료(1療程이 된다)를 받아야 하고, 침치료를 마친 후 환자의 心中 煩悶, 苦惱, 恐懼가 완전히 소실되고, 마음이 밝아질 것이라는 것을 알려준다. 이 같은 설명을 마치고 拔鍼 시간이 되면 拔鍼 시 다시 환자에게 拔鍼 시는 아프지 않으며, 拔鍼을 완전히 한 후 당신은 즉시 자유자재로 걸을 수 있다고 말해준다. 拔鍼하고 1차 치료를 마친다. 이후의 5차 치료는 間歇期 穴位를 사용한다.

2) 間歇期 穴位

(1) 穴位와 鍼法

① 太陽(양측) : 眉外梢와 目外眥 사이에서 후방을 향하여 약 1촌처의 오목한 곳에 있다. 30호 2촌(50mm) 호침 2개를 취한다. 국부는 통상적인 소독을 한다. 率谷 방향을 향하여 약 1.8촌(45mm) 刺入한다.
鍼感 : 顳部 脹痛이 있다. (그림 2-10)

② 內關(양측) : 掌側 腕橫紋上 2촌, 掌長筋腱과 橈側腕屈筋腱 사이에 있다. 30호 1.5촌(40mm) 호침 2개를 취한다. 국부는 통상적인 소독을 한다. 對側 外關을 향하여 약 1.3촌(35mm) 直刺한다.
鍼感 : 국부 脹痛 혹은 手背 및 中指를 향하여 放散한다. (그림 2-7)

③ 鳩尾 : 前正中線 上, 검상돌기 下 0.5촌, 臍上 7촌에 있다. 30호 4촌(100mm) 호침을 취한다. 국부는 통상적인 소독을 한다. 鍼尖은 아래를 향하고 피부와 25° 각도로 약 3.8촌(95mm) 刺入한다.
鍼感 : 국부 脹痛이 있다. (그림 2-34)

④ 行間(양측) : 足背 第1·2趾間의 縫紋端에 있다. 30호 1.5촌(50mm) 호침 2개를 취한다. 국부는 통상적인 소독을 한다. 위로 경사지게 약 1.3촌(35mm) 刺入한다.
鍼感 : 국부 脹痛이 있다. (그림 2-27)

(2) 體位와 手法 및 療程

환자를 조용한 실내에 바로 눕히고 위의 혈을 침법대로 刺入하여 1시간 留鍼한 뒤 捻轉하지 않고 拔鍼한다. 留鍼 시 환자는 될 수 있으면 잠을 자도록 하여 留鍼 1시간이 되면 환자를 가볍게 불러 깨운 후에 拔鍼한다. 매일 1회, 5회의 鍼治療 후 멈춘다. 매월 1療程의 침치료를 할 수 있다.

4. 저자 견해

히스테리의 임상 표현은 다양하나, '梅核氣', '臟躁', '厥證', '奔豚氣', '暴喑' 등의 모습으로 발작한다. 發病은 厥證같이 위독해 보이고 癲癇大發作 양상과 유사하게 경련하나, 의식은 완전히 깨끗하다. 그러므로 위의 방법대로 치료하면 만족스런 효과를 거둘 수 있다.

刺鍼에 暗示治療를 추가하면 이 병은 독특한 치료 효과가 있다. 그 효과의 좋고 나쁨은 의사가 사용하는 말의 합리적 운용, 鍼刺 穴位의 정확도, 실내의 안정 이 3가지에 달려 있다. 가장 중요한 것은 처음 刺鍼의 성공과 실패에 있는데, 성공하면 그 후의 치료는 적은 노력으로 배의 효과를 거둘 수 있다. 실패하면 이런 예의 환자는 완전히 치유할 수 있는 희망이 크지 않다. 완전히 치유된 후 환자에게 많은 운동으로 육체를 단련하여 체력을 증진하며, 아울러 마음이 유쾌하며, 편하게 먹도록 당부한다. 그렇게 하면 치료 효과를 확실하게 할 수 있다.

제19절 內耳眩暈

內耳眩暈은 메니에르병이라고도 칭한다. 주된 임상증상은 발작성 眩暈, 耳鳴, 청력감퇴, 頭脹滿 등의 임상증후군이다.

이 병의 원인은 아직 명확히 밝혀지지 않았지만 피로, 정서적인 흥분, 정신적인 손상 등으로 자율신경 기능의 失調를 일으키는 것과 관계가 있을 수 있다. 근래에는 그것과 내분비대사 문란, 각종 원인으로 생기는 病態 반응, 바이러스 감염 등과 관계가 있을 것으로 생각하는 사람들도 있다.

최근에 이 병의 발병기전을 연구한 학자들은 보편적으로 두 가지로 나눈다.

첫 번째는 피로, 정신적인 손상, 정서적인 흥분 등의 요인으로 유발된 신체의 자율신경 기능실조로 인해 內耳膜의 迷路 혈관 경련, 微循環 장애, 耳蝸에 혈액 공급 부족, 국부 신경상피에 산소가 결핍되고, 내림프 생산 감소, 중간대사산물의 축적, 膜迷路 내 삼투압의 증가를 유발하여 림프와 국부 액체가 스며들어가서 膜迷路에 물이 차게 되고 압력이 증가하여 前庭을 자극 손상하여 眩暈, 平衡失調가 나타나게 되며, 耳蝸를 자극하여 耳鳴, 耳聾을 일으킨다. 내림프 압력이 한층 높아질 때 前庭 基底膜 또는 球囊壁이 파열되고, 장기간 반복적인 발작은 內耳 감수기와 基底膜에 퇴행성 변화를 초래하여 영구적인 손상을 띠게 한다.

두 번째는 膜迷路가 하나의 밀폐된 系統이고 그 각 부분은 모두 小管으로 연결되어 있으며, 국부 대사장애, 變態 반응, 내분비 문란, 감염 등의 요인으로 내림프액에 끈적한 多糖의 聚合 발생 및 聚合 변화를 일으켜 小管 내에 침착되어 小管을 막히게 한다. 막힌 부위의 膜迷路는 림프흡수가 감소하여 그 압력이 높아지게 한다. 그래서 막힌 또 다른 한 부분의 膜迷路 내 압력이 상대적으로 낮아져서 兩者가 평형을 잃어 일정한 압력 차이에 도달 했을 때 압력이 높은 부분의 림프액은 원래 막힌 小管을 세게 열어 압력이 낮은 곳을 향해 흐르게 된다. 膜迷路 내의 림프액이 갑작스레 활발히 흐르게 되어 前庭과 耳蝸感受器를 자극한다. 그래서 眩暈, 耳鳴을 일으키고 청력 등에 영향을 준다.

1. 임상 증상

임상 증상은 아래의 4종 유형으로 개괄할 수 있다.

1) 發作性 眩暈

흔히 前兆 증상이 없이 갑작스레 발작하는 旋轉性 眩暈으로 주위의 물체 또는 자신이 빙빙 도는 것 같이 느낀다. 또는 머리는 무겁고 발은 가벼우며 일정치 않게 흔들거리는 浮沈感이 있고, 심할 때는 惡心, 嘔吐, 汗出, 面色蒼白, 심장 박동 감소 등의 자율신경 자극증상을 수반한다. 발작이 고조될 때는 흔히 수평형 또는 수평을 겸한 旋轉 眼球震顫을 동반하고, 患側으로 注視할 때 眼球震顫이 심해진다. 眩暈이 완화되고 소실된 후에는 眼球震顫이 그에 따라 소실된다. 상술한 증상이 흔히 體位 변화와 머리를 움직임으로 인해 가중되기 때문에 환자가 급성으로 발작할 때는 눈을 감고 누워 감히 몸과 머리를 돌리려 하지 않는다. 眩暈은 일반적으로 수시간 또는 수일동안 지속되고, 어떤 환자는 가벼운 정도의 頭昏, 頭脹이 남는다.

이 病은 수주, 수개월, 수년에 한 차례 정도 발작할 수 있고, 발작 간헐기에는 증상이 완전히 소실될 수 있다. 하지만 여러 차례 발작 후에는 종종 간헐기가 단축되고, 耳聾은 眩暈 발작에 따라 가중되고, 眩暈은 耳聾을 따라 가중되어야 하지만 오히려 경감된다. 완전성 耳聾이 나타날 때에는 前庭 기능이 동시에 소실되기 때문에 眩暈이 다시 발작하지 않는다. 또 어떤 환자는 수차례 발작 후에 저절로 緩解되기도 한다.

2) 聽力減退

초기에는 대다수가 單側性이고 청력감퇴도 가볍기 때문에 그것을 느끼기가 쉽지 않고 대수롭게 여기지 않는다. 여러 차례 발작 후에는 청력이 점차 감퇴되고, 절반의 환자는 심한 耳聾으로까지 발전한다. 또 어떤 환자는 비록 청력 감퇴는 있지만 高頻度의 音叉에 대해서는 귀를 찌르는 듯하게 느낀다. 청력 감퇴는 眩暈 발작에 앞서 나타날 수 있고, 매번 眩暈 발작을 할 때마다 청력이 한층 더 감퇴될 수 있다. 발작 간헐기에는 흔히 부분 또는 완전하게 회복할 수 있고, 일종의 특수한 청력 파동현상이 나타나지만 여러 차례 발작 후에는 원래의 수준으로 회복되기가 어렵다. 오래되면 感音性 耳聾이 나타나고, 少數는 더욱 발전하여 완전한 청력 상실에 이른다.

3) 耳鳴

이 증은 內耳 자극 증상의 가장 초기 표현이 될 수 있다. 절대 다수의 환자는 眩暈이 이미 있기 전에 耳鳴이 있고, 아울러 시작할 때 파동성을 띠며, 대다수는 기계소리와 유사한 '쿵쾅' 소리를 띠거나 또는 '앵앵' 하는 모기 소리같이 낮고 빈발한 소리를 띤다. 輕重의 차이가 있고, 眩暈 발작시에는 더욱 극렬해진다. 발작이 지나간 후에는 耳鳴이 점차적으로 경감 또는 소실된다. 반복적인 출현 후에는 지속성 또는 영구성을 띨 수 있으며 매미 소리 같은 高頻音 또는 혼합음이 나타난다.

4) 頭脹滿感

환자는 발작 전, 발작 시 그리고 발작 후에 항상 한쪽 또는 전체적으로 頭部가 脹滿하여 막힌 듯하게 느끼지만 대수롭지 않게 여긴다. 어떤 환자는 머리는 무겁고 다리는 가벼운 느낌, 마음이 울적한 느낌 등을 느낀다. 病歷을 자세히 물어보면 일반적으로 알 수 있다.

이 병의 주된 진단 조건은 반복 발작의 眩暈에 惡心嘔吐를 수반한다. 그리고 眩暈의 반복 발작과 耳蝸 증상의 악화는 서로 관계가 있다. 청력측정시험은 單側 感音性 耳聾을 증명하고, 양측을 교대로 하는 響度平衡試驗과 電氣反應側聲法은 重振 현상이 있음을 나타낸다. 평형기능시험으로 外周性 前庭障碍를 알 수 있다. 제8뇌신경을 제외하고 모든 뇌신경이 정상이고 측두골 X선과 耳鏡檢査가 정상인 조건에 부합하면 진단이 통상적으로 어렵지 않다. 그렇지만 일부 환자는 병의 표현이 전형적이지 못하고, 病程은 초기지만 발작성 청력 감퇴 또는 眩暈이 있어 항상 진단이 복잡하다.

2. 중의 변증 치료

內耳眩暈은 중의학의 '眩暈'의 범주에 속하며, 병증의 발생은 風·痰·虛 등과 유관한 것으로 인식하였기에, '痰이 없으면 眩暈도 없다'의 논점에서 보고 있다. 병변은 주로 肝에 있는데, '諸風掉眩, 皆屬於肝'라는 설명이 있다. 이 병의 병인은 매우 많으나, 대개 情志失調, 飮食偏嗜, 久病體虛, 勞欲過度하여 肝·脾·腎의 機能失調로 미쳐 風陽과 痰火가 上擾淸空하여 陰精氣血의 不足을 일으키고 腦를 滋養할 바가 없어져 발병하게 된다. 유형은 다음과 같다.

1) 肝木犯胃型

보통 전조증 없이 갑자기 발작하는 旋轉性 眩暈, 周圍의 물체나 자기 몸이 旋轉하는 것처럼 느껴지며, 或 頭重脚輕, 흔들흔들 움직이는 것이 일정하지 않고 浮沈感이 있다. 一側의 耳鳴, 심하면 頭昏하고 目脹痛, 胸脅悶脹, 惡心, 嘔吐, 痰과 침이 점점 증가하고, 不思飮食하며, 매번 煩勞 或 성냄으로 인하여 유발되거나 가중되고, 面色潮紅, 마음이 조급하며 쉽게 성을 내고, 少寐多夢, 口苦한 증상이 있다. 舌質紅, 舌苔黃, 脈弦하다.

① 治則 : 平肝潛陽, 和胃化痰

② 혈위 처방 : 太陽(양측)·率谷(양측)·風池(양측)·內關(양측)·足三里(양측)

③ 혈방 해석 : 風池에 자침하면 平肝潛陽하고, 內關에 자침하면 通陽寬胸한다. 胃經의 合穴인 足三里·率谷에 자침하면 足少陽·足陽明經을 통하고 頭暈과 嘔吐를 치료한다. 頭痛, 頭暈, 頭脹을 치료하는 要穴인 太陽을 배합하여 함께 치료하면 平肝潛陽, 和胃化痰하는 효능이 있다.

2) 痰濁中阻型

갑자기 發作性·旋轉性의 眩暈이 나타나고, 발작 시 머리를 돌릴 수 없으며, 一側의 청력감퇴, 이명 등이 나타난다. 보통 머리가 무겁고 무엇을 덮어 쓴 것 같으며, 胸脘痞悶, 惡心欲吐, 食少多寐가 나타난다. 舌苔白膩, 脈濡滑하다.

① 治則 : 健脾除濁, 化痰調中

② 혈위 처방 : 太陽(양측)·頭維(양측)·風池(양측)·內關(양측)·豊隆(양측)

③ 혈방 해석 : 太陽·頭維·風池 3개 穴을 배합하면 頭痛, 頭暈, 少寐 증상을 해소할 수 있다. 內關은 胸脘痞悶을 없애고, 豊隆을 더하면 治痰하는 要穴로서 化痰除濕한다. 위의 혈들을 함께 조합하면 健脾除濕, 化痰調中하는 효능이 있다.

3) 氣血不足型

旋轉性 眩暈이 갑자기 발작하는데, 움직이면 극심해지고 臥位에서는 감소되며, 피로하면 발작한다. 보통 一側의 耳鳴과 청력 저하를 동반하고, 面色蒼白, 氣短懶言, 神疲納差, 腰酸肢軟, 心悸少寐, 健忘易怒하다. 舌質淡, 脈沈細無力하다.

① 治則 : 益氣升陽, 補血塡精

② 혈위 처방 : 太陽(양측)·率谷(양측)·風池(양측)·心兪(양측)·膈兪(양측)·足三里(양측)

③ 혈방 해석 : 太陽·率谷·風池 3개 穴을 서로 배합하면 頭暈, 頭痛을 치료하고 安眠, 益氣升陽한다. 心兪·膈兪는 補氣益血하며, 足三里를 배합하면 調補脾胃, 安心寧神, 補血塡精할 수 있다. 위의 혈들을 함께 조합하면 益氣升陽, 補血塡精하는 효능이 있다.

3. 치료

1) 穴位와 鍼法

① 太陽(양측) : 측두부에 있으며, 눈썹 외측 끝과 目外眥의 사이에서 뒤쪽으로 1촌 오목한 곳이다. 30호 2촌(50mm) 호침을 취하고, 국

부에 통상적인 소독을 한 다음 率谷 방향으로 약 1.8촌(45mm) 刺入한다.

鍼感 : 국부 脹痛이 있다. (그림 2-10)

② 率谷(양측) : 측두부에 있으며, 耳尖 直上 1.5촌처이다. 30호 1.5촌(40mm) 호침을 취하여 국부에 통상적인 소독을 한 다음 후방을 향하여 약 1.3촌(35mm) 平刺한다.

鍼感 : 側顳部의 脹痛이 있다. (그림 2-10)

③ 風池(양측) : 項後에 있으며, 흉쇄유돌근과 승모근 위 끝과의 사이 오목한 곳으로 風府와 같은 높이에 있다. 30호 2촌(50mm) 호침을 취하여 국부에 통상적인 소독을 한 다음 脊柱 방향으로 약 1.8촌(45mm) 刺入한다.

鍼感 : 국부 脹痛 또는 後頭를 따라 顳部로 放散된다. (그림 2-10)

④ 內關(양측) : 손목 橫紋 上 2촌에 있으며 掌長筋腱과 橈側腕屈筋腱의 사이에 있다. 30호 1.5촌(40mm) 호침을 선택하며, 국부를 통상적으로 소독한 다음 外關 방향으로 약 1.3촌(35mm) 直刺한다.

鍼感 : 국부의 脹痛 혹은 手背 및 中指 쪽으로 放散感이 있다. (그림 2-7)

⑤ 足三里(양측) : 小腿 전외측면의 상부에서, 犢鼻 아래 3촌 부위, 脛骨의 전연으로부터 1횡지(中指) 떨어진 곳에 있다. 30호 2촌(50mm) 호침을 선택하고, 국부를 통상적으로 소독한 다음 약 1.8촌(45mm) 직자한다.

鍼感 : 국부의 脹痛 혹은 足背로 放散한다. (그림 2-4)

⑥ 心兪(양측) : 背部 神道(제5 · 6흉추 극돌기 사이의 오목한 곳)의 外側 1.5촌처에 있다. 30호 2촌(50mm) 호침을 취하고, 국부를 통상적으로 소독한 다음, 척추 방향으로 약 1.8촌(45mm) 자입한다.

鍼感 : 국부의 脹痛이 있다. (그림 2-35)

⑦ 膈兪(양측) : 背部 至陽(제7 · 8흉추극돌기 사이의 오목한 곳)의 外側 1.5촌처에 있다. 30호 2촌(50mm) 호침을 취하고, 국부를 통상적으로 소독한 다음, 척추 방향으로 약 1.8촌(45mm) 자입한다.

鍼感 : 국부의 脹痛이 있다. (그림 2-35)

⑧ 頭維(양측) : 두부의 측면, 前髮際 額曲의 外上方에서 入髮際하여 0.5촌 督脈의 神庭에서 4.5촌 떨어진 곳에 있다. 30호 1.5촌(40mm) 호침을 택하고, 국부를 통상적으로 소독한 다음, 督脈과 평행하게 뒤쪽을 향해 약 1.3촌(35mm) 자침한다.

鍼感 : 국부의 脹痛이 있다. (그림 2-22)

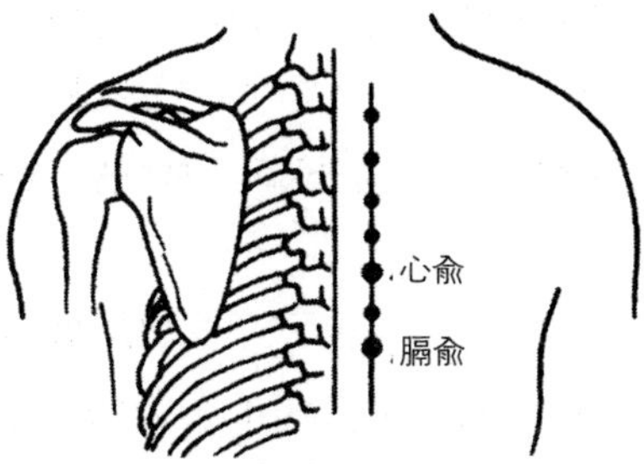

그림 2-35

⑨ 豊隆(양측) : 소퇴부 전외측, 외과첨 上 8촌, 條口 외측, 脛骨 前緣 2横指(中指) 거리에 위치한다. 30호 2촌(50mm) 호침을 선택하고 약 1.8촌(45mm) 직자한다.

鍼感 : 국부의 脹痛이 있다. (그림 2-8)

2) 體位와 手法 및 療程

肝木犯胃型 환자는 坐位에서 취혈한다. 太陽・率谷・風池・內關・足三里 5개 穴을 취혈하여 法에 따라 자입한 후 平補平瀉法 수기로 得氣시켜 40분 유침한 후 발침한다. 매일 1회, 6회를 1療程으로 하고 3일간 휴식 후 효과가 있으나 치유되지 않으면 다시 치료한다. 6회로 無效하거나 치유되면 치료를 중지한다.

痰濁中阻型 환자는 坐位에서 취혈한다. 太陽・頭維・風池・內關・豊隆 5개 穴을 취혈하여 法에 따라 자입한 후 平補平瀉法 수기로 得氣시켜 40분 유침한 후 발침한다. 매일 1회, 6회를 1療程으로 하고 3일간 휴식 후 효과가 있으나 치유되지 않으면 다시 치료한다. 6회로 無效하거나 치유되면 치료를 중지한다.

氣血不足型 환자는 坐位에서 취혈한다. 太陽・率谷・風池・心兪・膈兪・足三里 6개 穴을 취혈하여 法에 따라 자입한 후 補法 수기

로 得氣시켜 40분 유침한 후 발침한다. 매일 1회, 6회를 1療程으로 하고 3일간 휴식 후 효과가 있으나 치유되지 않으면 다시 치료한다. 6회로 無效하거나 치유되면 치료를 중지한다.

4. 저자 견해

內耳眩暈은 중의학의 '眩暈'에 속한다. 역대 의가들은 이 병에 대해 다량으로 논술하였는데, 귀납하면 다음과 같이 몇 가지 방면으로 나뉜다.

① **肝木犯胃** : 이 유형은 주로 본래 타고난 몸이 陽盛하고 肝이 疏泄기능을 못하여 氣鬱陽亢하고 木氣가 强하여 土氣를 무시하면 中焦失運하여 痰濁이 中阻하고 淸陽被蒙하여 발병하게 된다.

② **痰濁中阻** : 평소 嗜酒厚味하고 飢飽勞倦하여 脾胃를 상하면 健運失司하여 水穀이 精微를 운화하지 못하여 濕이 모여 生痰하고, 痰濁이 中阻하여 淸陽不升, 濁陰蒙竅하므로 眩暈이 발생한다.

③ **氣血不足** : 先天不足으로 禀賦素虛, 혹은 脾胃虛弱하여 氣血을 化生하지 못해 氣血兩虛가 된다. 또는 勞心太過로 心陰暗耗하거나 房勞로 傷腎하여 精血虧虛하게 된다.

이 모두가 淸陽不展하고 腦失所養함에 이르러 眩暈이 발생하게 된다.

이상 서술한 바를 종합하여 저자는 이 병증을 3가지 유형으로 나누었다. 첫 번째 유형은 肝木犯胃型으로, 주로 木强侮土, 中焦失運으로 痰蒙淸陽하여 頭暈頭痛하고, 勞則傷腎, 怒則傷肝하여 모두 肝陽更盛에 이르니 頭暈頭痛이 심해진다. 陽升하면 面部潮紅하고, 肝旺하면 急躁易怒한다. 肝火가 擾動心神하여 多夢少寐한다. 口苦하고 舌紅, 苔黃, 脈弦하다. 앞에서 예로 든 혈의 조합으로 침자치료하면 비교적 좋은 효과를 볼 수 있고, 심지어 기적적인 효과가 나타날 때도 있다.

두 번째 유형은 痰濁中阻型으로서, 痰濁이 蒙蔽淸陽하여 眩暈 頭重如裹가 나타난다. 痰濁이 中阻하면 濁陰不降, 氣機不利하므로 胸脘痞悶, 惡心欲吐한다. 脾陽不振하면 食少多寐하며, 苔白膩, 脈濡滑한다. 이 유형의 환자는 앞에서 예로 든 혈의 조합으로 치료하면 또한 비교적 좋은 효과가 있다.

세 번째 유형은 氣血不足型으로서, 氣虛하면 淸陽不展하고, 血虛하면 腦失所養하므로 頭暈喜臥하며, 움직이거나 피로하면 가중된다. 心主血脈, 其華在面하므로, 血虛하면 面色蒼白하다. 氣虛하면 氣短懶言, 神疲納差한다. 腰는 腎之府로서, 氣血不足하면 腎精虧虛하여 腰酸肢軟하다. 腎開竅於耳하고 腎主骨, 生髓, 通於腦하므로, 健忘耳鳴은 곧 腎精不足하기 때문이다. 血少精虧하면 心失所養하여 心悸少寐하고, 舌質淡, 脈沈細無力하다. 이 유형의 환자는 대개 氣血俱虛 혹은 병을 오래도록 앓았기 때문인데, 앞에서 예로 든 혈의 조합으로 치료하면 비록 요구되는 치료기간이 길지라도 이상적인 치료방법이 된다.

이 병의 예후는 양호하고, 鍼刺治療를 응용하면 급성기 眩暈을 緩解하고 능히 좋은 효과를 거둘 수 있다. 대부분의 환자는 鍼을 놓은 후 10분 정도 되면 모두 眩暈의 경감 또는 緩解할 수 있다. 어떤 환자는 한 번의 刺鍼으로도 눈을 뜨고, 침대에서 일어나고, 보행하거나 회복될 수 있다. 반복적으로 여러 차례 발작하는 氣血不足型 환자는 치료를 하여도 耳鳴, 耳聾이 남지만 치료기간을 길게 잡고 치료하면 또한 좋은 효과를 거둘 수 있다.

제3장
脊椎神經 疾病

제3장

脊椎神經 疾病

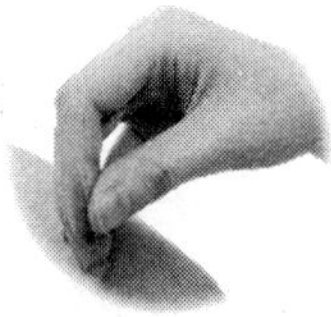

뇌척추신경은 척수에서 기원하는 신경들로 모두 31쌍이다. 경추신경 8쌍, 흉추신경 12쌍, 요추신경 5쌍 그리고 천골신경 5쌍과 미골신경 1쌍으로 이루어진다.

척추신경은 운동신경·감각신경·자율신경의 3종류 섬유로 조성되는데, 이로 인해 척추신경질환이 발생했을 때 운동마비, 감각장애와 자율신경 영양장애의 세 방면으로 증상이 나타난다. 그러므로 척추신경과 신경총의 조성, 위치, 주행 방향으로 근육과 피부의 지배 관계를 파악해야 각종 증상발생의 원인을 명확하게 파악할 수 있고, 척추신경병변에 대한 진단을 명확하게 할 수 있으며, 일찍 치료 목적에 도달할 수 있다.

이 장에서는 임상에서 자주 볼 수 있는 척추신경병증을 18절로 나누어 실었으며, 한 절마다 하나의 질환을 서술했다. 모든 절의 전반부에는 현대의학 위주로 주요한 병의 발생 원인, 병인과 진단 요점을 서술했고, 그 후에 중의학적 변증시치원리를 서술한 뒤 병을 몇 개의 유형으로 분류해 각 유형별로 주요증상, 治則, 혈위 처방, 혈위 그림, 혈위 처방 해석, 자침법 등을 세밀하게 서술했다. 치료혈위 조성은 엄선

했으며, 혹 저자가 임상에서 운용해본 혈위들도 포함해 조성했다. 그리고 치료 과정의 시간과 매 치료 과정 후 휴식 시간 등을 설명했다.

마지막의 저자 견해에서는 병의 주요 치료 효과와 진행 과정을 개괄했고, 치료 중이나 치료 후의 신체나 환경상의 주의 사항을 소개했다.

제1절 上腕神經叢損傷

상완신경총손상은 외력에 의하여 상완신경총의 근부나 주요 幹區에 손상 압박을 받아 일종의 상완신경총이 지배하는 분포구역 내 발생하는 마비증상이다.

상완신경총은 제5~8경추신경의 前支와 제1흉추신경의 前支의 일부가 모여 이루는데 그 신경은 斜角筋 間隙과 액와를 거쳐서 그 분지는 상지의 피부와 근육 및 흉배와 견갑부의 근육을 지배한다.

주요 병인으로 견부 골절, 탈구, 흉곽수술과 태아가 과도하게 커서 출산 시 頸部와 肩部가 압박손상되거나, 경부외상, 감염, 상지의 염좌상, 쇄골골절이 있고, 그외 종양과 동맥류의 압박 또한 상완신경총 마비증상을 유발할 수 있다.

신경근손상은 부신경총손상과 하부신경총손상으로 분류할 수 있다.

① 상부신경총 손상(C5-7) : 겨드랑이, 근육, 피부와 견갑 상하부 신경, 견갑과 등의 신경, 胸長神經麻痺, 橈神經과 正中神經 부분의 마비를 포괄한다. 주요 증상은 어깨를 거상할 수 없고, 주관절의 신전은 가능하나 굴곡이 불가능하고, 손목의 굴곡력이 약해지고, 상지 신전면의 감각이 대부분 상실된다. 어깨 삼각근과 상완이두근은 명확한 위축을 보이며, 팔뚝의 내전 기능 역시 장애를 보이는데 손가락의 운동은 정상이다.

② 하부신경총손상(C8-T1) : 팔뚝과 팔 안쪽 피부의 신경, 척골신경마비, 정중신경과 요골신경부분의 마비를 포괄한다. 손의 기능 상실

혹은 기능의 엄중한 장애를 보이며, 견·주·완관절의 운동은 비교적 양호하다. 항상 환측에 Horner증후군이 출현한다. 검사 시, 손의 안쪽 근육 전부에 위축이 보일 수 있고, 뼈 사이의 근육은 위축이 더욱 심하며, 爪形手, 扁平手의 기형이 보일 수 있다. 팔뚝과 손의 척측에 감각상실이 올 수 있다.

1. 임상 증상

임상적으로는 상부신경총형, 하부신경총형의 두 가지로 나누어진다.

1) 상부신경총형

① 운동장애 : 상완을 외전, 전완을 굴곡, 手臂를 外旋, 전완을 旋後시킬 수 없으며, 手臂는 곧게 되어 內旋과 內收位로 되어 있다.
② 감각장애 : 일반적으로 감각장애는 없으며 혹은 肩峰處에 鍼刺感覺이 감퇴되기도 한다.
③ 근육위축 : 견부와 상완근육의 위축 또는 근육이 느슨하게 쳐져 있다.
④ 반사의 변화 : 상완이두근(C5), 삼각근(C7), 橈反射(C6)가 감약되거나 소실된다.

2) 하부신경총형

① 운동장애 : 수지와 완관절의 굴곡, 수지의 外展과 內收가 불가능해진다. 또한 拇指의 굴곡, 內收, 外展이 불가능해지며 소지와의 손가락 맞대기가 불가능해진다.
② 감각장애 : 전완과 수부의 척측연에 감각감퇴가 있다.
③ 근육위축 : 大·小魚際의 근육위축이 있다.
④ 자율신경장애 : 수부의 부종, 青紫, 指甲의 박약, 또한 Horner증후군(면, 경부의 汗出이상) 등이 있을 수 있다.

2. 중의 변증 치료

상완신경총손상은 중의학적으로 '痿證' 등의 범주에 속한다. 외상 또는 病邪에 感受되어 頸部의 경락이 손상되어 발생한다. 頸部 경맥이 손상을 입어 어혈이 생기고, 病邪로 인해 막혀 津液, 氣血, 精髓가 휴손되어 筋脈, 筋肉을 영양하지 못하여 이 병이 발생된다. 유형에 따라 분류하면 아래와 같다.

1) 傷及經絡, 血瘀痹阻型

상지의 외전, 전완의 굴곡, 팔의 외선, 전완의 외전이 불가능하며 팔이 곧게 펴져 내선, 내전된 상태가 된다. 病程이 비교적 긴 사람은 손의 부종, 견부와 상완근육의 위축 혹은 萎軟이 나타난다. 환측 상지기능에는 장애가 온다. 舌絳하고, 舌體는 가장자리에 瘀痕이 있고, 脈澀하다.

① 治則 : 疏通筋脈, 化瘀通經

② 혈위 처방 : 臂叢神經點(환측) · 肩髃(환측) · 手五里(환측) · 曲池(환측) · 外關(환측) · 合谷(환측)

③ 혈방 해석 : 臂叢神經點은 경부손상의 주요부위(경부 하단의 머리와 흉쇄유돌근 사이 경계부의 오목한 곳)로 자침하면 化瘀通絡한다. 肩髃 · 手五里 · 曲池 · 外關 · 合谷은 상지 陽經의 주요 혈위로 자침하면 上肢部의 筋脈氣血을 소통시킬 수 있다. 이상의 혈을 조합하면 疏通筋脈, 化瘀通經하는 효능이 있다.

2) 氣虛痰瘀, 經絡氣滯型

상지의 기능이 점차 상실되고, 상완의 외전이 불가능하고, 전완을 곧게 펼 수 없으며, 상완이두근, 삼각근, 橈反射 등이 점차 減弱되거나 소실되며 상지근육에 위축이 일어난다. 손가락이나 손목의 굴곡 불가능과 손가락의 외전과 내전 불가능이 항상 동반된다. 엄지손가락은 굴곡 및 내전 · 외전이 불가능하고, 또한 새끼손가락과 손바닥을 마주하는 동작이 불가능하다. 전완에서 손의 尺側緣에 감각감퇴가 있다. 魚際부의 근육 위축이 있고, 손의 부종이 생기고 청자색으로 변하며, 손톱이 얇게 변하는 등의 증상과 함께 말하기가 힘들어 적게 말하고, 권태로우며 힘이 없고, 현훈, 自汗 등의 증상이 동반된다. 舌淡苔白膩하고, 脈虛無力하다.

① 治則 : 補氣活血, 疏通經絡

② 혈위 처방 : 臂叢神經點(환측)・肩髃(환측)・手五里(환측)・肩貞(환측)・曲池(환측)・合谷(환측)・中脘・足三里(양측)

③ 혈방 해석 : 中脘은 任脈의 穴이며, 足三里는 足陽明胃經의 穴로, 2穴을 함께 배합하여 자침하면 活血 효능이 있다. 臂叢神經點, 肩髃・肩貞의 3穴은 근위취혈로 함께 배합하여 자침하면 경부 經絡氣血을 소통시킨다. 手五里・曲池・合谷은 상지 국부취혈로 상지부의 經絡氣血을 통조시키며, 위의 혈을 모두 함께 쓰면 補氣活血, 疏通經絡하는 효능이 있다.

3. 치료

1) 穴位와 鍼法

① 臂叢神經點(환측) : 경부의 하단으로서 頭夾筋과 흉쇄유돌근이 서로 만나는 경계의 오목한 곳이다. 30호 1.5촌 호침(40mm)을 취하고, 통상적인 국부 소독 이후 제1흉골 방향으로 제1흉골에 이르도록 1~1.3촌(25~35mm)을 자입한다(이 혈을 자입할 땐 응당 목을 고정시키고, 혈관을 피하며 너무 깊이 찌르지 않도록 한다. 깊으면 폐첨부를 손상시켜 기흉을 유발할 수 있기 때문이다).
鍼感 : 정상인에게서는 손 및 팔로 전해지는 麻電感이 있다. (그림 3-1)

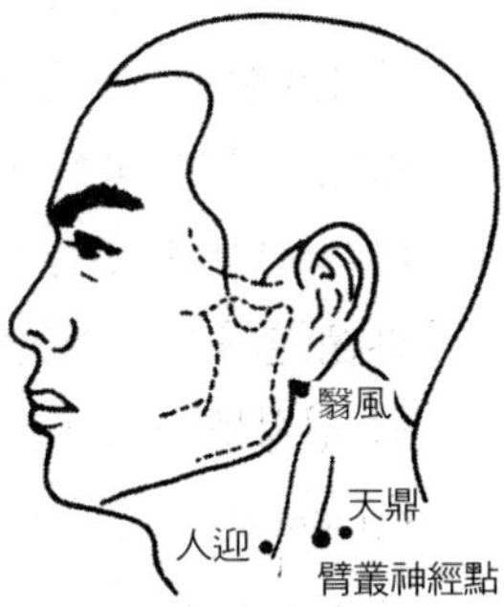

그림 3-1

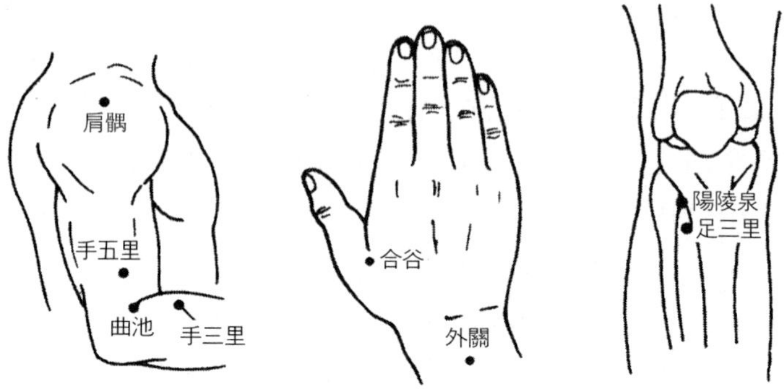

그림 3-2　　그림 3-3　　그림 3-4

② **肩髃**(환측) : 어깨 부위에 있으며 쇄골견봉단과 상완골 대결절의 사이에 있다. 30호 2촌 호침(50mm)을 취하고, 통상적인 국부 소독 이후 주관절 방향으로 약 1.8촌(45mm)을 平刺한다.

鍼感 : 견부 창통 또는 주관절 상부로 방산된다. (그림 3-2)

③ **手五里**(환측) : 팔의 외측 하단에 있으며, 曲池 상 3촌처이다(75mm 처). 30호 2촌 호침(50mm)을 취하고, 통상적인 국부 소독 이후 내측으로 약 1.8촌(45mm)을 자입한다.

鍼感 : 국부 창통 혹은 橈側 손목으로의 방산감이 있다. (그림 3-2)

④ **曲池**(환측) : 屈肘하여 취하는데 손을 맞잡은 상태(주관절 90° 굴곡 자세)에서 주관절의 요골측 尺澤과 상완골 외측 上髁 사이의 중점처이다. 30호 2촌(50mm) 호침을 취하고, 통상적인 국부 소독 이후 약 1.8촌(45mm)을 직자한다.

鍼感 : 주로 국부 창통, 마비감이며, 손목과 손 또는 어깨 부위로의 방산감이 있을 수 있다. (그림 3-2)

⑤ **外關**(환측) : 전완배측면으로 陽谿와 肘尖의 연결선상에서 손등쪽 완횡문 상 2촌(同身寸)처로, 척골과 요골의 사이이다. 30호 1.5촌(40mm) 호침을 취하고, 통상적인 국부 소독 이후 약 1.3촌(35mm)을 직자한다.

鍼感 : 국부 창통 또는 手背로 향하는 방산감이 있다. (그림 3-3)

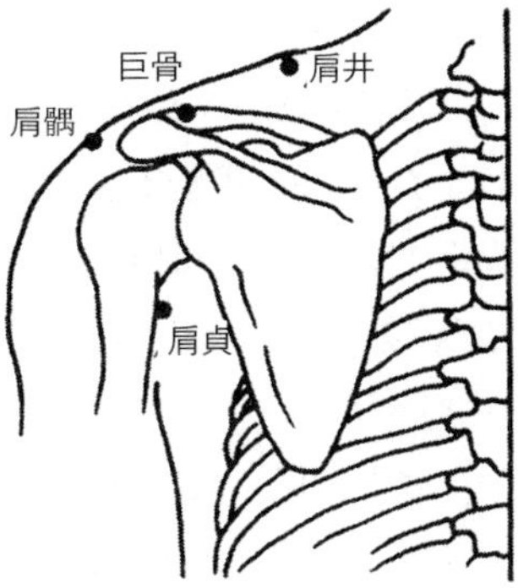

그림 3-5

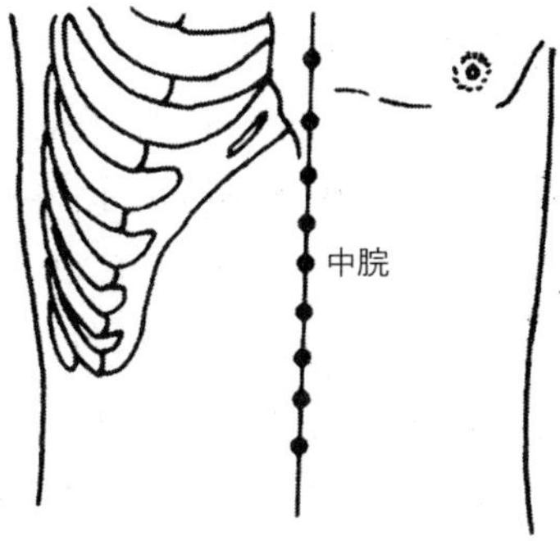

그림 3-6

⑥ 合谷(환측) : 수배측에서 제1장골 간극의 중점처 또는 제2장골 지관절과 陽谿 사이의 중점처로 食指側에 가깝다. 30호 2촌(50mm) 호침을 취하고, 통상적인 국부 소독 이후 後谿 방향으로 약 1.8촌(45mm)을 자입한다.

鍼感 : 손바닥의 창통이 있다. (그림 3-3)

⑦ 足三里(양측) : 정강이의 前外側面의 상부에 있으며 犢鼻 하방 3촌처에서, 경골 전연에서 1횡지(中指)처이다. 30호 2촌(50mm) 호침을 취하고, 통상적인 국부 소독 후 약 1.8촌(45mm) 직자입한다.

鍼感 : 국부 창통 혹은 발등으로의 방산감이 있다. (그림 3-4)

⑧ 肩貞(환측) : 견관절 후방에서 팔을 내전했을 때, 腋後橫紋 상방 1촌(指寸)처로, 환자로 하여금 正坐하게 하고 어깨를 드리운 후 취혈한다. 30호 2촌(50mm) 호침을 취하고, 통상적 국부 소독 이후 어깨 전면을 향해 1.8촌(45mm) 직자입한다.

鍼感 : 국부 창통이 있다. (그림 3-5)

⑨ 中脘 : 상복부 전면의 정중선상에 있으며, 배꼽에서 상방 4촌처이다. 30호 2촌(50mm) 호침을 취하고, 통상적인 국부 소독 후 약 1.5촌(40mm) 직자입한다.

鍼感 : 국부 창통이 있다. (그림 3-6)

2) 體位와 手法 및 療程

傷及經絡, 血瘀痺阻型 환자는 좌위에서 취혈하며, 臂叢神經點·肩髃·手五里·曲池·外關·合谷의 6穴에 자침한 후 通電하고, 유침을 40분 가량한 뒤 발침한다. 10차례의 치료를 1療程으로 하며 5일 휴식 후 효과는 있으나 낫지 않은 경우 다시 침을 놓는다. 10차 치료 후 효과가 없거나 완전히 나았다면 치료를 정지한다.

氣虛痰瘀, 經絡氣滯型 환자는 坐位에서 取穴하며, 臂叢神經點·肩髃·手五里·肩貞·曲池·合谷·中脘·足三里 8穴을 法에 따라 자침한 후 頸·肩·臂部의 穴에는 通電하고, 40분간 유침하였다가 발침한다. 매일 1회 10회가 1요정이 되며, 5일 휴식 후 효과가 있으나 낫지 않으면 다시 침치료하고, 10회 치료에도 효과가 없거나 이미 치유되었다면 치료를 중지한다.

4. 저자 견해

상완신경총손상은 중의에서 구체적인 서술은 없지만, '痿證' 등의 증상에서 그와 유사한 증상 묘사를 볼 수 있으므로 응당 '痿證' 등의 범주에 귀속된다. 병의 발생은 외상으로 인한 血瘀, 기허와 외감으로 인한 痰瘀, 氣滯經絡 등과 유관하다.

저자는 증상을 2가지 유형으로 분류하였다. 傷及經絡, 血瘀痹阻型은 주로 외상으로 인해 경부의 피하 깊은 곳이나 극돌기 주위에 출혈이 일어나 즉시 消散 혹은 제거되지 못하고 어혈이 형성되고 응결되어 직접적으로 경락을 압박하여 경락이 통하지 못하고 막히면 이 병이 발생된다. 위에서 소개한 방법으로 치료한다면 비교적 좋은 효과가 있다.

氣虛痰瘀, 經絡氣滯型은 久病으로 몸이 허해지거나 혹은 과로 등으로 인해 氣虛가 되어, 氣는 血을 인솔하는 기능이 있어, 血液의 운행이 氣에 달려 있으므로 혈액운행이 불창된 데에 脾胃虛弱이 더해지고 化源不足되어, 濕이 오래되어 痰이 되고, 痰濕이 頸部經絡에 응체되어 이 병이 발생한다. 위에서 소개한 穴의 조합으로 치료한다면 역시 좋은 효과가 있으나, 다소 치료기간이 길게 소요된다.

상완신경총은 액와신경(axillary nerve), 근육피부신경(nervus musculocutoneous), 정중신경(median nerve), 척골신경(ulnar nerve), 요골신경(radial nerve)의 5개의 큰 신경으로 구성되어 있다. 상완신경총의 상부신경총은 척수신경에서 출발한 뒤 쇄골의 위를 지나 아래쪽으로 향하는 위치에 있으며, 하부신경총은 척수신경에서 출발한 뒤 쇄골 아래를 지나 아래쪽으로 향하는 액와부 분지의 위치에 있다. 저자는 임상에서 상완신경총손상 부위가 쇄골 위쪽의 손상인지, 쇄골 아래쪽의 손상인지 나누지 않았는데 그것은 임상증상에 명확한 경계가 없기 때문이다. 그리고 중의학적으로 분류할 때 다만 증상에 따라 형태를 확대하여 분류했다.

이 병은 손상 초기에 치료하면 치료효과가 비교적 좋다. 특히 외상 후 경부 및 경총신경구역 내에 혈종의 압박이나 흡수 이후에 발생한 상완신경총 마비에는 비교적 좋은 효과가 있다. 쇄골골절의 手法 혹은 수술적 복위 후, 견갑골 골절의 복위 후, 腫瘤나 血管瘤의 수술적 제거 후에 나타나는 상완신경총손상의 초기에 위의 방법을 운용하면 비교적 좋은 효과가 있다. 다만 갓난아이의 분만 시 손상은 증상이 조기에 발현되지 않고, 1~2세 정도 되어야 나타나며, 소아의 경우 침치료가 어려워 대개 4~5세는 되어야 침자극을 견뎌내기 때문에, 신경근육 기능 손상의 마비가 오래되어 비록 정성을 들여 치료를 하더라도 치유되기 어렵다. 오래된 병으로 몸이 허하거나 경추 골절이나 추간판 병변으로 인한 상완신경총손상에 전침치료를 운용하면 일정한 효과가 있으나 치료기간은 비교적 오래 걸린다.

제2절 臂叢神經炎

臂叢神經炎은 이미 알고 있는 경추관절병으로 인해 발생하는 신경

염증의 증후군이다.

臂叢神經은 하나의 복잡한 神經叢으로 助成이나 기능을 막론하고 모두 매우 복잡하고, 또 병변이 발생하기 쉬운 神經叢으로 임상상 매우 중요하다.

주요한 병인은 병소의 감염 혹은 그 근처 조직의 염증으로 流行性感冒, 斑疹傷寒 등의 전염병에서도 나타나며, 대부분 근처 조직 병변의 압박이 보인다. 경추병으로 신경근이 압박을 받는 것은 頸椎間板이 돌출하고, 경추 결핵이나 腫瘤, 骨折, 脫位, 頸髓腫瘤, 蛛網膜炎(arachnitis) 등이며, 신경간이 압박 받는 환자는 흉강출구증후군, 頸肋 및 頸部 腫瘤, 액와림프절 腫大(전이성 암종같은), 鎖骨骨折 등이 있으며, 臂叢神經病이나 외상으로 인해 발생할 수도 있다. 그중 경추병이 가장 많이 나타난다.

1. 임상 증상

성인에 있어 流行性 感冒 후 頸部나 臂部가 수면 시 寒凉한 자극을 받거나, 체력 저하 시 발병하는 경우가 많다,

급성이나 아급성의 발생 시 동통이 우선 경부, 견부 및 쇄골상부에 나타나서, 신속히 肩後部로 확산되고, 수일 후에 臂나 前臂와 손에 전파되고, 발생 시에는 동통이 간헐적이나, 오래되지 않아 지속적이고, 상지에 파급되고, 환자는 상지와 팔꿈치 굴곡의 자세를 취하여 활동을 피해 동통을 줄인다. 그러나 어떤 때는 상지를 더욱 움직여 통증이 감소되는 체위를 찾기도 한다. 수면 시에는 病側을 향하여 側臥할 수 없다. 臂叢神經幹上에 뚜렷한 압통이 있고(쇄골상 · 下窩 혹은 腋窩 등의 부위), 臂叢이 견인될 때(상지의 외전이나, 상지 거상동작)는 동통이 유발된다. 상지근육의 근력이 감소되고, 건반사는 단지 초기에 뚜렷하다가 오래지 않아 감소되거나 소실된다. 근육 위축이나 피부 감각 장애는 대부분 뚜렷하지 않고, 손과 손가락에 가벼운 접촉이나 鍼刺가 마목 감각을 발생시킬 수 있다. 심한 병증 예로는 手指腫脹이나 피부의 상태

가 나쁘고 번들거림 등이 나타날 수 있다. 발생 시에 곧 적당한 치료가 이루어지면, 동통이 단기간에 완해된다.

2. 중의 변증 치료

臂叢神經炎은 중의에서 '痹證', '肩臂痛' 등의 범주에 귀속된다. 병은 주로 풍·한·습·열의 사기에 침습되거나 외상으로 인해 어혈이 막히는 등의 소인으로 인해 발생한다. 풍·한·습·열의 사기가 몸이 허한 틈을 타 안으로 침입하여, 정기가 사기로 인해 막혀 잘 다니지 못해, 氣血運行이 不暢되어, 經絡이 막혀 不通하므로 痛症이 발생하게 된다. 또는 오랜 병으로 血이 정체되어 瘀·濕이 응체되어 痰瘀가 서로 응결되거나 외사에 의해 경락이 막혀 병이 발생한다. 그 형태를 분류하면 아래와 같다.

1) 風寒濕痹型

성인에서 감기 후에 또는 목·어깨·상완부에 한랭자극을 받은 후 발병하는데, 목·어깨부위의 동통으로 시작되어 쇄골상부로 통증이 미치며 후에 어깨 뒷부분까지 통증이 확산되고, 수일 후에 상완·전완부와 손까지 확산된다. 風이 성한 사람은 동통이 상하부로 때때로 돌아다닌다. 寒이 성한 사람은 통증 부위가 고정되어 있고 통증이 극렬하며 야간에 통증이 심하고 관절의 굴신이 곤란하다. 濕이 성한 사람은 酸痛이 있으며 몸이 무거운 증상 위주로 하여, 피부가 얇게 변하고, 손가락의 냉감이 있으며, 심하면 종창하게 된다. 苔薄白, 舌質淡하고, 脈弦緊 또는 滑緩하다.

① 治則 : 祛風除濕, 散寒止痛

② 혈위 처방 : 天鼎(환측)·雲門(환측)·肩髃(환측)·臂臑(환측)·曲池(환측)·內關(환측)·合谷(환측)

③ 혈방 해석 : 天鼎은 手陽明大腸經穴로, 頸部의 국부 取穴이며 頸部의 筋脈氣血을 소통시킨다. 雲門은 手太陰肺經穴로 頸痛의 주

요 치료혈점이며 자침 시 祛寒除濕止痛의 효과가 있다. 肩髃·臂臑·曲池·合谷은 手陽明大腸經의 穴位로, 手厥陰心包經의 內關과 함께 자침하며 위의 혈을 함께 자침하면 祛風除濕, 散寒止痛하는 효능이 있다.

2) 痰瘀阻絡型

일측에서 많이 발생하며, 동통이 頸部에서 시작되어 점차 肩部·臂部에서 手部로 확산된다. 동통은 간헐적으로 시작되며 다만 오래 지나지 않아 지속적인 통증이 상지까지 미치게 되어 환자는 상지의 팔꿈치를 구부린 자세를 취하고 활동을 피하여 동통을 경감시키며, 수면 시 환측으로 측와위를 취하지 못한다. 동통이 낫지 않으면 침자극이 칼로 베는 듯하며 움직이면 통증이 심해진다. 상지의 피부색은 청자색 또는 창백하게 되고 종창하며, 병이 오래되면 살갗에 감각이 둔해지고, 심해지면 근육이 위축되며 항상 頭暈, 痰多, 胸悶과 困倦이 있다. 苔薄白, 舌紫黯, 脈弱 또는 濡緩이 동반된다.

① 혈위 처방 : 天鼎(환측)·肩髃(환측)·臂臑(환측)·肩貞(환측)·曲池(환측)·外關(환측)·合谷(환측)·中脘·豐隆(환측)

② 혈방 해석 : 天鼎은 手陽明大腸經의 穴로, 頸部의 주요한 통증점에 자침하면 頸部 經絡氣血을 소통시킨다. 肩髃·肩貞·臂臑는 肩部의 주요 통증점이며, 자침하면 祛風通絡한다. 曲池·合谷은 모두 手陽明大腸經의 穴로, 手少陽三焦의 絡穴인 外關과 함께 자침하면 前臂에서 手部의 經絡氣血을 소통시키며, 祛風止痛하는 효능이 있다. 中脘·豐隆에 함께 자침하면 化痰祛瘀한다. 위의 혈을 모두 함께 자침하면 化痰祛瘀, 祛風通絡하는 효능이 있다.

3. 치료

1) 穴位와 鍼法

① 天鼎(환측) : 목의 외측에 흉쇄유돌근 후연의 후두융기 주위에 扶

突과 缺盆을 이은 선의 중점처에 있다. 30호 1.5촌(40mm) 호침을 취하고, 국부를 통상적으로 소독한 뒤 척추 방향을 향하여 약 1.3촌(35mm) 자입한다.

鍼感 : 국부의 창통 혹은 상지와 手部로 향하는 방산통이 있다. (그림 3-1)

② 雲門(환측) : 胸部의 上外方에서, 肩胛骨의 오구돌기 상방, 쇄골하 오목한 곳의 흉골 정중선 양방 6촌처이다. 30호 2촌(50mm) 호침을 취하고, 통상적인 국부 소독 후 대측 肩貞 방향으로 약 1.8촌(45mm) 자입한다.

鍼感 : 국부의 창통 혹은 어깨, 팔, 손으로 향하는 방산통이 있다. (그림 3-7)

③ 肩髃(환측) : 肩部 견갑골의 견봉과 상완골 대결절 사이의 오목한 곳이다. 30호 2촌(50mm) 호침을 취하고, 통상적인 국부 소독 후 주관절 방향으로 약 1.8촌(45mm) 平刺한다.

鍼感 : 국부의 창통이나 정중선을 따라 아래로 주관절 상부를 향하는 방산통이 있다. (그림 3-7)

④ 臂臑(환측) : 肩部의 액후횡문두의 직상에서 견갑강 하연의 오목한 곳이다. 30호 2촌(50mm) 호침을 취하고, 국부를 통상적으로 소독한 뒤 견관절 안쪽을 향해 약 1.8촌(45mm) 직자한다.

鍼感 : 견부의 창통이다. (그림 3-7)

⑤ 曲池(환측) : 주관절을 굽히고 두 손을 맞잡은 자세(주관절을 90° 굴곡한 자세)를 취했을 때, 주관절의 요측, 尺澤과 상완골 외측상과 사이 중점처이다. 30호 2촌(50mm) 호침을 취하고, 국부를 통상적으로 소독한 뒤 약 1.8촌(45mm) 직자한다.

鍼感 : 주로 국부에 창통과 마목감이며 손목과 손 혹은 어깨로 방산

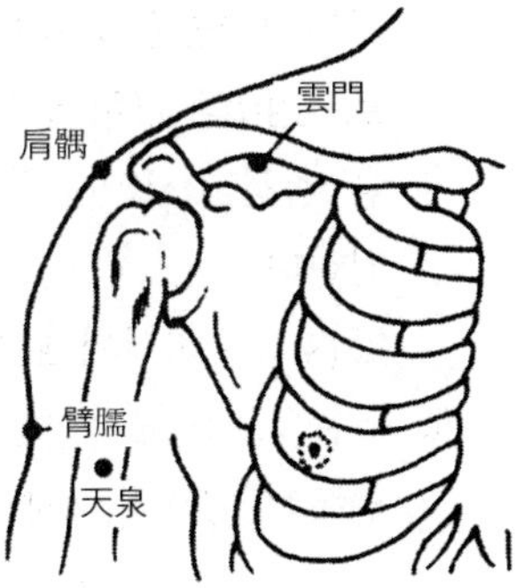

그림 3-7

통이 있을 수 있다. (그림 3-2)

⑥ **內關**(환측) : 腕橫紋 상방 2촌으로, 장장근(long palmar muscle)과 요측수근굴근(radial flexor muscle of wrist)의 사이에 있다. 30호 1.5촌(40mm) 호침을 취하고, 국부를 항상 소독한 뒤 外關을 향하여 약 1.3촌(35mm) 直刺한다.
鍼感 : 국부에 脹痛 혹은 손등과 中指의 放散痛이 있다. (그림 3-8)

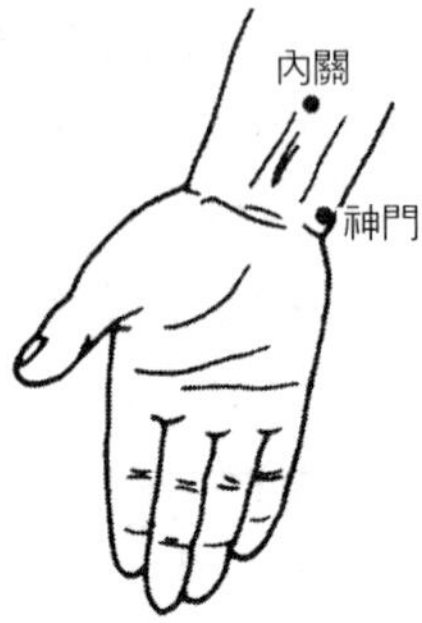

그림 3-8

⑦ **肩貞**(환측) : 견관절의 後下方에서, 상완 내전 시 액후횡문 상방 1촌(指寸)에 있으며, 환자로 하여금 正坐하여 어깨를 내리도록 한 뒤 취혈한다. 30호 2촌(50mm) 호침을 취하고, 통상적인 국부 소독 후 어깨 전면을 향해 약 1.8촌(45mm) 직자한다.
鍼感 : 국부 창통이 있다. (그림 3-5)

⑧ **外關**(환측) : 전완의 손등쪽에 있으며 陽谿와 肘尖의 연결선상에서 손등쪽 완횡문 상방 2촌(50mm)처로, 척골과 요골의 사이에 있다. 30호 1.5촌(40mm) 호침을 취해, 통상적인 국부 소독 후 약 1.3촌(35mm) 직자한다.
鍼感 : 국부 창통 혹은 손등의 방산통이 있다. (그림 3-3)

⑨ **合谷**(환측) : 손등의 제1중수골 間隙의 중점처 또는 제2중수골 指關節과 陽谿 사이의 중점처로 食指의 근처에 있다. 30호 2촌(50mm) 호침을 취하고, 後谿 방향으로 약 1.8촌(45mm) 자입한다.
鍼感 : 손바닥의 脹痛이 있다. (그림 3-3)

⑩ **中脘** : 上腹部의 前正中線상으로, 배꼽에서 4촌 위쪽에 있으며, 仰臥 자세로 取穴한다. 30호 2촌(50mm) 호침을 취하여 약 1.5촌(40mm) 직자한다.

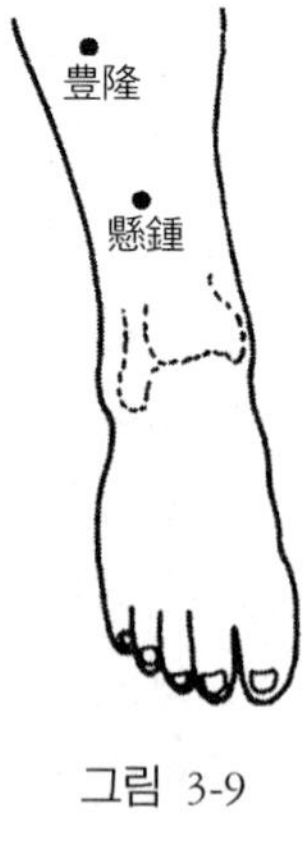

그림 3-9

鍼感 : 국부 창통이 있다. (그림 3-6)

⑪ **豊隆(환측)** : 小腿의 前外側이며, 外踝尖 상방 8촌처에서 條口 외측으로, 脛骨前緣에서 2橫指(中指)떨어진 곳이다. 30호 2촌(50mm) 호침을 취하여, 약 1.8촌(45mm) 직자한다.

鍼感 : 국부 창통이 있다. (그림 3-9)

2) 體位와 手法 및 療程

風寒濕痺型 환자는 좌위에서 天鼎・肩髃・雲門・臂臑・曲池・內關・合谷의 7穴을 취혈하여 위와 같은 방법으로 자침한다. 瀉法을 이용해 得氣하고, 40분 정도 유침하며 중간에 瀉法을 이용하여 1차례 치료한다. 매일 1회씩 치료하여, 10회를 1療程으로 삼고, 5일간 휴식한다. 그 후 효과는 있으나 낫지 않았으면 다시 침을 놓는데 10회의 치료 후 효과가 없거나 완전히 낫게 되면 치료를 멈춘다.

痰瘀阻絡型 환자는 좌위에서 天鼎・肩髃・肩貞・臂臑・曲池・外關・合谷・中脘・豊隆의 9穴을 취혈하여 위와 같은 방법으로 자침한다. 瀉法을 이용해 得氣하고, 40분 정도 유침하며, 매일 1회씩 치료하여, 10회 치료를 1療程으로 삼고, 5일간 휴식한다. 그 후 효과는 있으나 낫지 않았으면 다시 침을 놓는데 10회의 치료 후 효과가 없거나 완전히 낫게 되면 치료를 멈춘다.

4. 저자 견해

臂叢神經炎은 통증을 주증상으로 하는 질환으로, 중의에서 '痹證'의 '痛痹'나 '行痹'의 범주에 속한다. 주로 風・寒・濕邪가 頸臂部의 經絡에 침범하여, 正氣가 사기로 인해 막히고 暢行되지 못해, 經絡이 막혀 不通하므로 통증이 발생한다. 또한 신체의 陽氣와 陰精이 부족하고 脾胃虛弱하여 脾虛生濕되고, 濕이 오래되면 痰이 되어 痰瘀가 서로 결합하여 頸部 經絡을 막아 통증을 일으켜 병이 발생된다

저자는 이 병의 환자를 2가지 형태로 나누었다.

風寒濕痹型은 人體가 風寒과 濕熱의 사기에 감수되어 환측의 頸部부터 上肢部의 經絡에서 正氣가 空虛해져 病邪가 허함을 틈타 안으로 침범하여 經脈의 氣血運行을 막아 經絡이 막혀서 不通하므로 통증이 발생하게 된다. 위에서 소개한 穴들에 자침하여 치료하면 상당한 치료효과가 있다.

痰瘀阻絡型은 신체가 虛弱해져 脾胃가 모두 虛하고, 陽氣와 陰精이 不足하여 痰濕이 생성되고, 頸部에서 上肢部의 經脈氣血暢行이 막히고 經絡이 不通하여 不通則痛한 것이다. 위에서 소개한 穴들로 치료하면 비록 치료기간이 다소 길게 소요되긴 하나 역시 상당한 치료효과를 얻을 수 있다.

臂叢神經炎은 임상에서 病因이 비교적 복잡하고, 발병 후 疼痛이 극렬한데, 대다수가 위의 침법을 응용하면 비교적 양호한 치료효과가 있다. 그러나 頸椎間板이 突出 자극되어 발생된 신경주위염과 같은 중한 환자는 비록 치료 초기에는 좋은 효과가 있으나, 손 마비와 上臂麻木이 소실되려면, 장시간이 걸린다. 만약 돌출이 매우 심할 경우, 견인과 기타 방법을 배합하여 치료한다면 만족스러운 효과를 거둘 수 있다.

제3절 胸廓出口症候群

흉곽출구증후군은 흉곽출구부위에 비총신경과 쇄골하 동맥이 압박되어 나타나는 일종의 증후군이다.

흉곽출구의 범위는 전방으로는 쇄골안 1/3과 쇄골의 하부로 구성되고, 후내측방으로는 제1늑골의 전 1/3과 前中 승모근의 교차점, 후측방향으로는 견갑골의 상연 등으로 조성된다. 경늑골, 전사각근육, 정상 혹은 선천기형의 제1늑골로 인해 장기간 늑골을 압박하는 것 모두 흉곽출구에 영향을 주어 臂叢神經과 쇄골하동맥이 압박되어서 이 병을 일으킨다. 전사각근육으로 인한 것을 전사각근증후군이라 하고 늑골,

쇄골로 기인한 것을 늑골쇄골증후군이라 하고 경늑골로 인한 것을 경늑증후군이라 한다.

1. 임상 증상

임상에서 30~50세의 중년 여성 환자에서 다발한다. 병의 발생은 완만하며 정도는 상황에 따라 다르며, 통상적으로 처음에는 통증이 먼저 발생한다. 가벼운 사람은 주기성 견갑동통이 있고 하방으로는 手臂내측으로 방사통이 있다. 증상이 심한 환자는 긁어내고 찌르는 듯하거나 타는 듯한 심한 통증이 있고, 발작 시 동통의 위치는 견갑후면이며 목 쪽으로 방산되어 手臂 내측, 前臂, 손바닥에까지 통증이 이른다. 平臥 시, 견비를 늘어뜨린 채로 있거나, 물건을 들거나, 물건을 지거나, 물건을 옮기거나, 健側으로 머리를 돌릴 때 모두 동통이 가중된다. 일부분의 환자에서는 手部의 근육이 무력하여 수지를 안으로 굽힐 때, 바깥으로 펼 때, 굴곡시킬 때 역시 무력하다. 심하면 팔목이 늘어지고 前臂 척측의 마목감, 鍼刺感 혹은 이상 감각이 병발하기도 한다. 臂叢神經이 압박되면 상응하는 부위에 다른 정도의 감각 장애가 나타나기도 한다. 오래되면 후기에 척측 근육과 手部骨間筋이 위축이 되기도 하고 이두근·삼두근 반사, 橈반사가 감약되거나 소실된다. 수부의 피부가 차가워지고 피부의 온도가 내려가고 일시적인 창백과 青紫色을 띠며 어떤 때는 수부 부종이 생기기도 하고 요골동맥의 박동이 감약되거나 소실되고, 전완의 동맥수축압이 15~20mmHg까지 저하되거나 어떤 사람은 Horner증후군이 나타나기도 한다.

일부의 환자는 증상이 모두 야간에 출현하여 平臥를 한 후에 이러한 증상이 나타나기 때문에 '정지성 감각이상성 臂痛'이라고 부르며 중년여성에서 많이 보인다.

검사 시 아래와 같은 방법으로 경늑, 전사각근증후군, 늑골쇄골증후군을 구별할 수 있다. 환자를 좌위로 하고 크게 흡기를 한 후에 머리를 과도하게 후신전시켜서 좌우로 돌리는데 이 과정에서 환자의 요골동맥

박동이 소실되거나 명확하게 감소하고 박동 소실과 동시에 우쇄골상와에서 잡음이 들리면 이것은 경늑증후군이다. 환자의 팔을 수직으로 든 후에 머리를 환측으로 돌리고 요골동맥이 소실되면 전사각근증후군이라 한다. 늑골쇄골증후군은 무거운 물건으로 견부를 자주 압박하여 발생한다. 그리하여 어깨를 힘 있게 아래로 잡아당기면 증상이 가중된다. 무거운 물건에 의한 압박이 있었다는 과거력이 있는 경우 전사각근을 압진했을 때 증상이 심해지지 않으면 늑골쇄골증후군을 고려할 수 있다.

① X선 : 경늑에 혹 과도하게 길어진 橫突起를 볼 수 있다.

② 쇄골하 동맥조영 : 흉곽출구부근의 쇄골하 동맥이 협착되어 있고 그 주위에 側支순 환이 형성되어 있으며 말단의 혈관이 확장되어 있다.

2. 중의 변증 치료

흉곽출구증후군은 중의에서 '痹證', '着痹' 등의 범주에 속한다. 이 병은 신체허약, 經脈空虛, 衛陽不固, 營衛不居하여 발생한다. 혹은 땀을 흘린 후 바람을 쐬거나, 寒氣를 무릅쓰고 물을 건너거나, 陰濕한 곳에 앉고 난 후 風寒濕邪가 인체 내부로 침범하여, 혹은 痰濕이 안에서 생겨 經絡으로 유주하여, 혹은 七情이 맺혀 氣滯血瘀되어 經絡이 막혔거나, 혹은 넘어져 염좌가 발생해 瘀血이 응체되어 經絡이 막혀 氣穴運行이 不暢되어 이 병이 발생된다. 그 형태를 분류하면 아래와 같다.

1) 風寒痹阻型

병은 완만하게 시작되며 경중은 일정치 않다. 동통은 대다수가 견갑부의 주기성 동통으로 시작되고 점차 아래로 방사되어 손과 팔의 내측까지 이른다. 병이 중하면 바늘로 찌르는 듯하거나 타는 듯한 극렬한 통증이 발생한다. 발작 시에 동통의 위치는 견갑골 후면에서 목까지 이르고 손과 팔 내측, 전완에서 손바닥까지 방사된다. 상완은 들어올리기 어렵고 당기고 마목감이 있으며 따뜻하게 하면 통증이 감소되고 추우면 심해진다. 舌苔薄白, 脈象浮緊하다.

① 治則 : 溫經通絡, 理氣止痛

② 혈위 처방 : 雲門(환측) · 肩井(환측) · 巨骨(환측) · 肩髃(환측) · 肩貞(환측) · 曲池(환측) · 外關(환측) · 關元(환측)

③ 혈방 해석 : 雲門은 手太陰肺經의 穴位이고, 肩井은 足少陽膽經의 穴位로, 手足少陽 · 足陽明 · 陽維脈의 交會穴이다. 巨骨은 手陽明大腸經의 穴이고, 肩髃는 手陽明大腸經의 穴로, 手陽明 · 陽蹻脈의 交會穴이다. 肩貞은 手太陽小腸經의 穴로, 위의 5穴은 肩部에서 동통이 많이 발생하는 부위로, 자침하면 理氣通絡止痛한다. 曲池 · 外關은 상완부의 통증부로 함께 자침하면 溫經通絡止痛하는 효능이 있다. 關元을 함께 補하면, 溫經散寒하는 효과가 있다. 위의 혈을 함께 자침하면 溫經通絡, 理氣止痛하는 효능이 있다.

2) 風濕痹阻型

병은 완만하게 발생하며, 어깨와 팔의 酸脹疼痛이 발생된다. 동통은 다수에서 견갑골 부위의 동통으로 시작되며, 점차 손과 팔의 내측 전완에서 손바닥으로 방산되고, 重着麻木感이 있으며, 굽히고 펴는 데 제한이 있다. 통증의 부위는 고정되어 있고 똑바로 눕거나 혹은 비바람을 만났을 때 발작하거나 가중되며 잘 낫지 않는다. 舌苔白膩, 脈濡滑하다.

① 治則 : 祛風化濕, 理氣止痛

② 혈위 처방 : 風池(환측) · 雲門(환측) · 肩髃(환측) · 曲池(환측) · 外關(환측) · 豐隆(환측)

③ 혈방 해석 : 風池는 祛風通絡하는 효능이 있고, 雲門 · 肩髃 · 曲池 · 外關은 모두 통증이 있는 국부에서 취혈하는 것이며, 豐隆은 化痰除濕의 要穴이다. 위의 혈을 함께 자침하면 祛風化濕, 理氣止痛하는 효능이 있다.

3. 치료

1) 穴位와 鍼法

① 雲門(환측) : 흉부의 상외방에 있으며, 견갑골 오구돌기 상방의 쇄골하 오목한 곳으로 흉골 정중선 양방 6촌에 있다. 30호 2촌 호침(50mm)을 취하고, 국부를 소독 후 대측 肩貞 방향으로 약 1.8촌(45mm) 자입한다.

鍼感 : 국부 脹痛 혹은 어깨, 팔, 손으로의 방산통이 있다. (그림 3-7)

② 肩井(환측) : 어깨 부위에 있으며 大椎와 견봉을 이은 선의 중점처이다. 30호 2촌(50mm) 호침을 취하고, 통상적인 국부 소독 후 견갑극 상방을 향해 약 1.5촌(40mm) 자입한다.

鍼感 : 국부 脹痛이 있다. (그림 3-5)

③ 巨骨(환측) : 어깨 상부에 있으며 쇄골견봉단과 견갑극 사이의 오목한 곳에 있다. 일반적으로 제7경추 극돌기와 肩髃를 이은 선의 외측 1/2의 중점처에서 취혈한다. 30호 2촌(50mm) 호침을 취하고, 국부를 소독한 후 견관절 안쪽으로 약 1.5촌(40mm) 자입한다.

鍼感 : 肩部에 脹痛이 있다. (그림 3-5)

④ 肩髃(환측) : 어깨 부위에 있으며, 견갑골 견봉단과 상완골 대결절 사이의 오목한 곳이다. 30호 2촌(50mm) 호침을 취하고, 국부를 잘 소독 후 주관절 방향으로 약 1.8촌(45mm) 平刺한다.

鍼感 : 국부 脹痛 혹은 팔꿈치 상부까지 중앙선을 따라 방산통이 있다. (그림 3-5)

⑤ 肩貞(환측) : 견관절 후하방으로 팔을 내전 시 액후횡문 직상 1촌(指寸)처에 있다. 환자로 하여금 正坐하고 어깨를 늘어뜨리도록 한 뒤 취혈한다. 30호 2촌(50mm) 호침을 취하고, 국부를 먼저 깨끗이 소독 후 어깨 전면을 향해 약 1.8촌(45mm) 直刺한다.

鍼感 : 국부에 脹痛이 있다. (그림 3-5)

⑥ 曲池(환측) : 팔꿈치를 굽히고 손을 맞잡은 자세(주관절 90° 굴곡한

자세)에서 팔꿈치의 요골측에 尺澤과 상완골 外上髁의 사이 중점처이다. 30호 2촌(50mm) 호침을 취하고, 국부를 소독 후 약 1.8촌(45mm) 直刺한다.

鍼感 : 국부 脹痛과 마비감이 위주이며 손목과 손 또는 어깨로의 방산통이 있을 수 있다. (그림 3-2)

⑦ 外關(환측) : 팔뚝의 손등쪽에 있으며, 陽谿와 肘尖을 연결한 선에서 손등쪽 완횡문 상방 2촌(50mm)처로, 尺骨과 橈骨 사이에 있다. 30호 1.5촌(40mm) 호침을 취하고, 통상적인 국부 소독 후 약 1.3촌(35mm) 直刺한다.

鍼感 : 국부 脹痛 혹은 손등으로의 방산통이다. (그림 3-3)

⑧ 關元(환측) : 하복부에 있으며 배의 정중선상에서 臍中 하방 3촌, 曲骨 상방 2촌처로, 仰臥 자세로 취혈한다. 30호 1.5촌(40mm) 호침을 취하고, 통상적인 국부 소독 후 약 1.3촌(35mm) 直刺한다.

鍼感 : 국부 脹痛 혹은 회음부로의 방산통이다. (그림 3-10)

⑨ 風池(환측) : 項部에 있으며 후두골의 아래로, 흉쇄유돌근과 승모근 상단 사이의 오목한 곳이며 風府와 같은 높이에 있다. 30호 2촌(50mm) 호침 2개를 이용해 통상적인 국부 소독 후 척추 방향으로 약 1.8촌(45mm) 자입한다.

鍼感 : 목 뒤쪽의 脹痛 혹은 후두골을 따라 側頂部로 향하는 방산통이다. (그림 3-11)

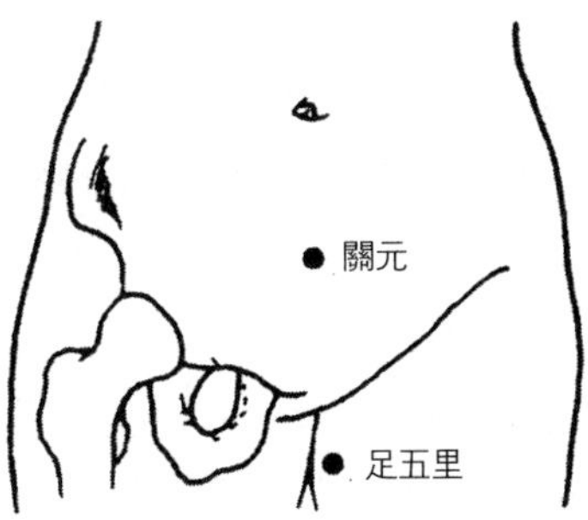

그림 3-10

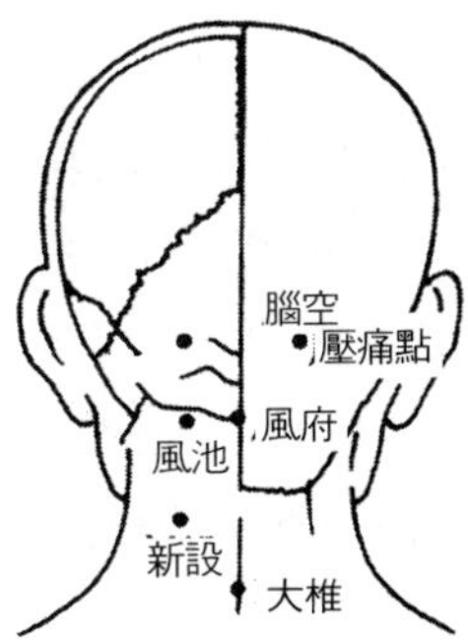

그림 3-11

⑩ **豊隆**(환측) : 小腿의 前外側에 있으며, 外踝尖 상방 8촌처로, 條口 외측에서, 脛骨前緣에서 2橫指(中指) 떨어진 곳이다. 30호 2촌(50mm) 호침을 사용하여 약 1.8촌(45mm) 直刺한다.

鍼感 : 국부 脹痛이 있다. (그림 3-9)

2) 體位와 手法 및 療程

風寒痺阻型 환자는 坐位에서 取穴하며, 雲門・肩井・巨骨・肩髃・肩貞・曲池・外關・關元의 8穴을 위에서 소개한 방법으로 자침하고 平補平瀉의 手法으로 得氣하며(關元은 補法을 이용해 得氣), 40분 정도 유침하며, 각 혈들은 1분 정도 火罐한다. 매일 1회 치료하여 10회의 치료를 1療程으로 삼고 그 후 5일간 휴식한다. 효과는 있으나 다 낫지 않으면 다시 침치료하며, 10회의 치료 후에도 효과가 없거나 치유되면 치료를 중지한다.

風濕痺阻型 환자는 坐位에서 取穴하며, 風池・雲門・肩髃・曲池・外關・豊隆의 6혈을 위에서 소개한 방법으로 자침하고 平補平瀉의 手法으로 得氣하며, 40분 정도 유침하는데 火罐이 가능한 혈위에는 1분 정도 火罐한다. 매일 1회 치료하며 6회의 치료를 1療程으로 삼고 그 후 3일간 휴식한다. 효과는 있으나 다 낫지 않으면 다시 침치료하며, 6회의 치료에도 효과가 없거나 치유되면 치료를 중지한다.

4. 저자 견해

흉곽출구증후군은 中醫學에 없는 병명으로 중의학의 '痹證' 중에 '着痹', '行痹' 등의 범주에 속한다. 병의 발생은 風寒痹阻나 風濕痹阻등과 관계가 있다.

저자는 이 병을 2가지 유형으로 나누었다.

風寒痹阻型의 주요 원인은 素體虛弱, 經絡空虛로 風寒邪가 안으로 침범하여 頸肩部 經絡에 痺阻되고 氣血의 運行이 不暢하여 經絡不通으로 不通則痛하여 이 병이 발생한다. 위에서 소개한 혈들을 조합하여 치료하면 비교적 좋은 지통 및 치료효과가 있다.

風濕痹阻型의 주요 원인은 濕地에 오래 거주하여, 經脈空虛해지거나, 또는 痰濕이 안에서 생성되어 經絡으로 흘러들어가거나, 또는 신체가 허약하여 風濕의 사기에 감수되어 頸部에 痺阻되어 肩部의 經絡에 氣血運行이 不暢하니 經絡不通으로 不通則痛하여 이 병이 발생하게 된다. 위에서 소개한 혈들을 조합하여 치료하면 또한 비교적 좋은 지통 및 치료효과를 얻을 수 있다.

흉곽출구증후군의 침자치료는 위에서 소개한 2가지 유형의 혈위치료를 운용하면 비교적 좋은 지통 및 치료효과를 얻을 수 있다. 일반적으로 3-5회 시술 후 야간의 동통발생은 대부분 완해 되거나 해제된다. 단지 압박이 비교적 심한 환자는 수술을 통해 頸肋, 전사각근을 절제해야 한다. 수술 후 후유증에 대해서 일찍부터 전침치료(위에서 소개한 혈위에 전기자극을 가한다)를 응용하면 역시 상당히 좋은 효과를 얻을 수 있다. 비교적 오래 되고 또한 수술 후에 생긴 근육 위축 등의 현상은 위의 법대로 침시술과 함께 전침치료를 병행하면 근육의 회복에도 역시 만족스러운 효과를 얻을 수 있다.

제4절 肋間神經痛

늑간신경통은 한 개 혹은 여러 개의 늑간신경이 어떤 병인의 자극을 받아 발생하는 肋間部 혹은 복부에 帶狀區 형태의 동통을 나타내는 증후군이다.

늑간신경통은 原發性과 續發性의 두 종류로 구분할 수 있으며, 續發性(즉 症狀性)이 많이 보인다. 원발성 늑간신경통은 주로 감염성과 중독성 신경근염으로 임상에서 비교적 적게 보인다. 속발성 늑간신경통은 또 두 가지로 분류한다. 즉 根性 늑간신경통은 통상적으로 인근 조직 감염, 외상, 腫瘤, 이물질에 의한 압박 등으로 인한 것이다. 예를 들면 강직성 척추염, 퇴행성 흉추관절병, 흉추손상, 결핵, 胸段脊髓壓迫症과 염증 등 병변에 의한 자극, 혹은 胸神經根 압박으로 일어난다. 幹性 肋間神經痛은 주로 늑골, 肋間筋과 신경의 외상, 염좌상, 後縱隔 혹은 흉막 병변이 늑간신경으로 파급되기 때문에 일어난다. 이외 대상포진 역시 늑간신경통의 주요 원인이 된다.

1. 임상 증상

임상에서 속발성 늑간신경통은 대부분 분명한 외상력, 염좌상력, 타박상의 경력이 있다. 혹은 분명한 속발성 질병 예를 들면 腫瘤, 흉추골질증식, 척주염, 결핵, 흉막병변, 신경근부의 癤, 疔, 瘡, 瘍 등이다. 임상에서 주로 표현되는 증상으로는 가벼우면 단지 힘을 주어 기침을 하거나, 재채기할 때 한 곳 혹은 여러 곳의 늑간에 帶狀의 방사상 동통이 나타난다. 비교적 중한 환자는 몸을 뒤집을 때, 숨을 깊이 들이마실 때, 기침, 재채기, 하품, 심지어 말을 할 때도 방사성 동통이 나타나고, 몸을 뒤집기가 곤란하므로 수면에 영향을 준다.

① 검사 : 동통은 늑간의 相應區 내에 있으며, 대부분 환자에서 분명히 고정된 혹은 이동성 압통점이 촉지되고, 어떤 외상 환자에서는 초기에 분명한 종창 疼痛區를 볼 수 있거나 촉지할 수 있다.

② X선 : 흉추골퇴행성 병변, 풍습성 척주염, 늑간골절, 흉막 병변 등이 나타난다.

2. 중의 변증 치료

늑간신경통은 중의학적으로 '肋痛' 등의 범주에 속한다. 주로 情志失調, 飮食不節, 損傷, 外感濕熱과 오랜 병으로 신체가 허약해져서 발생한다. 유형을 나누면 아래와 같다.

1) 肝氣鬱結型

1개 혹은 여러 개의 늑간구역 안으로 왼쪽 혹은 오른쪽 또는 양쪽에

脹痛이 있고, 통증 부위는 고정되어 있지 않고 옮겨 다닌다. 힘을 주어 기침을 하거나 재채기를 할 때 한 곳 혹은 여러 곳의 늑간에서 帶狀으로 방산되는 양상의 통증이 나타난다. 병의 경중과 정신적 소인과는 무관하나 혹 반수에서 가슴이 답답하여 불편하고, 트림이 빈번하게 나타나며, 부녀에게는 乳房脹痛이 동반될 수 있다. 舌苔薄白하며, 脈象弦細하다.

① 治則 : 疏肝理氣和絡

② 혈위 처방 : 內關(환측 혹은 양측) · 陽陵泉(환측 혹은 양측) · 期門(환측) · 日月(환측)

③ 혈방 해석 : 期門 · 日月은 肝과 膽의 기운이 모이는 곳으로, 자침하면 疏泄肝膽之氣한다. 內關은 手厥陰心包經의 穴이고, 陽陵泉은 足少陽膽經의 合穴이며, 八會穴 중 筋會인데, 두 혈을 함께 자침하면 少陽半表半裏之氣를 화해시키며, 和營通絡한다. 위의 혈을 모두 함께 자침하면 疏肝理氣和絡하는 효능이 있다.

2) 氣滯絡瘀型

명확한 외상이나 염좌의 과거력이 있으며 동통은 한쪽의 늑간구역(4~5늑간에서 다발)에서 발생되고 찌르는 듯한 통증이 고정된 부위에서 나타나고, 기침하거나 재채기할 때 가중되며 야간에 더 심해진다. 검사 시 동통구역에 명확한 압통점이 있을 수 있다. 苔薄白, 舌質에는 紫氣가 있으며, 脈細澀하고, 여자일 경우 월경량이 감소하며 월경이 원활치 않다.

① 治則 : 理氣通絡, 活血化瘀

② 혈위 처방 : 內關(환측) · 陽陵泉(환측) · 국부 痛點(환측)

③ 혈방 해석 : 內關은 手厥陰心包經의 穴이고, 陽陵泉은 足少陽膽經의 合穴로, 兩穴을 함께 자침하면 疏膽利氣하며 여기에 국부 痛點도 함께 자침하면 活血通絡化瘀한다. 위의 혈을 함께 자침하면 理氣通絡, 活血化瘀하는 효능이 있다.

3) 肝膽濕熱型

동통이 비교적 분명한데, 일측의 한 개 혹은 여러 개의 늑간에서 다발하는데 그 통증의 양상은 燒灼과 刺痛이 발생하며 움직이면 통증이 심해지고 움직이지 않더라도 통증이 있으며 수면 시 통증이 가중된다. 急躁易怒, 胸悶口苦, 小便黃赤이 동반되며 苔黃膩, 脈弦數하다.

① 治則 : 淸肝利膽, 調氣和絡

② 혈위 처방 : 內關(환측)·曲池(환측)·陽陵泉(환측)·太衝(환측)·脊柱旁壓痛點(환측)

③ 혈방 해석 : 內關은 手厥陰心包經의 穴位이고, 曲池는 手陽明大腸經의 合穴이다. 위의 혈과 足少陽膽經의 合穴이며, 八會穴 중 筋會인 陽陵泉과 足厥陰肝經의 輸穴이며 原穴인 太衝과 함께 자침하면 淸肝利膽, 調氣和絡하는 효능이 있다. 또한 국부 痛點에 함께 자침하면 淸肝利膽, 調氣和絡하는 효능이 있다.

3. 치료

1) 穴位와 鍼法

① **內關**(환측 혹은 양측) : 腕橫紋 上 2촌, 掌長筋腱과 橈側腕屈筋腱 사이에 있다. 30호 1.5촌(40mm) 호침을 취하고 통상적인 국부 소독 후 外關 방향을 향하여 약 1.3촌(35mm) 刺入한다.
鍼感 : 국부 脹痛 혹은 手背部 및 中指를 향하여 放散한다. (그림 3-8)

② **陽陵泉**(환측 혹은 양측) : 小腿 前外側面의 상부에 있으며, 腓骨小頭 前下方의 오목한 곳에 있다. 30호 2촌(50mm) 호침을 취하고, 통상적인 국부 소독 후 약 1.8촌(45mm) 直刺한다.
鍼感 : 국부 脹麻 혹은 脛骨 내측에서 발등까지 이르는 방산통이 있다. (그림 3-4)

③ **期門**(환측) : 胸部에 있으며, 유양돌기 直下方 제6늑간 사이의, 흉골 정중선 양방 4촌처이다. 3촌(75mm) 호침을 취하고, 통상적인 국

부 소독 후 제6늑간을 연해 뒤쪽을 향해 약 3.8촌(70mm) 平刺한다.
鍼感 : 국부적인 肋間脹痛이 있다. (그림 3-12)

④ 日月(환측) : 上腹部에 있으며, 유양돌기 直下 제7늑간 사이의 흉골 정중선 양방 4촌처이다. 3촌(75mm) 호침을 취해 통상적인 국부 소독 후 제7늑간을 따라 뒤쪽을 향해 약 3.8촌(70mm) 平刺한다.
鍼感 : 국부적인 肋間脹痛이 있다. (그림 3-12)

⑤ 曲池(환측) : 팔꿈치를 구부리고 손을 맞잡은 자세(肘關節을 90° 굴곡한 자세)에서 팔꿈치의 요골측에 尺澤과 상완골 외측상과의 사이 중점처이다. 30호 2촌(50mm) 호침을 취해 통상적인 국부 소독 후 약 1.8촌(45mm) 直刺한다.
鍼感 : 주로 국부의 창통과 마비감이 있으며 손목과 손 또는 어깨로의 방산통이 있을 수 있다. (그림 3-2)

⑥ 太衝(환측) : 足背部에 있으며, 第1趾骨間의 후방 오목한 곳이다. 30호 1.5촌(40mm) 호침을 취해 통상적인 국부 소독 후 상방을 향해 약 1.4촌(38mm) 斜刺한다.
鍼感 : 국부 脹痛이 있다. (그림 3-13)

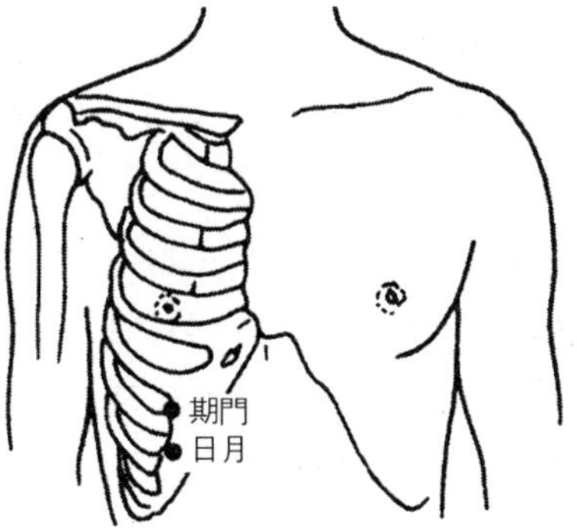

그림 3-12

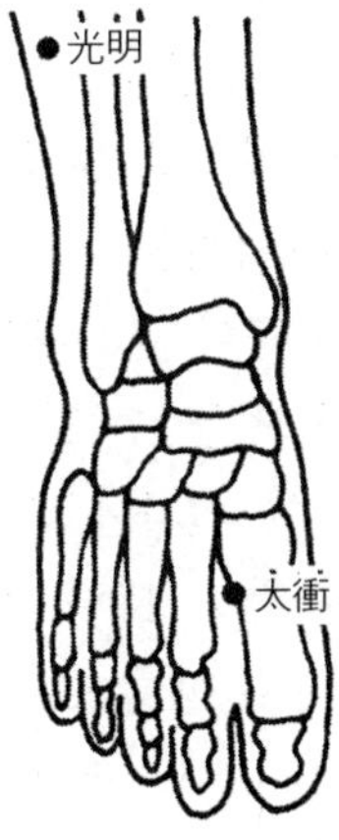

그림 3-13

2) 體位와 手法 및 療程

肝氣鬱結型 환자는 坐位 또는 仰臥位에서 취혈한다. 內關·陽陵泉·期門·日月을 취혈하는데 먼저 內關·陽陵泉에 침을 자입한 후 의사는 양손으로 침을 잡고 瀉法을 이용해 대폭으로 提揷捻鍼한다. 환자가 깊게 숨을 들이마시거나 기침하는 등의 동작을 하도록 하고 동통이 완해되기를 기다린 후 다시 期門·日月에 자침하며 平補平瀉의 手法으로 得氣하고, 40분 정도 유침한다. 肋部의 2穴은 좌우에 1분 정도 火罐을 하며 매일 1회 치료하여 6회의 치료를 1療程으로 삼는다. 6회의 치료를 마치기 전에 다 나으면 치료를 정지하며, 6회의 치료에도 효과가 없으면 다른 방법을 모색하거나 병인을 조사한 후 다시 치료를 시행한다.

氣滯絡痺型 환자는 坐位 또는 仰臥位에서 취혈한다. 內關·陽陵泉을 취혈하여, 위에서 소개한 방법으로 자침 후, 의사는 양손으로 침을 잡고 동시에 대폭으로 捻鍼한다. 환자가 깊게 숨을 들이마시거나 기침하는 등의 동작을 하도록 하고 동통이 완해된 후 肋部 痛點에 다시 자침한다. 국부 痛點은 肋間의 동통구역 내에서 압통이 비교적 명확한 1~3개의 구역으로, 늑간을 따라 상방을 향해 약 2.8촌(70mm) 平刺하는데 침감은 국부 脹痛이다. 40분 정도 유침하며, 肋部 穴位에는 좌우에 1분 정도 火罐을 한다. 매일 1회 치료하여 6회의 치료를 1療程으로 삼는다. 6회의 치료로 치유되면 치료를 끝내며, 6회의 치료에도 효과가 없으면 다른 방법을 모색하거나 병인을 조사한 후 對症處理한다. 그 후 만약 후유증이 남을 경우 위에서 소개한 방법으로 치료하면 만족스러운 효과를 얻을 수 있다.

肝膽濕熱型 환자는 坐位 혹은 仰臥位에서 內關·曲池·陽陵泉·太衝을 취혈한다. 또한 늑간의 동통구역 내에서 동통이 있는 늑간을 따라 있는 척주 방향으로 압력을 가해 척주에 이르기까지 명확하게 압통이 나타나는 1~2개의 압통점에 척추의 횡돌기 방향으로 횡돌기에 이를 때까지 침을 직자입한다. 침감은 국부 脹痛 또는 肋間을 따라 胸·腹部에 이르는 방산통이다. 위와 같은 방법으로 자침 후 平補平瀉

의 手法으로 得氣하고, 40분 정도 유침하며, 背部 穴位에는 1분 정도 火罐을 한다. 매일 1회 치료하여 6회의 치료를 1療程으로 삼으며 그 후 3일간 휴식한다. 효과가 있으나 낫지 않으면 다시 치료하여 6회의 치료 후에 효과가 없거나 다 나으면 치료를 정지한다.

4. 저자 견해

늑간신경통은 중의학에서 '肋痛' 등의 범주에 속한다. 병은 주로 氣血에 의해 발생하는데, 氣滯, 血瘀, 濕熱이 주요 원인이며 이로 인해 脇肋部 疼痛이 발생된다.

저자는 이 병을 3가지 유형으로 나누었다.

肝氣鬱結型의 주요 원인은 늑골 안 肝의 分野에 있는데 이것은 즉, 흉중으로 지나는 足厥陰肝經, 어깨에서 手少陽經과 교차하는 足少陽膽經, 그리고 견갑을 둘러싸고 어깨 위에서 교차하는 手少陽經이다. 情志不暢, 肝氣鬱結되어, 厥陰肝絡이 失和되어, 脇肋脹痛이 발생되고 통증부위가 고정되지 않고 움직이며 심해지면 胸背에까지 미치게 된다. 肝氣가 有餘하면 脾胃까지 범하게 되어 胸悶噯氣의 증상도 발생된다. 肝氣가 本經에 울체되면, 여성은 乳房 脹痛이 나타날 수 있다. 위에서 소개한 혈들을 운용하면 비교적 좋은 지통 및 치료효과를 얻을 수 있다.

氣滯絡痹型의 주요 원인은 肝鬱不能達하여, 疏泄失司되어, 氣病이 血에 영향을 주어, 찌르는 듯하며 통증 부위가 고정된 脇痛이 발생된다. 밤에 통증이 더 심해지는 사람은 누으면 血이 肝으로 되돌아가 瘀血留滯되기 때문이다. 肝鬱不舒하면, 衝任이 失調되어 여성에게는 經行不暢 등이 나타나게 된다. 위에서 소개한 혈들을 운용해 치료하면 다수의 환자에서 좋은 효과를 얻을 수 있다.

肝膽濕熱型은 濕熱蘊結되어 肝膽의 疏泄不利로 인해 脇絡失和되어 脇痛이 발생된다. 病因은 熱이므로 작열통이 나타나며, 性躁易怒하고 脇絡不和하여 송곳으로 찌르는 듯한 통증이 나타난다. 濕熱阻中

하면, 胃失和降하여 메스껍고 구토를 하게 된다. 위에서 소개한 혈들로 치료하면 비교적 좋은 지통효과가 있다. 다만 病因이 복잡하면 응당 구체적인 병인을 먼저 조사한 후 치료해야 좋은 치료효과를 얻을 수 있다.

肋間神經痛은 위에서 소개한 방법으로 침자치료를 진행하면 늑간근육손상, 늑간근육경련 또는 비교적 가벼운 늑간신경손상 혹은 염증파급자의 경우 대부분 치료 이후 특효를 얻을 수 있다. 저자는 이런 유형의 환자 다수에게 위와 같은 방법으로 치료를 해서 대다수의 정도가 가벼운 환자 또는 한쪽 4~5늑간에만 병이 발생된 환자에서 좋은 효과를 얻을 수 있었다. 만약 기타 병증 續發性으로 발생한 늑간신경통은 마땅히 續發性 병소를 제거한 후 위의 방법을 응용하면 역시 비교적 좋은 효과를 거둘 수 있다. 동통이 비교적 오래되고 완고한 환자(대상포진으로 늑간신경통이 발생한 肝膽濕熱型 환자)의 경우에는 응당 인내심을 가지고 위의 방법과 약물치료를 병행하고, 효과가 만족스럽지 못한 경우에는 약물을 選用(비타민 B_{12}, 비타민 B_1, 프레드니솔론, 브로카인)해 신경근 주위에 封閉治療한다면 능히 만족스러운 효과를 얻을 수 있다.

대상포진 후유증으로 남은 늑간신경통은 임상에서 매우 많이 볼 수 있다. 저자는 일찍이 대상포진으로 인한 피부 손상이 회복된 후 후유증으로 남은 18년 된 늑간신경통을 치료한 적이 있는데 치료가 매우 어려웠다. 환자는 52세의 여성으로 초진 시 主訴證은 18년 된 우측 腰・腹의 동통이었다. 동통은 주로 밤 늦게, 운동 시, 피로할 때 가중되었고 체력저하(감기 등) 시 가중되었다. 내원 당시 간・담・신・방광의 채색초음파(이상 없음 소견), 복부 X선(정상 소견), 부인과적 검사 등에서도 정상이었다. 과거력은 18년 전에 대상포진이 있었다. 검사 시 동통은 11・12흉추를 따라 아래로 치골결합 우측까지 나타났고 좌측에는 나타나지 않았다. 발병되지 않을 때에는 국부적으로 양성 표현이 나타나지 않았고, 발병 시엔 11・12흉추골 우측에 압통이 있었으나 크게 뚜렷하지는 않았다. 이에 늑간신경통 중 간담습열형으로 보고 이를 위주로 한 혈위로 치료를 시작하였으며 동통 부위의 통점치료도 병행하였는데 치료효과는 비교적 좋았다. 다만 치료를 정지한 후 보름 정도 후에 좌우에 재차 발병하여 다시 위의 방법으로 치료하였는데 전과 같은 양상의 통증이 시간이 지난 후에도 거듭 발병하여 후에 치료 방법을 바꾸어 비타민 B_{12} · 비타민 B_1에 triamcinolone acetonide와 리도카인을 가하여 흉추 제11 · 12척추옆 신경근에 封閉治療를 하였다. 3일마다 1회 치료하여 총 4회의 치료 후에 triamcinolone acetonide 사용을 중지하고 夏天無주사액을 가하여 또 10회 치료하고, 침자치료로 바꾸어 20회(2개 療程) 치료하여 그 증상이 완해되고 후에 재발 횟수는 줄어들었으나 가끔씩 병이 재발하였다. 치료 기간은 거의 반년 정도 소요되었고, 이것은 저자가 30년 정도의 침구치료 생애에 만난 늑간신경통 중 가장 치료하기 어려웠던 경우였다. 독자들은 이 병의 치료 1례를 함께 공유하고 참고하여 이러한 환자를 치료함에 의사의 인내심이 매우 중요하며, 인내심을 갖고 치료를 계속 이어나간다면 일정한 정도의 만족스러운 치료효과를 볼 수 있다.

제5절 後頭神經痛

후두신경통은 大後頭神經痛, 小後頭神經痛, 大耳神經痛의 총칭이다.

1) 대후두신경

頸2의 주요 분지이고, 頸2의 後支에서 시작하여 環椎의 後椎弓 사이에서 밖으로 나와 머리 아래 승모근의 後下緣을 따라 나온다. 활모양을 띠고 위로 후두동맥과 더불어 후두골 융기의 외측에 함께하여 승모근의 筋腱을 뚫고 지나가며, 후두골 中線 3mm지점에서 皮下로 들어간다. 후두부, 頸部와 頭頂을 지배하고 冠狀縫의 피부에 직접 도달한다.

2) 소후두신경

頸2~3에서 시작하여 흉쇄유돌근의 上 1/3 後緣에서 나와 유양돌기 부위와 후두부 외측피부를 지배한다.

3) 대이신경

頸3에서 시작하여 흉쇄유돌근의 後緣에 존재한다. 소후두신경 下方에서 밖으로 나와 흉쇄유돌근의 외측에서 아래를 향해 行하고, 이하선 下緣에서 수평으로 나누어 終支가 된다. 耳後, 耳殼, 이하선부의 피부를 지배한다.

주된 病因은 感冒, 中耳炎, 국부感染, 후두부 外傷, 잠잘 때 베개가 지나치게 딱딱함, 頸1~4椎 관절염 등이 있으며, 또한 脊柱結核, 腫瘤, 후두엽 小腦 및 경추 脊髓 부위가 腫瘤와 뇌척수막염으로 말미암아 유착되는 것 등이다. 모두 후두신경을 침범 또는 압박하여 지배구역 내에 疼痛을 발생시킬 수 있지만, 후자는 임상에서 비교적 드물다.

1. 임상 증상

임상에서는 청장년 남성에서 다발한다. 대부분 感冒, 外傷 후에 발병하고 처음에는 단지 대후두신경의 분포범위 내(후두부 뒤 및 後頂部에 국한)에만 통증이 있고, 아팠다 안 아팠다 한다. 1~2일에는 疼痛이 더 극렬해져 발작성 疼痛을 나타낸다. 대부분 자발성 통증이거나 頭部活動, 咳嗽, 재채기할 때 유발된다. 심할 때는 소후두신경, 대이신경 구역 내(유양돌기 하방 및 耳根部)에도 疼痛이 발생한다. 누워 있을 때 痛症이 더욱 심해지고 곧게 앉으면 감소된다.

- 검사 : 후두골 융기 아래 中線에서 患側으로 2mm 정도의 지점에서 뚜렷한 압통이 있다. 심할 때는 유양돌기 부위에도 뚜렷한 압통이 있을 수 있다.

2. 중의 변증 치료

후두신경통은 중의에서 '頭痛', '項痛', '後頭痛', '太陽痛' 등의 범주에 속한다. 중의에서는 병의 발생이 風寒暑熱 시 邪에 감수되어, 邪氣가 經을 따라 上行하여, 後頭部經脈에 막혀 後腦部의 經氣不利를 일으키고, 氣血이 막히면 經絡不通되어 不通則痛하게 된다고 본다. 또는 情志不暢하여 肝鬱氣滯되거나, 또는 年老體弱으로 肝腎虧虛되어 筋骨失養, 經脈不暢되는 등의 원인으로 병이 발생된다. 유형을 분류하면 아래와 같다.

1) 外感寒邪型

환측 후두부 통증으로 시작되어 때때로 통증이 발생하며, 점차 극렬한 발작성 통증이 되어 열을 만나면 완해되고 수면 시 통증이 경감된다. 苔薄白, 脈浮緊하다.

① 治則 : 疏風散寒止痛

② 혈위 처방 : 壓痛點(환측) · 風府(환측) · 腦空(환측)

③ 혈방 해석 : 風府는 督脈穴位로, 督脈 · 足太陽 · 陽維脈의 交會穴이다. 腦空은 足少陽膽經의 穴位로, 足少陽 · 陽維脈의 交會穴이며, 痛點과 함께 자침하면 疏風散寒止痛하는 효능이 있다.

2) 氣滯血瘀型

一側에 자발성 후두부 동통이 나타나 누우면 통증이 심해지고 직립 시 경감되며 성내면 가중되는데 동통이 극렬할 때에는 귀의 深部 또는 관자놀이 뒤편까지 동통이 파급될 수 있다. 조급하며 애타게 근심하고, 口苦咽乾하며, 舌質紅, 苔薄黃, 脈弦數하다.

① 혈위 처방 : 風池(환측) · 風府(환측) · 翳風(환측) · 太衝(환측)

② 혈방 해석 : 風池는 足少陽膽經의 穴位로 手足少陽 · 陽維脈의 交會穴이다. 太衝은 足厥陰肝經의 穴位로 足厥陰肝經의 輸穴이자 原穴이며, 肝膽相配하여 자침 시 疏肝理氣 효능이 있다. 風府는

督脈穴位로 督脈・足太陽・陽維脈의 交會穴이며, 翳風은 手少陽三焦經의 穴로 手・足少陽經의 交會穴이며, 또한 국부 동통이 호발하는 부위로 배합하여 자침하면 化瘀止痛한다. 위의 혈을 모두 함께 자침하면 疏肝理氣化瘀止痛하는 효능이 있다.

3) 肝腎虧虛型

後頭와 項部에 지속성 동통이 오래되어 낫지 않으며 통처가 고정되어 움직이지 않고 활동 후, 기침, 재채기 시 통증이 가중된다. 환측 후두결절 아래에 명확한 압통점이 있을 수 있고 심하면 유양돌기부에도 역시 명확한 압통이 있을 수 있다. 반수에서 頭暈과 目脹을 동반하고, 不眠多夢, 腰酸腿軟하며 또는 耳鳴舌紅, 脈細數하다.

① 治則 : 滋肝益腎止痛

② 혈위 처방 : 風府・風池(환측)・翳風(환측)・太衝(환측)・太谿(환측)

③ 혈방 해석 : 風府는 督脈의 穴位로, 督脈・足太陽・陽維脈의 交會穴이다. 風池는 足少陽膽經의 穴位로, 手足少陽・陽維의 交會穴이다. 翳風은 手少陽三焦經의 穴位로, 手・足少陽의 交會穴이다. 3穴을 함께 鄰近 取穴 자침하면 국부 經脈氣血을 소통시켜 止痛한다. 太衝은 足厥陰肝經의 輸穴이자 原穴이고, 太谿는 足少陰腎經의 輸穴이자 原穴이다. 肝・腎 兩經의 2穴을 함께 자침하면 滋肝益腎한다. 위의 혈을 함께 자침하면 滋肝益腎止痛하는 효능이 있다.

3. 치료

1) 穴位와 鍼法

① 風府(환측) : 頸部에 있으며 後髮際 정중앙에서 直上 1촌으로 외후두융기점 直下이며 양쪽 승모근의 사이 오목한 곳이다. 30호 1.5촌(40mm) 호침을 취한 다음 국부에 통상적인 소독을 한 뒤 후두골대공(foramen magnum)을 향해 약 1.3촌(35mm) 直刺한다.

鍼感 : 후두부 脹痛이 있다. (그림 3-11)

② 腦空(환측) : 後腦部에 있으며 외후두융기 上緣(腦戶) 외측으로 頭正中線 양방으로 2.25촌처이다. 30호 1.5촌(40mm) 호침을 취한 다음 국부에 통상적인 소독을 한 뒤 風池 방향으로 약 1.3촌(35mm) 刺入한다.

鍼感 : 국부 脹痛이 있다. (그림 3-11)

③ 風池(환측) : 項部에 있으며, 후두골의 아래에, 흉쇄유돌근과 승모근 상단 사이의 오목한 곳으로, 風府와 같은 높이에 있다. 30호 2촌(50mm) 호침 2개를 취해 통상적인 국부 소독 후 척추 방향으로 약 1.8촌(45mm) 자입한다.

鍼感 : 頸後 脹痛 또는 후두골 후방으로 側頂部로 향하는 방산통이 있다. (그림 3-11)

④ 翳風(환측) : 얼굴의 耳廓 後下方이며, 耳垂根 후방의 오목한 곳이다. 30호 1.5촌(40mm) 호침을 취해 통상적인 국부 소독 후 鼻尖방향으로 약 1.3촌(35mm) 자입한다(이 혈에 자침 시 응당 경동맥, 경정맥을 피해야 한다).

鍼感 : 耳後 또는 耳深部의 脹痛이 있다. (그림 3-1)

⑤ 太衝(환측) : 足背部에 있으며, 第1趾骨間隙의 후방 오목한 곳이다. 30호 1.5촌(40mm) 호침을 취해 통상적인 국부 소독 후 위를 향해 약 1.3촌(35mm) 斜刺한다.

鍼感 : 국부 脹痛이 있다. (그림 3-13)

⑥ 太谿(환측) : 足背 內側에 있으며, 內踝의 後方으로, 內踝尖과 跟骨의 사이 오목한 곳이다. 30호 1.5촌(40mm) 호침을 취해 통상적인 국부 소독 후 對側을 향해 약 1.3촌(35mm) 자입한다.

鍼感 : 국부 脹痛이다. (그림 3-14)

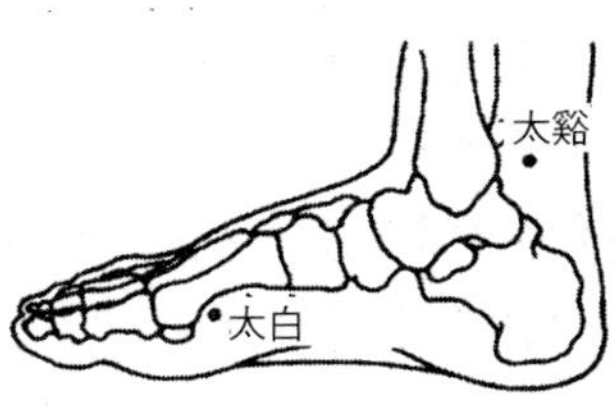

그림 3-14

2) 體位와 手法 및 療程

外感寒邪型 환자는 坐位로 取穴하며, 壓痛點・風府・腦空의 3穴을 위에서 소개한 방법대로 자침하고 40분 정도 유침한다. 매일 1회 치료하여 6회를 1療程으로 삼고 그 후 3일간 휴식한다. 효과는 있으나 낫지 않으면 다시 치료하여, 6회 치료 후 효과가 없거나 완전히 나으면 치료를 정지한다.

氣滞血瘀型 환자는 坐位로 取穴하며, 風府・風池・翳風・太衝의 4穴을 위에서 소개한 방법대로 자침하고 平補平瀉의 手法으로 得氣하며, 40분 정도 유침한다. 매일 1회 치료하여, 6회를 1療程으로 삼고 그 후 3일간 휴식한다. 효과는 있으나 낫지 않으면 다시 치료하여, 6회 치료 후 효과가 없거나 완전히 나으면 치료를 정지한다.

肝腎虧虛型 환자는 坐位로 取穴하며, 風府・風池・翳風・太衝・太谿의 5穴을 위에서 소개한 방법대로 자침하고 平補平瀉의 手法으로 得氣하며, 40분 정도 유침한다. 매일 1회 치료하여 6회를 1療程으로 삼고 그 후 3일간 휴식한다. 효과가 있으나 낫지 않으면 다시 치료하여 6회 치료 후 효과가 없거나 다 나으면 치료를 정지한다.

4. 저자 견해

저자는 이 병을 3가지 유형으로 나누었다.

外感寒邪型은 寒邪에 감수되어, 經脈不暢으로 후두부에 寒邪가 凝滞되어 寒主收引하므로 頸部 疼痛이 발생한 것이다. 이 유형의 환자는 발병된 지 오래지 않았다면 위에서 소개한 혈들을 운용하여 비교적 좋은 지통과 치료효과를 얻을 수 있다.

氣滞血瘀型은 원래 肝木陰虛하여, 오래 鬱滞되면 火가 上亢하여, 上擾淸竅하므로, 후두부에 氣滞血瘀를 일으켜 발병한다. 위에서 소개한 혈들로 조기에 치료한다면 비교적 좋은 지통과 치료효과를 얻을 수 있다.

肝腎虧虛型은 주로 年老體弱하여, 肝腎虧虛, 筋骨失養, 筋脈運行不

暢하여 발병한다. 이런 유형의 동통 특징은 크게 극렬하지 않고 다만 오래 지속되는데 위에서 소개한 혈들로 치료한다면 비록 시간이 오래 걸리긴 하지만 또한 비교적 좋은 지통과 치료효과를 얻을 수 있다.

후두신경통은 임상에서 비교적 많이 보이는데, 頸椎病으로 쉽게 오인하거나 신경쇠약으로 인해 생기는 後頭痛으로 잘못 진단하기도 한다. 진단을 정확히 하여 위의 방법을 응용하면 좋은 효과를 거둘 수 있다. 침자 치료 후 환자에게 베개는 다소 부드러운 것을 사용하고 평상시에 밤을 새지 말고, 마음을 편안히 가지도록 일러두면 능히 이 병의 재발을 피할 수 있다. 만약 완고하고 통증이 오래되어 침자치료를 6차 정도 하여도 효과가 없는 환자를 만나면 Hydroprednisolone에 브로카인鹹을 사용하여 痛點封閉할 수 있는데, 역시 만족할 만한 효과를 거둘 수 있다.

제6절 胸長神經麻痺

胸長神經(Long thoracic nerve)마비는 각종 원인으로 흉장신경이 손상, 압박되어 흉장신경이 지배하는 근육이 마비되는 증후이다. 흉장신경은 경수 5~6의 전지와 경수 7의 일부가 모여 이루는데 경부의 臂叢神經束의 후면에서 中斜角筋의 측면과 흉측벽을 끼고 하강하여 액와내측에 이르러 견갑하근과 前鋸筋(sarratus anterior muscle)을 뚫고 지나가는데 前鋸筋을 지배한다. 흉장신경은 천층을 지나가고, 또한 견갑골과 전사각근에 의해 고정되어 쉽게 외상을 입기 쉽다는 점, 흉부수술에 손상을 입기 쉽다는 점, 견갑골과 전사각근의 염증, 종양에 의해 쉽게 염증이 파급되거나 압박당할 수 있다는 점 등이 모두 마비를 유발시킨다.

1. 임상 증상

흉장신경마비 시 아래 3종류의 상이한 증상 표현이 있을 수 있다.

① 견부가 輕度로 후방 이동된다. 견봉 또한 경도로 후방 이동된다.

② 견갑골의 하부는 翼狀肩을 띤다.

③ 능형근과 견갑거근의 작용으로 견갑골이 내선되고 견갑골의 하각이 흉벽에서 떨어져 벌어지면서 견부와 견갑골 모두가 건측보다 높아진다. 前鋸筋 마비환자에게 상지를 거상시키면, 정상적인 사람에서는 견갑골이 矢狀軸으로 회전하여 척추로부터 멀어지고 견갑골 하각은 전외측을 향하여 회전하면서 흉곽에 접근하지만 前鋸筋이 마비된 경우는 견갑골은 척주로 접근하고 그 하각은 흉벽에서 떨어지고 벌어지며, 흉측벽의 근육에 위축이 온다.

2. 중의 변증 치료

흉장신경마비는 중의학적으로 '萎症' 등의 범주에 귀속되며, 인체에서 병의 발생기전은 "감정이 망령되게 쓰이고, 喜怒에 절제함이 없으면 피로와 나태함이 함께 발생하여 내부 장기의 精血이 소모되며, 榮衛가 失度되어 그로 인해 皮毛, 근골, 근육의 운동이 무력해지게 된다"고 한다. 증후가 다르므로 병인에 근거하여 皮·脈·筋·肉·骨의 五痿로 나눈다. 흉장신경마비는 筋痿와 肉痿의 범주에 귀속 가능하다. 그 분류는 아래와 같다.

1) 濕熱阻絡型

환자는 痿軟無力하고 어깨 위치에 변동이 있을 수 있으며, 어깨부위가 困重하거나 麻木感이 있으며, 위로 들어 올릴 때 증상이 더욱 명현하고, 발병이 오래되면 肩部 근육 위축 등이 나타날 수 있다. 혹 發熱, 胸痞脘悶, 小便赤短 및 澁痛 등의 증상과 黃膩苔, 濡數脈이 동반된다.

① 治則 : 通經活絡, 淸利濕熱

② 혈위 처방 : 新設(환측)·人迎(환측)·肩井(환측)·雲門(환측)

③ 혈방 해석 : 新設은 경외기혈로 頸部 인근에서 취혈한다. 人迎은 足陽明胃經의 혈위로 足陽明과 少陽이 交會하는 곳이다. 肩井은

足少陽膽經의 혈위로 手·足少陽과 足陽明 및 陽維가 만나는 곳이며 양쪽 혈을 함께 자침할 경우 通經活絡한다. 雲門은 手太陰肺經의 혈위로 자침 시 淸利濕熱한다. 위의 4혈을 함께 자침하면 通經活絡, 淸利濕熱하는 효능이 있다.

2) 脾胃虧虛型

환측 어깨가 痿軟無力하고, 점점 심해지며, 어깨와 견갑부가 건측에 비해 높아진다. 병이 오래되면 견부의 근육위축이 나타나고 食少, 便溏, 腹脹, 面浮而色不華, 氣短, 神疲乏力의 증상과, 薄白苔, 細脈이 나타난다.

① 治則 : 通經活絡, 補脾益氣

② 혈위 처방 : 人迎(환측)·巨骨(환측)·肩貞·肩井(환측)·雲門(환측)·肩髃(환측)

③ 혈방 해석 : 人迎은 足陽明胃經의 혈위로 足陽明과 少陽이 만나는 곳이다. 巨骨은 手陽明大腸經의 혈위이고, 雲門은 手太陰肺經의 혈위이다. 3경의 3혈을 함께 자침하면 通經活絡하며, 肩貞·肩井·肩髃의 3혈까지 함께 자침하면 通經活絡, 補脾益氣하는 효능이 있다.

3) 肝腎虧損型

병세는 완만하며 환측 견부가 痿軟無力하고, 견부 거상이 가능하나 점차 약화되며, 견갑하부에서 비교적 심하게 나타난다. 전흉부에서 견부에 이르기까지 근육 위축이 일어나고, 항상 눈이 어지럽고 빠질 것 같은 증상이 있다. 咽乾耳鳴, 遺精 또는 遺尿, 혹 부녀자에게는 月經不調가 동반된다. 舌紅少苔하고 脈細數하다.

① 治則 : 通經活絡, 補益肝腎

② 혈위 처방 : 風池(환측)·肩井(환측)·雲門(환측)·肩貞(환측)·太衝(환측)·太谿(환측)

③ 혈방 해석 : 風池는 足少陽膽經의 혈위이고, 足少陽과 陽維脈의 交會穴이다. 肩井은 足少陽膽經의 혈위이고 手·足少陽과 足陽明 및 陽維脈의 交會穴이다. 足厥陰肝經의 輸穴이며, 原穴인 太衝과 足少陰腎經의 輸穴이며 原穴인 太谿와 함께 자침하면 補益肝腎하는 효능이 있다. 여기에 국부 혈위인 肩貞·雲門은 通經活絡하는 효능이 있어 위의 혈을 모두 조합하면 通經活絡, 補益肝腎하는 효능이 있다.

3. 치료

1) 穴位와 鍼法

① 風池(환측) : 경부의 후두골 아래와 흉쇄유돌근과 경부승모근 상단 사이 오목한 곳이다. 30호 2촌(50mm) 호침을 취하여, 통상적인 국부 소독 이후 척주 방향으로 1.8촌(45mm)을 자입한다.

鍼感 : 목 뒤의 창통 혹은 후두골을 따라 후방으로 側頂部까지 향하는 방산통이 있다. (그림 3-11)

② 新設(환측) : 목덜미에 있으며 침골 하방의 양측 오목한 곳으로 風池의 아래에 있다. 후발제 아래 1.5촌처에 해당한다. 쉽게 말해 제4경추 횡돌기 끝에 있으며 승모근의 외측연에 있다. 30호 1.5촌(40mm) 호침을 취하고, 통상적인 국부 소독 이후 1.3촌(35mm)을 직자입한다.

鍼感 : 국부 창통 또는 하방으로 제2흉추 좌우 1촌처로 향하는 방산통이 있다. (그림 3-11)

③ 肩貞(환측) : 견관절의 후하방에 있고 상완을 몸통에 붙인 자세에서 겨드랑이 뒤쪽의 횡문 상방 1촌(指寸)에 위치한다. 환자를 정좌시킨 후 어깨를 늘어뜨리고 취혈한다. 30호 2촌(50mm) 호침을 취하고, 통상적인 국부 소독 이후 견관절 전방을 향해 1.8촌(45mm) 직자입한다.

鍼感 : 국부 창통이 있다. (그림 3-5)

④ 太衝(환측) : 족배부에 있으며 첫 번째와 두 번째 발가락 사이 틈의 후방 오목한 곳에 위치한다. 30호 1.5촌(40mm) 호침을 취하여 통상적인 국부 소독 후 상방으로 1.3촌(35mm) 斜刺한다.

鍼感 : 국부 창통이 있다. (그림 3-13)

⑤ 人迎(환측) : 후두 결절 양방 1.5촌처로서 경총동맥(common carotid artery)전연에서 취한다. 30호 1.5촌(40mm) 호침을 취하고, 통상적인 국부 소독 이후 척주 방향으로 약 1.3촌을 자입한다.

鍼感 : 경부 창통 또는 頸咽部로 향하는 방산통이 있다. (그림 3-1)

⑥ 巨骨(환측) : 어깨 상부에 있으며, 쇄골견봉단과 견갑극 사이의 오목한 곳이다. 일반적으로 제7경추 극돌기와 肩髃 사이를 이은 가상선의 외측 1/2의 중점처이다. 30호 2촌(50mm) 호침을 취하고, 통상적인 국부 소독 후 견관절 내측을 향해 1.8촌(45mm) 자입한다.

鍼感 : 국부 창통이 있다. (그림 3-5)

⑦ 肩井(환측) : 견상부로서 大椎와 견봉의 가상선 중점처이다. 30호 2촌(50mm) 호침을 취하고, 통상적인 국부 소독 이후 견갑극 방향으로 약 1.8촌(45mm)을 자입한다.

鍼感 : 국부 창통이다. (그림 3-5)

⑧ 雲門(환측) : 흉부상외방, 견갑골 오훼돌기 상방의 쇄골 아래 오목한 곳으로 前正中線에서 6촌 떨어진 곳이다. 30호 2촌(50mm) 호침을 취하고, 통상적인 국부 소독 후 對側 肩貞 방향으로 1.8촌(45mm) 자입한다.

鍼感 : 국부 창통 또는 어깨, 팔, 손으로 퍼지는 방산통이 있다. (그림3-7)

⑨ 肩髃(환측) : 어깨 견갑골 견봉과 상완골 대결절 사이의 오목한 곳이다. 30호 2촌(50mm) 호침을 취하여 통상적인 국부 소독 후 주관절방향으로 1.8촌(45mm) 평행자입한다.

鍼感 : 견부 창통 또는 어깨 중앙선을 따라 하방으로 주관절 상부까지 이르는 방산통이 있다. (그림 3-7)

2) 體位와 手法 및 療程

濕熱阻絡型 환자는 좌위를 취하고, 新設・人迎・肩井・雲門의 4혈을 법에 따라 자입하고, 평보평사의 수법으로 득기하며 전기자극을 가하고 40분 정도 유침하고, 발침 후 火罐을 좌우에 1분 정도 흡착시킨다. 매일 1회 치료하여 10회 치료를 1療程으로 삼으며, 마치면 5일을 쉰다. 효과가 있으나 낫지 않으면 다시 침을 놓는다. 10회 치료 후 효과가 없거나 다 나으면 치료를 멈춘다.

脾胃虧虛型 환자는 좌위를 취하고 人迎・巨骨・肩貞・肩井・雲門・肩髃의 6혈을 법에 따라 자침하여 평보평사의 수법으로 득기하며 전기자극을 가하고 40분 정도 유침하고, 발침 후 火罐을 1분 정도 흡착시킨다. 매일 1회 치료하여 10회 치료를 1療程으로 삼으며, 마치면 5일을 쉰다. 효과가 있으나 낫지 않으면 다시 침을 놓는다. 10회 치료 후 효과가 없거나 다 나으면 치료를 멈춘다.

肝腎虧損型 환자는 좌위를 취하고 風池・肩井・雲門・肩貞・太衝・太谿의 6혈을 법에 따라 자침하고, 어깨부위의 4혈에 전기자극을 가하여 40분 정도 유침하고, 발침 후 火罐을 1분 정도 흡착시킨다. 매일 1회 치료하여 10회 치료를 1療程으로 삼으며, 마치면 5일을 쉰다. 효과가 있으나 낫지 않으면 다시 침을 놓는다. 10회 치료 후 효과가 없거나 다 나으면 치료를 멈춘다.

4. 저자 견해

저자는 이 병을 3형태로 분류했다.

濕熱阻絡型은 습열의 사기가 근육과 피부에 침범한 것이다. 그러므로 사지와 신체가 困重하며 또는 약간 붓는다. 습열이 막혀 있으면 기혈의 운행이 원활치 못해 마목감이 나타난다. 습열이 더욱 성하면 氣機가 不化하여 身熱이 그치지 않고, 습이 氣機를 막으면 흉격비민이 나타난다. 濕熱下注하면 소변에 열이 많고 양이 감소하며 배뇨 시 澁痛이 발생한다. 이 型은 상술한 혈들에 전침치료를 더하면 비교적 좋은 치료효과를 얻을 수 있다.

脾胃虧虛型은 주로 비위가 허약하고 氣血을 발생하는 근원의 부족으로 筋脈失榮하여 환측 어깨경맥의 기혈이 영양을 받지 못하여 발병하게 된다. 상술한 혈들에 전침치료를 더한다면 비록 치료기간은 다소 장기간이 소요되나, 비교적 좋은 치료효과를 얻을 수 있다.

肝腎虧損型은 간신의 휴허로 인해 정혈이 근골경맥을 濡養하지 못하여 환측 어깨가 위연무력한 증상이 나타나게 되고, 점차 발병하게 된다. 상술한 혈들에 전침치료를 더하면 일정한 치료효과를 볼 수 있지만, 효과가 비교적 느리므로 인내심이 필요하다. 하지만 능히 만족스러운 치료효과를 얻을 수 있다.

임상에서 비교적 많이 보이는 것으로는 전사각근의 손상이 흉장신경에 파급된 경우다. 중의에서 분류한 3형에 따라 상술한 혈들과 전침치료를 운용하면 비교적 균일하고 좋은 치료효과를 얻을 수 있다. 대부분 근육손상의 증상이 줄어들면 흉장신경의 마비 역시 따라서 호전된다. 국부 손상이나 부종, 염증성 손상 역시 이에 따라 호전되며 침치료를 계속 진행하면 매우 만족스러운 결과를 얻게 된다. 수술손상의 경우에는 신경의 단열이 없을 때 위의 방법을 응용하면 역시 효과가 만족스러우나, 만약 신경이 단절되었다면 효과는 좋지 못하다. 종양 등으로 신경이 압박된 경우는 마땅히 먼저 병소를 제거한 후 위의 방법을 응용하면 역시 효과가 매우 만족스럽다. 위에서 분류한 형태 중 脾胃虧虛型, 肝腎虧損型은 내적 요인과 외적 요인이 동시에 작용해 발생된 증상이므로 치료에 인내심이 필요하며 일정 횟수의 치료를 한 이후에 만족스러운 치료효과를 볼 수 있다.

제7절 腋窩神經麻痺

액와신경마비는 각종 원인에 의해 액와신경이 손상을 받거나 압박

받는 것으로 인하여 액와신경이 관할하는 범위 내의 筋肉이나 皮膚神經에 마비가 되어 나타나는 임상증후군이다.

액와신경은 臂叢後束의 遠端에서 나오는 것으로 5~6頸髓에서 나와 腋動脈의 후면을 주행하여 후면 상완골의 목을 감싸고돌아 아래로 향하고, 뒤에서 앞으로 주행하여 상완골과 삼각근의 사이에 이른다, 액와신경은 關節支에서 출발하여 견관절낭을 지배하고 筋肉支에서 출발하여 삼각근에 이른다. 이 근육은 3개의 부분에서 起始하는데 앞부분은 쇄골의 외측의 1/3에서 기시하고, 가운데 부분은 견갑골의 견봉단에서 기시하고, 뒷부분은 견갑골의 하연에서 기시하는데 모든 筋束은 상완골의 중간부분 삼각근의 결절에 이른다. 삼각근 부분이 수축할 때 상완은 전방으로 굴신하고, 중간부분이 수축할 때는 상완이 수평외전하여 수평위에 이르고, 후부가 수축할 때는 상완을 당겨서 뒤를 향한다. 이것은 소원근을 재배하는 것 외에 상완을 외선하는 효능이 있다. 상완외측의 피부신경부분은 삼각근, 비측면, 후면의 피부에 분포한다.

액와신경마비를 일으키는 주요한 원인은 다양한데 견관절 탈구, 상완골 골절손상 혹은 국부의 혈종압박, 견관절낭외상, 창상, 鈍·銳한 기구에 의한 견관절낭의 찢어짐, 견관절낭의 화농성 염증 등은 두루 액와신경의 마비를 일으킬 수 있다.

1. 임상 증상

액와신경마비 시에는 臂部를 수평으로 들거나 전방을 향해 펴거나 臂를 외전하는 동작을 못하고, 상지가 하수된 형태를 나타내고, 견관절의 장력이 없어지고, 견봉이 뚜렷하게 下陷되며, 삼각근 부위의 피부감각이 뚜렷하게 감소되고, 만기에는 삼각근의 위축이 나타난다.

2. 중의 변증 치료

액와신경마비는 중의학에서 '痿證' 범주에 귀속된다. 병의 발생은 내장의 精血虛耗, 營衛失度로 인해 筋骨, 筋肉의 운동이 痿弱無力해져 발생한다. 또한 悲哀, 損傷, 入房, 水濕, 勞倦, 濕熱 등이 주요 병인이다. 그 유형을 분류하면 아래와 같다.

1) 瘀血阻絡型

환자는 명확한 손상 또는 견관절 탈구나 상완골 골절 등의 과거력이 있다. 병은 대부분 肩部 腫脹疼痛으로 시작되고, 점차 종창과 동통은 소실되나 어깨의 내전・신전, 외회전 등의 기능에 제한이 오며 어깨 근육의 痿軟無力, 肩峰下陷, 삼각근의 점진적 위축이 발생한다. 舌紅苔少, 舌邊有瘀痕하며, 患側脈細弱, 健側脈正常이다.

① 治則 : 活血祛瘀, 通經活絡

② 혈위 처방 : 巨骨(환측)・肩髃(환측)・肩貞(환측)・臂臑(환측)

③ 혈방 해석 : 肩部 外傷으로 인해, 국부 經脈氣血에 瘀血阻滯가 발생된다. 응당 국부 穴位 위주로 취혈해야하므로, 巨骨・肩髃・肩貞・臂臑을 취혈하여 活血祛瘀, 通經活絡한다.

2) 寒濕阻滯型

환측 어깨의 동통으로 병이 시작되며, 어깨는 명확하게 종창되고 기능에 제한이 오며 후기에는 어깨의 동통과 종창은 소실되나 어깨의 기능은 다시 저하되고 환측 팔의 平擧, 前伸, 外旋 등의 운동이 불가능하며, 시간이 오래 지나면 가끔 삼각근 위축이 나타난다. 舌苔黃燥, 脈滑數하다.

① 혈위 처방 : 肩髃(환측)・肩貞(환측)・雲門(환측)・臂臑(환측)

② 혈방 해석 : 肩髃는 手陽明大腸經의 穴로, 手陽明, 陽蹻脈이 만나는 곳이다. 臂臑는 手陽明大腸經의 穴로, 手陽明, 手・足太陽, 陽維脈이 만나는 곳이다. 痿症은 '獨取陽明' 한다는 원칙에 따라, 2穴을 취하여 除寒驅濕하고, 肩貞・雲門을 배합하면 通經活絡한다. 위의 혈을 모두 조합하면 除寒驅濕, 通經活絡하는 효능이 있다.

3. 치료

1) 穴位와 鍼法

① **肩髃**(환측) : 어깨에 있으며 견갑골의 견봉과 상완골 대결절 사이의 오목한 곳이다. 30호 2촌(50mm) 호침을 취하고, 국부를 통상적으로 소독한 후 주관절 방향을 향하여 平刺하여 1.8촌(45mm) 자입한다.

鍼感 : 국부의 창통이나 주관절 상부를 향하는 방산통이 있다. (그림 3-5)

② **肩貞**(환측) : 肩關節 後下方에 上臂 內收 시, 腋後紋頭 上 1촌처(指寸)에 있다. 환자로 하여금 正坐하게 하고 어깨를 늘어뜨리게 한 뒤 취혈한다. 30호 2촌(50mm) 호침을 사용하고, 국부를 통상적으로 소독한 후 어깨 前面을 향하여 약 1.8촌(45mm) 직자한다.

鍼感 : 국부의 脹痛이 있다. (그림 3-5)

③ **巨骨**(환측) : 어깨 상부에 있으며, 鎖骨 肩峰端과 견갑극 사이의 오목한 곳에 있다. 일반적으로 제7경추 극돌기와 肩髃 사이 연결선상의 외측 1/2의 중점처에서 취혈한다. 30호 2촌(50mm) 호침을 취하고 국부를 통상적으로 소독한 후 견관절 내를 향하여 약 1.8촌(45mm) 자입한다.

鍼感 : 국부의 창통이 있다. (그림 3-5)

④ **雲門**(환측) : 胸部 上外方에, 견갑골 부리돌기 上方의, 鎖骨 下 오목한 곳으로, 흉골 정중선 양방 6촌처이다. 30호 2촌(50mm) 호침을 취하고 통상적인 국부 소독 후 對側 肩貞 방향으로 약 1.8촌(45mm) 자입한다.

鍼感 : 국부 脹痛 또는 肩臂手部로의 방산통이 있다. (그림 3-7)

⑤ **臂臑**(환측) : 상완부 後外側面의 상단에 있으며, 曲池와 肩髃의 연결선상, 曲池 상 7촌, 삼각근이 끝나는 後緣處에 있다. 30호 2촌(50mm) 호침을 취하고 국부를 통상적으로 소독한 후 약 1.8촌(45mm) 직자한다.

鍼感 : 국부의 脹痛 또는 팔꿈치 외측으로의 방산통이 있다. (그림 3-7)

2) 體位와 手法 및 療程

瘀血阻絡型 환자는 坐位로 取穴한다. 巨骨・肩髃・肩貞・臂臑의 4穴을 취혈하여 위에서 소개한 방법으로 자침하고 平補平瀉의 手法으로 得氣하며, 전침자극을 가하여 40분 정도 유침 후 火罐을 1분 정도 한다. 매일 1회 치료하여 10회를 1療程으로 하고 5일간 휴식 후 효과가 있으나 다 낫지 않으면 다시 치료하며, 10회 치료 후 효과가 없거나 다 나으면 치료를 정지한다.

寒濕阻滯型 환자는 坐位로 取穴한다. 肩髃・肩貞・臂臑・雲門의 4穴을 위에서 소개한 방법으로 자침하고 平補平瀉의 手法으로 得氣하며, 전침자극을 가하여 40분 정도 유침 후 火罐을 1분 정도 한다. 매일 1회 치료하여 10회를 1療程으로 하고 5일간 휴식 후 효과가 있으나 다 낫지 않으면 다시 치료하며, 10회 치료 후 효과가 없거나 다 나으면 치료를 정지한다.

4. 저자 견해

액와신경마비는 중의학에서 단독으로 논해지지 않은 질환이다. 다만 임상적 증상이 중의의 '痿證' 중 肉痿 등의 범주에 속한다. 병은 肩部 外傷으로 肩部 經脈이 어혈로 막히거나 인체가 風寒濕邪에 감수되어 肩部 經脈에 체류되어 발생된다.

저자는 이 병을 2가지 유형으로 분류했다.

瘀血阻絡型의 주요 원인은 肩部 外傷 또는 骨折 등으로 瘀血이 생겨 肩部의 筋脈氣血 안에 쌓이게 되어, 肩部 經脈氣血의 運行을 방해하게 되고 오래되면 痿하게 된다. 위에서 소개한 혈위에 전침치료를 한다면 발병이 오래되지 않은 痿症에 비교적 좋은 효과를 얻을 수 있다.

寒濕阻滯型은 風寒濕邪에 감수되어 이것이 경맥을 따라 위로 肩

部로 올라가 肩部 經脈에 체류하게 되고 肩部 筋脈이 막혀 運行不暢되고, 이것이 오래되면 病症이 나타나게 된다. 위에서 소개한 혈위에 전침치료를 한다면 비교적 경한 환자는 좋은 치료효과를 얻을 수 있다.

특히 승모근 및 삼각근의 위축이 온 환자는 위의 전침치료를 운용하면 근육 기능회복에 비교적 좋은 효과를 얻을 수 있다. 寒濕阻滯型 환자 중에는 병을 앓은 지 오래되고 증상이 중하여 견관절이 이완되어 느슨해진 환자가 많은데, 이런 경우 치료기간이 비교적 오래 걸리더라도 상당히 만족스러운 효과를 얻을 수 있다. 치료기간 중 혹은 치유된 후에도 응당 환자로 하여금 어깨와 목 부위를 단련하도록 하여 위축된 근육이 조기에 회복되도록 도와야 한다.

제8절 正中神經麻痺

정중신경마비는 각종 원인, 손상 혹은 정중신경 압박으로 기인하여 정중신경이 분포하는 부위에 운동·감각기능장애가 생긴 것이다.

정중신경은 운동·감각·자율신경섬유를 포함하며 경추6~8번, 흉추1번에서 기원하며 혹은 경추5번에서 기인하는 경우도 있는데 주요한 것은 아래의 4개의 분지이다.

1) 筋支

원회내근을 지배하고, 주관절 이하 橈側 손바닥 측에 위치하여 前臂를 旋前하고 굴곡시키며 요골측 손목을 구부리게 하고 손목을 굴곡, 외전시키며 掌長筋을 움직여 장근막을 긴장시키고 손목을 구부리게 한다. 淺指屈筋(flexor digitorum superficialis muscle)은 第2~5指 中節을 굴곡시킨다.

2) 前臂掌側 骨間神經

拇長屈筋(flexor pollicis longus muscle)을 지배해 엄지손가락 말단을 굴곡시키고 指深屈筋(flexor pollicis profundus muscle)을 지배해 2～5말단과 중절을 굴곡시키고 손목을 굴절시켜 내 旋前方筋을 지배해 前臂를 旋前시킨다.

3) 掌側指叢神經

拇短展筋(abductor pollicis longus muscle)을 지배해 무지 제1지절을 굴곡시키고 第3～4蚯狀筋(lumbricales muscle)을 지배해 장지관절을 굴곡시킨다.

4) 掌側支

피부신경에 속하며 魚際 부근과 완관절굴측의 피부에 분포한다.

많이 보이는 주요 병인으로는 골절 후 손상 혹은 압박, 외상이 직접 정중신경을 압박하든지 수술 시 잘못하거나 정중신경을 손상시킨 것이다. 또 정중신경마비는 정중신경섬유류, 전신대사성 질환(예를 들면 당뇨병), 중독(예를 들면 납 중독) 또는 기타 특수하게 손목을 많이 쓰는 노동자에게서 발생할 수 있으며 완관절의 염증도 정중신경마비를 일으킬 수 있다.

1. 임상 증상

정중신경손상의 부위는 일정하지 않은데 근육이 마비되는 것도 여러 종류이고 정도 역시 같지가 않으나 단지 개괄적으로는 운동장애와 감각장애 2개로 크게 나눌 수 있다.

1) 운동장애

예를 들어 정중신경이 前臂筋肉의 분지상에 손상이 있으면 위에서 서술한 근육에 마비를 일으키며, 다른 정도의 증상이 나타난다. 정중신경은 엄지손가락의 기능을 유지하는데 중요한 작용을 하기 때문에 정중신경 완전 마비 시 엄지손가락을 굽힐 수 없게 되고 小指와 맞닿을 수가 없고 엄지손가락과 기타 다른 손가락과도 맞닿기가 곤란하다. 그러므로 물건을 쥘 수가 없게 된다. 정상 정황에서는 拇指와 小指가 맞닿을 때 拇指와 소지의 지복 전체와 접촉이 되는데 정중신경마비가 된 상황에서는 假性 對指位가 나타나며 이것은 拇指短屈筋(flexor pollicis brevis muscle)의 深頭와 拇指收筋(adductor pollicis muscle)이 척신경의 지배를 받아 拇指의 內收와 모지 제1절 굴곡작용을 하여 假性 對指位가 나타나게 된다. 拇指와 다른 손가락과 평면상을 이루고 大魚際의 근육이 위축되어 손바닥이 편평하게 변하여 원숭이손 같이 되며, 길항하는 근육의 작용으로 2·3지가 약간 펴지게 된다. 만약 拇指와 小指만이 맞닿는 게 불가하면 이는 정중신경의 前臂 중 1/3 혹은 아래 1/3이 손상받은 것으로 설명된다.

前臂의 旋前이 제한되더라도 상지굴곡위 시에 요신경이 지배하는 肱筋肉(bracioradialis muscle)의 작용으로 전비는 輕度의 선전을 할 수 있다. 정중신경마비 시에는 손목의 굽히는 힘이 약해진다. 그러나 요신경이 지배하는 요측 완굴근육과 척신경의 지배를 받는 掌長筋(palmaris longus muscle)은 또한 손목을 굽히는 작용을 하기 때문에 손목을 굽히는 기능은 부분적으로 보존이 된다. 손목을 굽힐 때 손목이 척측을 향해 偏斜되는 것은 척신경의 지배를 받은 척측 腕屈筋이 당기기 때문이다.

2) 감각장애

주로 수장면의 요측 1/2과 2·3수지 末節의 배면이 감각을 담당하는데 그 가운데 拇指·식지·중지 말절부위가 가장 많이 담당한다. 정중신경 중에는 교감신경섬유가 많아서 정중신경 손상 시에 타는 듯한 동통을 느낀다. 교감신경이 손상당한 시간이 비교적 길 때에는 항상 피부, 손톱부위에 영양기능장애와 혈관확장수축장애를 느낀다. 손바닥 외측 1/2의 피부가 창백하거나 潮紅하며, 多汗 혹은 無汗 증상이 중지와 식지부에 가장 명확하게 증상이 나타나고, 어떤 때는 피부가 건조하고 각화가 과도하거나 피부가 얇아지고 손톱이 무르게 변하며 정상 광택이 나지 않는다.

2. 중의 변증 치료

정중신경마비의 전형적인 임상 증상은 '猿手'로 이것은 중의학적으로 '痿證', '筋痿'의 범주에 속한다. 이 병은 瘀血阻滯부터 氣血運行不暢 등에 이르는 다양한 원인으로 인해 발생된다. 그 중 가장 많이 보이는 원인은 외상이며, 그 다음으로는 濕熱邪의 침범 또는 기타 질병으로 인해 筋脈이 압박되는 등의 원인으로 氣滯血瘀, 筋脈失養, 脈絡被阻되어 이 병이 발생된다.

그 분류는 아래와 같다.

1) 瘀血阻絡型

넘어진 후나 창상을 입은 후에 손상 부위에 종창과 동통이 출현하며 시작되고, 근맥손상이 비교적 중한 사람은 손상 받은 즉시 손상 받은 부위 이하의 근육에 痿軟이 나타날 수 있다. 손 부위의 증상이 심하면 물건을 쥐는 것이 힘들며, 시간이 지나면 손 부위의 근육에 위축이 오고, 손바닥은 평평해져 마치 원숭이 손 같은 형상이 된다. 苔薄白, 質淡暗하며 脈細無力하다.

① 治則 : 活血化瘀, 行氣通絡

② 혈위 처방 : 天泉(환측) · 曲池(환측) · 內關(환측) · 合谷(환측)

③ 혈방 해석 : 天泉은 위로는 天池에 접해 있고, 아래로 내려가는 脈氣가 표면으로 나오는 부위로 마치 샘과 같다는 의미를 지니고 있다. 天泉은 臂總神經 하행분지에 위치하며, 자침하면 臂總神經의 병리상황을 개선시킨다. 국부 취혈로 曲池 · 內關 · 合谷을 선택하며 모두 活血化瘀, 行氣通絡의 의미가 있다. 위의 혈들을 조합하면 活血化瘀, 行氣通絡하는 효능이 있다.

2) 濕熱浸淫型

초기 증상은 환측 경항부 또는 상지에서 손에 이르는 부위에 나타나는 酸脹麻木感이다. 이후에 점차 상지에서 손에 이르는 부위의 기능에 減弱, 痿軟과 이로 인한 손의 악력과 엄지손가락의 급속한 기능 저하가 주로 나타나며, 시간이 지나면 손 부위 근육의 위축이 나타날 수 있다. 전신증상으로는 병의 초기에 발열, 입마름, 피곤하며 몸이 무겁고 힘이 없는 등의 증상이 나타난다. 舌苔는 黃膩하고 舌質은 紅하며, 脈은 滑數하다.

① 治則 : 清熱化濕, 疏經活絡

② 혈위 처방 : 風池(환측) · 大椎 · 天泉(환측) · 曲池(환측) · 內關(환측) · 合谷(환측)

③ 혈방 해석 : 風池는 足少陽膽經의 穴位로, 手 · 足少陽과 陽維脈이 만나는 곳이다. 大椎는 督脈의 穴位로, 手足三陽과 督脈이 만나는 곳이다. 두 혈을 조합하면 寒熱과, 濕邪를 몰아내는 효능이 있다. 여기에 天泉 · 曲池 · 內關 · 合谷을 함께 자침하면 疏經活血하는 효능이 있으며, 위의 혈을 모두 조합하면 清熱化濕, 疏經活血하는 효능이 있다.

3) 肝腎虧損型

위의 두 가지 형태의 병에 걸려 시일이 오래되면 환측의 손바닥과 손등의 근육 대부분이 萎縮되며 기능이 상실된다. 손바닥은 평평하게 변화되어 전형적인 '원숭이 손' 형상이 되고, 환측 손바닥 외측면의 피부는 창백하거나 潮紅하며, 多汗 또는 無汗한데, 이것은 중지와 검지 부위에서 명확히 나타난다. 또는 피부가 건조하거나 과도하게 각질이 일어나며 피부가 얇아지고 손톱은 물러지며 정상 광택을 잃기도 한다. 舌은 紅色이며, 苔는 적거나 광택이 있으면서 벗겨지거나 裂紋이 있다. 脈은 細數하다.

① 治則 : 滋補肝腎, 疏經起廢

② 혈위 처방 : 大椎 · 肝兪(양측) · 腎兪(양측) · 曲池(양측) · 內關(환

측)・八邪(환측 4穴)

③ 혈방 해석 : 大椎는 督脈의 穴位로, 督脈은 인체의 陽을 통섭하므로, 자침하면 下元의 虛損을 보하는 효능이 있다. 肝兪・腎兪는 肝과 腎 兩臟의 經氣를 輸注하는 곳으로, 자침하면 滋補肝腎 작용을 한다. 曲池・內關・환측 八邪 4穴과 배합하여 자침하면 疏經起廢하는 효능이 있고, 위의 혈을 모두 함께 쓰면 滋補肝腎, 疏經起廢하는 효능이 있다.

3. 치료

1) 穴位와 鍼法

① 天泉(환측) : 겨드랑이 앞 紋頭 아래 2촌에 있으며 이두박근 장・단두 사이에 있으며 팔을 펴고 손바닥을 위로 하여 취혈한다. 30호 2촌(50mm) 호침을 취하고, 국부를 통상적으로 소독한 후 겨드랑이 뒤쪽 횡문방향으로 1.8촌(45mm) 자입한다.

鍼感 : 국부 脹麻痛 혹은 肘上部 外側으로 방산한다. (그림 3-7)

② 曲池(환측) : 두 손을 맞잡은 상태로 팔꿈치를 구부렸을 때(주관절 90° 굴곡) 팔꿈치 요골측 부위에 있으며, 尺澤과 팔꿈치 외측상과 사이 중간점에서 취혈한다. 30호 2촌(50mm) 호침을 취하고, 국부를 통상적으로 소독한 후 약 1.8촌(45mm) 직자한다.

鍼感 : 주로 국부에 脹麻하며 손목과 손 혹은 어깨부위로 방산할 수 있다. (그림 3-2)

③ 內關(환측) : 손바닥측 완횡문 상 2촌에 있으며 掌長筋腱과 요측腕屈筋腱의 사이에 있다. 30호 1.5촌(40mm) 호침을 취하고, 국부를 소독한 후 外關을 향하여 약 1.3촌(35mm) 자입한다.

鍼感 : 국부 脹痛 혹은 손등에서 중지까지 방산한다. (그림 3-8)

④ 合谷(환측) : 손등 제1장골의 중점처, 혹은 제2장골 指關節과 陽谿의 중점처에서 약간 식지측에 있다. 30호 2촌(50mm) 호침을 취하고, 통상적으로 소독한 후 後谿 방향을 향하여 약 1.8촌(45mm) 자

입한다.

鍼感 : 손바닥의 脹痛이 있다. (그림 3-3)

⑤ **大推** : 등의 上部에, 앞뒤 정중선상에 있고, 제1흉추 극돌기와 제7경추 극돌기 사이의 오목한 곳이다. 30호 1.5촌(40mm) 호침을 취하고, 국부를 소독한 후 1.3촌(35mm) 직자입한다.

鍼感 : 국부 창통이 있다. (그림 3-11)

⑥ **肝兪**(양측) : 등의 하부에 있으며 筋縮(제9 · 10흉추 사이 오목한 곳)의 외측 1.5촌처이다. 30호 2촌(50mm) 호침 2개를 취하고, 국부를 소독한 후 척추 방향으로 1.8촌(45mm) 자입한다.

鍼感 : 국부 창통이 있다. (그림 3-16)

⑦ **腎兪**(양측) : 요부의 命門(제2 · 3요추 극돌기 사이 오목한 곳)의 외측 1.5촌처이다. 30호 3촌(75mm) 호침 2개를 취하고, 국부를 소독한 후 2.8촌(70mm) 직자입한다.

鍼感 : 국부에 창통이 시작하여 同側 둔부에서 오금까지 방산한다. (그림 3-15)

⑧ **八邪**(환측 4혈) : 손등쪽에서 주먹을 약하게 쥐었을 때 제1～5손가락 사이의 물갈퀴 후방의 적백육제로, 좌우 양측 모두 합해 8혈이다. 환측 4혈만을 사용하며, 30호 1.5촌(40mm) 호침을 취하고, 통

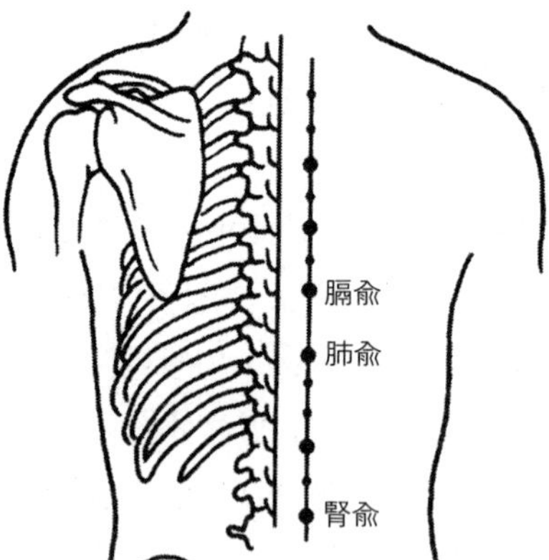

그림 3-15

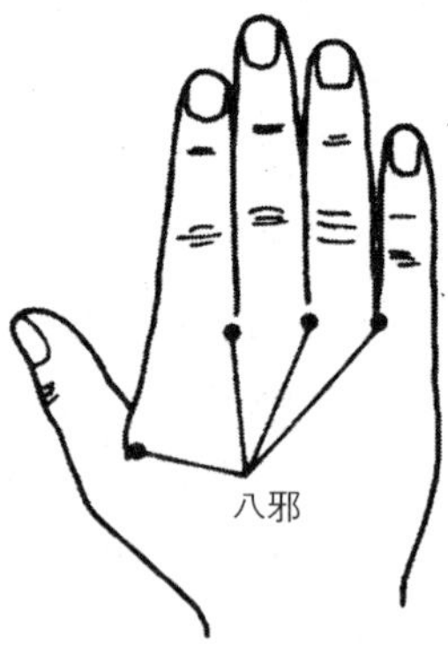

그림 3-16

상적인 국부 소독 후 1.3촌(35mm) 직자입한다.

鍼感 : 손바닥의 창통이 있다. (그림 3-16)

⑨ 風池(환측) : 목덜미의 후두골 아래에 있으며, 흉쇄유돌근과 경부승모근 上端 사이의 오목한 곳으로, 風府와 같은 높이에 있다. 30호 2촌(50mm) 호침 2개를 취하고, 국부를 소독한 후 척추 방향으로 1.8촌(45mm) 직자입한다.

鍼感 : 목 뒤의 脹痛 혹은 후두골을 따라 뒤쪽으로 정수리 측면까지 방산한다. (그림 3-11)

2) 體位와 手法 및 療程

瘀血阻絡型 환자는 좌위에서 취혈한다. 天泉 · 曲池 · 內關 · 合谷의 4혈을 平補平瀉의 手法으로 득기하며, 전침으로 자극을 주면서 40분간 유침하고 매일 1차례씩 치료해 10차례의 치료를 하나의 療程으로 한 후 5일간 휴식하며, 낫지 않으면 다시 침을 놓는데 10차례 치료 후 효과가 없거나 다 나았다면 치료를 멈춘다.

濕熱浸淫型 환자는 좌위에서 취혈한다. 風池 · 大椎 · 天泉 · 曲池 · 內關 · 合谷의 6혈을 平補平瀉의 手法으로 득기하며, 전침으로 자극을 주면서 40분간 유침하고, 유침 시 火罐을 1분 정도 시행한다. 매일 1차례씩, 10차례의 치료를 하나의 療程으로 한 후 5일간 휴식하며, 낫지 않으면 다시 침을 놓는데 10차례 치료 후 효과가 없거나 다 나았다면 치료를 멈춘다.

肝腎虧損型 환자는 좌위에서 취혈하며 大椎 · 肝兪 · 腎兪 · 曲池 · 內關 · 八邪 患側 4穴을 취혈한다. 大椎는 먼저 補法으로 得氣하며 유침하지 않고, 유침 시 火罐을 1분 정도 시행한다. 그 후 5혈을 平補平瀉의 手法으로 得氣하며, 전침으로 자극을 주면서 40분간 유침하고 매일 1차례씩 치료해 10차례를 하나의 療程으로 한 후 5일간 휴식하며, 낫지 않으면 다시 침을 놓는데 10차례 치료 후 효과가 없거나 다 나았다면 치료를 멈춘다.

4. 저자 견해

정중신경마비는 중의에서 단독으로 다루지 않으며, 다만 임상 증상에 의거해 중의학적으로 '痿證' 등의 범주로 본다. 병인은 매우 다양한데, 외상, 濕熱邪의 경맥침범, 肝腎虧損 등이 많이 보이는 병인이다.

저자는 이 병을 세 유형으로 나누었다.

瘀血阻絡型은 주로 전완의 외상으로 瘀血이 內停, 壓迫되어, 경락과 기혈의 운행이 阻滯되고, 筋脈失養되어, 병이 일어나게 된다. 앞에서 이야기한 혈을 조합하여 자침하고 전침치료를 하면 다수의 환자들이 국부의 혈종 압박도 호전되고 상지의 기능 역시 점차 회복된다.

濕熱浸淫型은 주로 濕熱邪에 외감되어 發熱, 口乾하고 病邪가 경락을 따라 위팔로 흘러가, 위팔의 경맥기혈운행을 阻滯시켜, 筋脈失養되어 이 병이 발생한다. 앞에서 이야기한 혈들과 전침치료를 병행하는데, 癱瘓에는 조기치료가 가장 중요하며, 적절한 시기에 앞에서 이야기한 혈들과 전침치료를 병행하면 다수의 환자에서 완치된다.

肝腎虧損型은 위의 두 가지 유형 혹은 한 가지 유형이 은밀하게 숨어 있다가 발병하게 된 것으로, 치료가 되지 않았거나 혹은 충분한 치료가 이루어지지 않아서 발생된다. 이 병의 주요 특이점은 病程이 오래되었고, 환자의 다수가 환측 손의 기능이 현저히 떨어져 있으며, 근육위축이 일어난다. 이 유형의 환자는 치료가 비교적 어려우며, 치료기간이 오래 걸리나, 인내를 갖고 치료하면 만족스런 치료효과를 얻을 수 있다.

정중신경마비환자를 대할 때에는 각각 해당하는 유형에 따른 혈과 함께 전침치료를 운용한다. 濕熱浸淫型 환자를 대할 때에는 치료시기를 잘 잡아야 만족스러운 치료효과를 얻을 수 있다.

肝腎虧損型 환자는 병정이 길고, 국부 근맥의 萎軟, 위축이 오래되었으므로, 치료가 좀 어려우며, 치료시간이 비교적 길게 소요되나 인내심을 갖고 면밀하게 치료한다면 능히 만족스러운 치료효과를 얻을 수 있다.

각종 원인으로 인한 정중신경의 단열로 나타난 근육위축에는 肝腎虧損型에서 소개한 혈을 조합하여 전침치료를 응용하면 다소 치료에 어려움이 있긴 하나 다수에서 근육위축과 상실된 신경기능을 회복시킬 수 있다. 만약 3個 療程 동안 치료했는데 효과가 없으면 침치료를 그만하고 외과수술을 고려해야 한다.

제9절 尺神經麻痺

척신경마비(ulnar Nerve paresis)는 각종 원인으로 일어나는 척신경 손상, 압박으로 일어나는 척신경이 관할하는 범위의 筋肉麻痺症候群을 말한다.

척신경은 혼합신경으로 운동·감각·자율신경 섬유조직을 조성하며, 脊髓頸 8과 胸 1髓節로부터 시작하여 다음과 같은 4개 분지가 있다.

1) 筋支

前臂 上 1/3 부위에서 分出하여 尺側 腕屈筋을 지배하여 손의 屈曲과 內收를 할 수 있게 하며, 指深 屈筋은 第4·5手指 末節을 굴곡할 수 있게 한다.

2) 掌側皮支

前臂 中 1/3 부위로부터 尺神經이 分出, 下行하여 小魚際部(hypothenar region) 및 그 신경말초의 약간 상방의 피부에 분포한다.

3) 手背支

前臂 中下 1/3 교차 부위에서 시작하여 尺神經은 手背에 이르러 5개 指背 神經으로 나뉘어 지고, 第3·4·5指 尺側 背面 피부에도 분포한다.

4) 手掌指

淺支와 深支로 나눌 수 있으며, 淺支는 掌短筋(palmaris brevis muscle)을 지배하고, 掌側 腱膜을 향하여 피부를 당기는 작용을 하며, 深支는 拇內收筋을 지배하여 拇指 內收 작용을 할 수 있게 한다. 小指展筋은 小指를 外展할 수 있게 한다. 小指短屈筋(flexor digiti minimi brevis)은 제5지 基底節 굴곡을 할 수 있게 하며, 小指對掌筋(Opponens digiti minimi muscle)은 小指를 당겨 腕의 정중선 부위에 이르러 손가락과 마주 보게 할 수 있게 한다. 拇短屈筋(flexor pollicis brevis muscle)은 拇指를 굴곡할 수 있게 한다. 4개의 蚓狀筋(lumbricales muscle)은 第2・3・4・5指의 基底節에 작용하여 굴곡할 수 있게 하고, 中節과 末節을 곧게 펼 수 있게 한다. 骨間筋은 骨間 背側筋과 骨間 掌側筋으로 나눌 수 있다. 이 근육들은 第2~5指의 基底節을 屈曲, 中節과 末節을 펴게 할 수 있다. 骨間背側筋은 第2에서 4指를 外展하여 분리된 모양을 만들 수 있으며, 骨間掌側筋은 第2・3・4・5指를 內收하여 中線 위에 이르게 할 수 있다.

척신경마비의 常見되는 병인은 肘部가 압박을 받거나, 肱骨下段 骨折(예를 들면 鷹嘴部 골절과 같은), 肘關節 혹은 견관절 탈구, 腫瘤, 炎症, 나병이 있으며, 그 가운데 肘管 內를 압박하는 '肘管症候群'이 가장 많다.

1. 임상 증상

임상 표현은 주로 手腕에서는 橈側에 偏向, 屈腕과 手部 內收 시 무력이 보인다. 第4・5指 굴곡 무력, 손가락은 外展位를 나타내고, 양 손가락을 분리, 분명한 爪狀 변화를 나타낸다. 內收, 外展이 모두 곤란하기 때문에 指間에 물건을 끼는 것이 힘들고, 마비가 오래되면 蚓狀筋(lumbricales muscle), 骨間筋 및 小魚際筋(hypothenar muscle)의 위축이 나타난다. 위축된 手背 외형은 울타리와 같으므로 '울짱증'이라 부른다. 매우 심하면 夾紙試驗에 양성이다.

2. 중의 변증 치료

尺神經麻痹의 임상에서의 전형적 증상은 '爪形手'로, 이것은 중의학에서 '痿證'의 범주에 귀속된다. 이 병은 上臂筋脈의 외상, 瘀血阻滯, 또는 人體가 風寒濕熱邪에 감수되어, 위로 올라가 上臂筋脈 등에 막혀, 氣血運行不暢하게 되어, 氣滯血瘀되고, 筋絡失養, 脈絡被阻되어, 筋脈弛張되어 병이 발생하게 된다. 그 유형을 나누면 아래와 같다.

1) 外傷筋脈, 瘀血阻絡型

환자는 전형적으로 손과 팔이 요골측을 향하게 되고, 손목을 구부리고 손을 내전할 때 무력하게 된다. 3~5지의 척측 背面 피부에 마목감이 있고, 4·5지의 굴곡 시 무력하며, 손가락의 외전 시 양 손가락이 분리되고, 증상이 비교적 명확한 사람은 전형적으로 '爪狀手'가 나타난다. 내전·외전이 모두 곤란하기 때문에 손가락 사이에 종이나 물건을 쥐는 게 어렵다. 전신적으로는 心悸多夢, 舌苔薄白, 質淡暗, 脈細無力하다.

① 治則 : 活血化瘀, 行氣通絡

② 혈위 처방 : 少海(환측)·神門(환측)·八邪(환측 4穴)

③ 혈방 해석 : 少海는 手少陰心經의 合穴이며, 神門은 手少陰心經의 輸穴이자 原穴로, 두 혈은 同經으로 相配하면 安神定驚, 活血化瘀하는 효능이 있다. 환측의 八邪 4穴에 자침하면 行氣通絡하는 효능이 있으며, 위의 혈을 모두 조합하면 活血化瘀, 行氣通絡하는 효능이 있다.

2) 寒濕痹阻型

초기 증상은 患側 臂 內側에 酸脹疼痛이 있으며, 상부로 心胸, 하부 小指로 이어지며, 잠들기가 비교적 어렵고, 꿈이 많으며 쉽게 깬다. 병세가 점차 발전되면 小指와 無名指의 기능저하, 엄지를 손바닥에 대기가 어렵고, 비교적 중한 환자는 小指·無名指의 굴곡이 제한되고, 食指·中指의 기능 저하가 나타난다. 전신적으로는 따뜻하면 증세가 호전되고 추우면 증세가 심해지며 身體困重, 面色蒼白하고, 苔白舌淡, 脈細無力하다.

① 治則 : 驅寒除濕, 養心安神

② 혈위 처방 : 靑靈(환측)・少海(환측)・通里(환측)・後谿(환측)

③ 혈방 해석 : 靑靈은 手少陰心經의 穴位이며, 少海는 手少陰心經의 合穴이고, 通里는 手少陰心經의 穴位이다. 3穴은 同經으로 相配하면 養心安神通經하는 효능이 있다. 여기에 手太陽小腸經의 輸穴이며, 八脈交會穴 중 하나인 後谿를 배합하면, 驅寒除濕, 通經活絡하는 효능이 있다. 위의 혈을 모두 조합하면 驅寒除濕, 養心安神하는 효능이 있다.

3) 肝腎虧虛型

痲痹가 오래되면, 手部의 근육이 점차 작아지고 小魚際와 2~3지골간의 근육, 蚓狀筋(lumbrical muscle) 등의 위축이 발생된다. 小指와 無名指는 명확하게 분리되거나 굴곡되고, 食指와 中指 역시 屈曲狀이 나타나며, 전형적으로 '爪形手'가 된다. 이때 기본적으로 患側 手部의 기능은 廢用된다. 전신적으로 耳鳴, 多夢, 腰膝酸軟, 納少 등의 증상이 나타나며, 舌暗苔薄, 脈沈細하다.

① 治則 : 滋補肝腎, 祛邪通絡

② 혈위 처방 : 極泉(환측)・少海(환측)・通里(환측)・八邪(환측 4穴)・肝兪(양측)・腎兪(양측)

③ 혈방 해석 :極泉・少海・通里는 모두 手少陰心經의 穴位로, 자침하면 通心經, 安神, 祛邪通絡하는 효능이 있으며, 患側 八邪 4穴을 배합하면 祛邪通絡起萎하는 효능이 있다. 肝兪・腎兪는 兩臟經氣를 輸注하는 곳으로 자침하면 滋補肝腎하는 효능이 있다. 위의 혈을 모두 조합하면 滋補肝腎, 祛邪通絡하는 효능이 있다.

3. 치료

1) 穴位와 鍼法

① 少海(환측) : 팔꿈치 前面에 있으며 팔꿈치 掌側橫紋의 尺側端處(주관절 90° 굴곡 시)로, 즉 상완골 內上髁와의 연결선상 중점처이다. 30호 2촌(50mm) 호침을 취하고, 통상적인 국부 소독 후 曲池 방향을 향하여 약 1.8촌(45mm) 刺入한다.

鍼感 : 국부 脹痛 혹은 小指部를 향하여 방산한다. (그림 3-17)

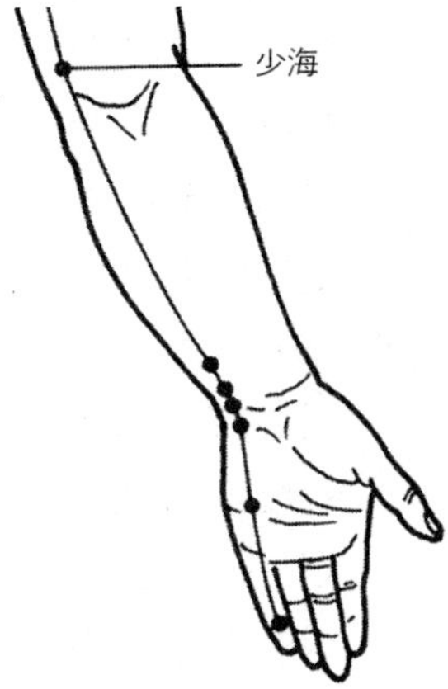

그림 3-17

② 神門(환측) : 손목에 있으며, 손목의 掌側 橫紋의 尺側 1/3단의 중점처로, 즉 요측수근굴근건의 오목한 곳이다. 1촌(25mm) 호침을 취하고, 통상적인 국부 소독 후 0.8촌(20mm) 直刺入한다.

鍼感 : 국부 脹痛 혹은 小指 外側으로의 방산통이다. (그림 3-8)

③ 八邪(환측 4혈) : 手背側으로 살짝 주먹을 쥐었을 때 제1～5지의 사이에 있으며, 수지유합부 후방의 赤白肉際處로 좌우측 모두 합해 8穴이다. 30호 1.5촌(40mm) 호침을 취하고, 통상적인 국부 소독 후 약 1.3촌 直刺한다.

鍼感 : 국부 脹痛이 있다. (그림 3-16)

④ 靑靈(환측) : 臂 內側에 있으며, 極泉과 少海의 연결선상에서 肘橫紋 上方 3촌처로, 상완이두근의 내측에 있다. 30호 2촌(50mm) 호침을 취하여 통상적인 국부 소독 후 상완골 내측을 따라 뼈에 붙여 약 1.8촌(45mm) 자입한다.

鍼感 : 국부 脹痛 또는 팔 위로 겨드랑이 또는 肩胛骨區로의 방산통이다. (그림 3-18)

⑤ **通里**(환측) : 前臂의 掌側面 下段의 尺側에 있으며, 尺側 수근굴근건의 橈側緣으로, 神門 上 1촌이다. 30호 1촌(25mm) 호침을 취하고, 통상적인 국부 소독 후 腕關節 內를 향해 약 0.8촌(20mm) 자입한다.

鍼感 : 국부 脹痛 또는 小指外側으로의 방산통이 있다. (그림 3-19)

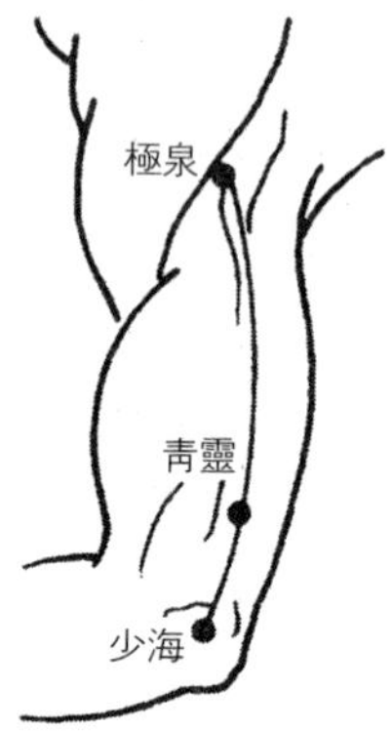

그림 3-18

⑥ **後谿**(환측) : 손의 尺側에, 제5중수골 小頭의 後下方으로, 주먹을 쥐었을 때 遠側 掌橫紋頭 上方의 오목한 곳, 赤白肉際間이다. 30호 2촌(50mm) 호침을 취하고, 통상적인 국부 소독 후 合谷 방향으로 약 1.8촌(45mm) 자입한다.

鍼感 : 국부 脹痛이 있다. (그림 3-19)

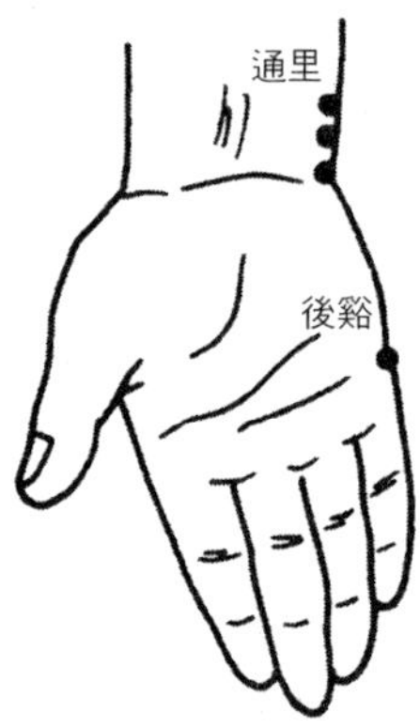

그림 3-19

⑦ **極泉**(환측) : 腋窩頂點의, 腋動脈의 박동처로, 상완골두 하방의 오구완근과 상완삼두근 사이의 오목한 곳에 있다. 30호 1.5촌(40mm) 호침을 취하고, 통상적인 국부 소독 후 약 1.3촌(35mm) 直刺入한다(이 穴은 자침 시 쉽게 腋動脈을 상하게 할 수 있으니 응당 拇指로 腋動脈을 누른 후 進鍼해야 한다).

鍼感 : 국부 脹痛 또는 臂 內側을 따라 肘內側을 향하는 방산통이다. (그림 3-18)

⑧ **肝兪**(양측) : 背下部의 筋縮(제9~10흉추 사이의 오목한 곳) 外側 1.5촌처이다. 30호 2촌(50mm) 호침 2개를 취하고, 통상적인 국부 소독 후 척추 방향으로 약 1.8촌(45mm) 자입한다.

鍼感 : 국부 脹痛이 있다. (그림 3-15)

⑨ **腎兪**(양측) : 腰部의 命門(제2~3요추 극돌기 사이 오목한 곳)의 外側 1.5촌처이다. 30호 2촌(50mm) 호침 2개를 취하고, 통상적인 국부

소독 후 약 1.8촌(45mm) 直刺入한다.

鍼感 : 국부 脹痛 또는 同側 臀部에서 膕部로 향하는 방산통이다. (그림 3-15)

2) 體位와 手法 및 療程

外傷筋脈, 瘀血阻絡型 환자는 坐位로 取穴한다. 少海 · 神門 · 患側의 八邪 4穴의 6穴을 위에서 소개한 방법으로 자침하고 補法으로 得氣한 뒤 전침자극을 가해 40분간 유침한다. 매일 1회 치료하여 10회를 1療程으로 삼고 5일간 휴식한 뒤 효과는 있으나 다 낫지 않았으면 再鍼하여 10회 치료 후 효과가 없거나 다 나으면 치료를 정지한다.

寒濕痺阻型 환자는 坐位로 取穴한다. 青靈 · 少海 · 通里 · 後谿의 4穴을 위에서 소개한 방법으로 자침하고 補法으로 得氣한 뒤 전침자극을 가해 40분간 유침한다. 매일 1회 치료하여 10회를 1療程으로 삼고 5일간 휴식한 뒤 효과는 있으나 다 낫지 않았으면 再鍼하여 10회 치료 후 효과가 없거나 다 나으면 치료를 정지한다.

肝腎虧虛型 환자는 坐位로 取穴한다. 極泉 · 少海 · 通里 · 患側의 八邪 4穴 · 肝兪 · 腎兪의 上臂에서부터 手部까지 위치한 7穴에 자침 후 補法으로 得氣하고 전침자극을 가해 40분간 유침한 뒤 발침한다. 肝兪 · 腎兪에는 자침 후 補法으로 得氣한 뒤 유침하지 않고 발침 후 火罐을 1분 정도 한다. 매일 1회 치료하여 10회를 1療程으로 삼고 5일간 휴식한 뒤 효과는 있으나 다 낫지 않았으면 再鍼하여 10회 치료 후 효과가 없거나 다 나으면 치료를 정지한다.

4. 저자 견해

尺神經麻痹는 臨床에서 많이 보는 질환은 아니며 中醫學에서 '痿證' 등 범주에 속한다. 병은 外傷筋脈, 瘀血阻絡, 寒熱濕邪의 感受로 인해 經脈阻滯되어 발생한다. 또는 久病體虛, 氣血不足으로, 經脈의 氣血이 閉阻되거나 肝腎虧虛하여, 上肢筋脈을 유양하지 못해, 근육이 위축되어 발생한다.

저자는 이 병을 세 가지 유형으로 나누었다.

外傷筋脈, 瘀血阻絡型은 患側 上臂 또는 前臂 內側의 外傷으로 筋脈이 손상되어 瘀血阻滯되고 經脈氣血의 運行이 막혀, 筋脈, 筋肉이 失養되어 병이 발생된다. 위에서 소개한 혈들에 전침치료를 한다면 위축을 회복시키는 데 비교적 좋은 효과를 얻을 수 있다.

寒濕痹型은 人體가 寒濕邪에 감수되어, 이것이 經을 따라 上行하여 患側 上肢經脈을 막으므로 經脈의 氣血運行이 不暢되어, 筋脈筋肉에 영양 공급을 못하여 위축이 일어난다. 위에서 소개한 혈들을 조합하고 전침치료를 진행하면 병의 초기인 환자에게 비교적 좋은 치료효과가 있으며, 병이 오래된 환자에게는 치료시간이 다소 길게 소요되나 역시 좋은 치료효과를 얻을 수 있다.

肝腎虧虛型은 肝은 藏血, 主筋하고, 腎은 藏精主骨, 生髓하는데, 本體虛弱하고 병이 오래되면 肝·腎이 손상되고 이에 肝腎虧虛하게 된다. 肝虛하면 筋脈失養하고, 腎虛하면 精髓不足, 骨髓空虛하게 되어 병이 발생된다. 이 유형의 환자는 病程이 대부분 오래되었으며 手部의 筋脈筋肉의 영양이 부족하여 위축되어 있다. 치료 시 효과가 느리지만 인내심을 갖고 치료한다면 일정하게 만족스러운 치료효과를 얻을 수 있다.

척신경마비는 위에서 분류한 유형에 따라 취혈하고 전침치료를 가하면 비교적 좋은 효과를 거둘 수 있다. 단 이 병의 치료효과는 손상을 받은 정도와 시간에 따라 결정된다. 손상 받은 정도가 비교적 가볍거나(압박 혹은 자극), 시간이 비교적 짧은 환자는 위의 방법을 응용하면 치료 시간이 비교적 짧고, 효과 역시 좋다. 받은 손상이 중하고(신경 직접 손상, 神經鞘膜 감염, 신경의 오랜 영양공급 소실), 시간이 비교적 길고, 아울러 척신경 관할 범위 내의 근육이 위축되고, 기능 저하 시에는 치료 시간이 비교적 연장되지만, 치료효과는 역시 매우 이상적이다. 치유 후 환자에게 평상시 일을 할 때 혹은 어떤 상황하에 肘部의 압박을 피하거나 감소시킬 것을 당부하고, 아울러 手部의 단련 운동을 하여 手部의 기능을 회복할 수 있도록 한다.

제10절 橈骨神經麻痺

요골신경마비는 임상에서 비교적 자주 보이는 神經科 病症의 하나이다. 그 주요 임상증상은 前臂伸筋群의 癱瘓으로 손목을 펼 수 없어 전형적인 '垂腕證'을 띠는 것이다.

橈神經은 주로 運動神經섬유로 조성되어 있다. 脊髓의 頸5~8髓節에서 시작하는데 胸1神經根도 관여된다. 상완골과 肱橈筋(brachioradialis muscle)의 사이에서 아래의 2分支로 分出한다.

1) 皮支

臂 後面의 피부에 분포하는 臂後皮神經과 臂 下部와 前臂에서 직접 腕關節 橈側緣에 도달하는 피부에 분포하는 臂背側皮神經을 포괄한다.

2) 筋支

팔을 곧게 펴는 작용을 하는 두 근육인 상완삼두근(triceps brachii muscle)과 주근(anconeus muscle)에 분포한다. 상완요근(brachioradialis muscle)은 주관절을 굴곡 및 旋前하게 하는 효능이 있다. 장요수근신근(extensor carpi radialis longus muscle)은 손목을 펴고 外展시킬 수 있는데 단요수근신근(extensor carpi radialis brevis muscle)도 손목을 펴는 데 같이 참여한다. 회외근(supinator muscle)은 前臂를 旋後하게 한다. 指總伸筋은 第2~5指와 第1指節에 작용하여 곧게 펴게 하고 아울러 손목을 펴게 한다. 척수근신근(extensor carpi ulnaris muscle)은 손목을 펴게 하고 손목을 內收시킨다. 장무지외전근(abductor pollicis longus muscle)은 엄지손가락을 外展시킬 수 있다. 단무지신근(extensor pollicis brevis muscle)은 엄지손가락 第1指節을 곧게 펴게 하고 아울러 엄지손가락을 外展하게 한다. 장무지신근(extensor pollicis longus muscle)은 엄지손가락 끝마디를 곧게 펴게 한다. 식지신근과 무지신근은 食指와 小指를 곧게 펴게 한다.

常見하는 병인에는 염증, 납중독, 알코올중독, 上肢가 오랫동안 압박을 받고, 상완골 중간의 골절, 上肢外傷, 前臂 골절, 手術創傷, 上肢를 예리한 기구로 뚫리는 손상을 입거나, 전사각근이 압박을 받고, 주관절이 脫位되는 것 등이 있다.

1. 임상 증상

臨床에서 주된 증상은 손목 및 손가락을 펴는 근육의 痲痺이다. 손등의 拇指와 第1・2掌骨 사이 구역의 감각감퇴 또는 상실이 있다. 腕下垂는 橈神經 痲痺의 전형적인 표현이다. 손상이 다르고 증상도 차이가 있는데, 위쪽에 손상을 입을 때는 주관절을 곧게 펼 수 없고 垂腕症이 나타나고, 前臂는 손을 旋前位에서 주관절을 굴곡할 수 없다. 상완골의 中 1/3에 손상을 입었을 때에는 상완삼두근의 기능이 정상이다. 상완골의 下端 또는 前臂 上 1/3에 손상을 입었을 때는 상완요근(brachioradialis muscle), 회외근(supinator muscle), 수근신근(extensor carpi muscle)의 기능도 역시 보존된다. 前臂 中 1/3 이하에 손상을 입었을 때는 다만 손가락을 펴는 기능에 상실이 있을 뿐 腕下垂는 없다. 손목 부위에 손상을 입으면 단지 감각장애는 있을 수 있지만 운동장애는 없다.

2. 중의 변증 치료

요골신경마비는 中醫에서 '傷筋', '痿證' 등 범주에 귀속된다. 주요 임상 증상은 腕部 下垂로 전형적인 '垂腕證'이다. 이 병은 주로 각종 원인으로 瘀血阻滯, 氣血의 運行이 不暢되어 발생된다. 그 중 筋脈外傷, 受壓이 가장 많이 보이며 그 외에 기타 질병으로 근맥이 압박을 받아 氣滯血瘀, 筋脈失養, 脈絡被阻되어 병이 발생하게 된다. 그 유형을 분류하면 아래와 같다.

1) 瘀血阻絡型

上肢外傷 또는 上肢位置가 不當하여 장기간 압박을 받은 후 上肢가 늘어지고 거둘 수 없으며 腕部 下垂, 腕背屈 등의 기능 感弱 또는 상실과 함께 手部 麻木이 나타나며, 腕部 下垂가 오래 지속되면 手部 腫脹 및 紫色으로 변화 등이 나타날 수 있다. 苔薄白, 質淡暗, 脈細無力하다.

① 治則 : 活血化瘀, 通經活絡

② 혈위 처방 : 手五里(환측)・曲池(환측)・手三里(환측)・合谷(환측)

③ 혈방 해석 : 手五里・曲池・手三里・合谷의 4穴은 手陽明大腸經의 穴로, 合谷은 大腸經의 原穴이고, 曲池는 大腸經의 合穴이다. 역대 침구서적 중 痿證의 治則인 獨取陽明의 설에 따라 위의 4穴을 자침하면 活血化瘀, 通經活絡하는 효과가 있다.

2) 肺熱傷津型

병의 초기에 發熱, 咳嗽, 患側 上肢의 外側 疼痛, 상완골 하단에서 팔꿈치 하부로 손목 요측부에 이르는 동통이 비교적 중하며 점차 手臂 麻木이 출현하고 腕側이 더욱 심해진다. 점차 동통은 소실되고 손의 腕背屈 등의 기능 역시 점차 감약된다. 병의 후기에는 手部 下垂로 전형적인 '垂腕證'이 나타나며, 舌紅, 苔黃, 脈細數하다.

① 治則 : 淸熱潤肺, 補中起痿

② 혈위 처방 : 手五里(환측)・尺澤(환측)・曲池(환측)・手三里・孔最(환측)・合谷(환측)

③ 혈방 해석 : 手五里・曲池・手三里는 手陽明大腸經의 穴로, 3穴에 자침하면 淸熱起痿하는 효과가 있다. 手太陰肺經의 穴位인 尺澤・孔最는 肺經의 合穴과 郄穴로, 자침하면 潤肺, 補中하는 효과가 있다. 위의 6穴을 모두 자침하면 淸熱潤肺, 補中起痿하는 효능이 있다.

3) 濕熱浸淫型

발병 초기에는 頸・臂部의 疼痛이 있으며 점차 手部 橈側의 麻木,

腕背屈 등의 기능저하가 나타난다. 병의 후기에는 腕下垂, 困重無力, 屈伸不利하며, 苔黃膩, 舌質紅, 脈滑數하다.

① 治則 : 淸熱化濕, 通經活絡

② 혈위 처방 : 手五里(환측) · 尺澤(환측) · 曲池(환측) · 手三里(환측) · 外關(환측) · 合谷(환측)

③ 혈방 해석 : 手五里 · 曲池 · 手三里 · 合谷의 4穴은 手陽明大腸經의 穴位로 자침하면 除濕熱, 通經絡한다. 尺澤은 手太陰肺經의 郄穴로, 자침하면 活血通經하고, 外關은 手少陽三焦經의 絡穴이며, 八會穴 중 하나로 陽維脈과 통하여 자침하면 通經活絡한다. 위의 혈을 모두 조합하면 淸熱化濕, 通經起痿하는 효능이 있다.

3. 치료

1) 穴位와 鍼法

① 手五里(환측) : 臂部의 外側 下段에 있으며, 曲池에서 위로 3촌처(同身寸)이다. 30호 2촌(50mm) 호침을 취해 국부에 통상적인 소독을 한 후 상완골의 내측연을 따라 약 1.8촌(45mm) 刺入한다.
鍼感 : 국부 脹痛 또는 橈側 손목으로 방산된다. (그림 3-2)

② 尺澤(환측) : 팔꿈치의 掌側面에 있으며 주관절의 掌側 橫紋 橈側 端處로, 상완이두근건 요측의 오목한 곳이다. 30호 1.5촌(40mm) 호침을 취하여 통상적인 국부 소독 후 약 1.3촌(35mm) 直刺入한다.
鍼感 : 국부 脹痛이 있다. (그림 3-20)

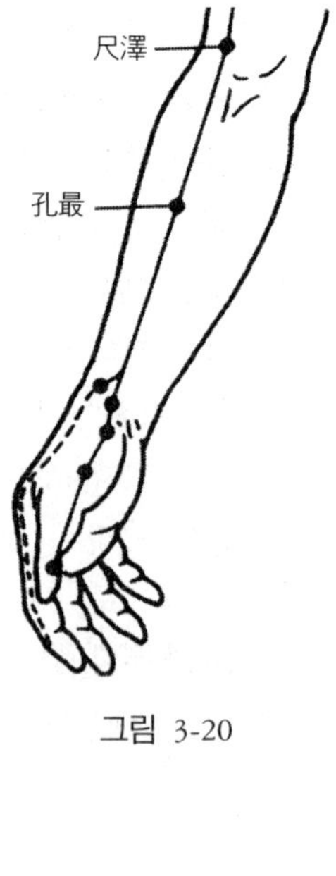

그림 3-20

③ 曲池(환측) : 팔꿈치를 굽혀서 손을 맞잡은 위치(주관절 90° 굴곡)에서 肘橫紋 橈側의 尺澤과 상완골 외측상과 사이의

중점처이다. 30호 2촌(50mm) 호침을 취한 다음 국부에 통상적인 소독을 하고 약 1.8촌(45mm) 直刺한다.

鍼感 : 국부 脹痛 및 마비감과 손목, 손 또는 어깨로 향하는 방산통이 있을 수 있다. (그림 3-2)

④ 手三里(환측) : 前臂의 背面 橈側上段에 있으며 曲池 아래로 2촌처 혹은 陽谿 위로 10촌처이다. 30호 2촌(50mm) 호침을 취한 다음 국부에 통상적인 소독을 한 후 약 1.8촌(45mm) 直刺한다.

鍼感 : 국부 脹痛 또는 中指로 방산한다. (그림 3-2)

⑤ 外關(환측) : 前臂의 背側에 있으며, 陽谿와 肘尖의 연결선상에서 腕背橫紋의 위로 2촌(50mm)처로, 尺骨과 橈骨의 사이에 있다. 30호 1.5촌(40mm) 호침을 취하고, 통상적인 국부 소독 후 약 1.3촌(35mm) 直刺入한다.

鍼感 : 국부 脹痛 혹은 손등으로 방산한다. (그림 3-3)

⑥ 合谷(환측) : 손등의 제1중수골 間隙의 중점처 또는 제2중수골 지관절과 陽谿의 중점처로 食指側에 가깝다. 30호 2촌(50mm) 호침을 취한 다음 국부에 통상적인 소독을 한 후 약 1.8촌(45mm) 直刺入한다.

鍼感 : 掌部 脹痛 혹은 中指로 방산한다. (그림 3-3)

⑦ 孔最(환측) : 前臂의 掌側面 橈側에 尺澤과 太淵의 연결선상에서 腕橫紋 위로 7촌처이다. 30호 2촌(50mm) 호침을 취하여 통상적인 국부 소독 후 약 1.8촌(45mm) 直刺入한다.

鍼感 : 국부 脹痛이 있다. (그림 3-20)

2) 體位와 手法 및 療程

瘀血阻絡型 환자는 坐位로 取穴한다. 手五里 · 曲池 · 手三里 · 合谷의 4穴을 위에서 소개한 방법으로 자침하고 補法으로 得氣한 뒤 전침자극을 가해 40분간 유침한 후 발침한다. 火罐이 가능한 혈위는 1분 정도 火罐한다. 매일 1회 치료하여 10회를 1療程으로 삼고 5일간 휴식한 뒤 효과가 있으나 낫지 않으면 再鍼하여 10회 치료 후 효과가 없거

나 다 나으면 치료를 정지한다.

肺熱傷津型 환자는 坐位로 取穴한다. 手五里・尺澤・曲池・手三里・孔最・合谷의 6穴을 위에서 소개한 방법으로 자침하고 補法으로 得氣한 뒤 전침자극을 가해 40분간 유침한 후 발침한다. 火罐이 가능한 혈위는 1분 정도 火罐한다. 매일 1회 치료하여 10회를 1療程으로 삼고 5일간 휴식한 뒤 효과가 있으나 낫지 않으면 再鍼하여 10회 치료 후 효과가 없거나 다 나으면 치료를 정지한다.

濕熱浸淫型 환자는 坐位로 取穴한다. 手五里・尺澤・曲池・手三里・外關・合谷의 6穴을 위에서 소개한 방법으로 자침하고 補法으로 得氣한 뒤 전침자극을 가해 40분간 유침한 후 발침한다. 火罐이 가능한 혈위는 1분 정도 火罐한다. 매일 1회 치료하여 10회를 1療程으로 삼고 5일간 휴식한 뒤 효과가 있으나 낫지 않으면 再鍼하여 10회 치료 후 효과가 없거나 다 나으면 치료를 정지한다.

4. 임상례

① 王某, 남자, 30세

② 主訴 : 좌측 손목 下垂 및 무력증 3일째

③ 현 병력 : 환자는 3일 전 음주 후 책상에 엎드려 자면서 머리로 왼팔을 베고 잤는데, 술이 깬 후 왼손의 마목감 및 손목을 위쪽으로 배굴 시 무력한 증상이 발생되어 우리 도시 병원의 신경과에서 진료받았다. 당시 좌측 요골신경마비로 진단받고 일찍이 비타민 B_1, B_{12}에 갈란타민 등을 가한 약물치료를 3일간 하였으나 증상은 계속 심해졌다. 3일 후 왼손목은 완전하수되었고, 背屈無力되어 아는 사람의 소개를 통해 침구치료를 받기 위해 우리 병원에 내원하였다.

④ 변증 : 환자는 음주 후 책상에 엎드려 팔을 베고 자면서 경맥이 압력을 과도하게 오래 받아 氣血瘀阻되어, 筋脈不暢한 연유로 瘀血阻絡型 '筋痿'가 발생되었다. 苔薄白, 質淡暗, 脈細無力하였다.

⑤ 治則 : 活血化瘀, 通經活絡

1診(5日) : 환자는 음주 후 상완이 장기간 압력을 받아 상완의 筋脈氣血瘀阻에 이르러, 瘀血阻絡型 '筋痿'증이 발생되었다. 患側 手五里・曲池・手三里・合谷의 4穴을 취혈해 전침자극을 가하고(刺法은 위와 같다), 活血化瘀, 通經活絡起痿하여, 매일 1회 치료하였다.

2診(6日) : 환자는 침치료 후 手部 橈側의 피부마목이 점차 경감되었으나, 좌측 손목 배굴기능에는 호전이 없었다. 1診의 刺法, 穴位, 目的의 변화 없이 그대로 5診까지 진료하였다.

6診(10日) : 환자는 다섯 번의 치료를 거치면서 증상이 점차 경감되었고, 원래 불가능하던 손목 배굴기능이 회복되어 손목을 조금 위로 끌어올릴 수 있게 되었다. 1診의 穴位, 刺法, 目的의 변화 없이 9診까지 진료하였다.

10診(15日) : 환자가 자각하는 손목의 역량이 점차 회복되었고, 손목을 팔꿈치와 수평한 정도까지 끌어올릴 수 있게 되었으나, 그 이상 위로 들기엔 무력했다. 손의 마목 현상은 완전히 소실되었고, 밥그릇을 바르게 들 수 있었다. 10診 후 휴식하지 않고 계속 전침치료를 이용하여 穴位, 刺法, 目的에 변화없이 14診까지 진료하였다.

15診(19日) : 환자의 좌측 손과 손목의 감각이 완전히 회복되었고, 원래 있던 마목감과 손목하수 등의 현상이 완전히 소실되어 병이 발생하기 전의 기능으로 회복되었다. 치료효과를 공고히 하기위해 穴位, 刺法, 目的에 변화 없이 20診까지 진료하였고 그 동안 환자의 손과 손목의 기능과 역량은 완전히 회복되어 원래 건강하던 때와 같아졌다. 20회의 침치료 후 치료를 정지했으며, 환자에게 더 이상 진료받지 않아도 되며, 손과 손목의 기능을 강하게 단련하여 재발을 방지하고 1년 후에 다시 보자고 하였다.

⑥ 추적 관찰 : 1년 후 환자를 다시 보니 좌측 손과 손목의 기능과

역량이 정상으로 완전히 회복되었다.

5. 저자 견해

저자는 요골신경마비를 세가지 유형으로 나누었다.

瘀血阻絡型은 주로 外傷 또는 筋脈이 압력을 받아서, 瘀血阻絡이 발생되어 上臂經脈의 運行이 不暢하게 되고, 筋脈失養하여 발생된다. 위에서 소개한 혈들에 전침치료를 가하여 조기부터 치료 한다면 비교적 좋은 효과를 얻을 수 있다.

肺熱傷津型은 人體가 熱邪에 감수되어, 邪氣가 經을 따라 위로 傳하여, 上臂에 막히고, 上臂의 脈絡이 受阻하여, 經脈運行不暢으로, 筋脈失養되어 병이 발생한다. 위에서 소개한 혈들에 전침치료를 가하여 조기부터 치료한다면 비교적 좋은 치료효과를 얻을 수 있다.

濕熱浸淫型은 濕熱邪가 인체가 虛함을 틈타 침범하여 목, 팔로 循經上行하여, 經脈氣血의 運行을 막아 筋脈失養되어 병이 발생한다. 위에서 소개한 혈들에 전침치료를 가하여 조기부터 치료한다면 비교적 좋은 효과가 있다. 다만 이 유형의 환자는 대부분 低熱, 頸臂疼痛으로 병이 시작되므로, 手部 症狀이 나타날 때는 발병이 비교적 오래된 것이므로 치료하기 다소 어렵지만 정성을 다하여 治療한다면 대다수의 환자에게서 능히 만족스러운 치료효과를 얻을 수 있다.

요골신경마비는 신경과 임상에서 자주 보이는 병증으로 신경의 심한 손상이나 단열이 없을 때에는 이상의 방법을 응용하여 치료하면 비교적 양호한 효과를 거둘 수 있다. 만약 심한 손상 또는 橈神經이 끊어졌을 때(부분단열) 위의 방법을 응용하여 치료하면 시간이 비교적 많이 필요하지만 근육의 기능은 부분적으로 능히 회복시킬 수 있으나, 대다수에서 효과가 이상적이지 못하다(이 유형의 환자는 응급으로 빠른 수술치료를 받아야 한다). 일반적으로 치료 시 근육위축이 먼저 회복되고, 오랜 시간동안 치료하면 요신경손상 환자 또는 부분단열손상 환자도 부분적 또는 대부분의 神經 기능 회복을 기대할 수 있다. 神經이 완전히 끊어지거나 대부분이 끊어졌을 때는 위의 방법을 응용하여 치료하면 효과가 좋지 못하므로 응급으로 빠른 수술치료를 받아야 한다. 수술 후 회복기 혹은 부분적으로 후유증이 있을 때에도 위의 방법과 전침치료를 운용하면 일찍이 만족스러운 효과를 볼 수 있고 조기회복을 도울 수 있다. 전침치료 또는 수술 후의 전침치료기간은 치료와 동시에 환자에게 신체 단련에 힘쓰길 당부하여 빠른 시일 안에 근육기능의 회복을 촉진할 수 있다.

제11절 臀上皮膚神經損傷

둔상피부신경손상(superior cluneal nerve)은 임상에서 자주 보는 臀上部의 동통증후이다.

둔상피부신경은 제1~3腰神經後支의 外側皮支로서 竪脊筋(erector spinal muscle) 외측연에서 胸腰筋膜(thoracolumbar fa- scia)으로 뚫고 나와 臀上動脈(superior gluteal artery)을 따라 하행하다 梨上筋을 따라서 骨盤孔을 나와 中臀筋과 小臀筋 사이에 이르러 분지로 갈라져 中臀筋, 小臀筋과 闊筋膜張筋(tensor fasciae latae muscle)에 이른다. 주요 작용은 闊筋膜(fascia lata)을 긴장시켜 고관절을 전굴시키고 수축시켜 외전시키며, 둔부의 피부감각을 지배한다.

둔상피부신경손상의 주요 원인은 신체를 급격한 힘으로 좌우 회전할 때 이 신경은 과도한 견인손상을 입기 때문이다. 급성기 때 신경은 무균성 염증, 충혈, 종창되며, 만성기 때는 신경 주위 조직이 증식되어 신경섬유화 변화 등이 일어난다.

대다수 환자들은 髂嵴(Iliac crest)의 형태 이상을 가지고 있어, 높고 외번된 髂嵴은 둔상피부신경을 쉽게 손상시킨다. 만성 손상일 경우 둔상피부신경의 증식 변화로 나뭇가지 형태의 물체를 뚜렷히 촉지할 수 있다.

1. 임상 증상

임상적으로 20~40대의 청장년 남성에게 다발하며, 주로 일측성이다. 극렬한 운동 또는 비틀림 손상력이 있다. 비교적 중한 염좌상일때는 처음부터 동통이 극렬하다. 허리를 구부리거나, 경도의 뒤틀려 돌아감, 활동, 침상오르기, 일어나기 등의 동작 시에 분포구역 내 竄痛, 刺痛, 脹痛 또는 찢어지는 듯한 통증이 나타나고 요둔부의 피부장력이 증가하며 손상된 신경을 압박 또는 견인할 때 동통이 증가한다. 둔상피부신경이 髂嵴을 타고 넘어가는 부위의 압박통이 뚜렷하다. 환자는 앉았다가 일어나거나 서 있을 때 요부의 무력감을 느끼며, 뚜렷한 神經根의 자극증상은 없다.

- 검사 : 髂後上嵴(posterior superior iliac crest)의 최고점에 뚜렷한 압통이 있으며 통점 하방의 둔부에 뚜렷한 나뭇가지 모양의 腫物을 촉지할 수 있으며 압박 시에 둔부 및 髂嵴의 동통이 더욱 증가한다.

2. 중의 변증 치료

臀上皮膚神經損傷은 주로 臀上部疼痛으로 표현되며, 中醫學에서 '筋攣', '筋結' 등의 범주에 귀속된다. 이 병의 발생은 素體虛弱, 外傷, 濕熱邪의 침입 등과 유관하다. 그 유형을 분류하면 아래와 같다.

1) 外傷筋攣型

전형적인 外力에 의한 직접 손상 또는 좌우 회전 시 용력 과도로 인한 둔상부 손상으로, 한쪽에 다발하며 처음에 둔상부의 명확한 동통으로 시작되는데, 허리를 구부리거나 약간 비틀거나, 활동하거나, 침상에 누워 있거나 일어날 때 분포구역 내의 竄痛, 脹痛 또는 찢어지는 것 같은 통증이 출현하고, 腰臀部의 피부장력이 증가하며, 상후장골의 최고점에 명확한 압통점이 있을 수 있다. 舌紅, 苔黃, 脈弦數하다.

① 治則 : 舒筋活絡, 通經止痛

② 혈위 처방 : 腰宜(환측)·臀中(환측)·委中(환측)

③ 혈방 해석 : 腰宜는 經外奇穴이며, 臀中도 經外奇穴로, 2穴을 相配하면 근위취혈이 되고, 患部의 經脈氣血을 소통시킨다. 足太陽膀胱經의 合穴인 委中을 배합하면 通經止痛하는 효능이 있으며, 위의 혈을 모두 조합하면 舒筋活絡, 通經止痛하는 효능이 있다.

2) 外感筋結型

발병은 완만하며 처음에 환측 둔부의 감각이 둔해지며, 시간이 지나 둔부에 압력이 가해지거나 극렬한 운동 뒤에 통증이 심해진다. 동통은 환측 둔상부에 국한되며 腰臀部의 피부장력이 증가되고, 둔부 구역 내의 痛點에서 명확한 나뭇가지 형태의 腫物을 촉지할 수 있다. 舌紅苔薄, 脈弦細하다.

① 治則 : 除濕舒筋, 活血鎭痛

② 혈위 처방 : 腎兪(환측) · 腰宜(환측) · 秩邊(환측) · 委中(환측)

③ 혈방 해석 : 腰宜는 奇穴이며 근위취혈로 患部의 筋結을 풀어주고, 通經活血하는 효능이 있다. 腎兪 · 秩邊 · 委中의 3穴은 모두 膀胱經穴로 자침 시 除濕通經, 活絡止痛의 효과가 있다. 위의 혈을 모두 조합하면 除濕疏筋, 活血鎭痛하는 효능이 있다.

3. 치료

1) 穴位와 鍼法

① 腎兪(환측) : 腰部의 命門(제2~3요추 극돌기 사이 오목한 곳)의 외측 1.5촌처이다. 30호 3촌(75mm) 호침 2개를 취하고, 통상적인 국부 소독 후 약 2.8촌(70mm) 直刺入한다.

鍼感 : 국부 脹痛 혹은 동측 臀部에서 膕部로 향하는 방산통이 있다. (그림 3-15)

② 腰宜(환측) : 腰部의 제4요추 극돌기 아래(腰陽關 양측 약 3.5촌처)의 오목한 곳이다. 26호 3촌(75mm) 호침 2개를 취하고, 통상적인 국

부 소독 후 제1침은 下臀部를 향해 약 2.8촌(70mm) 斜刺하며, 제2침은 상후장골각(PSIS)을 따라 약 2.8촌(70mm) 直刺入한다.

鍼感 : 국부 脹痛 또는 臀部에서 股後部, 膕上部로 향하는 방산통이다. (그림 3-21)

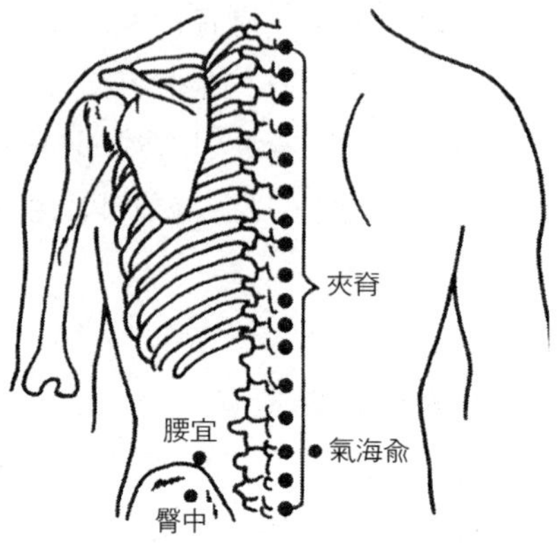

그림 3-21

③ 秩邊(환측) : 臀部에 있으며, 제4천골공(posterior sacral foramen)과 수평이며, 정중천골능선(medial sacral crest) 양방 3촌으로, 腰兪의 외측 3촌처이다. 26호 3촌(75mm) 호침을 취하고, 통상적인 국부 소독 후 약 2.8촌(70mm) 直刺入한다.

鍼感 : 국부 脹痛이 있다. (그림 3-22)

④ 委中(환측) : 膝關節의 후면에 있으며 膕橫紋의 중점처로, 대퇴이두근건과 반막양근건 사이에 있다. 30호 2촌(50mm) 호침을 취하고, 통상적인 국부 소독 후 위를 향해 약 1.8촌(45mm) 斜刺한다.

鍼感 : 膕部 脹痛 또는 小腿 後面으로의 방산통이다. (그림 3-23)

⑤ 臀中(환측) : 臀部의 大轉子 後上方에 있으며 大轉子와 坐骨結節의

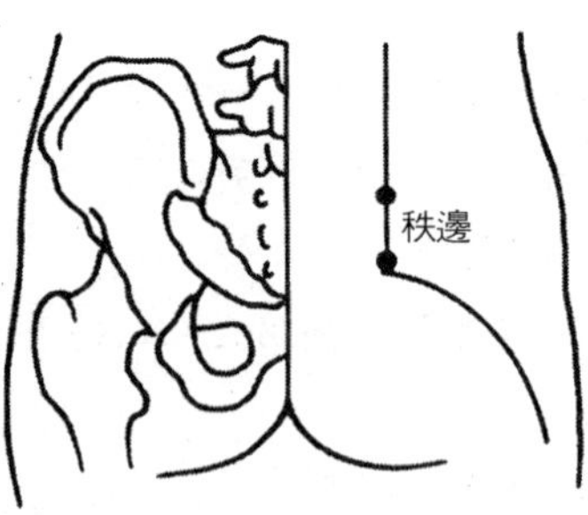

그림 3-22

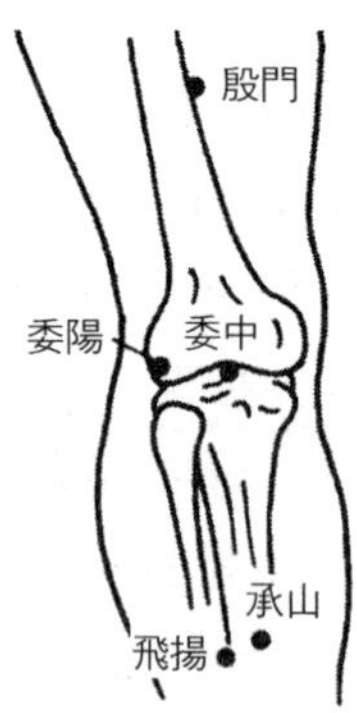

그림 3-23

底邊으로 등변삼각형을 만들었을 때 삼각형의 頂點處이다. 26호 3촌(75mm) 호침을 취하고, 통상적인 국부 소독 후 약 2.8촌(70mm) 直刺入한다.

鍼感 : 국부 脹痛 또는 下肢로 향하는 방산통이 있다. (그림 3-21)

2) 體位와 手法 및 療程

外傷筋攣型 환자는 俯臥位로 取穴하며 腰宜・臀中・委中의 3穴을 위에서 소개한 방법으로 자침하고 瀉法으로 得氣하며, 40분 정도 유침하고 발침 후 1분 정도 火罐을 한다. 매일 1회 치료하여 10회를 1療程으로 삼고 5일간 휴식한다. 효과가 있으나 다 낫지 않으면 再鍼하여 10회 치료 후 효과가 없거나 다 나으면 치료를 정지한다.

外感筋結型 환자는 俯臥位로 取穴하며 腎兪・腰宜・秩邊・委中의 4穴을 위에서 소개한 방법으로 자침하고 平補平瀉手法으로 得氣하며, 40분 정도 유침하고 발침 후 1분 정도 火罐을 한다. 매일 1회 치료하여 10회를 1療程으로 삼고 5일간 휴식한다. 효과가 있으나 다 낫지 않으면 再鍼하여 10회 치료 후 효과가 없거나 다 나으면 치료를 정지한다.

4. 저자 견해

臀上皮膚神經損傷은 중의학의 '筋攣', '筋結' 범주에 속한다. 손상으로 인해 발병한 경우를 가장 많이 볼 수 있고, 濕熱邪에 감수되어 발병한 경우는 비교적 적다.

저자는 이 병을 두 가지 유형으로 분류했다.

外傷筋攣型은 주로 臀部가 외부와 강하게 부딪히거나 급성 염좌 후 筋脈, 筋肉이 손상받아 발병한다. 臀上部의 극렬한 동통이 주로 나타나며 이 형의 극렬한 동통으로 인해 다수의 환자가 일찍 진료를 받는다. 위에서 소개한 방법을 운용하여 치료하면 비교적 좋은 치료 효과를 얻을 수 있다. 대다수가 6차례 치료 내에 기본적으로 동통이 완해된다.

外感筋結型은 인체가 濕熱邪에 감수되어, 經을 따라 下行하여 臀上

部에 체류되거나 濕地에 오래 앉아 있은 후 臀上部에 寒濕痹阻되어(예를 들면 장시간 비교적 潮濕한 환경에서 작업하는 노동자), 經脈不暢하고, 筋肉筋脈에 영양공급이 잘못되어 병이 발생한다. 이 유형의 환자는 발병이 완만하며 동통이 불명확하게 시작되어 치료시점이 비교적 늦으므로 이 유형의 치료는 어느 정도 어려움이 있으나 비교적 장시간 치료를 한다면 능히 만족스러운 효과를 얻을 수 있다.

국부적으로 나뭇가지 형태의 腫物이 나타나는 환자는 기본적으로 치료가 어려우며 만약 위의 방법으로 치료효과가 이상적이지 않을 경우 methylprednisolone을 痛點 또는 나뭇가지 형태의 腫物에 封閉法을 행하는 것을 고려할 수 있다. 다만 封閉點 선택을 확실하게 한다면 능히 만족스러운 치료효과를 얻을 수 있다.

제12절 外側大腿皮神經炎

외측대퇴피신경염은 또한 感覺異常性 股痛症候群이라고 부른다.

외측대퇴피신경은 요2~3신경의 後根에서 출발하여 髂骨의 嵴部를 지나 腰大筋(psoas major)의 側緣, 髂骨筋膜의 下方, 髂前上棘과 腹股溝靭帶(Inguinal lig.)를 지난 이후에 직각으로 下降하여 股部로 진입한다. 腹股溝靭帶의 아래로 약 3~5cm에서 분지가 출발하여 股에서 膝關節의 前外側 표면 피부의 감각기능을 주관한다.

각종 원인의 압박에 의해 神經이 走行하는 어떠한 부위에 손상을 받아 이 病이 발생하는 것이다. 많이 보이는 원인은 原發性과 續發性의 두 종류가 있다. 전자는 원인불명인 경우가 많고, 후자는 국부나 전신질환에 속발한다. 이로써 脊椎疾患, 복강과 골반장기의 질환과 같은 국부의 因素가 비교적 많고, 유관부위의 외상과 腹股溝 부근의 국부 압박과 刺戟이 두루 이 病을 일으킬 수 있다, 어떤 사람들은 감염, 풍한, 중독과 유관한 것으로 인식한다. 이 외의 임신으로 인한 자궁의 압박, 반바지가 너무 조이는 것 등으로도 발생될 수 있다.

1. 임상 증상

임상에서는 중년의 비만한 남성에서 많이 나타나며, 분만 후의 산모와 다이어트로 체중을 줄인 후의 여성, 꽉 끼는 반바지를 입기를 좋아하는 사람들에게도 역시 나타날 수 있다. 다리 부위의 외상, 당뇨병, 姙娠期 등의 상황에서 쉽게 발생한다. 이 병은 보통 單側에서 나타나며, 兩側性에서 나타나기도 한다. 자각증상은 大腿前外側의 하방 2/3 부위에 麻木, 刺痛, 燒灼感, 개미가 기어가는 듯한 느낌이 있고, 또한 灼痛이 있기도 한다. 서 있을 때나 주행을 오래한 후에 증상이 심해지고, 비만환자는 앉는 자세가 가장 불편하다. 객관적 검사에서 股外側部의 痛覺, 觸覺과 온도감각이 減退되거나 소실되고, 때때로 壓通點이 있고, 근육의 위축은 없으며, 건반사는 존재하고, 병이 스스로 낫기도 하고 또한 재발되기도 한다.

2. 중의 변증 치료

외측대퇴피신경염은 중의학에서 '皮痹', '着痹', '肌痹' 등의 범주에 속한다. 병의 발생은 風·寒·濕·熱 등의 邪氣와 유관하다. 또는 각종 원인에 기인한 압박, 손상 등과도 관계가 있다. 그 유형을 분류하면 아래와 같다.

1) 風寒濕痹型

單側에 주로 발생하며 발생 시 대퇴 외측 하단에 마목감, 刺痛, 灼熱感, 개미가 기어가는 듯한 느낌 등이 발생한다. 대퇴외측 하단 2/3 정도의 피부에 촉각과 온각의 감퇴가 나타나고 발병이 비교적 오래된 환자에서는 皮膚痛覺·溫覺·觸覺이 소실되며 주로 국부 麻木, 酸重不適感 또는 개미가 기어가는 듯한 느낌이 나타나고, 또는 대퇴 하단 외측의 근육 위축과 함께 寒을 만나면 痛甚하고, 熱을 만나면 痛減하는 현상이 나타난다. 舌苔薄白, 脈弦緊 또는 濡緩하다.

① 治則 : 祛風散寒, 除濕通絡

② 혈위 처방 : 痛點 5鍼刺法(환측)・髀關(환측)・陽陵泉(환측)

③ 혈방 해석 : 髀關은 足陽明胃經의 穴位로, 足陽明胃經은 多氣多血한 經이므로 자침하면 補氣活血한다. 陽陵泉은 足少陽膽經의 合穴이며, 八會穴 중 筋會이므로, 자침하면 疏經通絡하고, 痛點 5鍼과 배합한다(이 刺法은 저자가 임상에서 운용하던 것에서 비롯되었다). 위의 혈을 모두 조합하면 祛風散寒, 除濕通絡하는 효능이 있다.

2) 瘀血痹阻型

중년 이후에 다발하며 單側에 발병하는 경우가 비교적 많다. 대퇴외측 하단에 명확한 개미가 기어가는 듯한 느낌이 나타나면서 병이 시작되고 점차 麻木, 脹重疼痛이 나타나며, 증상이 심하면 刺痛 또는 燒灼하는 것 같은 痛感이 나타날 수 있으며 서 있거나 오랜 시간 걷거나 달린 후 증상이 가중된다. 추위나 더위가 병에 미치는 영향은 크지 않다. 舌紅苔滑, 脈數하다.

① 治則 : 活血化瘀, 通絡止痛

② 혈위 처방 : 五樞(환측)・髀關(환측)・痛點 5鍼(환측)

③ 혈방 해석 : 五樞는 足少陽膽經의 穴位로 자침 시 서혜부의 어혈을 活血化解한다. 髀關은 足陽明胃經의 穴位로 자침 시 補氣活血化瘀하며, 痛點 5鍼과 배합하면 국부의 經絡을 소통하며 止痛하는 효과가 있다. 위의 혈을 모두 조합하면 活血化瘀, 通絡止痛하는 효능이 있다.

3. 치료

1) 穴位와 鍼法

① **五樞(환측)** : 側腹部에 있으며, 상전장골극(ASIS)의 前方에, 臍下 3촌처의 횡문선상에서 취혈하거나, 다른 하나의 방법으로는 帶脈과

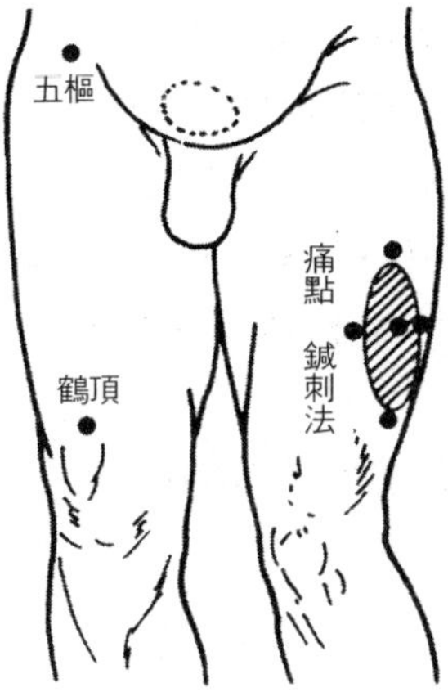

그림 3-24

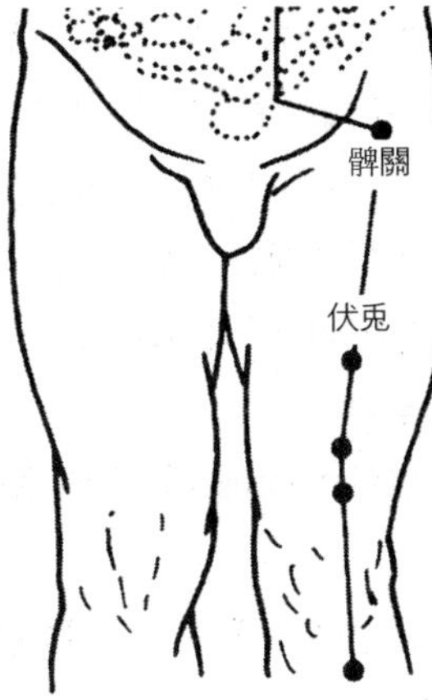

그림 3-25

維道의 연결선상 중점처에서 취혈한다. 30호 2촌(50mm) 호침을 취하고, 통상적인 국부 소독 후 서혜부를 따라 하방으로 약 1.8촌(45mm) 자입한다.

鍼感 : 국부 脹痛이 있다. (그림 3-24)

② 髀關(환측) : 大腿前面으로 상전장골극(ASIS)과 슬개골 외측단의 연결선상에 있으며 고관절 굴곡 시 會陰과 같은 높이에 있다. 봉공근 외측 오목한 곳으로 슬개골 외측단 상방 12촌처이다. 30호 2촌(50mm) 호침을 취하고, 통상적인 국부 소독 후 상방을 향해 약 1.8촌(45mm) 斜刺한다.

鍼感 : 국부 脹痛이 있다. (그림 3-25)

③ 陽陵泉(환측) : 小腿前外側面의 上部로, 腓骨小頭 전하방의 오목한 곳이다. 30호 2촌(50mm) 호침을 취하고, 통상적인 국부 소독 후 약 1.8촌(45mm) 直刺入한다.

鍼感 : 국부 脹麻 또는 경골 내측을 따라 아래로 발등까지 방산한다. (그림 3-4)

④ 痛點 5鍼刺法 : 股部 下段의 外側에서 疼痛이나 麻木의 불편한 구역을 찾는다(다수의 환자는 매우 설명이 곤란한 一點의 동통부위. 단

지 股部의 어떤 一片의 불편한 麻木痛感의 감각이라 한다). 그 범위의 크기를 살펴서 그 범위의 약 1cm 정도 되는 곳에서 上·下·左·右·中의 5點을 선택한다. 국부를 항상 소독하고, 30호 2촌(50mm) 호침 5개를 취하여 上·左·下·右·中의 순서로 각 鍼은 중점을 향하여 약 1.8촌(45mm) 斜刺하고, 中點은 直刺하여 骨에 이르게 한다.

鍼感 : 5鍼處에 두루 중점을 향하여 긴축 창통이 있다. (그림 3-24)

2) 體位와 手法 및 療程

風寒濕痺型 환자는 仰臥位로 取穴하며 痛點 5·髀關·陽陵泉의 7穴을 위에서 소개한 방법으로 자침하고 平補平瀉의 手法으로 得氣하며 40분간 유침하고 발침 후 1분 정도 火罐을 한다. 매일 1회 치료하여 10회를 1療程으로 삼고 5일간 휴식한다. 효과는 있으나 낫지 않으면 再鍼하며 10회 치료 후 효과가 없거나 다 나으면 치료를 정지한다.

瘀血痺阻型 환자는 仰臥位로 取穴하며 五樞·髀關·痛點 5鍼刺法의 7穴을 위에서 소개한 방법으로 자침하고 平補平瀉의 手法으로 得氣하며 40분 정도 유침하고 발침 후 1분 정도 火罐을 한다. 매일 1회 치료하여 10회를 1療程으로 삼고 5일간 휴식한다. 효과는 있으나 낫지 않으면 再鍼하며 10회 치료 후 효과가 없거나 다 나으면 치료를 정지한다.

4. 저자 견해

외측대퇴피신경염은 중의학의 '皮痹', '着痹', '肌痹' 등의 범주에 속한다. 발생 원인은 주로 인체가 風·寒·濕邪에 감수되어 股部에 痺阻되거나 국부 損傷, 압박을 오랜 기간 받는 등으로 인해 대퇴외측부에 瘀血痹阻되어 발병한다.

저자는 이 병을 2가지 유형으로 나누었다.

風寒濕痹型은 주로 風寒, 濕邪가 인체를 침범해 下肢股外側部의 經

脈으로 들어가 經脈이 막혀 통하지 않아 발생한다. 위에서 소개한 방법으로 조기에 치료한다면 비교적 좋은 치료효과를 얻을 수 있다.

瘀血痹阻型 환자는 肥胖하여 살을 뺀 이후, 분만 이후, 또는 서혜부에 장기간 압력을 받은 환자이며, 주로 서혜부에 가해진 압력으로 인해 筋脈, 氣血運行이 막혀, 筋脈, 筋肉失養되어 병이 발생된다. 위에서 소개한 방법으로 치료하면 시간이 비교적 오래 걸리긴 하지만 상당한 효과를 얻을 수 있다.

단지 일부분의 환자에서 추위에 노출되거나 체력이 약해질 때 재발한다. 청·중년 여성에서 月經量이 과다한 후에 재발하는 경우도 있다. 재발 후에 위의 방법의 治療를 다시 사용하면 역시 만족스러운 효과를 거둘 수 있다. 마땅히 治療 후에 환자에게 찬 것을 조심하도록 당부하고, 컨디션이 좋은 상태를 유지하도록 다소의 운동을 하여 체력을 증강하여 재발이 되지 않도록 한다.

제13절 閉鎖神經損傷

폐쇄신경손상은 손상, 압박, 폐쇄신경의 자극 등이 원인이 되어 발생하는데 대퇴 내 수축력을 약하게 하여 족외전 시의 제한과 같은 임상증상이 나타난다.

폐쇄신경은 요추 2~3번에서 나와서 폐쇄구멍외측의 筋肉을 지배해서 대퇴를 외선시키는 작용을 한다. 폐쇄구멍의 출구에서 나오는 폐쇄신경의 前分支는 넙적다리의 adductor brevis muscle과 adductor longus muscle을 지배하여 대퇴를 안으로 수축시키므로, 굴곡과 대퇴외선의 작용을 한다. 또 gracilis muscle을 지배하는데 이 근육은 대퇴를 안으로 수축시키고 소퇴를 내선시키는 작용을 한다. 폐쇄신경의 피부분포는 넙적다리 내면의 하반부 피부이다. 폐쇄신경의 後支는 폐쇄근의 외측 근육과 adductor brevius muscle의 사이에서 대퇴수축근의 전면부에 이르는 곳에 분포하며(이 근육의 상부를 adductor minimus muscle) 양 근육에 함께 작용하여 대퇴를 내측으로 수축시킨다.

폐쇄신경손상의 주요 원인은 넙적다리의 내측 근육군의 손상, 골반강 내의 腫瘤, 염증, 股疝(femoral hernia) 등의 압박자극, 수술창상 등이다.

1. 임상 증상

폐쇄신경의 주요작용은 대퇴의 내측 수축이다. 당연히 폐쇄신경손상 시 대퇴 내측의 수축력이 약해지고 발은 조금 외전되고, 환측 다리를 건측 다리 위에 두기가 곤란해진다.

대퇴의 내측 수축작용은 좌골신경의 지배를 받고 또한 股神經의 지배를 받는 치골근도 작용하므로 대퇴의 내측 수축장애는 비교적 경미하다. 족을 외선하는 기능 또한 경도 손상이 있는데 이는 치골 근육, gemellus, quadratus femorius muscle의 작용이 있기 때문이다.

2. 중의 변증 치료

폐쇄신경손상은 중의학에서 '筋痿', '肉痿' 등의 범주에 속하며, 주로 損傷, 壓迫, 또는 下焦濕熱 등의 원인으로 인해 발생된다. 병의 유형을 분류하면 아래와 같다.

1) 瘀血內阻型

운동선수 또는 장시간 쪼그려 앉아 일하는 사람에게 다발한다. 손상 후 즉시 증상이 출현하는데, 초기에는 대퇴 내측에 명확한 腫脹, 疼痛이 나타나며, 대퇴의 內收力이 약해지고, 발의 외전에 제한이 있으며, 환측 발을 건측 발 위에 놓는 것이 곤란하게 된다. 장기간 압박을 받은 사람은 발병이 완만하며, 대다수에서 쉽게 병이 발현되지 않는다. 舌紅苔薄, 脈數하다.

① 治則 : 活血化瘀, 通經活絡

② 혈위 처방 : 足五里(환측) · 箕門(환측) · 伏兎(환측) · 血海(환측)

③ 혈방 해석 : 足五里는 足厥陰肝經의 穴位로 자침 시 活血化瘀하며, 足太陰脾經의 箕門 · 血海을 배합하고 다시 足陽明胃經의 伏兎를 배합하면 補血活血, 通經活絡의 작용을 한다. 4穴을 모두 조합하면 活血化瘀, 通經活絡하는 효능이 있다.

2) 下焦濕熱型

女性에서 발생하며 병은 완만하게 시작해 점차 대퇴의 內收力이 약해지고 발의 외전이 제한되며 환측 발을 건측 발 위에 놓을 수 없다. 전신증상으로는 少腹脹滿, 白帶下가 증가하거나 냄새가 있고, 頭暈, 多夢, 煩躁하다. 舌絳苔膩, 脈細弦하다.

① 治則 : 通經活血, 淸利濕熱

② 혈위 처방 : 關元 · 足五里(환측) · 箕門(환측) · 伏兎(환측) · 血海(환측) · 三陰交(환측)

③ 혈방 해석 : 關元은 任脈의 穴位로, 小腸經의 募穴이며, 足三陰經과 任脈의 會穴이고, 三焦의 氣化가 발생하는 곳이다. 자침하면 培腎固本, 補益元氣, 回陽固脫한다. 足五里는 足厥陰肝經의 穴位로 足太陰脾經의 箕門 · 血海 · 三陰交와 배합하고, 다시 多氣多血한 胃經의 伏兎와 배합하여, 6穴을 모두 자침하면 通經活血, 淸利濕熱하는 효능이 있다.

3. 치료

1) 穴位와 鍼法

① **關元** : 下腹部에 있으며, 앞 정중선(anterior medial line)상의 배꼽 아래 3촌, 曲骨 상방 2촌처로 仰臥位로 取穴한다. 30호 1.5촌(40mm) 호침을 취하고, 통상적인 국부 소독 후 약 1.3촌(35mm) 直刺入한다.

鍼感 : 국부 脹痛또는 會陰部로의 방산통이 있다. (그림 3-20)

② **足五里**(환측) : 大腿 內側面의 상부에 있으며 氣衝 직하방 3촌으로,

大腿根部의 치골결절(pubic tubercle)의 하방에 있으며 장내전근(long adductor muscle)의 외측연에 있다. 30호 2촌(50mm) 호침을 취하고, 통상적인 국부 소독 후 약 1.8촌(45mm) 直刺入한다.

鍼感 : 국부 脹痛이 있다. (그림 3-20)

③ 箕門(환측) : 大腿 內側에 있으며, 血海와 衝門의 연결선상에서 血海 상방 6촌, 봉공근 외측연에 있다. 30호 2촌(50mm) 호침을 취하고, 통상적인 국부 소독 후 약 1.8촌(45mm) 直刺入한다.

鍼感 : 국부 脹痛이 있다. (그림 3-26)

④ 伏兎(환측) : 大腿 前面에 있으며 전상장골극(ASIS)과 슬개골 외측단의 연결선상에서 슬개골 상방 6촌처이다. 30호 2촌(50mm) 호침을 취하고, 통상적인 국부 소독 후 약 1.8촌(45mm) 直刺入한다.

鍼感 : 국부 脹痛이 있다. (그림 3-25)

⑤ 血海(환측) : 무릎을 구부렸을 때 大腿의 內側에 있으며, 슬개골 내측단 상방 2촌처로 대퇴사두근 내측의 융기처이다. 30호 2촌(50mm) 호침을 취하고, 통상적인 국부 소독 후 약 1.8촌(45mm) 직자입한다.

鍼感 : 국부 脹痛이 있다. (그림 3-26)

⑥ 三陰交(患側) : 소퇴 내측에 있으며 족외과첨 상방 3촌으로 경골내측연의 후방 오목한 곳이다. 30호 2촌(50mm) 호침을 취하고, 통상적인 국부 소독 후 약 1.8촌(45mm) 直刺入한다.

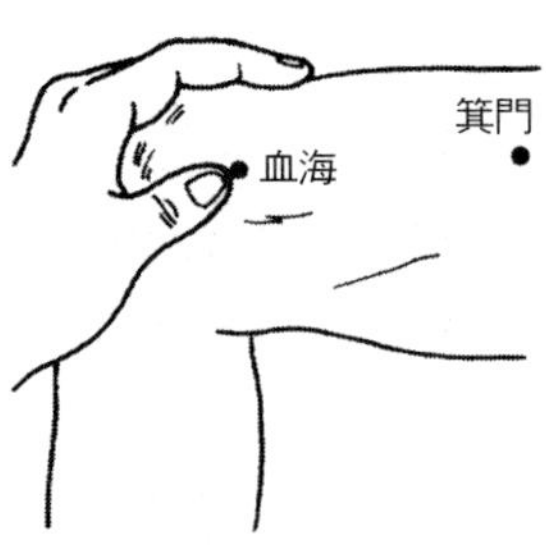

그림 3-26

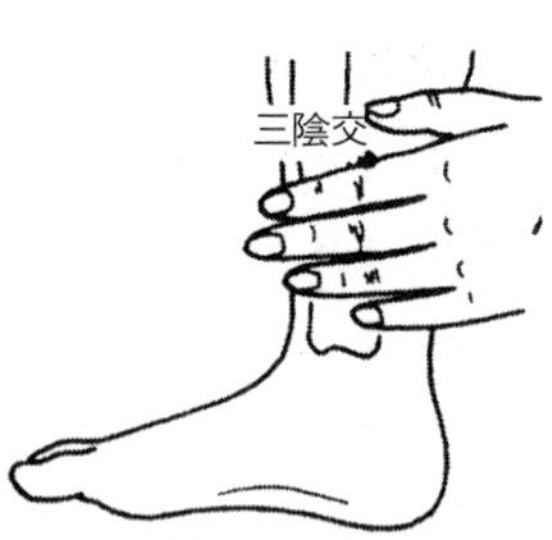

그림 3-27

鍼感 : 국부 脹痛 또는 발 아래와 무릎으로 향하는 방산통이 있다. (그림 3-27)

2) 體位와 手法 및 療程

瘀血內阻型 환자는 仰臥位로 취혈하며 足五里 · 箕門 · 伏兎 · 血海의 4穴을 위에서 소개한 방법으로 자침하고 平補平瀉의 手法으로 得氣하며 전침자극을 가하여 40분간 유침 후 발침한다. 매일 1회 치료하여 10회를 1療程으로 삼고 5일간 휴식한다. 효과는 있으나 낫지 않았으면 再鍼하여 10회 치료 후 효과가 없거나 다 나으면 치료를 정지한다.

下焦濕熱型 환자는 仰臥位로 취혈하며 關元 · 足五里 · 箕門 · 伏兎 · 血海 · 三陰交의 6穴을 위에서 소개한 방법으로 자침하고 平補平瀉의 手法으로 得氣하며 전침자극을 가하여 40분간 유침 후 발침하며 火罐을 1분 정도 한다. 매일 1회 치료하여 10회를 1療程으로 삼고 5일간 휴식한다. 효과는 있으나 낫지 않았으면 再鍼하여 10회 치료 후 효과가 없거나 다 나으면 치료를 정지한다.

4. 저자 견해

폐쇄신경손상의 주요 임상증상은 대퇴 내측의 근력약화이며 이는 중의학적으로 '筋痿', '肉痿' 등의 범주에 속한다. 주요 병인은 손상과 下焦濕熱이다. 가장 많이 보이는 병인은 각종 외상으로 대퇴 내측이 손상되어 병증이 발생하는 것으로, 초기에 주로 대퇴 내측에서 환측 서혜부의 동통과 종창이 위주가 된다. 下焦濕熱은 그 다음의 원인이다.

저자는 이 병을 2가지 유형으로 나누었다.

瘀血內阻型은 주로 각종 원인으로 인한 손상으로 대퇴내측의 근맥, 근육이 손상을 받아 국부 血瘀, 氣血運行이 不暢되어 병이 발생된다. 위에서 소개한 방법에 전침치료를 가하여 조기에 치료한다면 비교적 좋은 치료효과를 얻을 수 있다.

下焦濕熱型은 주로 濕熱毒의 나쁘고 탁한 氣가 내부로 들어와 衝 ·

任 二脈에 침입하여 少腹血瘀阻滯를 발생시키고, 濕熱邪가 날로 성하여 大腿 內側의 經脈이 손상을 받아, 氣血運行이 막혀 병이 발생된다. 위에서 소개한 방법에 전침자극을 가한다면 치료시간이 비교적 오래 걸리지만 또한 상당히 좋은 치료효과를 얻을 수 있다.

이 병은 초기치료를 하면 능히 만족스러운 효과를 얻을 수 있다. 손상이 중한 환자나 골반 내 감염(pelvic inflammation)에 이르러 병이 오래된 환자라도 인내심을 갖고 치료한다면 비록 치료시간이 비교적 길게 걸리더라도 또한 능히 만족스러운 치료효과를 얻을 수 있다.

제14절 大腿神經麻痺

대퇴신경마비는 여러 종류의 원인으로 발생하며, 大腿神經의 분포범위 내의 근육마비, 기능 감퇴를 일으키는 임상 증후이다.

대퇴신경은 L2～4에서 시작하여 外下方을 향하여 psoas major muscle과 iliacus muscle 사이를 주행한다. psoas major muscle 外緣을 따라 inguinal lig. 근처에 닿아 있으며, 이 신경은 경사지게 내측을 향하여 psoas major muscle의 전면을 넘어 psoas major muscle 내측과 femoral artery의 외측에 위치하고, 筋支, 皮支와 隱神經으로 分出한다. 筋支는 Iliacus, Psoas Major muscle을 지배하고, 이 두 근육은 大腿를 屈曲과 外旋작용을 할 수 있게 하고, 大腿를 고정한 상황하에서 腰椎를 彎曲하게 하여 몸통을 앞으로 굽힐 수 있게 한다. Sartorius muscle은 골반관절과 膝關節을 굴곡, 대퇴 외선 작용을 할 수 있게 하고, 大腿를 고정한 상황하에서 腰椎를 彎曲하게 하여 몸통을 앞으로 굽힐 수 있게 한다. 치골근은 대퇴를 굴곡하게 하여 내수와 외선할 수 있게 한다. 대퇴사두근은 대퇴 굴곡과 小腿를 곧게 펴는 작용을 할 수 있게 한다.

皮支는 대퇴에서 슬관절 내측의 피부(內側支)에 분포하며, 대퇴 전면에서 Ilium의 피부(外側支)에도 분포한다.

隱神經은 매우 길다. Inguinal region의 높이 혹은 약간 높은 위치의 대퇴신경에서 起始하고, 大腿管 內에서는 대퇴동맥의 외측에 위치하고, 대퇴 가운데 부위에서는 대퇴동맥의 전면에 위치하며, 대퇴동맥과 함께 內收筋管으로 진입하고, 管의 전벽을 통과하여 sartorirus muscle 下緣을 따라 하강하여 膝 內側에 도달한다. 膝 內側에서 皮支(슬개골하분지)가 分出하며, 슬개골 내측과 슬개골 전면의 피부 및 소퇴 내측, 전·후면, 무릎 內緣에 이르고, 拇趾 基底部 피부(소퇴 내측 피부)에 바로 도달한다.

대퇴신경마비를 일으키는 원인은 매우 많으며, 자주 보이는 것은 다음과 같다.

① 종류 : 골반강 내 腫瘤, 脊髓腫瘤, 腹膜後腫瘤 등

② 수술 및 外傷 : 腹股溝區의 수술, 骨盤外傷 등

③ 膿腫 혹은 血腫 : 腰大筋膿腫 혹은 血腫

④ 기타 : 하지의 동맥류, 당뇨병, 납중독, 유기인 농약 중독, 체위가 적당하지 않을 때 예를 들면 혼미 혹은 마취 시 대퇴를 과도하게 신전 혹은 외선하는 것 등은 모두 대퇴신경 손상을 유발할 수 있다.

1. 임상 증상

임상에서 나타나는 주요 증상은 슬관절 굴곡 곤란, 슬부 곧게 펴기 불가능, 대퇴 전면 근육 위축이다. 걸을 때 걸음걸이가 작고, 건강한 다리를 먼저 편 후에 아픈 다리를 끌고서 전진하며, 빨리 뛰거나 도약할 수 없으며, 계단을 오르는 것에 제한을 받고, 대퇴 전면, 소퇴와 足部의 내측면 감각 감퇴 혹은 소실되며, 어떤 때는 膝部에 분명한 동통이 나타난다.

2. 중의 변증 치료

대퇴신경마비는 주로 대퇴부 근육 위축으로 인해 행동에 제한을 받

는 것이 주요 임상 특징으로 중의에서 '痿證', '肉痿' 등의 범주에 속한다. 병의 발생은 주로 氣血津液不足으로, 근맥에 灌漑가 불가능해져 발생한다. 그 유형을 분류하면 아래와 같다.

1) 濕熱浸淫型

一側에 다발하며 지체가 점차 痿軟無力해지며 환측 하지와 대퇴부의 痿軟無力이 주로 나타난다. 병은 痿軟肢麻를 위주로 시작되어 마목감, 약간의 부종, 만지면 미열이 나거나 슬관절 굴곡의 곤란, 무릎을 똑바로 펴는 동작의 불가능, 보행 시 보폭의 축소, 달리기나 도약의 불가능, 계단 오르는 데 제한이 있으며 때때로 무릎에 명확한 불쾌감이나 동통감이 나타날 수 있다. 후기에는 대퇴 전면의 근육위축 등이 나타난다. 喜凉, 小便短赤灼熱하며, 舌苔黃膩, 脈細數하다.

① 治則 : 淸熱利濕, 疏通筋脈

② 혈위 처방 : 髀關(환측) · 箕門(환측) · 血海(환측) · 伏兎(환측) · 陰陵泉(환측)

③ 혈방 해석 : 髀關 · 伏兎는 모두 足陽明胃經의 穴位로, 痿證의 치료에는 陽明만 취한다는 이론에 따라 이 2穴을 자침하면 舒經活絡, 疏通筋脈하는 효능이 있으며 또한 근위 취혈에도 해당된다. 箕門 · 血海 · 陰陵泉은 모두 足太陰脾經의 穴位로, 脾胃는 後天之本이며, 脾主筋肉, 四肢하므로 3穴을 자침하면 補脾益氣, 化生氣血, 淸利濕熱하는 효능이 있다. 위의 혈을 모두 자침하면 淸熱利濕, 疏通筋脈하는 효능이 있다.

2) 肝腎虧虛型

병은 완만하게 시작되며 환측 하지가 무력하고 슬관절 굴곡에 어려움이 나타나며, 무릎을 똑바로 신전하는 것이 불가능하고, 보행 시 보폭이 좁아지고, 먼저 건측 하지를 뻗은 후 환측 하지를 끌어당겨 전진하며, 달리기나 도약이 불가능하고, 계단을 오르는 것에 제한이 있으며, 장시간 보행 후 무릎 및 환측 하지에 명확한 동통이 나타날 수 있다. 반 정도에서 眩暈, 耳鳴, 遺精, 遺尿가 나타나며, 여성은 月經不調 등이 나타난다. 舌紅少苔, 脈細數하다.

① 治則 : 補益肝腎, 滋陰淸熱

② 혈위 처방 : 髀關(환측)·箕門(환측)·血海(환측)·伏兎(환측)·陰陵泉(환측)·鶴頂(환측)·足三里(환측)·三陰交(환측)

③ 혈방 해석 : 이 유형의 환자는 주로 肝腎虧虛로 주요 증상이 나타나므로 治則은 응당 補益肝腎하는 것이다. 또한 津液, 精血이 모두 脾胃에서 근원하므로 '治痿獨取陽明'한다는 이론에 따른다. 髀關·伏兎·足三里는 胃經의 穴位이며, 箕門·血海는 足太陰脾經의 穴位로, 2經의 6穴을 배합하여 자침하면 補益脾胃한다. 三陰交는 足太陰·厥陰·少陰의 3개의 陰經이 交會하는 곳이다. 鶴頂은 하지무력과 癱瘓을 치료하는 要穴이 된다. 위의 혈을 모두 조합하면 補益肝腎, 滋陰淸熱하는 효능이 있다.

3. 치료

1) 穴位와 鍼法

① **髀關(환측)** : 大腿 前面에, 전하장골극(AIIS)과 슬개골 외측단의 연결선상에 있으며, 고관절 굴곡 시 會陰과 같은 높이에 있으며 봉공근 외측 오목한 곳으로 슬개골 외측단의 상방 12촌처이다. 30호 2촌(50mm) 호침을 취하고, 통상적인 국부 소독 후 약 1.8촌(45mm) 直刺入한다.

鍼感 : 국부 脹痛이 있다. (그림 3-25)

② **箕門(환측)** : 大腿 內側으로, 血海와 衝門의 연결선상에서 血海 상방 6촌이며, 봉공근의 외측연에 있다. 30호 2촌(50mm) 호침을 취하고, 통상적인 국부 소독 후 약 1.8촌(45mm) 직자입한다.

鍼感 : 국부 脹痛이 있다. (그림 3-26)

③ **血海(환측)** : 무릎을 구부렸을 때 大腿의 內側으로 슬개골 내측단 상방 2촌처이며 대퇴사두근 내측의 융기처이다. 30호 2촌(50mm) 호

침을 취하고, 통상적인 국부 소독 후 약 1.8촌(45mm) 직자입한다.

鍼感 : 국부 脹痛이 있다. (그림 3-26)

④ 伏兎(환측) : 大腿 前面에, 전상장골극(ASIS)과 슬개골 외측단의 연결선상에서 슬개골 상방 6촌처이다. 30호 2촌(50mm) 호침을 취하고, 통상적인 국부 소독 후 약 1.8촌(45mm) 直刺入한다.

鍼感 : 국부 脹痛이 있다. (그림 3-25)

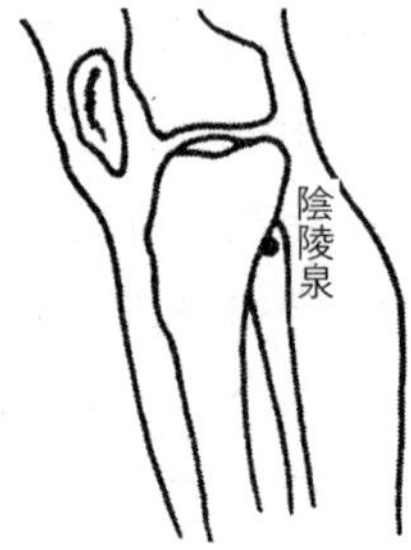

그림 3-28

⑤ 陰陵泉(환측) : 小腿內側面의 上部로, 경골내측연의 내측 髁移行部와 비복근 내측두 사이의 오목한 곳으로 일반적으로 內膝眼 아래 2촌처이다. 30호 2촌(50mm) 호침을 취하고, 통상적인 국부 소독 후 약 1.8촌(45mm) 直刺入한다.

鍼感 : 국부 脹痛이 있다. (그림 3-28)

⑥ 鶴頂(환측) : 膝部 前面으로 슬개골 低部의 중점 상방의 오목한 곳이다. 30호 2촌(50mm) 호침을 취하고, 통상적인 국부 소독 후 상방을 향해 약 1.8촌(45mm) 斜刺入한다.

鍼感 : 국부 脹痛 또는 슬관절 내측을 향하는 방산통이 있다. (그림 3-24)

⑦ 足三里(환측) : 小腿의 前外側面의 상부로, 犢鼻 하방 3촌이며 경골전연에서 1橫指(中指)處이다. 30호 2촌(50mm) 호침을 취하고, 통상적인 국부 소독 후 약 1.8촌(45mm) 直刺入한다.

鍼感 : 국부 脹痛 또는 발등을 향하는 방산통이 있다. (그림 3-24)

⑧ 三陰交(환측) : 小腿 內側으로, 足外踝尖 상방 3촌이며 경골내측연 후방 오목한 곳이다. 30호 2촌(50mm) 호침을 취하고, 통상적인 국부 소독 후 약 1.8촌(45mm) 直刺入한다.

鍼感 : 국부 脹痛 또는 足底에서 무릎을 향하는 방산통이 있다. (그림 3-27)

2) 體位와 手法 및 療程

濕熱浸淫型 환자는 仰臥位로 取穴하며 髀關·箕門·血海·伏兎·陰陵泉의 5穴을 위에서 소개한 방법으로 자침하고 平補平瀉의 手法으로 得氣하며 전침자극을 가해 40분 정도 유침 후 발침한다. 매일 1회 치료해 10회를 1療程으로 삼고 5일간 휴식한 뒤 효과가 있으나 낫지 않았으면 再鍼하여 10회 치료 후 효과가 없거나 다 나으면 치료를 정지한다.

肝腎虧虛型 환자는 仰臥로 取穴하며 髀關·箕門·血海·伏兎·鶴頂·陰陵泉·足三里·三陰交의 8穴을 위에서 소개한 방법으로 자침하고 平補平瀉의 手法으로 得氣하며 전침자극을 가해 40분 정도 유침 후 발침하고 火罐을 1분 정도 한다. 매일 1회 치료해 10회를 1療程으로 삼고 5일간 휴식한 뒤 효과가 있으나 낫지 않았으면 再鍼하여 10회 치료 후 효과가 없거나 다 나으면 치료를 정지한다.

4. 저자 견해

대퇴신경마비는 중의학에서 '痿證', '肉痿' 등의 범주에 귀속되며 淸熱利濕, 疏通筋脈, 補益肝腎, 滋陰淸熱을 위주로 하여 치료한다.

저자는 이 병을 두 가지 유형으로 분류했다.

濕熱浸淫型은 주로 濕熱邪가 하지의 대퇴부 근육과 피부로 침범하여 대퇴부 경맥에 濕熱壅阻되어 병이 발생한다. 위에서 소개한 방법으로 치료한다면 병의 조기에는 비교적 좋은 치료효과가 있으며, 病程이 비교적 긴 환자는 다소 치료시간이 걸리나 역시 만족스러운 치료효과를 얻을 수 있다.

肝腎虧虛型은 주로 肝腎虧虛하여, 精血이 筋骨筋脈을 영양하지 못해 양측 무릎이 무력하고 대퇴부 근육이 痿軟無力하여 점차 痿하게 되어 병이 발생한다. 위에서 소개한 방법에 전침치료를 조합하면 일반적으로 치료기간이 비교적 길게 소요되지만 인내심을 갖고 치료한다면 만족스러운 효과를 얻을 수 있다.

이 증상에는 속발증이 비교적 많은데 응당 먼저 속발된 병을 제거하거나 속발된 병을 치료함과 동시에 전침치료를 운용한다. 조기 근육 위축이 분명하지 않은 환자는 치료효과가 양호하다. 근육 위축이 나타난 환자는 치료 시간이 비교적 오래 요구되므로 인내심을 가지고 치료해야 만족할 만한 효과를 거둘 수 있다. 완치의 정도는 주로 속발되는 병인의 제거 여부와 관계가 있다.

제15절 坐骨神經痛

坐骨神經痛은 坐骨神經이 통과하는 곳과 그 분포구역 내에 발생하는 疼痛을 말한다. 자주 볼 수 있는 末梢神經 질환중의 하나로서 청장년의 남성에게서 많이 나타난다.

坐骨神經은 인체에서 가장 굵고 긴 末梢神經으로 運動·感覺·자율신경섬유로 이루어져 있다. 坐骨神經은 膝膕窩의 上角에서 나뉘어져 內側支(비교적 굵다)는 脛神經, 外側支(비교적 가늘다)는 腓總神經이라 불린다.

坐骨神經痛의 통증 원인은 原發性과 續發性(症狀性)의 2종류로 나눌 수 있다.

1) 原發性

坐骨神經間質에 炎症이 발생했기 때문이다. 대부분 치아, 부비동, 편도체 등의 병소 감염으로 인해 血流를 타고 神經에 침입하여 神經의 間質性 염증을 일으킨다. 대부분 筋炎 및 纖維織炎이 동반하여 발생하고, 寒濕을 받아서 많이 유발된다.

2) 續發性

임상에서 비교적 자주 보이는데, 주로 坐骨神經이 지나가는 영역의 조직에 病變 자극, 압박 또는 당뇨병, 통풍 등과 같은 全身性 질병으로 발생한다. 자주 보는 病因은 다음과 같다.

① **脊柱 질병** : 요추간판의 탈출, 요천추부의 선천성 기형(예를 들면 脊椎裂, 요추관협착, 요천추화, 제3요추횡돌기가 기형적으로 긴 것, 척추협부의 분리 및 脊椎 전위 등). 이외에도 요추결핵, 척주염 등이 있다.

② **椎管 內 질병** : 척수와 馬尾神經의 염증, 腫瘤, 外傷, 혈관기형, 蛛網膜 유착 등이다.

③ 골반 질병 : 坐骨神經이 지나가는 骨盤腔出口의 협착, 이상근 병변, 천장관절염, 천장관절결핵, 천장관절 半脫位, 고관절염 등이다.

④ 골반강 질병 : 만성 골반강염, 부속기염, 종양, 림프절전이암 등이다.

⑤ 주사 : 臀部의 약물주사 부위가 적당하지 못해 外傷性 血腫으로 생기는 坐骨神經 包繞症이다.

⑥ **中毒** : 알코올, 비소, 납 등의 中毒이다.

이상의 원인들에 의한 자극으로 坐骨神經의 根部 또는 幹部가 압박을 받아 神經의 본래 病變을 일으키거나, 국부 血管叢의 瘀血浮腫과 神經의 산소결핍이 직접 또는 간접적으로 坐骨神經을 자극하여 疼痛을 일으킨다.

1. 임상 증상

대부분 한쪽으로 발병하고, 급성 또는 아급성 발병 양상을 띤다. 病變의 부위가 달라서 임상에서는 根性·幹性·叢性痛으로 나눌 수 있다.

1) 根性

요추골질의 病變, 요추간판의 病變, 요추관협착으로 생기는 것이 제일 많이 보인다. 발병은 급작스럽고 대부분 염좌상의 病歷이 명확히 있다. 초기의 疼痛은 대부분 腰部 및 臀部에서 표현되다가 점차적으로 허벅지 뒤쪽, 膕部, 小腿部, 足外側 또는 足底部로 향한다. 초기에는

坐骨神經이 분포하는 범위 내의 疼痛이 위주이다. 腰部의 神經根이 자극받는 부위, 臀部의 梨狀筋 구역, 臀溝, 허벅지 뒤쪽 가운데 부위, 膕窩部, 小腿의 腓骨 외측부에 뚜렷한 압통이 있다. 비교적 심한 환자는 小腿 외측 및 足底部에 麻痛이 수반된다. 하지직거상검사(SLR test), 腰大筋 시험에서 모두 양성이다.

2) 幹性

대부분 骨盤腔 出口에서 보이고, 이상근 또는 장골관절염성 病變이다. 發病은 완만하고, 처음에는 臀部 이상근 구역에 疼痛, 압통이 많이 있고 점차적으로 허벅지 뒤쪽, 膕部, 小腿 및 足外側에 疼痛이 나타난다. 腰部에는 疼痛이 나타나지 않는다. 심할 경우에는 足底麻木이 나타나고, 하지직거상시험(SLR test) 양성이다.

3) 叢性

여성에게 많이 나타난다. 病變의 위치는 骨盤腔 內이고 골반내염, 부속기염(난소염 및 나팔관염) 및 骨盤腔腫瘤 등과 같은 것들이다. 임상에서 대부분 坐骨神經 분포 범위 내를 따라 疼痛과 동시에 뚜렷한 下腹部 증상이 있으며, 대부분의 환자는 臀上皮神經・股神經・閉孔神經 등의 疼痛을 수반하고, 下腹部 촉진과 항문 진찰 등은 명확한 진단가치가 있다.

2. 중의 변증 치료

중의에서는 이 병의 발생이 寒濕, 濕熱, 損傷 등과 유관하다고 본다. 오랫동안 寒濕한 곳에 거주하거나, 寒濕邪가 腰・臀部에 모여 뭉쳐지거나, 寒濕邪가 응체되어 당겨지면, 腰臀部의 經脈氣血運行이 不暢되어 병이 발생한다. 下焦濕熱, 노동으로 땀을 흘린 후 바람을 맞거나, 腰部에 痹着되고 經絡이 막혀 經絡通行이 不暢하고 不通則痛하여 병이 발생한다. 또는 腰臀에 외상을 입어, 氣血運行이 막혀, 不通則痛

하여 병이 발생한다. 그 유형을 나누면 아래와 같다.

1) 寒濕阻絡型

腰腿의 冷痛과 重着한 느낌이 있으며 통증은 때때로 송곳으로 찌르는 듯 극렬하며 寒을 만나면 통증이 극렬하고 환측의 활동이 원활치 않으며, 가만히 누워있을 때 동통이 감소되지 않는다. 舌質淡, 苔白膩, 脈沈緩하다.

① 治則 : 散寒祛濕, 溫經止痛

② 혈위 처방 : 氣海兪(환측) · 環跳(환측) · 秩邊(환측) · 殷門(환측) · 委中(환측) · 承山(환측) · 崑崙(환측)

③ 혈방 해석 : 膀胱의 脈은 척추를 끼고 허리를 거슬러 腎과 연결되고, 오금으로 들어가 장딴지 안을 관통한다. 循經取穴의 원칙에 따라 氣海兪 · 環跳 · 秩邊 · 殷門 · 委中 · 承山 · 崑崙으로 足太陽膀胱經氣를 통조시키고, 疏經活血通絡한다. 이 혈들을 모두 조합하면 祛散寒濕, 溫經止痛하는 효능이 있다.

2) 濕熱阻絡型

배, 허리, 다리의 酸脹麻痛이 있으며 통증이 심할 때는 마치 불사르는 듯하며 환측 다리의 활동이 원활치 않다. 心煩口渴, 舌質紅, 苔黃膩, 脈弦數하다.

① 治則 : 淸熱利濕, 通經活絡

② 혈위 처방 : 大腸兪(환측) · 環跳(환측) · 秩邊(환측) · 殷門(환측) · 委中(환측) · 承山(환측) · 三陰交(환측) · 崑崙(환측)

③ 혈방 해석 : 膀胱은 州都之官으로, 氣化所出하는 곳인데, 濕熱蘊結되어, 其氣失司되면 膀胱經脈을 침범하여 동통이 출현한다. 따라서 循經取穴하여 방광경의 下肢 7穴을 취혈한다. 여기에 足太陽脾經의 三陰交는 足太陰 · 厥陰 · 少陰이 交會하는 곳으로 함께 자침하면 利水道, 淸熱利濕, 通經活絡止痛의 효과가 있다.

3) 瘀血內阻型

초기에 腰部 또는 臀部에 疼痛이 나타나고, 痛處를 누르는 것을 거부하며, 동통이 계속되며 당겨지는 느낌이 대퇴부 후방에서 足跟까지 이어진다. 咳嗽, 재채기, 排便, 보행 시 등에 동통이 극렬해지며 앉거나 누워서 무릎을 구부렸을 때 동통이 감소된다. 舌質紫暗 또는 瘀斑이 있으며, 脈象沈澀하다.

① 治則 : 活血化瘀, 通經活絡

② 혈위 처방 : 氣海兪(환측) · 環跳(환측) · 秩邊(환측) · 殷門(환측) · 委中(환측) · 承山(환측) · 三陰交(환측) · 崑崙(환측)

③ 혈방 해석 : 腰 · 臀部에 瘀血이 內阻되어, 膀胱經脈이 막히고, 氣運行이 不暢되어, 不通爲痛한다. 따라서 循經取穴하여 膀胱經 7穴에 자침하여 利樞機로써, 腰臀下肢의 氣血을 소통시킨다. 여기에 足太陰脾經의 三陰交는 足太陰 · 厥陰 · 少陰經의 交會穴로 배합하여 자침하면 通經活絡한다. 위의 혈을 모두 조합하면 活血化瘀, 通經活絡止痛하는 효능이 있다.

3. 치료

1) 穴位와 鍼法

① 氣海兪(환측) : 허리의 제3~4요추극돌기 사이 오목한 곳의 외측 1.5촌처이다. 26호 3촌(75mm) 호침을 취하고, 국부에 통상적인 소독을 한 다음 약 2.8촌(70mm) 直刺한다.

鍼感 : 국부 창통 또는 下肢로의 방산통이 있다. (그림 3-21)

② 環跳(환측) : 臀部 외측 下部로 股骨大轉子의 최고로 돌기된 점과 薦管裂孔 연결선의 外 1/3처로서 옆으로 누워 다리를 굽혀서 취혈한다. 30호 4촌(100mm) 호침을 취하고, 국부에 통상적인 소독을 한 다음, 坐骨大孔 방향으로 약 3.8촌(90mm) 刺入한다.

鍼感 : 국부 창통 혹은 동측 下肢 및 足部로 放散된다. (그림 3-29)

③ 秩邊(환측) : 臀部에 위치한다. 第4薦椎後孔(下髎)과 같은 높이이

며, 薦椎 正中嵴 옆으로 3촌 지점 즉, 腰兪의 外側 3촌처이다. 26호 3촌(75mm) 호침을 취하여, 국부에 통상적인 소독을 한 다음, 약 2.8촌(70mm) 直刺入한다.

鍼感 : 국부 脹痛이 있다. (그림 3-23)

④ 殷門(환측) : 대퇴부 후면의 가운데로 承扶와 委中(膕橫紋中點)의 연결선상에 있으며 承扶에서 아래로 6촌이다. 26호 3촌 호침을 취하고, 국부에 통상적인 소독을 한 다음 약 1.8촌 直刺入한다.

鍼感 : 국부 脹痛 또는 下肢 및 足部로 放散된다. (그림 3-22)

⑤ 委中(환측) : 슬관절 후면의 膕部 횡문 중점처로서 大腿二頭筋筋腱과 半腱筋筋腱의 중간 지점이다. 30호 2촌(50mm) 호침을 취하고, 국부에 통상적인 소독을 한 다음, 약간 위로 1.8촌(45mm) 斜刺한다.

鍼感 : 국부 脹痛 또는 小腿 후면으로 방산된다. (그림 3-22)

⑥ 承山(환측) : 小腿 후면의 정중앙에 있으며, 委中 아래 8촌처 또는 족외과첨 상방 8촌처로 小腿를 펴거나 발뒤꿈치를 위로 들었을 때 腓腸筋 근복 아래에 나타나는 뾰족한 함요처이다. 30호 2촌(50mm) 호침을 취하고, 국부에 통상적인 소독을 한 다음 약 1.8촌(45mm) 直刺한다.

鍼感 : 국부 脹痛이 있다. (그림 3-22)

⑦ 崑崙(환측) : 발뒤꿈치의 외측부에 있으며 外踝 후하방으로 跟腱(아킬레스건)과 外踝 사이의 오목한 곳이다. 30호 1.5촌(40mm) 호침을

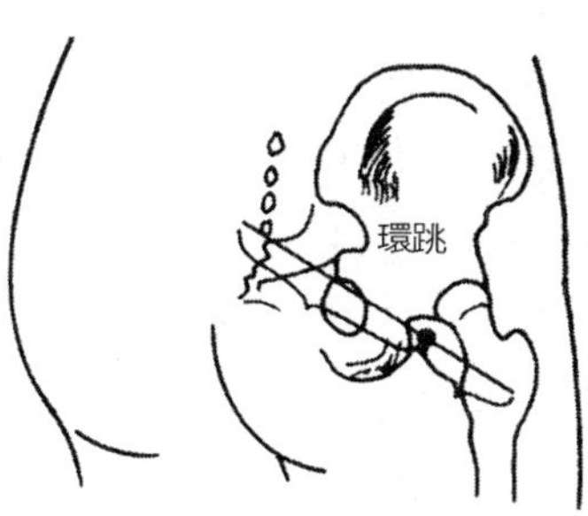

그림 3-29

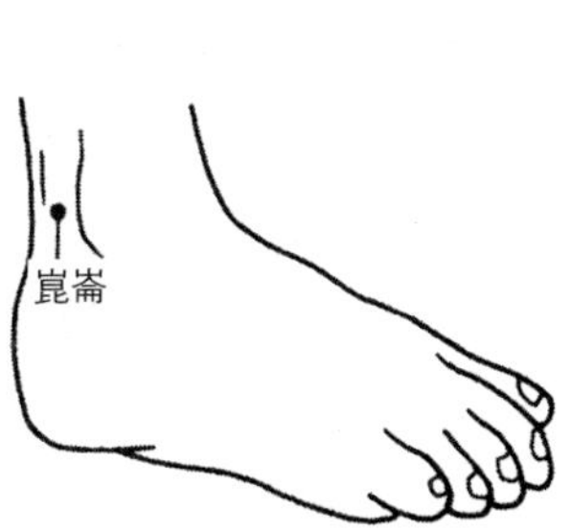

그림 3-30

취하고, 국부에 통상적인 소독을 한 다음, 약 0.8촌(20mm) 直刺入한다.

鍼感 : 국부 脹痛이 있다. (그림 3-30)

2) 體位와 手法 및 療程

寒濕阻絡型 환자는 俯臥로 취혈하며 氣海兪·秩邊·環跳·殷門·委中·承山·崑崙의 7穴을 위와 같은 방법으로 자침하고 瀉法으로 得氣한 뒤 40분간 유침한 후 발침하고 火罐을 1분 정도 한다. 매일 1회 치료하여 10회를 1療程으로 삼고 5일간 휴식한 뒤 효과가 있으나 다 낫지 않으면 再鍼하여, 10회 치료 후 효과가 없거나 다 나으면 치료를 정지한다.

濕熱阻絡型과 瘀血內絡型 환자의 취혈 및 자침법 등은 寒濕阻絡型 환자와 같다.

4. 임상례

1) 증례 1

① 王某某, 남, 34세

② 主訴 : 右側 腰腿痛 5일째

③ 현 병력 : 5일 전 무거운 물건을 옮기던 중 갑자기 우측 허리에 불쾌감이 느껴진 뒤 酸脹疼痛이 수반되었다. 시일이 갈수록 가중되어 2일 후엔 우측 요퇴부에 동통, 몸을 뒤집을 때, 咳嗽, 재채기, 배변 시 통증 심해지다가 배변 후 통증이 완화되며 보행 시 통증이 심해지고 우측으로 누웠을 때 통증이 완해되는 증상으로 침구치료를 받기 위해 우리 의원에 내원하였다.

④ 검사 : 제3·4요추를 두드렸을 때 명확한 하지방산통이 있었고, 대요근검사(psoas test)상 (+)이며, 우측 허리 및 하지에 전형적인 방광경 주행노선상의 압통이 있었고, 허리·엉덩이 및 오금부위가 심했다. 舌紅, 苔薄하고, 좌측 舌根部에서 舌邊까지 瘀痕이 있었

고, 脈澀했다. X선 검사에서 양성반응은 없었다.

⑤ 변증 : 환자의 허리 염좌상으로 인해, 우측 허리에 氣血瘀滯하므로, 經氣不暢되어, 不通則痛한 것이다. 督脈・足太陽・足少陰經이 모두 요추를 관통하므로 우측 허리에서 하지의 동통이 나타난 것을 살펴 瘀血內阻型 腰腿痛으로 진단하였다.

⑥ 治則 : 活血化瘀, 通經活絡

1診(10日) : 환자의 주요 동통이 방광경 이하에 있었기 때문에 循經取穴의 원칙에 따라 氣海兪를 취혈해 腰部의 血瘀氣滯를 瀉하였고, 環跳를 취혈해 經氣下行을 瀉하였으며, 委中을 취혈해 接通經氣하였고, 秩邊・殷門・承山・崑崙을 취혈해 氣血運行을 보조하였다. 매일 1회 치료하여 매회 발침 시 1분 정도 火罐을 하여, 邪氣가 막힌 것을 분산시키고 活血化瘀, 通經活絡의 효과를 꾀했다.

2診(11日) : 右側 腰腿痛이 크게 감소하여 몸을 뒤집고, 앉았다 일어서며, 행동할 수 있었으나 요부에 명확한 압통이 남아 있었고, 咳嗽, 재채기 시 허리에서 하지부의 經脈通行不暢으로 인해 허리에서 하지에 이르는 방사통이 있었다. 이번 진료의 주요점은 舒通經絡이었고, 자침혈과 手法은 1診 때와 동일했다.

3診(12日) : 증상은 2診 때에 비해 경감되었고 咳嗽, 재채기 시 右側 腰腿部에 미미한 脹痛感이 있었다. 仰臥하고 우측 하지를 곧게 펼 때 명확히 緊縮되는 것 같은 통증이 있었다. 足跟에서 小腿 外側에 이르는 疼痛이 소실되었고, 小腿部의 經絡暢通되었기 때문에 崑崙・承山 2穴은 자침혈에서 뺐다. 이번 진료의 목적은 舒通經絡이었고, 자침혈과 手法은 첫 번째 진료와 동일했다.

4診(15日) : 右側 腰腿의 疼痛이 완해되어 출근하여 일할 수 있게 되었다. 다만 야간에 수면 시 右腿를 곧게 펴면 허리에서 오금부에 이르는 酸脹疼痛感이 느껴졌으며, 殷門에서 委中에 이르는 부분이 심했다. 이번 진료의 주요점은 殷門에서 委中에 이

르는 부분의 氣血通行不暢이었으며, 穴位는 3診 때와 동일했고 추가로 經氣下行을 촉진하기 위해 殷門을 瀉했다. 4穴에 平補平瀉의 手法을 이용해 得氣했으며, 목적은 不通하는 經絡을 舒暢하는 것이었다.

5診(16日) : 증상이 완전 소실되었다. 치료 혈위는 세 번째 진료 시와 동일했고 手法은 모두 平補平瀉했으며 치료의 주요점은 經絡暢通을 공고히 하는 것이었다.

6診(18日) : 증상이 전혀 없었다. 이번 진료의 목적은 주로 氣血暢通을 공고히 하는 것으로, 穴位와 手法은 5診 때와 동일했다. 이번 진료 후 치료를 정지하였고 환자에게 더 이상 진료를 받지 않아도 되며 1년 후에 다시 보자고 하였다.

⑦ 추적 관찰 : 1년 후 환자가 병의 치유 후 지금까지 재발하지 않았다고 알려왔다.

2) 증례 2

① 宋某某, 여, 45세

② 主訴 : 右側 腰腿痛 3개월 정도

③ 현 병력 : 3개월 전 습지에 오래 앉아 일한 뒤 右側 臀部에 불쾌감이 느껴졌다. 증상이 점차 가중되어 臀部·大腿部 뒷면에서 足跟部에 이르는 동통이 처음에는 가볍게 시작됐으나 완만하게 발전되어 寒을 만나면 통증이 심해지고, 熱을 만나면 통증이 완해되며 날이 갈수록 가중되었다. 일찍이 주변 의원에서 中藥(獨活寄生丸等)을 복용했고 비타민 B_{12}, B_{1}, 麝香鍼, 當歸鍼 등의 약물을 근육에 주입하는 치료를 받았으나 동통이 잠깐 완해되었다가 증상이 계속 가중되어 우리 의원에 침구치료를 받기위해 내원하였다.

④ 검사 : 右側 腰部에 명확한 압통이나 반사통이 없었고, 臀部의 環跳穴 구역에 명확한 압통이 있었다. 압력이 가해지면 右側 下肢의 넓적다리 뒤로 足跟部까지 방사통이 있었다. SLR test(+). 苔白膩, 脈沈而遲緩하였다.

⑤ 변증 : 환자가 습지에 오래 앉아 일하면서 寒濕邪가 經絡을 凝阻시켰다. 中醫에서는 이것으로 인해 寒凝氣滯, 經絡不暢되어, 不暢則不通, 不通則痛하므로 臀部 以下의 하지에 통증이 생긴 것으로 보고 寒濕阻絡型 腿痛으로 진단하였다.

⑥ 治則 : 散寒祛濕, 溫經止痛

1診(3日) : 이 사례의 환자는 寒濕으로 인해 臀部 以下의 膀胱經 通路 상방에 동통이 있었으므로 循經 取穴의 원칙에 따라 氣海兪를 취혈해 通氣血下行하고, 環跳를 瀉해 除寒濕하고, 委中을 補해 溫經活絡하였다. 여기에 秩邊·殷門·承山·崑崙으로 보조하고 발침 후 1분 정도 火罐을 하여 祛寒散邪함으로써 전체적으로 祛寒除濕, 溫通經絡 효능을 꾀했다.

2診(5日) : 증상이 약간 완해되어 일어나거나 누워있을 때 통증이 없었고 장시간 보행(500m 이상)시 동통이 가중되었다. 찬 기운을 만나면 통증이 심해졌고 하지를 곧게 펴고 들어 올릴 때 동통이 가중되었다. 穴位는 1診 때와 동일했으며 추가적으로 殷門을 補하고, 발침 시 火罐을 1분 정도 했다. 이번 진료의 주요 치료목적은 補氣活血, 氣行則血行이었다.

3診(6日) : 이번 진료 시 증상은 더욱 경감되어 다만 활동 후 찬 기운을 만났을 때 동통이 가중되었다. 穴位와 手法, 치료 목적은 2診 때와 동일했다. 이 穴位, 手法, 目的에 변화 없이 11診까지 진행했다.

11診(20日) : 腿痛의 증상은 기본적으로 소실되었고 비교적 멀리 보행한 경우(1,500m) 臀部에 동통이 나타났고, 臀部에 찬 기운을 만난 경우 疼痛이 발생했다. 氣海兪·環跳·委中을 취혈하고, 秩邊·殷門·承山·崑崙의 4穴은 자침 시 뺐다. 위의 3穴은 모두 平補平瀉의 手法을 이용했고, 발침 시 火罐을 하였다. 이번 진료의 치료목적은 溫經活血하여 잉여의 寒濕邪를 몰아내는 것이었다. 이번 진료의 穴位, 手法, 目的의 변화 없이 15診까지 진행했다.

16診(25日) : 각종 증상이 완전히 소실되었다. 이번 진료 후 치료를 정지했고 환자에게 더 이상 진료받지 않아도 되며 한 달 후 다시 보자고 하였다.

⑦ 추적 관찰 : 반년 후 환자를 찾아 물어보니 치료 후 1개월 안에는 臀部가 찬 기운을 만났을 때 경미한 통증이 느껴졌으나 1개월 후에는 증상이 전혀 없었고 지금까지 재발하지 않았다고 했다.

3) 증례 3

① 魏某某, 여, 35세

② 主訴 : 복통 및 左側 腰腿痛 20일째

③ 현 병력 : 환자는 3년 전부터 少腹部 脹滿 증상이 있었고, 白帶下가 증가하고 냄새가 나며 月經紊亂 현상이 나타났다. 일찍이 주변 의원에서 中藥(처방미상)을 복용하고, 항균, 소염 주사를 맞고 病情이 호전되는 듯 했으나 때로 경감되었다가 때로는 가중되었다. 20일 전에는 左側 腰部에 불쾌감이 느껴졌으며 점차 左下肢 疼痛이 나타났고 날로 가중되어 주변 의원에서 當歸・麝香鍼으로 腰・臀・腿部의 통점에 봉폐요법을 하여 당시에는 완해되었다가 증상이 점차 가중되어 우리 의원에 침구치료를 받기 위해 내원하였다.

④ 검사 : 체온 37.8℃였고, 左下腹에 명확한 압통이 있었으며, 左下腹部에 명확한 활동성 包塊를 촉지할 수 있었다. 左側 제3・4・5 요추 근방에 명확한 압통이 있었고 叩擊痛이나 하지 방사통은 없었으며, 동통은 좌측 허리에서 좌측 하지 후방 중앙으로 소퇴 외측 및 족외측까지 이르렀다. Psoas test 및 SLR test상 (+)이며, 小便黃少하고, 大便秘結하여 3~5일에 1회 배변하였다. 舌紅苔膩, 脈數細하였다. X선에서 요추에 이상 소견이 없었으며, 초음파에서 左下腹에 5 × 6cm 크기의 包塊가 나타났고 卵巢囊腫으로 여겨졌다.

⑤ 변증 : 이 사례는 만성 골반 내 염증이 부당하게 옮겨간 것이다. 중의에서는 下焦濕熱로 經脈不通되고, 氣血不暢되어, 帶脈에 濕熱鬱結되어, 요부의 氣血運行에 직접 영향을 미쳐 左側 腰腿痛이

나타난 것으로 濕熱阻絡型 腰腿痛으로 진단했다.

⑥ 治則 : 淸熱利濕, 活血通絡

1診(6日) : 이 사례의 환자는 주로 下焦濕熱로 인한 經脈不通으로, 氣血不暢되어, 동통이 膀胱經을 따라 허리 아래에서 발까지 나타난 것으로, 循經 取穴의 원칙에 따라, 氣海兪를 瀉하여 鍼感을 下行시켜 淸利經絡濕熱하고, 環跳를 瀉하여 氣血運行을 보조하며, 秩邊·殷門·委中·承山·崑崙을 平補平瀉하였다. 모두 조합하면 淸熱利濕, 活血通絡하는 효능이 있다.

2診(6日) : 증상이 경감되지 않았고, 체온이 38.5℃까지 올라갔으며, 左腿脹痛이 가중되었다. 부인과로 옮겨 수술치료를 받고 입원하도록 하였다.

난소낭종 扭轉(torsion)으로 수술치료를 하여 수술 후 15일째(20日)에 양호한 상태로 회복되어 퇴원하였다. 퇴원 후 내원하여 알리길 수술 후 左腿의 동통이 점차 호전되었고 시간이 지나 만약 동통이 재발한다면 다시 내원해 치료하기로 하였다.

⑦ 추적 관찰 : 3개월 후 이 환자를 우연히 만나 물어보니 환자는 수술 후 하지 통증이 점차 호전되어 1개월 후 하지통증이 완전히 소실되었고 지금은 증상이 없다고 하였다. 다만 월경 시 아직 문란한 현상이 있어, 여전히 中藥을 복용하고 있었다.

5. 저자 견해

위의 3가지 사례에서 첫 번째는 瘀血內阻, 두 번째는 寒濕凝絡, 세 번째는 濕熱阻絡型의 腰腿痛이다. 세 종류의 서로 다른 병인으로 발현되지만 임상적으로는 한 가지 병증으로 표현되는데, 이는 또한 좌골신경통의 임상적 병인 중 가장 많이 나타나는 세 가지이며 침치료를 할 때에는 이 병에 대한 변증시치가 치료의 주요 관건이 된다.

첫 번째 사례는 요부 급성염좌로 瘀血內阻되어, 經氣運行不暢으로, 요부 이하의 膀胱經絡에 氣血運行이 막혀, 不通則痛하게 되어 병이 발생된 것이다. 두 번째 사례는 습지에 오래 앉아 있어 寒濕邪가 경락에 응체되어 둔부 이하의 膀胱經 운행이 막히어 不通하고 痛症이 발생한 것이다.

세 번째 사례는 下焦濕熱로 인해 經脈이 不通되어, 帶脈에 濕熱凝結되어 요부의 기혈운행에 직접 영향을 미쳐 膀胱經의 經氣流通에 장애가 되어, 不通則痛하여 병이 발생된 것이다.

세 종류의 서로 다른 유형의 병인으로 동일한 임상증상이 출현한 것으로 동일하게 膀胱經의 7穴을 선용하나 서로 다른 手法으로 치료한다. 사례 1·2의 환자는 균일하게 만족스러운 치료효과를 얻었다. 사례 3의 환자는 당시 초음파검사에서 이미 卵巢囊腫이 나타난 상태였지만, 扭轉(torsion)할 가능성을 고려하지 않았던 임상 각과의 진단상 착오로 인해 환자의 치료시기를 그르치게 되었다. 鍼灸醫師들 역시 博學해야 하며, 임상진단에 정통하여 오진을 피해야 하고, 환자에게 가장 최적의 치료시기를 제공해야 한다. 그리고 이와 같은 일이 일어나지 않도록 경계해야 한다.

제16절 脛骨神經損傷

경골신경(tibial nerve)은 좌골신경의 한 분지로서 그 운동신경섬유는 小腿 後面과 足底 근육을 지배하여 足과 足趾를 屈曲시킨다. 그 감각섬유는 足底와 足背 外側을 지배한다. 경골신경손상 시 足과 足趾는 굴곡을 할 수 없어, 발가락을 의지해 설 수 없고 도약이나 달릴 수 없으며 足底와 足背外側에 감각장애가 생긴다.

경골신경손상의 원인은 다양하여 많이 보이는 원인으로는 슬관절부근의 刺傷, 총탄사격상, 膕窩囊腫(Baker's cyst), 腫瘤의 압박 또는 수술창상, 脛骨上段 골절, 脫位에 의한 손상, 압박, 자극, 극렬한 운동, 또는 외상으로 腰髓 5나 薦髓 2 신경총의 손상, 당뇨병, 결절성 다발성 동맥염, 自發性 경골신경 間質炎, 나병 등 모두가 직접 또는 간접적으로 경골신경손상마비를 야기시킬 수 있다. 단 임상적으론 손상성으로 인한 것이 비교적 많다.

1. 임상 증상

임상적으로 경골신경의 완전마비(膕部 손상) 시 뚜렷한 '爪形足'을 나타낸다. 족지 마지막 지절, 제2~5趾 中節과 拇趾基節骨의 굴곡불능이 나타난다. 이럴 때 腓骨筋과 伸趾筋(extensor digitorum muscle)의 拮抗性 수축이 일어나서 족배굴상태(仰趾足)가 된다. 족지기절골관절(MTP joint)은 뻣뻣해지고 中趾(frontal PIP joint)와 末趾節(distal PIP joint)은 굴곡되는데 이것은 拇趾에서 더욱 전형적으로 나타난다. 足趾內收와 外展은 뚜렷히 제한되고 아울러 소퇴후면(소퇴내측피신경), 족외측연(족배외측피신경), 足跟외측부(足跟외측지와 足跟내측지), 족과 족지跖面(第1~5跖趾총신경)의 감각장애가 나타난다.

경골신경손상이 비복근과 趾長屈筋(flexor longus digitorum muscle) 분지이하일 때는 상술한 근육마비는 나타나지 않지만 발뒤꿈치의 小筋肉마비와 아울러 뒤꿈치의 감각장애(跖내측피신경)가 나타난다.

경골신경이 부분 손상일 때는 灼熱性 동통이 나타는데 동통은 소퇴후면에서 발뒤꿈치 中部로 방산되나 동통의 정도는 같지 않아서 심한 동통이 전체 하지에 방산될 수 있으며 항상 혈관의 舒縮, 發汗, 영양장애가 동반된다.

2. 중의 변증 치료

경골신경손상은 임상에서 주로 足下垂로 표현되며 전형적인 '爪型足' 또는 '仰趾足'이 나타난다. 중의학에서 응당 '痿證' 또는 '痹證' 등의 범주에 귀속된다. 주요 병인은 外傷, 또는 身體虛弱, 또는 外邪侵入 등이다. 그 유형을 분류하면 아래와 같다.

1) 經脈受阻, 瘀血阻絡型

下肢의 創傷, 受壓, 刺傷, 총탄 손상 후에 발병하며 환측 하지의 痿軟無力, 환측 足下垂, 足外翻이 나타난다. 활동 시 전형적으로 발을 활 모양으로 끌며, 발과 발가락의 굴곡이 불가능하고 서 있거나 도약 시 발가락 부분을 쓰지 못하며 발바닥과 발등 외측의 마목감이 있고 항상 소퇴부에 酸脹疼痛感이 있다. 舌暗 또는 瘀斑, 瘀點이 있고, 苔薄白, 脈細澀하다.

① 治則 : 行氣通經, 活血化瘀

② 혈위 처방 : 委中(환측) · 承山(환측) · 三陰交(환측) · 八風(환측 4穴)

③ 혈방 해석 : 委中은 足太陽膀胱經의 合穴로 舒筋活絡, 強健腰腿하는 효능이 있다. 承山은 足太陽膀胱經의 穴로 같은 경락인 2穴을 배합하면 舒筋活絡, 行氣通經한다. 足太陰脾經의 三陰交와, 奇穴인 八風(환측 4穴)을 배합하여 위의 혈을 모두 조합하면 行氣通經, 活血化瘀 효능이 있다.

2) 風寒濕邪, 痹阻經脈型

발병 초기에는 小腿脹痛이 있고, 足底部 동통이나 足趾部 동통이 있다. 熱을 만나면 통증이 감소되고, 寒을 만나면 통증이 심해지며 점차 족부 기능의 減弱이 오고, 동통이 경감되거나 소실된다. 저녁에는 발을 끌게 되며, 활동 시 전형적으로 발을 활처럼 끌며 발과 발가락은 굴곡이 불가능하고 발가락으로 서있거나 도약할 수 없으며, 족저와 족배부 외측 감각의 장애가 발생한다. 舌白苔膩, 脈細弦하다.

① 治則 : 溫經散寒, 祛風除濕

② 혈위 처방 : 委中(환측) · 委陽(환측) · 承山(환측) · 足三里(환측) · 八風(환측 4穴)

③ 혈방 해석 : 委中은 足太陽膀胱經의 合穴이고, 委陽 · 承山은 모두 足太陽膀胱經의 穴位로, 3穴을 함께 배합하면 舒經活血, 強健腰腿하는 효능이 있다. 足三里는 足陽明胃經의 合穴로, 疏通經絡, 調和氣血하는 효능이 있다. 八風은 經外奇穴로, 祛風除濕하는 효능이 있

다. 위의 혈을 모두 조합하면 溫經散寒, 祛風除濕하는 효능이 있다.

3) 肝腎虧虛型

下肢의 기능이 날이 갈수록 쓸수 없게 되며, 小腿와 足底의 근육이 점차 마르고, 무릎과 정강이가 痿軟無力해지며, 시간이 지나면 지팡이를 짚고 보행하게 된다. 舌淡苔薄, 脈細弦하다.

① 治則 : 補氣活血, 滋補肝腎

② 혈위 처방 : 足三里(환측) · 懸鐘(환측) · 解谿(환측) · 太衝(환측) · 八風(환측 4穴)

③ 혈방 해석 : 足三里는 足陽明胃經의 合穴이며, 解谿는 足陽明胃經의 穴位로, 足陽明胃經은 多氣多血한 경락으로 자침 시 補氣補血한다. 懸鐘은 足少陽膽經의 穴位이며, 八會穴 중의 髓會로 補髓塡精하는 효능이 있다. 太衝은 足厥陰肝經의 原穴로 舒肝理氣하는 효능이 있다. 환측의 八風 4穴은 經外奇穴로 祛風除濕하는 효능이 있다. 위의 혈을 모두 조합하면 補氣活血, 滋補肝腎하는 효능이 있다.

3. 치료

1) 穴位와 鍼法

① 委中(환측) : 슬관절부의 후면에서 膕橫紋의 중점처이며 대퇴이두근건과 반건양근건의 사이에 있다. 30호 2촌(50mm) 호침을 취하고, 통상적인 국부 소독 이후 약간 上方으로 약 1.8촌(45mm) 斜刺한다.

鍼感 : 국부 창통 또는 소퇴 후면으로의 방산통이 있다. (그림 3-22)

② 委陽(환측) : 膝關節의 後面에서 膕橫紋의 外側端이며, 대퇴이두근건의 내측연에 위치하며 대략 委中의 외측 1촌처이다. 30호 2촌(50mm) 호침을 취하고, 통상적인 국부 소독 후 약 1.8촌(45mm) 直刺한다.

鍼感 : 국부 脹痛이 있다. (그림 3-22)

③ 承山(환측) : 소퇴 후면의 정중앙으로 위중 하방 8촌처 또는 외과첨 상방 8촌처이다. 小腿를 곧게 신전하거나 足根을 위로 들었을 때 비복근의 筋腹下에 나타나는 尖角部의 오목한 곳이다. 30호 2촌(50mm) 호침을 취하고, 통상적인 국부 소독 이후 약 1.8촌(45mm)을 직자한다.

鍼感 : 국부 창통이 있다. (그림 3-22)

④ 三陰交(환측) : 소퇴 내측으로 足內踝 尖上 3촌으로 경골내측연 후방의 오목한 곳이다. 30호 2촌(50mm) 호침을 취하고, 통상적인 국부소독 이후 약 1.8촌(45mm)을 直刺入한다.

鍼感 : 국부 창통 또는 足底와 무릎으로 향하는 방산통이 있다. (그림 3-27)

⑤ 八風(환측 4穴) : 足背에서 第1～5趾蹼緣의 후방 赤白肉際로 한 쪽에 4개의 혈이 있다. 30호 1.5촌(40mm) 호침을 취하고, 통상적인 국부 소독 이후 약 1촌(25mm)을 直刺한다.

鍼感 : 국부 창통이 있다. (그림 3-31)

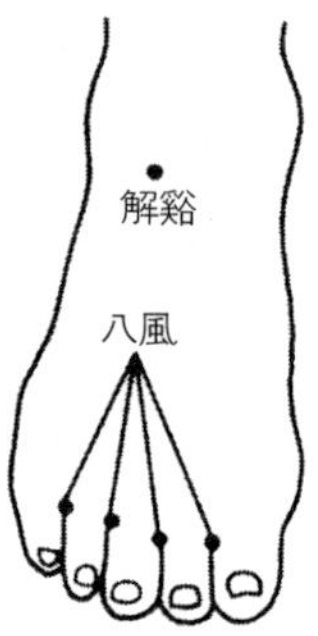

그림 3-31

⑥ 足三里(환측) : 小腿 前外側面의 상부로, 犢鼻 하방 3촌이며, 脛骨前緣에서 1橫指(中指)處이다. 30호 2촌(50mm) 호침을 취하고, 통상적인 국부 소독 후 약 1.8촌(45mm) 直刺入한다.

鍼感 : 국부 脹痛 또는 발등으로 향하는 방산통이 있다. (그림 3-4)

⑦ 懸鐘(환측) : 小腿 외측의 하부로 外踝尖 상방 4촌이며, 腓骨前緣에서 약간 전방이며 光明의 하방 1촌처이다. 30호 2촌(50mm) 호침을 취하고, 통상적인 국부 소독 후 약 1.8촌(45mm) 直刺入한다.

鍼感 : 국부 脹痛이 있다. (그림 3-9)

⑧ 解谿(환측) : 足背와 小腿의 경계처의 橫紋 중앙 오목한 곳으로 拇

趾伸筋腱과 趾長伸筋腱의 사이에 있다. 30호 1.5촌(40mm) 호침을 취하고, 통상적인 국부 소독 후 骨縫 중앙을 향해 약 1촌(25mm) 자입한다.

鍼感 : 국부 脹痛이 있다. (그림 3-9)

⑨ 太衝(환측) : 足背部에 있으며 제1지골간극 후방의 오목한 곳이다. 30호 1.5촌(40mm) 호침을 취하고, 통상적인 국부 소독 후 약간 상방을 향해 약 1.4촌(38mm) 斜刺한다.

鍼感 : 국부 脹痛이 있다. (그림 3-13)

2) 體位와 手法 및 療程

經脈受阻, 瘀血阻絡型 환자는 俯臥位로 취혈한다. 委中 · 承山 · 三陰交 · 八風의 7穴을 위에서 소개한 방법으로 자침하고 平補平瀉의 手法으로 得氣하며 전침자극을 가해 40분 정도 유침한 후 발침하며, 火罐을 1분 정도 한다. 매일 1회 치료하여 10회를 1療程으로 삼고 5일간 휴식하며 효과는 있으나 낫지 않으면 再鍼하여 10회 치료 후 효과가 없거나 다 나으면 치료를 정지한다.

風寒濕邪, 痺阻經脈型 환자는 俯臥位로 취혈한다. 委中 · 委陽 · 承山 · 足三里 · 八風의 8穴을 위에서 소개한 방법으로 자침하고 平補平瀉의 手法으로 得氣하며 전침자극을 가해 40분 정도 유침한 후 발침한다. 매일 1회 치료하여 10회를 1療程으로 삼고 5일간 휴식하며 효과는 있으나 낫지 않으면 再鍼하여 10회 치료 후 효과가 없거나 다 나으면 치료를 정지한다.

肝腎虧虛型 환자는 俯臥位로 취혈한다. 足三里 · 懸鐘 · 解谿 · 太衝 · 八風의 8穴을 위에서 소개한 방법으로 자침하고 平補平瀉의 手法으로 得氣하며 전침자극을 가해 40분 정도 유침한 후 발침하며 1분 정도 火罐을 한다. 매일 1회 치료하여 10회를 1療程으로 삼고 5일간 휴식하며 효과는 있으나 낫지 않으면 再鍼하여 10회 치료 후 효과가 없거나 다 나으면 치료를 정지한다.

4. 저자 견해

저자는 이 병을 3가지 유형으로 분류했다.

經脈受損, 瘀血阻絡型은 주로 跌仆損傷으로, 瘀血阻絡되어, 氣血運行이 좋지 못하면 筋脈과 骨에 영양을 공급하지 못하여 痿證이 발생한다. 위에서 소개한 방법을 운용하며 전침치료를 가하면 조기에 비교적 좋은 치료효과를 얻을 수 있다.

風寒濕邪, 痹阻經脈型은 인체가 外邪에 感受되어, 經脈氣血이 손상받고, 下肢筋脈에 체류되어, 經脈運行이 不暢하게 되고, 筋骨絡脈失養되어 병이 발생한다. 위에서 소개한 혈들에 침자치료를 한다면 조기에 비교적 좋은 치료효과를 얻을 수 있다.

肝腎虧虛型은 주로 병환이 오래되어 낫지 않아, 氣血耗損되고, 筋肉, 筋骨失養되어, 筋肉失養하면 萎縮이 나타나고, 筋骨失養하면 關節變形이 나타나, 屈伸不利하게 된다. 이 유형의 치료는 비교적 어려우며 치료시간이 비교적 오래 소요된다.

경골신경손상이 비교적 가벼워 조기에 손상 부위의 동통 또는 마목감만이 나타나는 환자(經脈受阻, 瘀血阻絡型의 초기)에게 위의 방법에 전침치료를 조합하면 효과가 빨라서, 대개 6회 가량에 기본적으로 동통이 완해되고, 신경손상이 없는 환자는 회복이 빠르다. 만약 손상 후 경골신경마비가 나타난 시간이 비교적 짧고 신경의 단열이 없는 환자에게 위의 방법을 응용하면 치료효과 역시 매우 좋다.

風寒濕邪, 痺阻經脈型 환자는 病邪가 下肢經脈에 침범하여 경골신경에 직접 영향을 미쳐 발병한 것으로 위의 방법을 조기에 운용하면 비교적 치료효과가 좋다. 위의 유형으로 병이 오래되어 근육위축 또는 하지를 쓰지 못하는 증상이 나타난 환자는 전침치료를 운용해도 치료가 상당히 어렵고, 다만 일부의 환자에게서만 만족스러운 효과를 얻을 수 있다. 침자치료로 효과가 없는 환자는 筋腱移植手術을 고려할 수 있다.

제17절 總腓骨神經麻痺

총비골신경은 좌골신경의 하부에 있는 하나의 중요한 분지로 腓深, 腓淺神經과 皮支로 나눌 수 있다. 麻痺 시에 전형적인 족하수의 증상이 나타난다.

주요 병인은 장시간의 웅크린 동작이나, 두 다리를 교차하여 오래 앉거나, 하지에 석고나 붕대를 오래하여 腓骨頭 부위의 압박이나 腓骨頭부위의 刀傷, 총비골신경염증, 牽引, 糖尿病의 국부감염, 중독 등이 직접 혹은 간접으로 총비골신경에 손상을 주어 이 증상이 나타난다.

1. 임상 증상

임상에서 총비골신경의 손상으로 완전마비가 나타나면 뚜렷한 족하수가 나타나고, 족배굴, 발가락 들기, 外展, 旋前이 모두 불가능하고, 족내번, 足趾基節 屈曲을 두루 나타난다. 장기간 손상 시 '말발굽 모양 족내번' 기형이나 '수탉 보행 상태'를 나타낸다. 腿前外側 근육의 위축이 나타나고, 건반사는 영향 받지 않는다.

감각장애가 小腿前外側(小腿外側皮神經), 足背와 제2지간(足背內側皮神經과 足背中間皮神經), 拇趾背外側皮神經과 제2趾 背內側皮神經에 나타난다.

腓深 혹은 腓淺神經의 단독 손상은 매우 드물게 나타난다. 腓深神經 단독 손상 시에 脛前筋群의 마비가 나타나고, 足背가 조금 외전된다. 趾總筋, 拇長伸筋의 마비가 있고 동시에 蚓狀筋과 骨間筋의 길항작용으로 足趾基底節 굴곡(跖曲)이 나타난다. 腓深神經 손상 시에 감각장애는 第1趾間隙에 단지 제한된다.

腓淺神經 단독 손상으로 腓腸筋과 腓骨短筋麻痺를 야기해서 족외전과 족외로 당기는 데 장애가 나타나므로 족내번과 外緣下垂(내번족)가 나타난다. 第1趾間隙과 足外緣, 足背部의 감각장애가 나타난다.

2. 중의 변증 치료

총비골신경마비는 임상적으로 주로 환측 足下垂, 足內翻으로 표현되며 발병이 비교적 오래된 환자는 전형적으로 '말발굽 모양 족내번 기형' 또는 '수탉 걸음 형태'가 나타난다. 중의학에서 응당 '痿證', '肉痿', '筋痿'의 범주에 귀속되며 발병 원인은 주로 跌仆損傷, 後天不足, 또는 외부로부터 濕邪가 침입한 것과 유관하다. 그 유형을 나누면 아래와 같다.

1) 氣滯血瘀型

발병 전에 명확한 외상, 장기간의 압력 등이 있으며 발병 초기에 下肢麻木, 痿軟, 小腿 전면부 근육의 軟弱, 足下垂, 손상 부위의 동통 등이 나타난다. 시간이 조금 지나면 전형적인 '말발굽 모양 족내번 기형' 또는 보행 시 '수탉 걸음 형태'가 나타난다. 舌暗紫苔薄, 脈細澀하다.

① 治則 : 行氣活血, 疏經通絡

② 혈위 처방 : 腓總神經點(환측) · 足三里(환측) · 行間(환측) · 內庭(환측)

③ 혈방 해석 : 胃經은 多氣多血한 經으로 足陽明胃經의 合穴인 足三里를 취하면 疏通經絡, 調和氣血한다. 같은 경락의 內庭을 배합하면 理氣通經한다. 行間은 足厥陰肝經의 滎穴로 疏經活絡하는 효능이 있다. 腓總神經點은 저자가 창안한 것으로 국부 取穴이다. 위의 혈을 조합하면 行氣活血, 疏經通絡하는 효능이 있다.

2) 濕熱浸淫型

발병이 완만하며 하지가 麻木腫脹하고, 근육이 痿軟無力하다. 전신적으로 低熱 또는 發熱 후 발병하며 精神不振 또는 서늘한 것을 좋아하고 열을 싫어한다. 舌質紅, 苔黃膩, 脈滑數하다.

① 治則 : 淸熱利濕, 通經活絡

② 혈위 처방 : 陽陵泉(환측) · 腓總神經點(환측) · 足三里(환측) · 飛揚(환측) · 太衝(환측)

③ 혈방 해석 : 陽陵泉은 足少陽膽經의 合穴이며, 八會穴 중의 하나인 筋會이다. 舒肝利膽, 清泄濕熱하는 효능이 있다. 腓總神經點(혈위는 아래를 보라)는 국부取穴로, 行氣通經한다. 足三里는 足陽明胃經의 合穴로 疏通經絡, 調和氣血하는 효능이 있다. 飛揚은 足太陽膀胱經의 絡穴로 疏經活絡, 祛熱消腫하는 효능이 있다. 太衝은 足厥陰肝經의 兪穴이며 原穴로 疏肝理氣, 通絡活血하는 효능이 있다. 위의 혈을 모두 조합하면 清熱利濕, 通經活絡하는 효능이 있다.

3) 氣血兩虛型

下肢麻木, 발을 드는 것이 無力하고, 足部下垂, 근육위축의 증상이 있다. 전신적으로는 面色蒼白, 少氣無力, 精神은 활기가 없고, 懶言少語, 食少納差, 身體消瘦하다. 舌質淡苔薄白, 脈細無力하다.

① 治則 : 益氣健脾, 養血活血

② 혈위 처방 : 足三里(환측)·腓總神經點(환측)·陽陵泉(환측)·太衝(환측)·肝兪(양측)·膈兪(양측)

③ 혈방 해석 : 足三里는 多氣多血한 經인 胃經의 合穴로 補氣補血하는 효능이 있다. 腓總神經點은 국부의 혈로 活血通絡하는 효능이 있다. 陽陵泉은 足少陽膽經의 合穴이며, 八會穴 중 하나인 筋會로 疏肝利膽, 清泄濕熱하는 효능이 있다. 太衝은 足厥陰肝經의 兪穴이며, 原穴로 疏肝利膽, 益氣活血하는 효능이 있다. 위의 혈을 모두 조합하면 益氣健脾, 養血活血하는 효능이 있다.

3. 치료

1) 穴位와 鍼法

① 陽陵泉(환측) : 小腿 전외측면의 上部로 비골소두의 전하방 오목한 곳이다. 30호 2촌(50mm) 호침을 취하여 통상적인 국부 소독 후 약 1.8촌(45mm) 直刺入한다.

鍼感 : 국부 창마감 또는 경골 내측을 따라 하방으로 발등까지 방산된다. (그림 3-4)

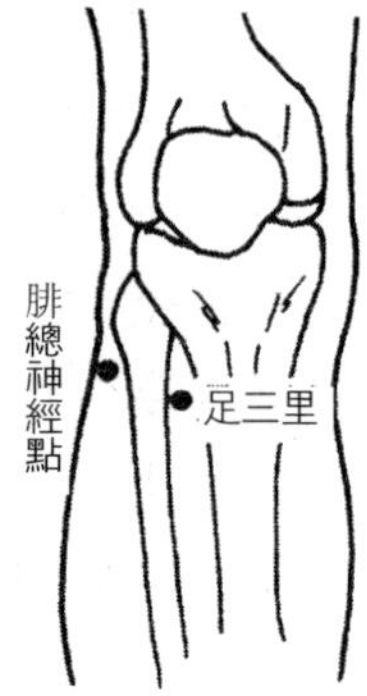

그림 3-32

② 腓總神經點(환측) : 무릎 하방 외측연으로 비골두 후하방 0.5촌이며 비골 외연에 있다. 30호 2촌(50mm) 호침을 취하고, 통상적인 국부 소독 후 약 1.8촌(45mm) 直刺入한다.

鍼感 : 국부 脹痛 또는 발등으로의 방산통이 있다. (그림 3-32)

③ 足三里(환측) : 小腿 전외측면의 上部로 犢鼻 하방 3촌이며 경골전연에서 1횡지(中指) 떨어져 있다. 30호 2촌(50mm) 호침을 취하고, 통상적인 국부 소독 후 약 1.8촌(45mm) 直刺入한다.

鍼感 : 국부 脹痛 또는 발등으로의 방산통이 있다. (그림 3-32)

④ 飛揚(환측) : 小腿 후면의 외측으로 崑崙(외과첨과 아킬레스건 후연의 연결선상의 중점처) 直上 7촌처 또는 承山 외측 하방 1촌처이다. 30호 2촌(50mm) 호침을 취하고, 통상적인 국부 소독 후 약 1.8촌(45mm) 直刺入한다.

鍼感 : 국부 脹痛 또는 발바닥으로의 방산통이 있다. (그림 3-22)

⑤ 太衝(환측) : 발등에 있으며 제1지골 間隙의 후방 오목한 곳이다. 30호 1.5촌(40mm) 호침을 취하고, 통상적인 국부 소독 후 약간 상방으로 약 1.4촌(38mm) 斜刺한다.

鍼感 : 국부 脹痛이 있다. (그림 3-13)

⑥ 肝兪(양측) : 등의 下部로 筋縮(제9~10흉추 사이의 오목한 곳) 외측 1.5촌처이다. 30호 2촌(50mm) 호침 2개를 취하고, 통상적인 국부 소독 후 척추 방향으로 약 1.8촌(45mm) 자입한다.

鍼感 : 국부 脹痛이 있다. (그림 3-15)

⑦ 膈兪(양측) : 등의 至陽(제7·8흉추극돌기 사이 오목한 곳) 외측 1.5촌처이다. 30호 2촌(50mm) 호침을 취하고, 통상적인 국부 소독 후

척추 방향으로 약 1.8촌(45mm) 자입한다.

鍼感 : 국부 脹痛이 있다. (그림 3-15)

⑧ 行間(환측) : 발등으로 제1·2발가락 사이 趾蹼緣의 후방 적백육제에 있다. 30호 1.5촌(40mm) 호침을 취하고, 통상적인 국부 소독 후 약간 상방을 향해 약 1.4촌(38mm) 斜刺한다.

鍼感 : 국부 脹痛이 있다. (그림 3-33)

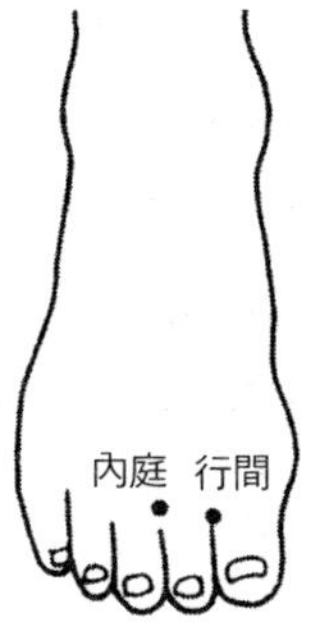

그림 3-33

⑨ 內庭(환측) : 발등의 제2·3 발가락 사이 趾蹼緣 후방 적백육제에 있다. 30호 1.5촌(40mm) 호침을 취하고, 통상적인 국부 소독 후 약간 상방을 향해 약 1.4촌(38mm) 斜刺한다.

鍼感 : 국부 脹痛이 있다. (그림 3-33)

2) 體位와 手法 및 療程

氣滯血瘀型 환자는 坐位로 취혈하며 腓總神經點·足三里·行間·內庭의 4穴을 위에서 소개한 방법으로 자침하고 補法으로 得氣하며 전침자극을 가해 40분 정도 유침하고 발침한 뒤 1분 정도 火罐을 한다. 매일 1회 치료하여 10회를 1療程으로 삼고 5일간 휴식한 뒤 효과가 있으나 낫지 않으면 再鍼하여 10회 치료 후 효과가 없거나 다 나으면 치료를 정지한다.

濕熱浸淫型 환자는 坐位로 취혈하며 陽陵泉·腓總神經點·足三里·飛揚·太衝의 5穴을 위에서 소개한 방법으로 자침하고 平補平瀉의 手法으로 得氣하며 전침자극을 가해 40분 정도 유침하고 발침한 뒤 1분 정도 火罐을 한다. 매일 1회 치료하여 10회를 1療程으로 삼고 5일간 휴식한 뒤 효과가 있으나 낫지 않으면 再鍼하여 10회 치료 후 효과가 없거나 다 나으면 치료를 정지한다.

氣血兩虛型 환자는 坐位로 취혈하며 足三里·腓總神經點·陽陵泉·太衝·肝兪·膈兪의 8穴을 취혈하여 먼저 肝兪·膈兪 4穴을 자침 후 유침하지 않고 補法으로 得氣한 뒤 발침하고 1분 정도 火罐을

한다. 그 후 앞의 4혈을 위에서 소개한 방법으로 자침하고 平補平瀉의 手法으로 得氣하며 전침자극을 가해 40분 정도 유침하고 발침한 뒤 1분 정도 火罐을 한다. 매일 1회 치료하여 10회를 1療程으로 삼고 5일간 휴식한 뒤 효과가 있으나 낫지 않으면 再鍼하여 10회 치료 후 효과가 없거나 다 나으면 치료를 정지한다.

4. 저자 견해

총비골신경마비의 전형적인 임상 증상은 足下垂이며 전경골근의 癱軟과 小腿 전외측, 발등에서 제1·2趾骨間 내측에 미치는 피부감각의 缺失이 수반된다. 중의학에서 응당 '痿證' 등의 범주에 귀속된다. 발병 원인은 주로 損傷, 瘀血阻絡, 외부로부터 濕邪가 침입하여, 經脈의 滯留, 後天不足으로, 氣血을 生化하는 근원의 부족 등과 유관하다.

이 증상을 3가지 유형으로 나눈다.

氣滯血瘀型은 주로 小腿 비골두구역 내의 손상, 刺傷, 총상 등으로 인해 국부 血液이 瘀阻되어, 經脈不通되고, 氣血運行이 不暢되어, 小腿筋脈과 筋肉이 失養되어 병이 발생한다. 위에서 소개한 방법에 전침치료를 가해 조기치료한다면 비교적 좋은 효과가 있다.

濕熱浸淫型은 주로 인체가 외부의 濕熱邪에 감수되어 病邪가 하지 경맥에 체류되어 經脈에 氣血이 막혀 氣血 운행이 좋지 못하여 下肢에 영양 공급 기능을 상실하게 된다. 위에서 소개한 방법을 운용하고 전침치료를 조합하면 병의 早期에는 좋은 효과가 있으며, 병의 晩期에는 치료시간이 길게 소요된다.

氣血兩虛型은 주로 인체 자체의 後天不足으로, 氣血을 生化하는 근원이 부족하여 經脈氣血이 灌漑되지 못해 經脈筋肉이 失養하게 되어 발생한다. 이 유형의 환자는 다수에서 발병 및 발현증상이 비교적 오래되어 치료상 어려우나 인내심을 갖고 치료한다면 능히 만족스러운 효과를 얻을 수 있다.

총비골신경손상에 위의 방법의 치료를 응용하면, 신경의 斷裂이 없고, 근육의 위축이 없으며 손상이 비교적 輕하고, 시간이 비교적 짧은 환자는 효과가 비교적 양호하다. 만약 손상이나 압박 시간이 길고, 근육위축 환자라면 비교적 긴 시간을 필요로 하나, 역시 좋은 효과가 있다. 만약 신경의 斷裂이나, 일반 근육의 심한 萎縮에 위의 치료를 응용하는 것은 이상적이지는 못하고, 능히 부분적으로 근육의 장력을 회복시킬 수 있으나, 마땅히 조기에 수술치료를 고려해야 한다. 치료기간 동안 우선 환자가 치료에 대한 믿음을 견고하게 가지도록 하고, 환자의 체력단련, 보행상태 교정 등을 병행하면 患肢의 조기 회복을 도울 수 있다.

제18절 多發性 神經炎

다발성 신경염은 원인이 비교적 복잡한 질병으로, 주요 증상은 양측의 지체 말단이 동시에 발병하는 광범위한 말초신경질병으로 말초신경염 혹은 말초신경염이라고 한다.

병인은 아주 많은데 자주 볼 수 있는 것은 다음과 같다.

1) 중독

예를 들면 비소·납·수은·비스무트(Bi)·안티몬(Sb)·동·인·탈륨(Tl) 등 중금속 중독, 혹은 농공업 및 의학상 상용하는 화학약품 예를 들면 아실프로필렌, 아닐린, 일산화탄소, 이산화탄소, 사염화탄소, 푸란(furan)계 약물, 이소니아지드, vincristine, sulfonamides, 사염화에탄올, 염화규소, emetine, 스트렙토마이신, 디페닐히단토인나트륨, 이질소화벤젠 등이 있다.

2) 영양대사장애

비타민 B계열(B_1, B_6, 인산) 결핍, 만성 알코올중독, 당뇨병, 폴피린퀴

놀린병, 임신, 소화기 만성 질병과 수술 후 등이다.

3) 감염

신경의 직접 감염(나병, 갈고리형나선체병, 전염성 단핵세포증가증, 브루셀라간균병 등), 만성 감염성 질병(이질, 유행성 감기, 상한, 학질, 마진, 뇌막염, 대상포진 등), 디프테리아, 파상풍 등과 같이 일부 세균에서 분비되는 내독소 역시 말초신경을 침범할 수 있으며, 기타 감염 후 變態 반응(글렌-배리 증후군, 혈청주사 후 또는 면역접종 후 말초신경염), 결체조직질병, 유전소인 등에서도 기인하며, 일부 상당수의 환자의 병인은 밝혀지지 않았다.

각기 다른 질병소인에서 기인된 다발성 신경염의 병리변화는 뚜렷한 특이성이 없고, 주요한 점은 비염증성 변성이며, 節段性 탈수초와 축삭변성, 조기탈수초부종과 분해에 이어 축삭 파괴가 나타난다.

1. 임상 증상

임상에서 어떠한 병인에서 기인된 다발성 신경염이든지 그 주요증상은 비슷한데, 다수의 질병유발인자가 동시에 운동섬유와 감각섬유를 침범하여 감각－운동신경병이 대칭적으로 나타나서 지체 말단에 감각·운동 및 자율신경의 현저한 장애가 나타나며, 하지에 무거운 감각이 나타난다. 몇몇 환자에서 선택적으로 운동섬유 또는 감각섬유에 영향을 미쳐 임상상 운동 및 감각장애 증상이 위주가 된다. 감각장애 초기에는 자극증상이 현저하며, 흔히 소작감, 동통, 감각이상 또는 감각과민 등이 있고, 진행되면 통각, 온도각, 촉각, 음차진동각과 관절위치각이 장갑, 양말을 착용한 것과 같은 양상으로 감퇴된다. 운동장애는 무력, 각기 다른 정도의 癱瘓, 筋張力 저하, 筋肉萎縮, 건반사 감퇴 혹은 소실로 표현된다. 자율신경기능장애는 수족부의 피부변화, 인설 혹은 과도한 角質化, 多汗, 潮紅 혹은 紫紺, 온도 저하 등으로 표현된다. 病情의 경중도 달라서 가벼운 것은 단지 지체말단의 동통, 마목만 있으며 감각결핍이나 운동장애가 없다. 病程이 급성, 아급성, 재발성에 속하는 것이 많다.

이 병증은 일부의 환자에서 근전도, 신경전도속도, 신경활동검사, 혈과, 尿 항목의 검사를 배합해서 진단을 내릴 필요가 있다.

2. 중의 변증 치료

中醫에서는 병의 발생 원인을 脾胃와 肝腎의 虧虛와 유관하다고 여긴다. 脾胃의 기능이 허약해지면 受納運化기능이 항상성을 잃고 氣血津液의 生化之源이 부족하여 筋脈, 筋肉이 濡養되지 못한다. 肝腎虧虛하면 肝腎은 精血乏源으로 精虛하면 諸末을 灌漑할 수 없고, 血虛하면 근골을 영양할 수 없어 經脈이 濡潤함을 잃고 痿軟無力하게 되고, 四肢不用하게 된다. 그것은 '着痹', '痿證' 중에 구체적 묘사가 있다. 그 유형을 분류하면 아래와 같다.

1) 濕熱浸淫型

四肢의 遠端 피부가 痲木不仁하고, 지체가 重着하고, 活動이 원활치 못하고, 發熱多汗하고, 惡熱하며, 냉기를 만나면 근육이 풀린다. 舌苔黃膩, 脈濡數하다.

① 治則 : 淸利濕熱, 通經和絡

② 혈위 처방 : 外關(양측) · 八邪(양측 모두 8穴) · 三陰交(양측) · 八風(양측 모두 8穴)

③ 혈방 해석 : 外關은 手少陽三焦經의 穴이며, 八脈交會穴 중 하나로 陽維脈과 통한다. 八邪 8穴과 배합하면 手部의 濕熱을 맑게 하고, 手部 三陰의 氣血을 조절하는 효능이 있다. 三陰交는 足太陰脾經의 穴로, 足太陰 · 厥陰 · 少陰의 三陰이 만나는 곳이며 八風 8穴과 배합하면 足部의 濕熱을 맑게 하고, 足部 三陰三陽의 氣血을 조절하는 효능이 있다. 이상의 20개의 혈위를 함께 운용하면 淸利濕熱, 通經和絡하는 효능이 있다.

2) 脾胃虧虛型

神疲乏力하고, 納呆氣短하며, 얼굴이 붓고 안색이 不華하며, 지체의 遠端이 痲木하고, 痿軟無力하다. 苔薄舌淡, 脈細하다.

① 治則 : 健胃助納, 活血通絡

② 혈위 처방 : 外關(양측) · 八邪(양측 모두 8穴) · 足三里(양측) · 八風(양측 모두 8穴)

③ 혈방 해석 : 外關은 手少陽三焦經穴이며, 八脈交會穴 중의 하나로 陽維脈과 통한다. 八邪와 배합하면 手部經脈을 조절한다. 足三里는 胃經의 穴位이며, 足陽明胃經의 合穴로 八風과 배합하면 健胃助納, 足部 經脈을 조절한다. 이상 20개 혈위를 함께 운용하면 健胃助納, 活血通經하는 효능이 있다.

3) 肝腎虧虛型

현훈, 이명, 腰酸肢痲, 사지말단의 痲木不仁, 대변비결, 상하지 대근육이 점차 마르며, 사지의 痿軟無力, 자발적 움직임의 곤란이 나타난다. 舌絳少苔, 脈細數하다.

① 治則 : 補益肝腎, 淸熱起廢

② 혈위 처방 : 曲池(양측) · 八邪(양측 모두 8穴) · 陽陵泉(양측) · 八風(양측 모두 8穴)

③ 혈방 해석 : 曲池는 手陽明大腸經의 合穴로 八邪와 배합하면 상지의 痿를 치료하고 起廢하는 효과가 있다. 陽陵泉은 足少陽經의 合穴이며, 八會穴 중 筋會로 八風과 배합하면 下肢筋脈을 강하게 하고, 下肢痿痹를 치료하는 효능이 있다. 이상의 20개 혈위를 함께 운용하면 補益肝腎, 淸熱起廢하는 효능이 있다.

3. 치료

1) 穴位와 鍼法

① 曲池(양측) : 주관절을 굽히고 두 손을 맞잡은 자세(주관절을 90° 굴

곡한 자세)를 취했을 때, 주관절의 요측, 尺澤과 상완골 외측상과의 사이 중점처이다. 30호 2촌(50mm) 호침을 취하고, 국부를 통상적으로 소독한 후 약 1.8촌(45mm) 직자한다.

鍼感 : 주로 국부에 창통과 마목감이며 손목과 손 혹은 어깨로 방산통이 있을 수 있다. (그림 3-2)

② 八邪 : 손등쪽에서 주먹을 약하게 쥐었을 때 제1~5손가락 사이의 물갈퀴 후방의 적백육제로, 좌우 양측 모두 합해 8혈이다. 환측 4혈만을 사용하며, 30호 1.5촌 호침(40mm)을 취하고, 국부 소독 후 1.3촌(35mm) 직자입한다.

鍼感 : 손바닥의 창통이 있다. (그림 3-16)

③ 陽陵泉(환측) : 小腿 전외측면의 上部로 비골소두의 전하방 오목한 곳이다. 30호 2촌(50mm) 호침을 취하고, 통상적인 국부 소독 후 약 1.8촌(45mm) 直刺入한다.

鍼感 : 국부 창마감 또는 경골 내측을 연해 하방으로 발등까지 방산된다. (그림 3-4)

④ 八風 : 足背에서 제1~5趾蹼緣의 후방 赤白肉際로 한쪽에 4개의 혈이 있고 좌우 모두 8혈이다. 30호 1.5촌(40mm) 호침을 취하고, 통상적인 국부 소독 이후 약 1.3촌(35mm)을 直刺한다.

鍼感 : 국부 창통이 있다. (그림 3-91)

⑤ 外關(양측) : 전완의 손등쪽에 있으며 陽谿와 肘尖의 연결선상에서 손등쪽 완횡문 상방 2촌(50mm)처로, 척골과 요골 사이에 있다. 30호 1.5촌(40mm) 호침을 취해, 통상적인 국부 소독 후 약 1.3촌(35mm) 직자한다.

鍼感 : 국부 창통 혹은 손등으로 방산통이 있다. (그림 3-3)

⑥ 足三里(환측) : 小腿 전외측면의 上部로 犢鼻 하방 3촌이며 경골전연에서 1횡지(中指) 떨어져 있다. 30호 2촌(50mm) 호침을 취하고, 통상적인 국부 소독 후 약 1.8촌(45mm) 直刺入한다.

鍼感 : 국부 脹痛 또는 발등으로의 방산통이 있다. (그림 3-32)

⑦ 三陰交(양측) : 소퇴 내측으로 足內踝 尖上 3촌으로 경골내측연 후

방의 오목한 곳이다. 30호 2촌(50mm) 호침을 취하고, 통상적인 국부 소독 이후 약 1.8촌(45mm)을 直刺入한다.

鍼感 : 국부 창통 또는 足底와 무릎으로 향하는 방산통이 있다. (그림 3-27)

2) 體位와 手法 및 療程

濕熱浸淫型 환자는 坐位로 취혈한다. 外關・八邪・三陰交・八風의 20穴을 위에서 소개한 방법으로 자침하고 平補平瀉의 手法으로 得氣하여 40분 정도 유침 후 발침한다. 매일 1회 치료하여 10회를 1療程으로 삼고 5일간 휴식한 뒤 효과가 있으나 낫지 않으면 再鍼하여 10회 치료 후 효과가 없거나 다 나으면 치료를 정지한다.

脾胃虧虛型 환자는 坐位로 취혈한다. 外關・八邪・足三里・八風의 20穴을 위에서 소개한 방법으로 자침하고 平補平瀉의 手法으로 得氣하여 40분 정도 유침 후 발침한다. 중간에 平補平瀉의 手法을 이용하여 1회 捻鍼한다. 매일 1회 치료하여 10회를 1療程으로 삼고 5일간 휴식한 뒤 효과가 있으나 낫지 않으면 再鍼하여 10회 치료 후 효과가 없거나 다 나으면 치료를 정지한다.

肝腎虧虛型 환자는 坐位로 취혈한다. 曲池・八邪・陽陵泉・八風의 20穴을 위에서 소개한 방법으로 자침하고 補法을 이용해 得氣하며 40분 정도 유침한 뒤 발침한다. 매일 1회 치료하여 10회를 1療程으로 삼고 5일간 휴식한 뒤 효과가 있으나 낫지 않으면 再鍼하여 10회 치료 후 효과가 없거나 다 나으면 치료를 정지한다.

4. 임상례

① 李某某, 여, 25세

② 主訴 : 3년여 간의 手足麻木無力

③ 현 병력 : 환자는 3년 전 출산 후 곧 양손, 양발에 불쾌감을 느꼈고 처음에는 증상이 때로 가볍고, 때로는 중하게 시작되어 일에

영향을 받지 않았다. 일찍이 주변의 의원에서 中藥(약물 미상)을 복용하여 치료하였는데 효과는 있었으나 다만 완전히 낫지 않아 나중에는 信心을 잃게 되어 다시 치료받지 않았다. 반년 전 증상이 점차 가중되어 손발에 모두 마목무력이 나타났고 전형적인 장갑, 양말을 신은 것 같은 감각지둔, 운동장애, 점차적인 손발의 각종 기능 상실이 나타나 이 도시의 병원에서 진료를 받았다. 당시 多發性 神經炎으로 진단하였고, 비타민 B_1, 디바졸(dibazol) 등의 약을 경구복용하였고 혹 근육주사 치료를 하였는데, 증상이 제어되는 듯 하였으나 기능의 회복은 이상적이지 않았다. 그리하여 지인의 소개로 우리 병원에 침구치료를 위해 내원하였다.

④ 검사 : 환자는 얼굴이 황색이고 살이 빠지고 말라서 체중이 41kg이었으며 발의 피부가 얇고 여리게 변하였고 발톱도 얇게 변했다. 손바닥과 발바닥의 근육도 얇아졌으며 양손으로 물건을 쥘 때 무력하였고, 양발의 행동이 곤란하였다. 손, 발의 말단은 痲木, 동통, 감각이 둔하였다. 苔薄舌淡, 脈細하였다. 근전도에서 多發性 神經病임을 나타냈다.

⑤ 변증 : 환자는 출산 후 體虛와 不思飮食으로 인해 脾胃虛弱해져 中氣가 손상받고 氣血津液의 生化之源이 부족하여 筋脈筋肉이 영양받지 못해 肢體遠端의 痲木不仁이 나타나 오랜 치료에도 낫지 않고 손발의 근육이 점차 마르는 지경에 이르렀다. 따라서 脾胃虧虛型 痿證으로 진단하였다.

⑥ 治則 : 健胃助納, 活血通絡

1診(2日) : 환자는 筋脈이 영양받지 못해 四肢遠端의 痲木不仁이 나타난 것으로 脾胃虧虛型 痿證으로 진단하고 자침 시 外關에 八邪를 배합하여 補하였다. 이로써 양손의 痲木, 기능폐쇄를 치료하고 양손의 기혈운행을 조절하였다. 足三里에 八風을 배합하여 補함으로써 健胃助納하였고 발의 근맥을 通調하였다. 이번 진료의 주요 목적은 위의 혈을 자극함으로써 손발 근맥기혈을 通調시키고, 健胃助納의 작용에 도달하는 것이었다.

2診(3日) : 환자의 손발 마목감과 동통은 약간 경감되었으나 기능에는 호전이 없었다. 1診 때의 穴位, 手法, 目的에 변화 없이 10診까지 진행하였고, 3일간 휴식 후 두 번째 療程의 치료를 다시 하였다.

11診(15日) : 환자는 첫 번째 療程의 치료를 통과하였는데 음식에 큰 호전이 있었고, 손발의 마목감, 동통 역시 경감되었으며, 손은 경미한 일을 할 수 있게 되었고, 발은 5m 정도 보행할 수 있었다. 기본적인 생활을 스스로 할 수 있게 회복되었으나 일을 하고 걷고 나면 좀 피곤한 느낌이 있었다. 이번 진료로 식사 상태가 호전되었으므로 胃의 受納기능이 회복된 것을 알 수 있었다. 추가하여 양약인 비타민 B_1 20mg(1회 복용량)을 매일 3회 경구 복용하도록 하였고 환자에게 채소(당근, 배추 등), 어류, 계란류 등을 많이 섭취하도록 촉구하여 체내의 비타민과 단백질을 보충하도록 하였다. 1診 때의 穴位, 手法에는 변화 없고, 진료목적은 인체가 필요로 하는 것을 보충하고, 手足部의 筋脈氣血을 조절하는 것으로 하였으며, 이번 진료의 藥物, 穴位, 手法, 目的에 변화없이 15診까지 진행했다.

16診(20日) : 환자는 크게 호전되었는데, 특히 손과 발의 원래 위축되었던 근육들이 점차 회복되었다. 이는 蚓狀筋에서 명확하게 나타났고 손의 大·小魚際 근육 역시 회복현상을 보였으며 환자는 50m 정도 보행이 가능해졌고 손으로 능히 2.5kg 정도의 물건을 쥘 수 있었다. 이번 진료에서 환자에게 체력을 단련하도록 촉구하였고 1診 때의 약물, 혈위에 변화 없이 자침 시 손의 八邪 제1혈(제1·2掌骨間)과 제4혈(제4·5掌骨間)에 전침으로 連續波 刺激을 가하였고 기타 다른 혈위의 자침법에는 변화가 없었다. 이번 진료에서 손 근육의 회복이 발 부위에 비해 차도가 있었고 주로 大·小魚際 근육 회복이 이상적이지 않아 전침자극을 가하여 회복을 도왔다. 이번 진료의 穴位, 方法, 目的에 변화 없이 20診까지 진행하였다. 이번 療程 중간에

환자의 손발에 脹痛이 비교적 명확해져 유침시간을 비교적 길게 하였고, 환자에게 5일간 휴식하도록 한 뒤 再鍼하였다.

21診(20日) : 이번 진료 시 환자의 얼굴은 紅潤하였고, 精神이 충만하며, 말소리가 비교적 크고 밝았다. 체중 역시 원래의 41kg에서 52kg까지 증량되었다. 손발의 근육은 기본적으로 회복되어 능히 일반적 작업을 할 수 있었고, 환자가 전과 같은 치료를 1개 療程(10일) 요구하여 穴位, 手法에 변화 없이 전침자극을 하지 않으면서 10회의 治療를 하였다. 3개 療程의 침치료 완료 후 환자는 거의 정상 회복되었고 체중은 52kg에서 58kg까지 증가하였으며 손의 운동과 행동은 모두 자유로웠으므로 잠깐 치료를 정지하고 관찰하면서 환자에게 체력단련을 계속하도록 하고 불쾌감 발생 시 내원하도록 하며 1년 후 다시 검사해보자고 하였다.

⑦ 추적 관찰 : 환자는 1년 후 다시 내원해 검사하였다. 환자는 회복 후부터 무리한 활동은 하지 않았고 체력단련을 계속했으며 비타민 B_1을 2개월간 이어서 복용하였고 음식도 잘 먹는 등 자기관리가 비교적 이상적이었다. 체중은 60kg이었고 몸이 완전히 회복되어 발병하기 전의 건강상태와 같아졌다.

5. 저자 견해

多發性 神經炎은 신경과에서 흔히 볼 수 있는 병증으로 중의에서는 脾胃, 肝腎과 유관하다고 보며 '着痹', '痿證' 등의 범주에 귀속된다. 양방의 임상치료는 특별히 유효한 방법이 없으며 양약치료 역시 효과가 매우 미미하다.

저자는 이 병을 대할 때 변증시치를 통해 합리적으로 방약을 운용하여 비교적 좋은 치료효과가 있었다. 다만 用藥時間이 비교적 길어 환자가 접수하는 데 어려움이 있어 종종 치료가 중단되었다. 그리고 중의 침구요법에 의한 병의 치료효과는 신속하며 비교적 단기간에 얻을 수 있으므로 증상이 가벼운 환자나 발병시간이 길지 않은 환자의 경우 치료기간 동안 직접 현저한 효과를 볼 수 있으며 또한 말끔히 회복되어 정상에 이를 수 있다. 그러나 오랫동안 병을 앓아 사지근육이 완전 위축되어 기능이 폐쇄된 지 수년에서 십수년 정도 지난 환자는 치료가 곤란하다. 종합하면 이 병에 대한 침자 치료 효과는 확실하므로 이런 환자를 치료할 때 자침의 치료효과는 확실하므로 다만 취혈과 침자수법을 바르게 하는 것이 중요하며, 환자는 치료에 대한 믿음을 굳게 가진다면 다수에서 능히 만족스러운 효과를 얻을 수 있을 것이다.

제4장

其他 疾病

제4장

其他 疾病

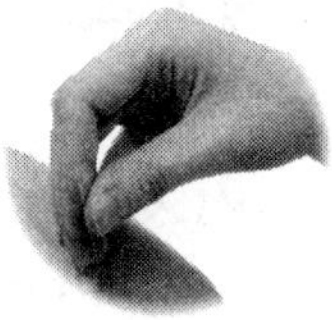

이 장은 모두 11절로 구성되어 있고 偏頭痛, 緊張性 頭痛, 腰椎穿刺後頭痛, 群集性 頭痛, 胃神經機能症(gastroneurosis), 腸神經機能症(intestinal neurosis), 重症筋無力, 週期性 癱瘓, 幻肢痛, 截癱 등 11가지의 병증을 다루고 있다.

각 절에 하나의 병증을 다루고, 절마다 앞부분에 현대의학에서 말하는 해당 병증의 병인과 진단 요점을 서술하고, 중의학의 변증시치 원리에 따라 해당 병증을 몇 개의 유형으로 나누고, 유형에 따라 主證, 治則, 穴位處方, 穴位 그림, 穴方 해석, 刺法 등을 서술하였다. 열거한 치료혈위의 조합은 精選된 것이거나 저자가 임상에서 여러 번의 경험을 통해 얻어낸 혈위 조합이다. 전체 치료 과정의 시간, 침 치료 중간의 휴식 시간 등에 대해서도 소개가 되어 있다.

마지막의 저자 견해에서는 해당 병증의 치료에 대한 평가를 하고 치료 중 혹은 치료 후 주의해야 할 사항에 대해서 구체적인 설명을 하였다.

제1절 偏頭痛

편두통은 동통 부위가 偏側 頭部에 나타나는 것으로 돌발성으로 극렬한 통증이 있다. 두통은 자동적으로 혹은 약물을 통하여 緩解되며 후유증은 남지 않고, 습관적으로 재발하고 아울러 통증이 없는 間歇期가 있는 3가지 특징이 있다. 이것은 주기성으로 발생하는 일종의 혈관성 두통이다.

편두통의 발작이 되면 頭蓋 內 동맥이 수축하고, 혈액을 공급받는 상응 區에 혈액 부족 현상이 나타난다. 이어서 頭蓋 外 동맥 확장으로 극렬한 동통이 나타난다. 동통의 원인은 주로 혈액 내의 5-hydroxytryptamine, 브래디키닌, 프로스타글란딘, 혈소판 모노아민 옥시다제 증가, 저하, 활성 저하와 관계가 있다. 유전, 내분비 문란 역시 발병의 주요 원인이 된다. 다수의 환자는 과로, 긴장, 억울, 초조, tyramine을 함유한 음식물을 먹거나 음주 후에 동통이 유발된다.

1. 임상 증상

이 병증은 어떤 연령에서나 볼 수 있으며, 유년에 시작하여 연령에 따라 증가하는데, 30~50세에 최고에 도달하고 이후 점차 감소하며, 20~30세에 처음 발병하는 경우가 제일 많다. 50% 이상에서 가족력이 있고, 임상에서는 발작성 · 완해성 · 재발성의 3대 특징이 있다.

임상에서 전형적인 편두통을 4期로 나눈다.

1) 전구기

이는 두통 발생 전 30분 정도로 주요 표현되는 증상으로는 두통이 있는 대측 시야에 閃輝暗點이 나타나며, 범위는 작게 시작해서 점점 커진다. 어떤 때는 같은 위치에 偏盲이 나타나는 이외에 전신이 불편하고, 언어 장애, 手指와 口脣 마비, 현훈, 面色蒼白, 多尿 등이 있다.

2) 두통 전기

전구기 증상이 소실된 후 갑자기 두통이 나타나는데 박동성이 있고, 대부분 일측의 前額 혹은 頭頂部에 나타난다.

3) 두통 극성기

두통이 최고조에 도달하고, 일측의 前額部로부터 眼窩部, 頭頂部로 퍼진다. 眼球 後部 역시 항상 동통을 동반하며, 강도는 점차 증가하고, 惡心 嘔吐를 동반하며, 2~3시간 정도 동통이 지속되다가 점차 완해된다.

4) 두통 후기

두통이 점차 감소되어 완해되면 대부분 피곤함을 느끼는데, 어떤 때는 흥분, 기쁜 마음, 머릿속의 공허감을 느낀다.

편두통의 간헐기와 발병 시간은 일정하지 않으며, 대부분 정신적인 원인으로 내분비 문란이 오고, 음식, 환경 등의 원인으로 재발한다. 발병 횟수는 대부분 매일 수회 혹은 수개월에 1회로 일정하지 않다.

2. 중의 변증 치료

편두통은 中醫에서 內傷頭痛에 속하며 發病은 肝・腎과 관련이 있다.

肝은 魂之處로 氣機를 暢達시키고 精神情志를 調節하는 효능이 있어서 ≪素問・靈蘭秘典論≫에서 '將軍之官, 謀慮出焉'이라 하였다. 脾의 志는 思로 '後天之本'이고, 腎은 '先天之本'이며, 生髓充腦한다. 또한 頭는 淸陽之府로서 三陽經脈이 모두 頭面을 경유하고, 厥陰肝經과 督脈은 巓頂에서 교회한다. 五臟六腑의 陰精陽氣는 모두 頭로 보내므로 經絡臟腑의 病變이 모두 頭痛으로 발생할 수 있다. 유형은 다음과 같다.

1) 風邪上擾型

頭痛 偏左 或 偏右, 掣痛 或 攣痛, 통증이 눈까지 이어지고, 唇面麻木, 語言不利하다. 舌正苔白, 脈浮弦하다.

① 治則 : 祛風止痛

② 혈위 처방 : 太陽(환측)·率谷(환측)·百會·風池(환측)

③ 혈방 해석 : 太陽·率谷·百會·風池 4穴을 鄰近 取穴하는 것으로 이 穴方은 三陽의 經氣를 조절하고, 頭面部 經脈의 氣血을 소통시켜 經脈을 通暢하고, 氣血和順하는 효능이 있어 두통이 멈춘다.

2) 痰濁上擾型

偏左 或 偏右頭痛이 발작하고, 面色蒼白, 眉骨疼痛, 눈물과 콧물이 비교적 많고, 頭昏目脹, 惡心嘔吐, 胸脘脹滿, 心煩意亂, 食欲不振, 喜靜喜臥, 움직이면 통증이 심해지고 땀이 나며, 痰涎이 비교적 많다, 苔白膩, 脈遲而滑하다.

① 治則 : 化痰熄風

② 혈위 처방 : 太陽(환측)·率谷(환측)·風池(환측)·攢竹 透 絲竹空(환측)

③ 혈방 해석 : 太陽·率谷·風池·攢竹 透 絲竹空, 4穴 모두 鄰近 取穴하는 것으로 理氣化痰, 降濁 및 頭面部 經脈의 氣血을 소통하는 효능이 있어 化痰熄風止痛한다.

3) 痰熱內阻型

偏頭痛, 밝은 것을 싫어하고 어두운 것을 좋아하며, 眩暈, 時發時止, 煩躁易怒, 多夢咽乾, 胸悶作嘔, 面紅, 便秘舌紅하다. 苔白, 脈弦滑하다.

① 治則 : 化痰止痛

② 혈위 처방 : 太陽(환측)·率谷(환측)·風池(환측)·內關(환측)

③ 혈방 해석 : 太陽·率谷·風池 3穴을 鄰近 取穴하는 것이다. 內關은 手厥陰心包經의 혈위로 이는 모든 內傷 질환에 內關을 사용하는데, 痰火積塊煩潮를 제거하는 효능이 있어 취하는 것이다. 위

의 혈위 조합은 化痰祛風止痛하는 作用이 있다.

4) 肝陽上亢型

偏頭痛, 頭暈耳鳴, 目眩多夢, 面目紅赤, 口乾苦澁, 尿黃便秘, 心煩易怒, 통증이 있을 때 肢體麻木을 동반한다. 舌紅苔黃, 脈弦數하다.

① 治則 : 平肝潛陽止痛

② 혈위 처방 : 太陽(환측) · 率谷(환측) · 風池(환측) · 行間(환측)

③ 혈방 해석 : 太陽 · 率谷 · 風池은 鄰近 取穴하는 것으로 頭部의 三陽經脈氣血을 通調하기 위함이다. 行間은 足厥陰肝經의 滎穴이며, 平肝降逆하는 효능이 있다. 이 穴方의 조합은 平肝潛陽, 活血止痛할 수 있다.

3. 치료

1) 穴位와 鍼法

① 太陽(환측) : 눈썹 약간 외측과 目外眦 사이에서 후방을 향하여 약 1촌의 오목한 곳에 있다. 30호 2촌(50mm) 호침을 취하고, 국부에 통상적인 소독 후 率谷 방향을 향하여 약 1.8촌(45mm) 刺入한다. 鍼感 : 顳部 脹痛이 있다. (그림 4-1)

② 率谷(환측) : 耳尖直上, 髮際 1.5촌처 위에 있다. 30호 1.5촌(40mm) 호침을 취하고, 국부는 통상적인 소독 후, 後頭部를 향하여 平刺로 약 1.3촌(35mm) 刺入한다.
鍼感 : 국부 脹痛이 있다. (그림 4-1)

③ 百會 : 後髮際 正中直上 7촌, 兩 耳尖 直上, 頭頂 정중앙 오목한 곳에 있다. 30호 1.5촌(40mm) 호침을 취하며, 국부는 통상적인 소독 후 鍼尖은 後方을 향하여 약간 斜刺로 약

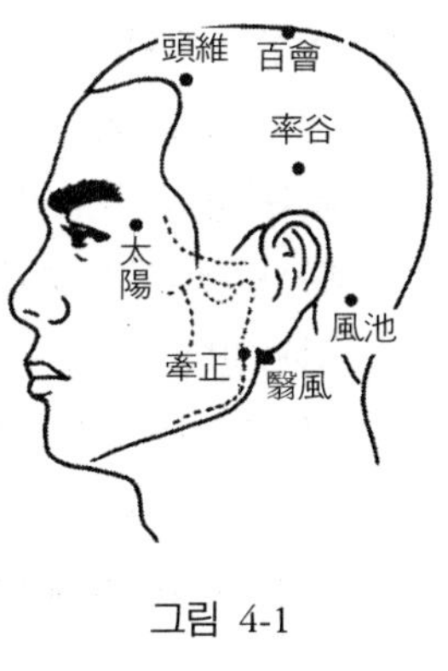

그림 4-1

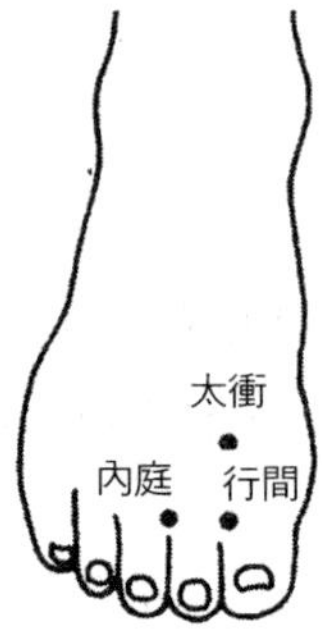

그림 4-2

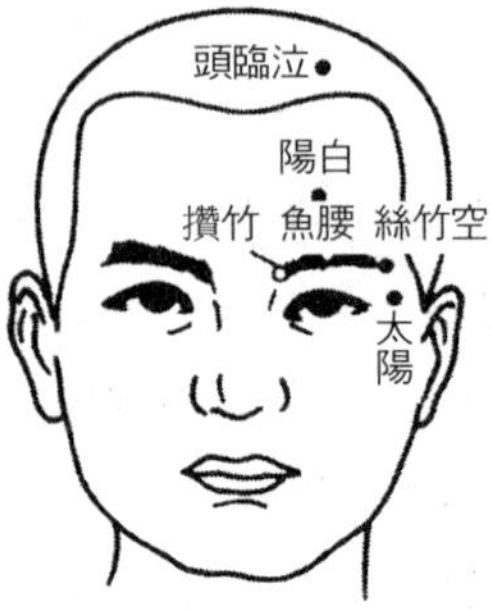

그림 4-3

1.4촌(38mm) 刺入하여 골에 닿게 한다.

鍼感 : 국부 脹痛이 있다. (그림 4-1)

④ 風池(환측) : 項後, 胸鎖乳突筋과 승모근 上端 사이의 오목한 곳에 있다. 風府와 같은 높이에 있다. 30호 2촌(50mm) 호침을 취하며, 국부는 통상적인 소독을 한다. 脊柱 방향을 향하여 약 1.8촌(45mm) 刺入한다. (그림 4-1)

鍼感 : 국부 脹痛 혹은 同側 顳頂部를 향하여 放散한다. (그림 4-1)

⑤ 行間(환측) : 足背 第1・2趾間에 위치하며, 발가락 근위부의 赤白肉際에 위치한다. 30호 1.5촌(40mm) 호침을 취하며, 국부는 통상적인 소독 후 약 1.4촌(38mm) 위를 향해 斜刺한다.

鍼感 : 국부 脹痛이 있다. (그림 4-2)

⑥ 攢竹・魚腰・絲竹空(환측) : 攢竹은 눈썹의 內側端, 眼窩 上孔 切痕部에 위치한다. 魚腰는 동공 직상선과 눈썹이 만나는 곳에 있다. 絲竹空은 눈썹 外側端의 오목한 부위에 위치한다. 30호 1.5촌(40mm) 호침을 취하며, 국부는 통상적으로 소독 후 攢竹에서 뼈에 이르도록 進鍼을 하고 약 1.4촌(38mm) 絲竹空을 향해 透刺한다.

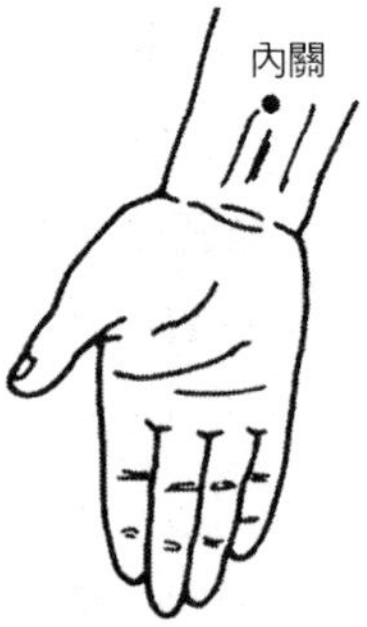

그림 4-4

鍼感 : 眶部 脹痛이 있다. (그림 4-3)

⑦ 內關(환측) : 腕橫紋 상 2촌에 있으며, 掌長筋腱과 腕屈筋腱 사이에 있다. 30호 1.5촌(40mm) 호침을 취하고, 국부는 통상적으로 소독 후 外關 방향으로 약 1.3촌(35mm) 直刺한다.

鍼感 : 국부 脹痛이 있거나 손등과 中指로 방산된다. (그림 4-4)

2) 體位와 手法 및 療程

風邪上擾型 환자는 坐位로 太陽 · 率谷 · 百會 · 風池를 위와 같은 방법으로 刺入하고, 平補平瀉法으로 得氣하여 40분 留鍼 후 발침한다. 1일 1회, 10회를 하나의 療程으로 하는데, 한 療程이 끝나면 5일 휴식을 하고, 효과는 있으나 아직 호전이 안 되면 다시 침을 놓고, 10회 치료 후 효과가 없거나 완치가 되면 치료를 종료한다.

痰濁上擾型 환자는 坐位로 太陽 · 率谷 · 風池 · 攢竹 透 絲竹空을 위와 같은 방법으로 刺入하고, 平補平瀉法으로 得氣하여 40분 留鍼 후 발침한다. 1일 1회, 6회를 하나의 療程으로 하며 한 療程이 끝나면 3일 휴식을 하고, 효과는 있으나 아직 호전이 안 되면 다시 침을 놓고, 6회 치료 후 효과가 없거나 완치가 되면 치료를 종료한다.

痰熱內阻型 환자는 坐位로 太陽 · 率谷 · 風池 · 內關을 위와 같은 방법으로 刺入하고, 平補平瀉法으로 得氣하여 40분 간 留鍼 후 발침한다. 1일 1회, 6회를 하나의 療程으로 하여 한 療程이 끝나면 3일 휴식을 하고 효과는 있으나 아직 호전이 안 되면 다시 침을 놓고, 6회 치료 후 효과가 없거나 완치가 되면 치료를 종료한다.

肝陽上亢型 환자는 坐位로 太陽 · 率谷 · 風池 · 行間을 위와 같은 방법으로 刺入하고, 平補平瀉法으로 得氣하여 40분 留鍼 후 발침한다. 1일 1회, 6회를 하나의 療程으로 하여 한 療程이 끝나면 3일 휴식을 하고, 효과는 있으나 아직 호전이 안 되면 다시 침을 놓고, 6회 치료 후 효과가 없거나 완치가 되면 치료를 종료한다.

4. 임상례

① 張某, 女, 26세

② 主訴 : 2년 전부터 좌측 편두통이 있었다.

③ 현 병력 : 환자는 2년 전 가족에게 화를 낸 다음부터 좌측 두부에 불편감을 느꼈고, 후에 좌우측 두부에 悶脹疼痛이 생겼다. 휴식을 취하면 다음날 호전이 되다가 감정기복이 있거나 월경 전에 좌측 두통이 생겼는데, 때때로 생기고 또 멈추곤 했다. 해당 지역의 병원에서 진통제를 처방받아 복약 후 통증은 완해가 되는데, 발작을 하지 않으면 일반인과 다를 것이 없었다. 최근 2달 사이에 정서적으로 컨디션이 좋지 않아 두통의 발작이 빈번하여, 심할 때는 1주일에 1회 발작하고, 발작할 때 마다 3일 정도 통증이 지속됐다. 일에 영향을 미칠 정도여서 本 市의 병원에서 편두통 진단을 받았다. 진통제와 혈관확장제의 약물치료를 받으면 통증이 감소되나 여전히 계속해서 발작되었다. 그러다가 나에게 특별히 침구치료를 받으러 내원하였다.

④ 검사 : 혈압은 120/82mmHg, 좌측 관자놀이, 두정부 및 頸部에 통증이 있고, 통증이 심할 때는 좌측 안와 및 전두부 역시 통증이 있었다. 눈물을 동반하고, 頭昏耳鳴, 煩躁易怒, 多夢咽乾, 胸悶作惡, 便秘, 舌紅, 苔白膩, 脈弦滑하였다.

⑤ 辨證 : 환자는 장시간 정신적인 抑鬱로 인해 肝失疏達, 脾失健運, 痰濕中阻, 上蒙淸竅, 淸陽不展하여 頭痛眩暈이 생기고, 煩躁易怒, 痰阻胸膈하여 胸脘滿悶, 多夢咽乾한다. 痰濁上逆하니 惡心感이 생기는 것이다. 그러므로 痰熱內阻型 頭痛으로 진단하였다.

⑥ 治則 : 化痰止痛

1診(5일) : 환자는 좌측 痰熱內阻型 頭痛 환자로 太陽·率谷·風池를 取해 化痰降濁하고, 內關을 取해 開胸膈, 宣發淸陽, 降濁化痰하여 化痰止痛의 목적을 이루도록 하였다.

2診(6일) : 환자는 매번 동통이 약 3일 정도 발작하였다. 1診을 하

고 귀가 후 좌측 頭顳部의 극렬한 통증이 경감되었고, 단지 穴位 주위의 脹痛感이 있었다. 그날 밤 잠은 비교적 잘 잤으나 여전히 악몽을 많이 꿨다. 다음날 기상 후 좌측 두부에 여전히 脹重痛이 있으나 머리가 맑은 느낌이 들며, 흉격의 煩悶感 역시 감소된 듯하였다. 같은 穴位, 手法, 目的으로 4診까지 치료하였다.

5診(9일) : 환자는 머리가 맑아지고, 증상은 완전히 소실되었으며, 수면 중 악몽을 꾸지 않고 정상으로 잠을 잘 수 있었다. 진통제로 통증이 완해될 때보다 머리가 더 맑아지는 느낌이 있었다. 환자는 한 療程의 치료를 더 원하여, 발작 횟수를 줄이기 위해 6회 치료 후 치료를 종료하였다.

23일 후 갑작스런 발병으로 환자가 다시 내원하였고, 위와 같은 방법으로 6회를 하나의 療程으로 침자치료를 하였는데, 역시 좋은 효과를 얻을 수 있었다. 환자에게 발작을 할 것 같은 느낌이 있으면 바로 내원하도록 하였고, 이렇게 치료를 하면 점차 소실될 수 있다는 것을 알려주었다. 3개월 후 발병의 징조가 보여 환자는 바로 내원하였고, 위의 방법으로 치료하여 증상이 호전되었다. 그 후 6개월 뒤 다시 징조가 보였고, 환자는 발병 여부를 알 수 없어 1일 정도 늦게 내원하였다. 내원 시 증상은 처음과 같았고, 大便秘結 외 다른 증상은 모두 처음과 같이 호소하였다. 위의 방법으로 6회 치료 후 호전되었다. 그 후 1년 뒤 1회 발작하였고, 같은 방법으로 6회 치료 후 호전되었다. 이렇게 약 4년 정도 치료하였고, 마지막 내원을 했을 때는 약 1년 반 정도 발작을 하지 않았으나 재발 여부가 궁금해 내원하였는데, 저자는 환자에게 몸을 추스르고 정서를 컨트롤해서 항상 즐거운 마음을 가지면 발병 횟수가 반드시 줄거나 다시 재발하지 않을 수 있다고 알려주었다.

⑦ 추적 관찰 : 4년 전의 내원을 끝으로 다시 내원하지 않았으며, 10년 후에 우연히 환자를 볼 수 있었는데, 그 후부터 현재까지 다시 발작하지 않았다고 한다.

5. 저자 견해

편두통은 전형적으로 편측 두통을 주증으로 하는 병증으로 다양한 발병 원인을 근거로 中醫에서는 4가지 유형인 風邪上擾型・痰濁上擾型・痰熱上擾型・肝陽上亢型으로 나눈다. 주요 발병 원인은 風・熱・痰濁과 관련이 있으며, 발병 원인 및 유형이 다르지만 그 주증은 비슷하다.

편두통은 위의 鍼刺 치료 방법을 응용하면 효과가 좋다. 위의 증례와 같이 비록 반복 발작을 하지만 최종적으로 통증이 소실되고, 만족한 치료를 할 수 있다.

그러나 肝陽上亢型 환자는 대부분 50세 이후에 발병이 되고, 경추의 퇴행성 변화와 고혈압을 동반하는 경우가 많아 치료하기가 힘들고, 반복 발작되는 경우가 많다. 치료 효과 역시 확실하지 못하다. 대부분의 두통환자는 혈압과 관련이 있으며 이는 경추병 분야를 참고하기 바라며 적절한 종합치료를 선택하면 비록 치료하기 쉽지 않으나 인내심을 가지고 세심한 치료를 하면 좋은 결과를 얻을 수 있을 것이다.

제2절 緊張性 頭痛

이 병은 정신적인 요인으로 나타나는 頭・面・頸・肩部의 근육 또는 혈관이 장기간 지속된 수축으로 생기는 頭部의 疼痛이다.

오랫동안 憂慮, 緊張, 공포 등의 정신적인 요소로 말미암아 頭・頸・肩部의 근육이 장시간 지속성 수축을 하고, 근육 내에 젖산, bradykinin, serotonin, 칼륨, 인 등 소위 '통증 유발 물질'들이 나오게 된다. 근육 내의 수축은 血流를 막아 순환장애를 만들고, '통증 유발 물질'이 쌓이고, 자극하여서 頭痛을 일으킨다.

1. 임상 증상

이 병은 臨床에서 30세 이상의 여성에게서 많이 나타난다. 疼痛은 대부분 頸部, 측두부에서부터 시작해서 압박, 沈重, 悶脹, 緊張, 꽉 죈 듯한 느낌이 나타나고, 지속성 輕·中度의 鈍痛이 나타난다. 疼痛 지속시간은 비교적 길어서 수일, 數週 심하면 수개월까지 연장된다. 후기에 이르러서는 頸部·肩部·후두부 대후두신경 出口 부위에 疼痛 또는 압통이 나타나고, 頸部 피부의 皮下 조직이 緊張한다. 피부를 가볍게 주무를 때 疼痛이 있거나 굳은 것을 느낄 수 있다. 어떤 환자는 머리를 앞뒤로 屈伸할 때 疼痛을 유발하는데 頸椎病과 관계가 있을 수 있다.

2. 중의 변증 치료

中醫에서 頭는 '諸陽之會', '淸陽之府'이며, 또한 髓海가 있는 부위이다. 무릇 五臟精華의 血과 六腑精華의 氣가 모두 頭로 注入된다. 그러므로 六淫의 邪가 外襲하여 巓頂으로 上犯하면 邪氣가 稽留하고 淸陽이 阻抑된다. 혹은 內傷으로 인한 다양한 질환으로 氣血逆亂, 瘀阻經絡, 腦失所養하면 頭痛이 일어난다.

1) 邪伏經絡型

지속적인 後頭部·顳部·額部의 悶脹, 꽉 죄는 듯한 통증, 頭皮에 麻木感이 있으며, 風·凉한 날씨에 동통 발작 시간이 길어 數日 數週 심지어 數個月에 이른다. 苔薄白, 脈弦하다.

① 治則 : 祛風通絡止痛

② 혈위 처방 : 太陽(양측)·率谷(양측)·風池(양측)·百會

③ 혈방 해석 : 太陽·率谷·風池·百會 4穴은 疏散外邪하고, 頭部 三陽經脈을 通調시키고 宣發淸陽한다. 4穴의 조합은 祛風通絡止痛하는 作用이 있다.

2) 肝鬱氣結型

疼痛은 대부분 頸部, 耳後, 顳部(관자놀이)에서 시작되며 점점 後頭·顳·額部까지 파급이 되는데 극렬하지 않다. 애타게 근심하고, 緊張, 초조, 胸脅脹滿 등의 전신증상이 있다. 疼痛은 지속적이고, 정서가 불안정하면 발병을 하거나 심해진다. 舌苔薄白, 脈弦하다.

① 治則 : 理氣止痛, 平肝解鬱

② 혈위 처방 : 太陽(양측)·率谷(양측)·風池(양측)·內關(양측)

③ 혈방 해석 : 太陽·率谷·風池는 頭部 經脈에 氣結한 것을 疏散시키고, 三陽氣血을 通調시킨다. 內關은 開胸하고 鬱悶을 해소하며, 淸陽을 宣散시킨다. 4穴의 종합은 理氣止痛, 平肝解鬱하는 효능이 있다.

3. 치료

1) 穴位와 鍼法

① 太陽(양측) : 측두부에 있으며, 눈썹 외측 끝과 目外眥 사이에서 뒤쪽으로 1촌 오목한 곳이다. 30호 2촌(50mm) 호침 2개를 취하고, 국부에 통상적인 소독을 한 다음 率谷 방향으로 약 1.8촌(45mm) 刺入한다.

鍼感 : 국부 脹痛이 있다. (그림 4-1)

② 率谷(양측) : 측두부에 있으며, 耳尖 直上 1.5촌이다. 30호 1.5촌(40mm) 호침 2개를 취하고, 국부에 통상적인 소독을 한 다음 후두뒤 방향으로 약 1.3촌(35mm) 平刺한다.

鍼感 : 국부 脹痛이 있다. (그림 4-1)

③ 風池(양측) : 項後에 있으며, 흉쇄유돌근과 승모근 위 끝과의 사이 오목한 곳으로 風府와 같은 높이에 있다. 30호 2촌(50mm) 호침 2개를 취하고, 국부에 통상적인 소독을 한 다음 脊柱 방향으로 약 1.8촌(45mm) 刺入한다.

鍼感 : 국부 脹痛 또는 후두·측두부로 放散된다. (그림 4-1)

④ 內關(양측) : 前臂의 掌面에 있으며 腕横紋에서 위로 2촌으로 掌長筋腱과 橈側腕屈筋腱의 사이이다. 30호 1.5촌(40mm) 호침 2개를 취하고, 국부에 통상적인 소독을 한 다음 外關을 향해 약 1.3촌(35mm) 直刺한다.

鍼感 : 국부 脹痛 또는 손등 및 中指로 放散된다. (그림 4-1)

⑤ 百會 : 頭頂部 正中線상에 있으며, 前發際 正中 直上 5촌 혹은 神庭과 腦戶(後頭에서 볼록하게 튀어나온 곳의 上緣)연결선상의 중점에 있다. 간단하게 兩耳尖의 연결선과 頭部 正中線의 교차점에 있어 쉽게 취혈할 수 있다. 30호 1.5촌(40mm) 호침을 취해 국부는 통상적인 소독을 한 다음 후방 15°로 後頂을 향해 약 1.4촌(38mm) 자입한다.

鍼感 : 국부 脹痛이 있다. (그림 4-1)

2) 體位와 手法 및 療程

邪伏經絡型 환자는 좌위로 太陽・率谷・風池・百會를 위와 같은 방법으로 자입하고 평보평사법으로 득기를 하여 40분간 留鍼한다. 매일 1회, 6회를 한 療程으로 하며 3일 휴식 후 다시 시술한다. 효과는 있으나 아직 호전되지 않으면 다시 치료를 하고 10회 치료 후 효과가 없거나 완치가 되면 치료를 종료한다.

肝鬱氣結型 환자는 좌위로 太陽・率谷・風池・內關을 위와 같은 방법으로 자입하고 평보평사법으로 득기를 하고 40분간 留鍼한다. 매일 1회, 6회를 한 療程으로 하며 3일 휴식 후 다시 시술한다. 효과는 있으나 아직 호전되지 않으면 다시 치료를 하고 10회 치료 후 효과가 없거나 완치가 되면 치료를 종료한다.

4. 임상례

① 潘某, 女, 18세

② 主訴 : 2년 전부터 두통

③ 현 병력 : 환자는 2년 전 중학교 졸업시험을 준비하면서 많은 스트레스를 받았고 머리에 불편한 느낌이 점점 나타나기 시작하였다. 처음에는 단지 앞이마 및 관자놀이 부위에만 쥐어짜는 듯한 통증이 있었으나 그렇게 극렬하지는 않았다. 졸업시험이 끝나고는 통증이 점차 호전되어 단지 정서적인 기복이 있거나 시험 때에만 불편감이 있었다. 그러다가 고등학교에서 학기 중 시험을 준비할 때 통증의 발병이 잦아지고, 머리가 맑지 않으며, 때로 발작하고 멈추기를 반복했다. 통증이 앞이마에서 관자놀이, 두정부, 후두부까지 이어지고 지속적인 둔통이 약 1주일 정도 발작하여, 해당 지역의 병원에서 진통제 등의 치료를 받으면 통증이 잠시 완화되었다. 그러나 고등학교 졸업시험이 끝나고 대학입시 전 발병 횟수가 늘어나 시험이 끝나고도 약 2개월 동안 지속적인 둔통이 있었다. 本 市의 병원에서 긴장성 두통으로 진단을 받고, oryzanol과 진통제 등으로 치료를 받았으나 통증이 잠시 완해될 뿐 복약을 중지하면 다시 발병되었다. 지인의 소개로 나에게 특별히 침구치료를 받으러 내원하였다.

④ 검사 : 환자는 앞이마, 두정, 관자놀이, 후두부에 통증이 있고, 통증은 지속적으로 쥐어짜는 듯한 둔통이며 이밖에 心煩易怒, 不眠, 多夢, 易醒, 음식 생각이 없고, 몸이 마르고, 胸肋脹滿, 便秘가 있었다. 苔薄白, 脈細弦하였다.

⑤ 辨證 : 환자는 정서적인 원인으로 肝失疏泄, 鬱而化火, 擾亂心神하여 心煩易怒, 夜不能寐하고, 肝氣鬱滯되어 脇肋에 영향을 미쳐 胸肋脹滿, 肝失條達, 肝陽上亢, 上擾淸竅하여 頭痛이 일어난 것이다. 肝鬱氣結型 頭痛으로 진단하였다.

⑥ 治則 : 理氣止痛, 平肝解鬱

1診(10일) : 환자는 情志所傷하여 肝鬱氣結型 頭痛이 생기는 것으로 太陽 · 率谷 · 風池 · 內關을 취하고 平補平瀉法으로 得氣를 하고 理氣止痛, 平肝解鬱을 목적으로 하였다.

2診(11일) : 쥐어짜는 듯한 느낌이 감소되었고, 수면, 번조 등이 다소 호전되었다. 같은 穴位, 刺法, 목적으로 6診까지 치료하였다.

6번의 치료로 환자는 단지 前頭, 관자놀이 부위에만 약간의 두통이 남아 있으며, 胸肋部에는 아직도 불편감이 있으나 다른 증상은 거의 소실되었다. 3일 휴식 후 다시 내원하여 침치료를 받기로 하였다.

3일 후 다시 내원했을 때 증상이 부분적으로 호전되어 관자놀이와 전두부에만 脹重感이 있고 다른 증상은 거의 소실되었다. 위의 방법으로 두 번째 療程을 거쳐 자각적인 모든 증상이 소실되고 발병 전의 몸 상태로 회복되었다. 치료를 종료하고 불편감이 있으면 내원하도록 하였으며 1년 후 다시 검사를 하기로 했다.

⑦ 추적 관찰 : 환자가 1년 후 다시 검사하러 내원하였고, 치료 종료 후부터 현재까지 다시 발작하지 않았다고 하였다.

5. 저자 견해

中醫에서 頭는, '腦爲髓之海', '諸陽之會', '淸陽之府'라 한다. 긴장성 두통은 주로 肝과 관련이 있다. 肝은 風木之臟, 內寄相火, 性喜條達, 主藏血하기 때문이다. 情志가 손상을 입어 肝이 疏泄 기능을 못하면 氣가 鬱滯되어 火로 변하여 위로 올라가 淸空을 어지럽히면 頭痛이 발생한다.

긴장성 두통은 흔한 병증으로 최근 청소년의 발병 빈도가 높아지고 있으며, 주로 정서적인 긴장과 관련이 있다. 鍼刺治療를 응용하면 위의 증례에서 본 것과 같은 초기 환자들은 완치가 될 수 있다. 病歷이 비교적 오래고 疼痛이 수년 동안 지속되어 頸肩部에 뚜렷한 압통점 또는 통증이 있는 결절을 찾을 수 있는 환자라도 위의 穴들에 압통점을 적당히 배합하여 치료를 하면 비록 치료기간의 다소 오래 걸리지만 역시 좋은 효과를 거둘 수 있다.

제3절 腰椎穿刺 後 頭痛

腰椎穿刺 後 頭痛(postdural puncture headache; PDPH; 경막천자 후 두통)은 경막천자 후 뇌척수액의 과다유실로 인해 두개뇌압의 하강으로 생기는 두통이다. 지주막하강의 천자 시 과다한 뇌척수액이 유실(2ml 이상)되거나 또는 요부 천자 시 바늘이 너무 두꺼우면 비록 천자로 인해 유실된 뇌척수액이 많지 않더라도 천자 후 뇌척수액이 鍼孔을 통하여 경막외강으로 유출되어 腦脊水液漏를 형성하고 결국 두개내압이 떨어지게 된다. 뇌척수액 압력변동으로 견인성 두통이 발생하고, 후두부 동통에 이어 반사적으로 두개내 정맥동과 대동맥의 확장이 발생하여 두통을 가중시킬 수 있다.

1. 임상 증상

임상적으로 대개 요추천자 후 2~3시간 또는 24시간 이후 동통이 발생하고, 때로는 더 늦게 통증이 발생되는 경우도 있다. 요추천자 2~3일 후 발생된 두통은 대개 뇌척수액이 경막외강에 유출된 것이며, 두통의 부위는 대개 後頭部, 頸部 또는 양 관자놀이 부위로 경부 강직통을 동반할 수 있다. 요추천자 이후 임상상 두통의 전형적인 특징으로는 坐位 또는 立位 시 두통이 가중되고 경정맥을 압박할 때 동통이 증가되며, 臥位 시 두통은 완해되거나 소실된다. 일부 환자에서는 오심, 구토, 현훈, 시력모호 등의 증상을 동반할 수 있다.

2. 중의 변증 치료

경막천자 후 두통은 주로 後頭部, 頸部 혹은 顳部(관자놀이)에 통증이 나타나며 경부 강직통을 동반한다. 혹은 좌위, 직립위를 취할 때 통증이 심해지며 中醫에서의 두통 범주에 귀속시킬 수 있다. 中醫에서 頭는 '諸陽之會', '淸陽之府'이며, 또한 '髓海所在'한 부위로 이러한 두통은 髓海空虛하여 나타난 것이다.

● 髓海空虛型 頭痛

頭・頸・顳部에 통증이 있으며, 坐位 혹은 直立 시 통증이 심하고, 平臥 시 두통이 사라진다. 煩躁, 不眠多夢, 大便乾結, 小便溺黃, 面色少華 증상이 있다. 舌紅苔膩, 脈細弦數하다.

① 治則 : 補腦塡髓止痛

② 혈위 처방 : 太陽(양측)・風池(양측)

③ 혈방 해석 : 太陽은 經外奇穴로 淸頭健腦하는 효능이 있다. 風池는 足少陽膽經의 穴로 手・足少陽과 陽維脈의 會穴이며 調和氣血, 淸頭開竅하는 효능이 있다. 위 4穴의 조합은 補腦塡髓止痛하는 효능이 있다.

3. 치료

1) 穴位와 鍼法

① 太陽(양측) : 눈썹 외측 끝과 目外眦 간에서 뒤로 약 1촌의 오목한 곳에 있다. 30호 2촌(50mm) 호침 2개를 취하고, 통상적인 국부 소독 이후 率谷 방향으로 약 1.8촌(45mm) 자입한다.

鍼感 : 국부 창통이 있다. (그림 4-1)

② 風池(양측) : 項後에서 흉쇄유돌근과 승모근상단 사이의 오목한 곳으로 風府와 같은 높이에 있다. 30호 2촌(50mm) 호침 2개를 취하고, 통상적인 국부 소독 이후 척주 방향으로 약 1.8촌(45mm) 자입한다.

鍼感 : 頸後에 창통 혹은 後頭에서 側頂部로 방산된다. (그림 4-1)

2) 體位와 手法 및 療程

환자는 좌위를 취하고 먼저 太陽・風池에 平補平瀉法으로 得氣를 한 후 약 1시간 留鍼한다. 매일 1회, 3회를 한 療程으로 하며 3회 치료 후 효과가 없으면 硬膜 外 封閉療法을 고려한다.

附 硬膜 外 封閉療法

주로 癱瘓期의 환자에게 적용한다.

- 藥物 : 경막외 천자포 1개, 50ml 소독용 주사기 1개, 0.9% 생리식염수 30ml
- 方法 : 환자에게 측와위를 취하게 한 다음 다리를 屈膝하여 가슴에 닿도록 하여 무균장갑을 끼고 2번 요추를 중심으로 해서 양측 상하, 좌우를 넓게 소독한다. 수술포를 펼쳐 2·3요추 사이를 찾아 국부를 마취시킨 후 引鍼을 사용하여 피하조직과 극상인대를 끌어내어 벌리고 引鍼을 빼고 引鍼孔을 따라서 자입한다. 천천히 밀어 들어가는데 극상인대, 극간인대, 황인대를 통과한 후 공허감을 느끼면 자입을 멈추고 침두를 뽑아낸 뒤 5ml주사기로 공기저항시험을 하여 경막 외공을 확인한 다음 30ml 생리식염수를 완만히 주입한다. 주사가 끝난 뒤 경막외 침을 뽑아내고 주사부위에 거즈를 붙인 후 환자를 병상에 다시 눕힌다. 平臥하여 12시간 이후 기상하도록 하는데 일반적으로 1회 시술하면 치유된다.

4. 저자 견해

頭는 '淸陽之府', '諸陽之會'로 또한 '髓海'가 있는 부위이다. 무릇 五臟의 精血, 六腑의 淸陽한 氣가 頭로 注入이 되고, 臟腑經絡에 병변이 발생하면 직·간접적으로 머리에 영향을 주어 두통을 일으킬 수 있다. 경막천자 후 두통은 髓海空虛型 頭痛으로 위의 혈위 조합으로 침자치료를 하면 대부분 환자에게 특효를 발휘할 수 있다.

경막천자 후 두통은 대개 위의 침자방법을 3회 정도 시술하면 통증이 제거된다. 단 일부에서 과다한 뇌척수액의 유실 혹은 삼투로 인해 침치료의 효과가 좋지 않으면 경막 외 봉폐요법을 사용하면 대개 1회로 동통이 제거된다. 그러나 경막 외 봉폐요법은 천자기술과 무균의 조건이 높게 요구되고 수술 후에는 환자가 움직이지 않도록 해야 하므로 먼저 침자치료를 3회 정도하고 효과가 없을 때 경막 외 봉폐치료를 해야 재발과 후유증이 남지 않는다.

제4절 群集性 頭痛

군집성 두통은 달리 '簇發性 頭痛', '群發性 頭痛', '히스타민성 두통'이라고 부른다. 이것은 眼部에서 머리에 이르는 疼痛이 위주로 되는 일종의 특수한 偏頭痛이다. 病因은 아직 명확하지 않고 현재 두개골 내·외의 혈관이 확장된 까닭으로만 인식되고 있다. 발병 시에 혈액 중의 히스타민이 증가하고 요 중의 히스타민 배출이 증가한 것으로 면역성 과민반응이다. 신체 조직에서 히스타민이 신속하게 유리되어 이 病이 발생한다.

1. 임상 증상

임상에서는 20~50대의 흡연과 음주를 좋아하는 남성 환자에게 많이 발생한다. 발병 전 전조증상이 없고, 一側에 많으며 대부분 야간에 발작하고, 환자는 항상 劇痛으로 인해 잠에서 깬다. 동통은 患側의 안와 상부에서 시작되고 신속하게 이마, 두정부, 귀, 코로 확산되고, 가끔 同側의 肩部로 확산되는 경우도 있고, 단시간에 최고점으로 이르고, 동통은 칼로 도려내는 양상, 타는 듯하거나 박동성 통증이며, 서 있으면 통증이 경감된다. 그리고 안구 결막의 충혈, 同側의 안압 증가, 눈물, 코막힘, 안면홍조, 다한, 관자놀이 동맥노창, 환측 얼굴 피부의 온도 증가를 수반할 수 있다. 매번 발작의 지속시간은 10~180분 정도이고, 발작이 빠르고 소실 또한 빠르다. 매일 한 차례에서 수차례 발작할 수 있다.

이 병증은 치료 후 완해기가 비교적 길고, 수개월에서 수년에 이를 수 있다. 또한 환자가 음주와 흡연 같은 惡習을 고치면 다시 재발하지 않는다. 어떤 환자는 만성으로 변하여 연속적으로 수년 혹은 오랫동안 발작할 수 있다.

- 검사 : 안와 상부에 뚜렷한 壓痛이 있고, 痛點을 압박하면 疼痛이 신속히 緩解될 수 있다.

2. 중의 변증 치료

군집성 두통은 주로 一側의 안와와 머리에 통증을 주로 하는 병증으로 中醫에서 '頭痛', '頭風', '腦風', '偏頭風'의 범주에 속한다. 이는 주로 肝陽上亢, 風痰阻絡, 痰濁上擾, 氣滯血瘀 등과 관련이 있으며, 다음과 같이 유형으로 나눌 수 있다.

1) 肝陽上亢型

대부분 一側에서 시작하며, 갑자기 발병을 한다. 一側의 안와에서 시작해서 신속하게 동측의 額·顳·耳·鼻로 확산한다. 통증은 칼로 베는 것, 불로 태우는 것, 혹은 뛰는 듯한 통증이며, 서 있으면 통증이 감소된다. 面色潮紅, 心煩易怒 혹은 肢體痲木感을 주로 수반한다. 苔薄黃, 脈弦數有力하다.

① 治則 : 平肝潛陽, 熄風鎭痛

② 혈위 처방 : 太陽(환측)·頭臨泣(환측)·風池(환측)·太衝(환측)

③ 혈방 해석 : 太陽은 經外奇穴로 頭痛 치료의 經驗要穴이다. 頭臨泣은 足少陽膽經의 穴로 足少陽膽經과 陽維脈의 會穴이며, 疏通經絡하는 효능이 있다. 風池는 足少陽膽經의 穴로 手足少陽과 陽維脈의 會穴이며 通經活絡, 調和氣血하는 효능이 있다. 太衝은 足厥陰肝經의 兪穴이자 原穴로 舒肝理氣, 通絡活血하는 효능이 있다. 위의 穴을 조합하면 平肝潛陽, 熄風鎭痛하는 효능이 있다.

2) 風痰阻絡型

대부분 一側에서 시작하며 주로 야간에 발병한다. 두통은 目眶에서 시작되며 단시간 안에 최고조에 이른다. 동통의 통증은 칼로 베는 것, 불로 태우는 것, 혹은 뛰는 듯한 통증이며, 눈물이나 코막힘 등의 증상이 있다. 기상 후 서 있으면 통증이 감소되며 매번 발작 시간은 약 10~180분이다. 때로 발생하고 때로 멈추며, 하루에 1회 혹은 수회 발작할 수 있으며 주로 情緖가 안정되지 않고 胸悶惡心 등의 증상을 수반한다. 舌紅苔膩, 脈滑하다.

① 治則 : 健脾化痰, 祛風止痛

② 혈위 처방 : 陽白(환측) · 頭臨泣(환측) · 太陽(환측) · 翳風(환측) · 豐隆(환측)

③ 혈방 해석 : 陽白은 足少陽膽經의 穴位로 手足少陽 · 陽明 · 陽維 三脈의 會穴이며, 通經活絡하는 효능이 있다. 頭臨泣은 足少陽膽經의 穴位로 足太陽 · 少陽 · 陽維의 會穴로서, 眶部 經脈을 舒調하고 通經活絡하는 효능이 있다. 太陽은 經外奇穴로 頭痛, 偏頭痛을 치료하는 經驗要穴이다. 翳風은 三焦經의 穴位로 手 · 足少陽經의 交會穴로서 通竅, 散內泄熱하는 효과가 있다. 豐隆은 足陽明胃經의 絡穴로 淸熱化濕, 降逆安神하는 효능이 있다. 위 穴의 조합은 健脾化痰, 祛風止痛하는 효능이 있다.

3) 痰濁上擾型

대부분 一側에서 시작하며, 一側의 안와에서 시작해서 신속하게 동측의 額 · 頂 · 顳 · 耳 · 鼻로 확산한다. 때로는 동측의 어깨로 확산되어 단시간에 최고조에 이른다. 통증은 칼로 베는 것, 불로 태우는 것, 혹은 뛰는 듯한 통증이며, 통증이 심할 때는 눈물과 코막힘 등이 있다. 매번 약 10~60분 정도 발작하고 惡心嘔吐, 頭目不淸, 胸脘痞悶, 食欲不振, 身體肥滿 등의 전신증상을 수반한다. 苔白滑或膩, 脈滑或濡하다.

① 治則 : 除濕化痰, 熄風鎭痛

② 혈위 처방 : 太陽(환측) · 頭維(환측) · 風池(환측) · 太淵(환측) · 太白(환측) · 豐隆(환측)

③ 혈방 해석 : 肺는 貯痰之器이며, 脾는 生痰之源이다. 原穴은 本臟眞氣가 注入하는 곳이므로 手太陰肺經의 原穴인 太淵을 取하는 것이다. 足太陰脾經의 原穴인 太白를 取해 健脾化濕, 補益肺氣한다. 足陽明胃經의 絡穴인 豐隆과 足少陽膽經의 率谷 · 風池를 배합해 脾 · 胃를 調和시켜 氣行津布, 痰濕得化하도록 한다. 太陽은 經外奇穴로 두통 치료의 經驗要穴이다. 이 穴方은 除濕化痰, 熄

風鎭痛하는 효능이 있다.

4) 氣滯血瘀型

一側의 頭痛 발작이 빈번하고 혹은 오래 지나도 잘 낫지 않는다. 疼痛은 대부분 안와상부, 顳頂部 혹은 後頸部에 있으며, 疼痛 발작이 뚜렷할 때는 마치 못으로 찌르는 것 같다. 발병 기간은 1주일, 1달 혹은 더 길 수도 있으며, 통증은 최고기와 간헐기가 있다. 面色晦黯, 少氣無力 등의 증상을 주로 수반한다. 舌質暗紅 或有瘀斑, 脈弦細하다.

① 治則 : 活血化瘀, 行氣止痛

② 혈위 처방 : 太陽(환측) · 率谷(환측) · 風池(환측) · 膈兪(환측) · 血海(환측)

③ 혈방 해석 : 膈兪는 血會이며, 血海는 氣血을 調和시킨다. 兩穴은 活血하는 효과가 있다. 膽經의 率谷 · 風池, 奇穴의 太陽은 行氣通絡止痛하며, 위의 혈위 조합은 活血化瘀, 行氣止痛하는 효능이 있다.

3. 치료

1) 穴位와 鍼法

① 太陽(환측) : 눈썹 외측 끝과 目外眦間 뒤쪽으로 약 1촌처의 오목한 곳에 있다. 30호 2촌(50mm) 호침을 취하고, 국부를 소독한 후 頭維 방향으로 약 1.8촌(45mm) 刺入한다.
鍼感 : 국부 脹痛이 있다. (그림 4-1)

② 頭臨泣(환측) : 髮際에서 0.5촌 들어가 있으며, 神庭과 頭維의 중점에 위치한다. 30호 1.5촌(40mm) 호침을 취하고, 국부를 소독한 후, 督脈과 수평되는 방향으로 후방으로 약 1.4촌(38mm) 刺入한다.
鍼感 : 국부 脹痛이 있다. (그림 4-1)

③ 太衝(환측) : 足背部에 第1趾 骨間隙 후방의 오목한 곳에 위치한다. 30호 1.5촌(40mm)호침을 취하고, 국부를 소독한 후 약 1.4촌(38mm)

위로 斜刺한다.

鍼感 : 국부 脹痛이 있다. (그림 4-2)

④ 率谷(환측) : 관자놀이에 위치하며, 耳尖에서 直上方으로 髮際에서 1.5촌, 角孫 直上方에 있다. 또한 耳尖과 두정결절의 중점에 있다. 30호 1.5촌(40mm) 호침을 취하고 국부를 소독한 다음 후방을 향해 약 1.3촌(35mm) 平刺한다.

鍼感 : 側顳部 脹痛이 있다. (그림 4-1)

⑤ 膈兪(환측) : 至陽(7번과 8번 흉추 극돌기 사이의 오목한 곳) 외측 1.5촌에 있다. 30호 2촌(50mm) 호침을 취하고, 국부를 소독한다. 척추 방향으로 약 1.8촌(45mm) 자입한다.

鍼感 : 국부 脹痛이 있다. (그림 4-5)

⑥ 血海(환측) : 무릎을 굽히고, 대퇴의 내측에 있다. 膝蓋骨 內側端 上 2촌, 대퇴사두근 내측의 융기된 부위에 있다. 30호 2촌(50mm) 호침을 취하고, 국부는 소독 후 약 1.8촌(45mm) 직자한다.

鍼感 : 국부 脹痛이 있다. (그림 4-6)

⑦ 頭維(환측) : 頭側部, 前髮際 前額 굴곡된 부위의 外上方, 髮際에서 0.5촌 들어간 곳에 위치한다. 督脈의 神庭과 4.5촌 떨어져 있다. 30호 1.5촌(40mm) 호침을 취하고, 국부를 소독하고, 督脈과 수평을 이루면서 후방으로 약 1.4촌(38mm) 자입한다.

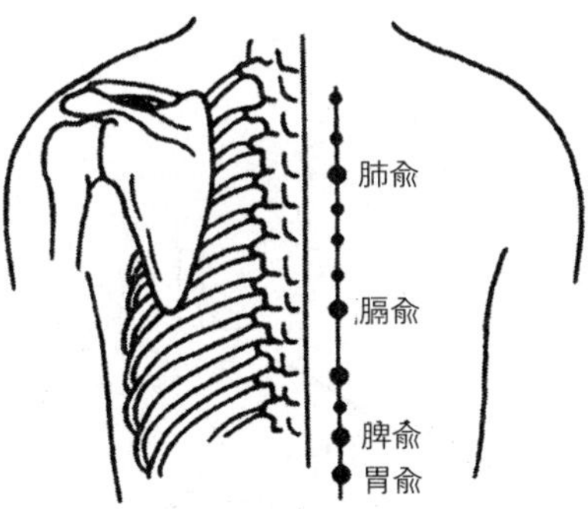

그림 4-5

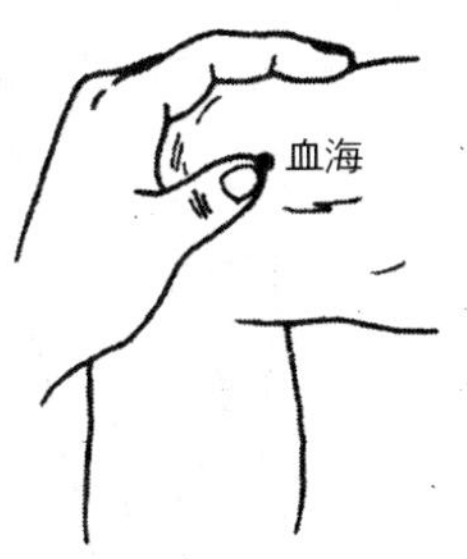

그림 4-6

鍼感 : 국부 脹痛이 있다. (그림 4-1)

⑧ 風池(환측) : 項部, 후두골 아래, 흉쇄유돌근과 승모근 상단의 사이 오목한 곳에 있으며, 風府와 같은 높이에 있다. 30호 2촌(50mm) 호침 2개를 취하고, 국부를 소독한 다음 척추 방향으로 약 1.8촌(45mm) 자입한다.

鍼感 : 脹痛이 頸後 혹은 후두부에서 側頂部로 放散한다. (그림 4-1)

⑨ 太淵(환측) : 腕掌側 橫紋 橈側 1/3의 중점, 무지외전근건과 요측수근굴근건의 중점, 요골동맥 박동처에 있다. 30호 1촌(25mm) 호침을 취하고, 국부를 소독한 후 요골동맥을 피해 요골동맥의 내측에서 약 0.5촌(15mm) 직자하거나 뼈에 이르도록 자침한다.

鍼感 : 脹痛이 국부 혹은 中·食指를 향해 放散한다. (그림 4-7)

⑩ 太白(환측) : 足內側緣에 있으며, 第1趾關節 후하방 적백육제 오목한 부위에 있다. 30호 1촌(25mm) 호침을 취하고, 국부를 소독한 다음 약 0.5촌(15mm) 직자한다.

鍼感 : 국부 脹痛이 있다. (그림 4-8)

⑪ 豊隆(환측) : 小腿前外側에 외과첨 상 8촌, 條口 외측, 脛骨 전연에서 2횡지(中指) 정도에 위치한다. 30호 2촌(50mm) 호침을 취하고, 국부를 소독한 다음 약 1.8촌(45mm) 직자한다.

鍼感 : 국부 脹痛이 있다. (그림 4-9)

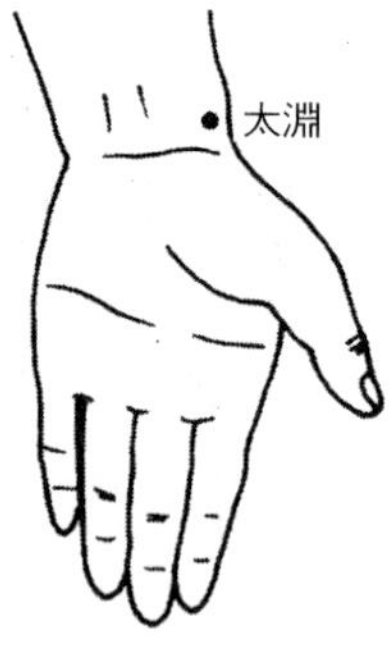

그림 4-7

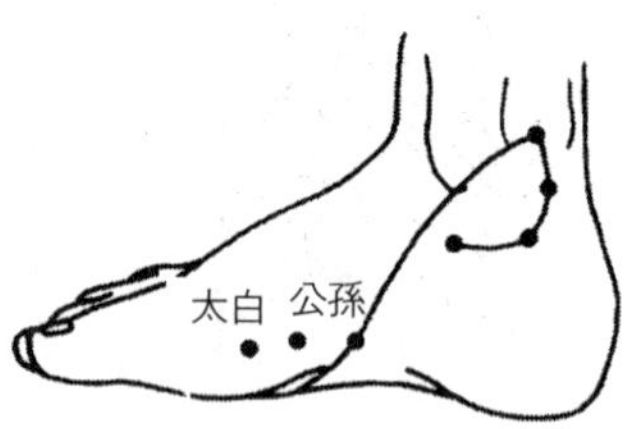

그림 4-8

⑫ 陽白(患側) : 前額, 눈썹 中點 上 1촌에 있다. 32호 1.5촌(40mm) 호침을 취하고, 국부를 통상적으로 소독 후 魚腰(눈썹 中點處) 방향으로 상안검 상 1/3 지점까지 자입한다(額骨과 가까워 자입 시 통증이 있으므로 進鍼이 빨라야 한다).

鍼感 : 額眶部 脹痛이 있다. (그림 4-3)

⑬ 翳風(환측) : 耳垂下와 下頷角 사이의 오목한 곳에 있다. 30호 1.5촌(40mm) 호침을 취하고, 국부를 통상적으로 소독 후 鼻尖 방향으로 약 1.3촌(35mm) 자입한다(경동 · 정맥을 피해야 한다).

鍼感 : 耳後 혹은 耳深部의 창통이 있다. (그림 4-1)

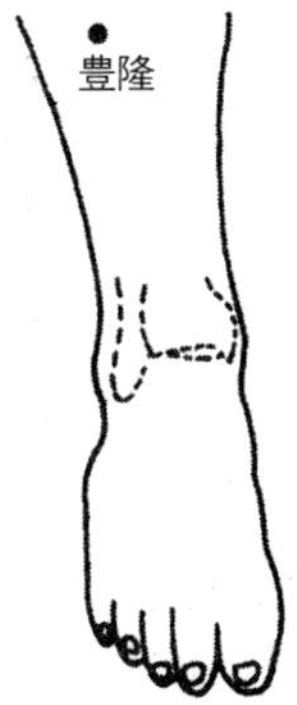

그림 4-9

2) 體位와 手法 및 療程

肝陽上亢型 환자는 좌위를 취하고 太陽 · 頭臨泣 · 風池 · 太衝에 위와 같은 방법으로 자입하여 瀉法으로 득기하고 40분 留鍼한다. 매일 1회, 6회를 하나의 療程으로 하며 3일 휴식 후 다시 시술한다. 효과는 있으나 아직 호전되지 않으면 다시 치료를 하고 6회 치료 후 효과가 없거나 완치가 되면 치료를 종료한다.

風痰阻絡型 환자는 좌위를 취하고 陽白 · 頭臨泣 · 翳風 · 太陽 · 豊隆에 위와 같은 방법으로 자입하고, 平補平瀉法으로 득기하여 40분 留鍼한다. 매일 1회, 6회를 하나의 療程으로 하며 3일 휴식 후 다시 시술한다. 효과는 있으나 아직 호전되지 않으면 다시 치료를 하고 6회 치료 후 효과가 없거나 완치가 되면 치료를 종료한다.

痰濁上擾型 환자는 太陽 · 頭維 · 風池 · 太淵 · 太白 · 豊隆에 위와 같은 방법으로 자입하고 瀉法으로 득기하여 40분 留鍼한다. 매일 1회, 6회를 하나의 療程으로 하며 3일 휴식 후 다시 시술한다. 효과는 있으나 아직 호전되지 않으면 다시 치료를 하고 6회 치료 후 효과가 없거나 완치가 되면 치료를 종료한다.

氣滯血瘀型 환자는 좌위를 취하고 太陽·率谷·風池·膈兪·血海에 위와 같은 방법으로 자입하고 平補平瀉法으로 득기하여 40분 留鍼한다. 매일 1회, 6회를 하나의 療程으로 하며 3일 휴식 후 다시 시술한다. 효과는 있으나 아직 호전되지 않으면 다시 치료를 하고 6회 치료 후 효과가 없거나 완치가 되면 치료를 종료한다.

附 眶上封閉法

주로 癱瘓期의 환자에게 적용한다.

- 藥物 : 2ml의 소독한 주사기 1개를 취해 4 1/2의 소독한 鍼頭를 꽂아 2% 브로카인 1ml를 흡입해 사용한다.
- 方法 : 환자에게 坐位를 취하게 하고, 眶上部에 뚜렷한 壓痛處를 찾는다. 患者는 눈을 감은 상태에서, 국부 소독 후 痛點處의 眶緣을 따라 약 0.8cm를 進鍼하여 다시 吸入하여 혈액이 없으면 0.6ml의 브로카인을 注入한다. 발침 후에 알코올 솜으로 1분 정도 누르고 5분 정도 완전히 封閉한다. 同側의 眶·額·頂部의 뚜렷한 發熱과 벌레 기어가는 느낌, 上眼瞼에 輕度의 下垂(대부분 2시간 후에 회복된다)와 疼痛이 점차 완해된다. 격일로 1차례, 3차 후에 효과가 없으면 중지한다.

4. 치료

군집성 두통은 대부분 內傷頭痛의 범주에 속한다. 頭는 '腦爲淸陽之府', '髓之海'이기 때문에 肝腎精血의 濡養과 脾胃運化로 얻은 水穀精微를 氣血의 輸布로 腦를 충만하게 하므로 內傷頭痛의 발병은 肝·腎·脾 三臟과 관련이 있다. 군집성 두통은 中醫辨證에서 肝經의 證이 제일 많고 肝陽, 肝火, 風火上攻이 대부분이다. 특히 風·火·痰·瘀는 발병 원인이기도 하면서 또한 병리산물이기도 하다. 肝陽上亢으로 化火하면 風火가 頭目을 上攻하여 두통이 발생한다. 痰은 濕에서 발생하고, 中焦에서 阻滯되면 淸陽不展, 濁陰不降하여 두통이 발생한다.

저자는 이 병증을 4가지 유형으로 나눴다.

肝陽上亢型은 肝失條達, 肝陽化火, 肝陽上亢, 上擾淸空하여 발병한 것이다. 위의 혈위 조합으로 치료하면 좋은 결과를 얻을 수 있다.

風痰阻絡型은 痰由濕生, 風痰阻滯經脈, 上蒙淸竅, 淸陽不展하여 발병하는데 위의 혈위 조합으로 치료하면 좋은 효과를 얻을 수 있다. 일부 침자에 반응이 없는 환자는 봉폐요법으로 만족한 결과를 얻을 수 있다.

痰濁上擾型은 脾失健運, 痰濁中阻, 上擾淸竅, 淸陽不展, 濁陰下降하여 두통이 발생한다. 위의 혈위 조합으로 좋은 치료 효과를 얻을 수 있다.

氣滯血瘀型은 久病入絡하거나 疼痛이 오랫동안 지속되어 낫지 않고, 痛處固定되어 있다. 위와 같은 유형별 혈위 조합으로 치료하면 비록 시간이 많이 걸릴지라도 좋은 선택이 될 것이다.

군집성 두통에 鍼刺療法을 이용하면 상당히 좋은 효과가 있다. 유형 중 앞의 3개 유형은 대부분 3차례 정도로 疼痛이 완해되거나 제거된다. 일부 鍼刺治療로 효과를 보지 못한 환자에게 封閉法으로 바꿔어 사용하면 좋은 효과가 있을 것이다. 氣滯血瘀型 환자는 통증이 오래되고, 치료하는데 어려움이 있다. 그러나 인내심을 갖고 치료에 임하면 또한 만족한 결과를 얻을 수 있을 것이다. 치유된 후에 환자에게 禁煙, 禁酒를 하게 하고 刺激性이 강한 음식을 삼가도록 하여 재발을 방지한다. 만약 재발할 때는 위의 방법대로 치료하면 효과가 있다.

제5절 胃神經機能症

胃神經機能症(gastroneurosis)은 과도한 정신긴장 혹은 정신적 충격으로 胃에 기질성 병변 없이 胃에 통증이 나타나는 것이다.

위장 운동은 여러 종류의 물질, 예를 들면 신경의 여러 물질 매개물, 호르몬, 소화액 등의 분비는 자율신경계통의 지배를 받게 되며, 더불어 교감신경과 부교감신경 간의 상호작용에 의하여 상대적 평형이 유지되도록 조절되고 위장관의 정상기능을 유지하게 한다. 정신적 요인, 호르몬적 요인 등 불량한 요인은 정상 기능활동에 영향을 주어 胃의 분비 및 운동 혹은 혈관의 이완과 수축 기능에 영향을 주어 변화를 일으키게 하고 胃의 불편함, 噯氣, 위산 역류, 厭食, 속쓰림, 惡心, 嘔吐, 食後 포만감과 충만감, 胃의 수축성 동통 증상 등을 일으킨다. 증상은 대부분 단일적으로 나타나며, 기타 증상을 수반하나 비교적 가볍거나 명확하지 않다. 임상증상으로는 위통이 가장 많다.

1. 임상 증상

임상상 아래 4종의 증상이 많이 보인다.

1) 신경성 噯氣(呑氣症)

환자는 반복 발작적으로 噯氣가 지속되는 것이다. 스스로 복부 포만감이 있어 噯氣를 통해 胃에 충만한 기체를 없애려고 하는 것이며 기타 컨디션은 양호하다. 이러한 반복적인 噯氣는 오히려 대량의 공기를 마시게 되어 복부 불쾌감이 증가되며, 환자는 더욱 빈번하게 噯氣를 하는 악순환이 계속된다.

2) 신경성 구토

여성에게 자주 보이며 흔히 식사 후에 바로 발생하며, 일반적으로 오심감 없이 구토를 하는데 구토의 양은 많지 않고 식사에 영향을 미치지 않으며 구토 후에 곧 바로 식사를 할 수 있다. 체중의 감소가 없고 환자의 고통 정도가 검사결과와 일치하지 않는다. 암시요법 및 진정제 치료로 완해될 수 있다.

3) 신경성 厭食

식욕소실이 이 병증의 명확한 증상이며 환자는 이것을 잘 말하지 않는다.

환자는 극도로 말라서 심하면 영양불량성 부종이 되지만 단지 활력이 충만하여 惡液質로 인한 것과 대비된다. 자신이 너무 비만하다 든지 체중을 줄이려고 하는 등 병력을 상세하게 물어봐야 정신적 혹은 감정적인 측면에서 촉발인자가 있음을 알 수 있다.

4) 신경성 운동장애

분문경련, 유문경련 혹은 위 체부의 경련으로 야기되며 呑咽困難, 胸骨 후면부의 悶脹痛, 상복부의 극렬한 통증은 대부분 위 내에 내용물이 없을 때 발생한다.

이 병증은 위의 4가지 증상 표현 외에 흉골 後部의 불쾌감, 속쓰림(대부분 식사 후에 발생), 仰臥位 혹은 허리를 숙이고 몸이 기우는 자세에서 더욱 명확해진다. 제산제로 증상이 잠시 완화되나 주기성은 증가한다. 또한 상복부가 불쾌하고 오심, 일찍 배가 부르고, 고정되지 않은 상복부 통증, 야간에 증세가 완해되는 증상군이다. 이 병의 증상은 심하면 악액질, 부종, 액모・음모감소, 기초대사율 감소, 혈압 하강, 신경운동장애 환자는 복부 압통과 rebound tenderness가 있고, 신경계통 검사상 이상은 없다.

이 병의 임상 증상은 비교적 많은데 주요한 것은 신체적인 증상에 정신적 변화가 있어 정서 변화는 있으나 기질적 병변은 없고 증상과 몸의 증상이 부합하지 않는 특징이 있다.

● 검사 : 각종 화학분석검사 및 보조진단에서 수치는 모두 정상이다.

2. 중의 변증 치료

胃神經機能症의 임상 증상은 상복부 불편감, 噯氣, 위산 역류, 厭食, 속쓰림, 惡心, 嘔吐, 식후 창만감, 위의 수축성 동통 등이다. 中醫에서는 '胃脘痛'의 범주에 속한다. 병증의 발생은 精神, 情志, 飮食 등과 관련이 있으며 다음과 같은 유형으로 나눌 수 있다.

1) 肝氣犯胃型

환자는 위에 반복적으로 脹悶感이 발생하고, 지속적으로 噯氣를 한다. 噯氣 동작은 위에 기체가 가득해서 일어나는 복부 불편감과 포만감을 자각적으로 제거하려는 것이다. 매번 情志가 우울할 때 悶脹이 생기거나 통증이 심해지고 背肋까지 견인통이 나타나 攻撑竄動*, 大便不暢하다. 舌苔薄白, 脈沈弦하다.

① 治則 : 疏肝理氣, 和胃止痛

② 혈위 처방 : 鳩尾 · 中脘 · 期門(양측) · 足三里(양측)

③ 혈방 해석 : 鳩尾는 任脈의 絡穴이며, 中脘은 胃의 募穴이다. 足三里는 胃經의 合穴로 이를 배합하면 胃氣를 疏導하여 止痛을 할 수 있다. 여기에 足厥陰肝經의 募穴인 期門을 배합하여 肝膽의 衝逆하는 氣를 다스릴 수 있다. 이 穴들을 배합하면 과도하게 盛한 木氣를 억압할 수 있고 그리하여 土가 회복된다. 肝胃平和되어 胃脹, 胃痛이 회복된다.

2) 飮食停胃型

여성에 많이 보이며, 胃痛, 脘腹脹滿, 噯氣呑酸이 있고, 식후에 바로 구토하는 증상이 있으며 구토물은 소화되지 않는 음식물이다. 일반적으로 嘔吐 혹은 矢氣 후에 통증이 감소된다. 매번 정신적인 스트레스로 인해 발병되거나 심해진다. 舌苔厚膩, 脈滑하다.

① 治則 : 消食導滯, 和胃止痛

② 혈위 처방 : 內關(양측) · 鳩尾 · 中脘 · 足三里(양측)

③ 혈방 해석 : 內關은 手厥陰心包經의 絡穴이며, 八脈交會穴 중의 하나인 陰維의 會穴이다. 鳩尾는 任脈의 絡穴이며 또한 膏之源이라 한다. 中脘은 胃經의 募穴이며 八會 중의 腑會이다. 3穴을 배

* 攻撑竄動 : 통증의 양상으로 胃脘 胸肋部位에 팽창된 느낌이 있어 脹痛을 호소하나 胸肋部位에서 또다시 다른 부위로 脹滿感을 느끼는 통증 양상이다. 肝氣鬱結로 犯胃해서 발생한다.

합하면 調和胃氣할 수 있는데 여기에 足陽明胃經의 合穴인 足三里를 배합하면 消食化穀, 助運化濕할 수 있다. 이 모든 穴을 배합하면 停積한 宿食이 소화되고, 胃氣和調, 濕化滯行하여 胃痛이 멈추고, 腹脹이 소실되고, 구토가 회복되는 효과가 있다.

3) 肝鬱氣滯型

여성에게 특히 많으며 감정 혹은 정신적인 원인으로 발병이 되며, 胃脘部 脹滿, 不思飮食, 肩背脹痛한다. 苔薄白, 脈細하다.

① 治則 : 消滯解鬱, 和胃助納

② 혈위 처방 : 內關(양측) · 中脘 · 足三里(양측) · 太衝(양측)

③ 혈방 해석 : 內關은 手厥陰心包經의 絡穴이며, 八會 중의 陰維脈의 會穴이다. 和胃安神解鬱 할 수 있다. 中脘은 任脈에 있으며, 胃經의 募穴이며, 八會 중의 腑會이다. 消滯助納할 수 있다. 足三里는 足陽明胃經의 合穴이며, 和胃助納할 수 있다. 太衝은 足厥陰肝經의 兪穴이며, 疏肝理氣, 調和肝胃할 수 있다. 4穴을 배합하면 安神解鬱, 消滯化濕, 胃和食進할 수 있다.

4) 寒凝胃痛型

胃痛이 갑자기 발작하며 상복부의 극렬한 통증이 있게 된다. 心窩部의 悶脹疼痛, 呑咽困難하고, 痛處는 喜暖畏寒하며 따뜻하게 찜질을 하면 통증이 감소된다. 口不渴, 喜熱飮, 舌苔薄白, 脈弦緊하다.

① 治則 : 散寒溫胃, 理氣止痛

② 혈위 처방 : 中脘 · 足三里(양측) · 內關(양측) · 公孫(양측) · 梁丘(양측)

③ 혈방 해석 : 中脘은 胃의 募穴이며, 足三里는 胃의 合穴로 이와 배합하면 胃氣를 疏理하여 止痛할 수 있다. 內關 · 公孫은 八脈交會穴 配穴法으로 寬胸理氣, 開鬱止痛하여 胸胃疼痛 치료에 중요하다. 여기에 足陽明胃經의 郄穴인 梁丘를 배합해 急性 胃痛을 다스린다. 위의 穴을 모두 瀉法으로 하면 祛寒溫胃하는 효과가 있다.

3. 치료

1) 穴位와 鍼法

① **鳩尾** : 상복부 前 정중선상 劍胸骨 結合 下 1촌에 있다. 3촌(75mm) 호침을 취하고, 국부를 소독한 다음 피부와 25°로 해서 약 2.8촌(70mm) 아래로 자입한다.

鍼感 : 국부 脹痛이 있다. (그림 4-10)

② **中脘** : 상복부 前 정중선에서 臍上 4촌에 있고, 앙와위로 취혈한다. 30호 2촌(50mm) 호침을 취하고, 국부를 소독한 다음 1.5촌(40mm) 직자한다.

鍼感 : 국부 脹痛이 있다. (그림 4-10)

③ **期門**(양측) : 胸部에 乳頭 直下方, 第6肋間에 있고, 前正中線에서 양 옆으로 4촌에 있다. 3촌(75mm) 호침을 취하고, 국부는 소독 후 第6肋間을 따라 후방을 향하여 약 2.8촌(70mm) 平刺한다.

鍼感 : 국부 肋間脹痛이 있다. (그림 4-10)

④ **足三里**(양측) : 소퇴 전 외측면의 상부에 있으며 犢鼻 하 3촌에 있다. 경골전연에서 1횡지(중지) 바깥으로 있다. 30호 2촌(50mm) 호침을 취하고, 국부를 소독한 후 약 1.8촌(45mm) 직자한다.

鍼感 : 국부 脹痛 혹은 발등으로 방산한다. (그림 4-11)

⑤ **內關**(양측) : 腕橫紋 上 2촌에 장장근건과 요측수근굴근 사이에 있

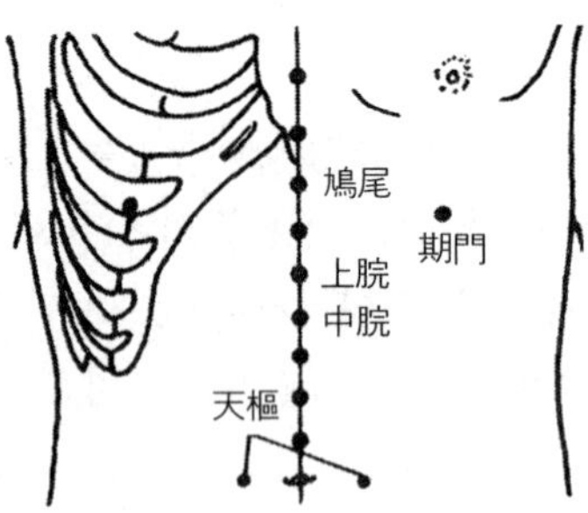

그림 4-10

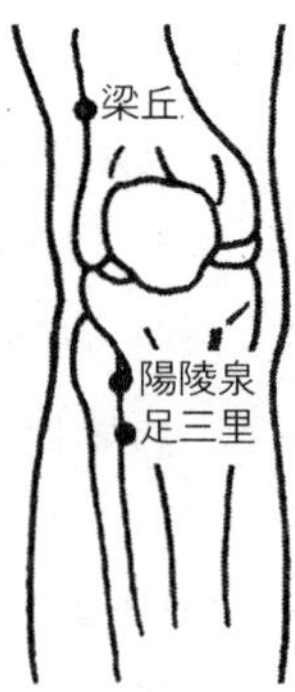

그림 4-11

다. 30호 1.5촌(40mm) 호침을 취하고, 국부를 소독한 후 外關 방향으로 약 1.3촌(35mm) 직자한다.

鍼感 : 국부 脹痛 혹은 手背와 中指로 放散한다. (그림 4-4)

⑥ 公孫(양측) : 足內側緣에 제1중족골 기저부에서 전하방의 오목한 부위에 있다. 30호 1.5촌(40mm) 호침을 취하고, 국부 소독한 후 약 1.4촌(38mm) 직자한다.

鍼感 : 국부 脹痛이 있다. (그림 4-8)

⑦ 梁丘(양측) : 大腿 前面, 상전장골극과 슬개골 외측단의 연결선상, 슬개골 외측단 上 2촌에 있다. 30호 2촌(50mm) 호침을 취하고, 국부를 소독한 후 약 1.8촌(45mm) 직자한다.

鍼感 : 국부 脹痛 혹은 슬관절로 放散된다. (그림 4-11)

⑧ 太衝(양측) : 足背部에 第1趾骨間의 후방 오목한 곳에 위치한다. 30호 1.5촌(40mm) 호침을 취하고, 국부를 소독한 후 약 1.4촌(38mm) 위를 향하여 斜刺한다.

鍼感 : 국부 脹痛이 있다. (그림 4-2)

2) 體位와 手法 및 療程

肝氣犯胃型 환자는 앙와위를 취하고 鳩尾 · 中脘 · 期門 · 足三里에 위와 같은 방법으로 자입하여 補法으로 득기하고 40분 留鍼한다. 매일 1회, 6회를 하나의 療程으로 하며 3일 휴식 후 다시 시술한다. 효과는 있으나 아직 호전되지 않으면 다시 치료를 하고 6회 치료 후 효과가 없거나 완치가 되면 치료를 종료한다.

飮食停胃型 환자는 앙와위를 취하고 內關 · 鳩尾 · 中脘 · 足三里에 위와 같은 방법으로 자입하여 補法으로 득기하고 40분 留鍼한다. 매일 1회, 6회를 하나의 療程으로 하며 3일 휴식 후 다시 시술한다. 효과는 있으나 아직 호전되지 않으면 다시 치료를 하고 6회 치료 후 효과가 없거나 완치가 되면 치료를 종료한다.

肝鬱氣滯型 환자는 앙와위를 취하고 內關 · 中脘 · 足三里 · 太衝에 위와 같은 방법으로 자입하여 補法으로 득기하고 40분 留鍼한다. 매일

1회, 6회를 하나의 療程으로 하며 3일 휴식 후 다시 시술한다. 효과는 있으나 아직 호전되지 않으면 다시 치료를 하고 6회 치료 후 효과가 없거나 완치되면 치료를 종료한다.

寒凝胃痛型 환자는 앙와위를 취하고 中脘 · 足三里 · 內關 · 公孫 · 梁丘에 위와 같은 방법으로 자입하여 瀉法으로 득기하고 40분 留鍼한다. 매일 1회, 6회를 하나의 療程으로 하며 3일 휴식 후 다시 시술한다. 효과는 있으나 아직 호전되지 않으면 다시 치료를 하고 6회 치료 후 효과가 없거나 완치되면 치료를 종료한다. 6회 치료 후에도 효과가 없으면 더 나아가 정확하게 진단을 내려야 한다.

4. 저자 견해

胃는 水穀之海, 倉廩之官으로 飮食不節, 飢飽失常 혹은 冷熱不適 등으로 인하여 위 기능에 직접 영향을 미칠 수 있으며 병변이 일어나거나 병이 심해질 수 있다. 이 절에서는 주로 精神, 情志 등으로 인하여 발생한 胃의 拘急, 收引 등으로 일어난 임상 증후를 다루어보았다.

저자는 이 病症을 4가지 유형으로 나누었다.

첫 번째는 肝氣犯胃型이다. 肝은 主疏泄하여 喜條達한다. 만약 情志不暢하면 肝鬱氣結하고, 肝氣橫逆하여 犯胃하면 통증이 일어난다. 脅은 肝의 분야로 통증은 脅까지 이어지며 氣機不利, 胃氣上逆하여 噯氣가 발생한다. 氣滯腸道, 傳導失常하여 大便不暢한다. 이 유형의 환자에게 위 분류에 따른 혈위 조합으로 치료하면 좋은 효과를 얻을 수 있으나 재발이 잘 된다. 재발 후에도 위의 방법으로 치료하면 또한 효과가 좋다.

두 번째는 飮食停胃型이다. 暴飮暴食, 飮食停滯로 胃中의 氣機가 阻塞되어 胃脘脹滿, 胃痛, 嘔吐가 일어나는 것이다. 위의 혈위 조합으로 치료를 진행하면 비교적 좋은 止痛, 止吐, 消脹하는 효능이 있다.

세 번째는 肝鬱氣滯型이다. 情志不和하면 肝鬱氣結하여 胃脹, 厭食의 증상이 생긴다. 이 유형의 환자는 情志와 관련이 깊어 먼저 정신적인 문제를 해소시키고 나서 위의 분류에 따른 혈위 조합으로 치료해야 더 좋은 치료 효과를 얻을 수 있다.

네 번째는 寒凝胃痛型이다. 주로 寒邪入胃하고 寒主收引하여 陽氣가 寒氣로 인해 저지되어 舒展하지 못하고 氣機가 受阻하여 胃痛이 갑자기 발작하는 것이다. 寒邪는 陽을 만나면 흩어지고, 陰을 만나면 凝聚된다. 그러므로 따뜻하게 하면 통증이 감소되고, 차갑게 하면 통증이 증가되어 따뜻한 음료를 찾게 되는 것이다.

위신경기능증은 기타 위질환을 배제한 후에 위의 치료법을 응용하면 효과가 상당히 좋다. 치료 기간에 먼저 환자를 안정시키고 그 심리상 근본이 되는 염려를 없애주면 침자의 효과는 더욱 크게 될 것이다. 치유 후에 환자는 평상시에 신체를 강하게 만들고 심신을 잘 다스리고, 心情을 편안하고 밝게 하면 재발률이 감소할 것이다.

제6절 腸神經機能症

장신경기능증(intestinal neurosis)은 복부가 불편하거나 腹痛, 腹脹, 腸鳴, 변비 및 설사 등 腸管의 증상 위주로 하며, 아울러 특수한 병리 기초를 갖추고 있다. 즉 平滑筋 기능 문란을 위주로 표현되는 전신성 질병이므로 또 과민성 장증후군이라고 부른다.

현재까지 이 병의 발병 원인은 분명한 것이 아니며, 아래의 3가지 원인으로 인식한다.

1) 정신적인 원인

이 병증의 증상이 발작하고 가중되는 것은 정신적인 긴장과 관계가 있다. 애타게 근심하고, 흥분하고, 억울하고, 두려워하는 등은 자율신경 기능에 영향을 주어 結腸 운동 기능과 내분비 기능 실조를 일으켜 임상에서 과반수 이상 환자에서 不眠, 多夢, 易怒, 쉽게 흥분, 頭暈, 두통 등 정신 증상이 나타난다.

2) 腸管 운동 역학의 변화

이 병의 환자에서 腸管 역학 변화는 다음과 같다. 直腸 확장의 耐受性 차이에 대한 것으로 설사를 하는 경우 S자 結腸의 압력이 내려가고, 변비가 있으면 증가한다. 氣囊은 結腸 확장을 일으켜 이 병과 유사한 모양의 설사가 나타난다. S자 結腸의 筋電圖 및 운동을 측정하면 저빈도의 徐波가 증가한다. 이것은 환자가 어떤 자극 인소에 대하여 쉽게 자극 반응을 일으키는 기초가 된다. 結腸 동력학적 변화 시에 교감신경흥분제(sympathomimetic) 및 縮膽囊素(cholecystokinin)에 대한 민감성이 높아져 결장 점액 분비를 촉진하여 임상에서 점액성의 설사가 나타난다.

3) 음식

지방류 음식물과 섬유류 식물의 비례 균형이 상실하면 기능 문란을 일으킨다. 다른 측면으로 음식물의 종류에 따라서 정상적인 위장의 菌 중에서 호기성 균과 혐기성 균의 비율에 영향을 준다. 예를 들면 麥類 음식물은 혐기성 균을 감소시키고, 호기성 균을 증가시킨다.

1. 임상 증상

임상에서 이 병은 반복해서 발생하는 설사, 복통, 변비 혹은 설사와 변비가 교대로 출현하고, 粘液性 변비 등의 증상이 나타난다.

대다수의 환자에서 정신 증상으로 예를 들면 頭昏, 두통, 불면, 多夢, 쉽게 흥분, 정서가 쉽게 변동, 心煩, 억울 초조, 작업 능률 저하 및 주의력 상실 등이 나타나고, 소수의 환자에서 히스테리 혹은 탄식, 울음 등이 나타난다. 복통은 대부분 하복부, 특히 좌하복에 나타나는데 복부가 서늘한 기운을 받거나 찬 음식을 먹거나 마음이 편치 않으면 증상이 나타나거나 가중된다. 대부분 腸鳴이 동반되며, 排氣 후 복통은 경감된다. 설사는 다수의 환자에서 복통 후 설사가 나타나며, 설사 후 통증은 감소한다. 1일 배변 횟수는 2~3회 혹은 3~5회로 증가하며, 양은 적고, 대부분 형태가 있지만 일부의 환자는 氣泡狀 혹은 粘液狀 便을 본다. 점액 중에는 대량의 백색 혹은 투명한 점액을 띠며, 심지어 전부 점액상으로 나타나기도 하는데 大便鏡檢査에서 양성으로 발견되는 것은 없다. 대다수의 환자가 지방식을 먹거나 찬 음식, 매운 음식 등 자극성 있는 음식물을 먹음으로써 설사를 유발하거나 심해진다. 소수의 환자는 설사, 腸蠕動이 너무 빠르거나 하복부 팽창 등으로 영양분의 흡수에 영향을 주어 체중의 감소가 나타난다. 변비는 대부분 여성에서 나타나며, 매주 배변이 3회보다 적거나 1주일 심지어 10일 만에 1회 변을 본다. 糞便의 乾結은 '羊의 대변 모양' 혹은 '붓대 모양'과 같고, 排便에 힘이 들며 배변 시간은 30분 이상에 이를 수도 있다. 장기간 하복부 脹滿, 肛裂, 痔瘡, 복부 불쾌, 口臭, 口乾 및 口苦 등을 동반한다.

이런 부류의 환자는 대다수가 자율신경 기능 문란과 정신 증상이 있으며, 多汗, 自汗, 面部 潮熱, 혈압 및 맥박 불안정, 胸悶, 氣促, 疲困, 手足 이 차고, 부분적으로 여성에서는 성욕감퇴 등이 동반된다.

- 검사 : 하복부 타진 시 鼓音이 나타나며, 청진에서 장명음이 활발하다. 복통 환자는 左下腹部에서 분명한 壓痛이 있고, 反跳痛(rebound tenderness)은 없으며, 누르면 분명한 줄 모양의 경결물이 만져진다. 일부 환자에서 肛裂, 痔瘡 등이 있다. 바륨 관장 검사 사진에서 結腸節段性 경련 혹은 狹窄이 나타난다.

2. 중의 변증 치료

장신경기능증은 中醫에서 '泄瀉'의 범주에 속한다. 설사는 주 病因이 脾·胃·大小腸 및 腎虛와 연관이 있으며 虛瀉과 實瀉로 구분된다. 이 절의 장신경기능증은 주로 설사를 다루는데, 병리적인 특성상 虛泄의 범주에 속하며, 다음과 같은 유형으로 나눌 수 있다.

1) 脾胃虛弱型

반복적으로 발생하는 발작성 泄瀉, 腹痛으로, 때로 변이 묽게 나오다가 때로는 설사를 하며 약간 기름진 음식, 차가운 음료, 고추와 같은 자극적인 음식 섭취로 유발이 되거나 泄瀉가 심해진다. 飮食減少, 頭昏, 頭痛, 不眠, 多夢, 쉽게 흥분하고, 정서기복이 잦고, 心煩, 抑鬱焦慮, 작업 능률의 저하, 주의력 결핍 등의 전신증상이 있다. 舌淡苔白, 脈細弱하다.

① 治則 : 溫脾益氣, 升陽止瀉

② 혈위 처방 : 中脘・天樞(양측)・內關(양측)・足三里(양측)

③ 혈방 해석 : 中脘은 胃經의 募穴로 또한 腑의 會穴이다. 天樞는 大腸經의 募穴로 2穴을 배합해서 자침하면 胃腸 기능을 調整하고, 補脾健胃益氣할 수 있다. 內關은 手厥陰心包經의 穴이며, 足三里는 胃經의 合穴로 2穴을 자침하면 開胸, 安神, 升陽止瀉하는 효과가 있다. 위의 穴을 배합하면 溫脾益氣, 升陽止瀉하는 작용이 있다.

2) 腎陽虛衰型

대부분 여명 전에 泄瀉하며, 설사 전에 배부분 臍下에 통증이 발생하고, 설사 후에는 腹痛이 감소한다. 形寒肢冷, 腰膝酸軟, 多汗自汗, 胸悶氣促, 多夢疲倦, 面部 潮紅, 작업 능률의 저하, 주의력 결핍의 전신증상을 수반한다. 舌淡苔白, 脈象沈細하다.

① 治則 : 溫腎健脾, 固澁止瀉

② 혈위 처방 : 天樞(양측)・關元・腹結(좌측)・足三里(양측)・腎兪(양측)・脾兪(양측)

③ 혈방 해석 : 天樞・足三里는 足陽明胃經의 穴로 補胃, 益腎, 健脾, 澁腸한다. 腹結은 腹氣가 結聚하는 곳으로 腹痛, 腹瀉를 치료한다. 關元에 脾兪・腎兪를 배합하면 脾腎陽氣를 도우며, 命門火를 健壯하게 하며, 固澁止瀉 할 수 있다. 위의 혈위 조합은 溫腎

健脾, 固澁止瀉한다.

3. 치료

1) 穴位와 鍼法

① 天樞(양측) : 中腹部 臍中(神闕)의 양방 2촌에 있다. 30호 2촌(40mm) 호침을 취하고, 국부를 소독 후 약 1.3촌(35mm) 直刺한다.
鍼感 : 국부 脹痛이 있다. (그림 4-12)

② 關元 : 下腹部에 前 정중선에 臍中 下 3촌, 曲骨 上 2촌에 있다. 앙와위로 취혈하며, 30호 2촌(40mm) 호침을 취하고, 국부를 소독한 후 약 1.3촌(35mm) 直刺한다.
鍼感 : 국부 脹痛이 있거나 會陰으로 방산된다. (그림 4-12)

③ 內關(양측) : 腕橫紋 上 2촌에 장장근건과 요측완굴근건 사이에 있다. 30호 1.5촌(40mm) 호침을 취하고, 국부 소독 후 外關 방향으로 약 1.3촌(35mm) 직자한다.
鍼感 : 국부 脹痛 혹은 手背와 中指로 放散한다. (그림 4-4)

④ 腹結(좌측) : 下腹部, 大橫 下 1.3촌, 복부 정중선에서 옆으로 4촌 떨어져 있다. 30호 1.5촌(40mm) 호침을 취하고, 국부 소독 후 약 1.3촌(35mm) 直刺한다.
鍼感 : 국부 脹痛이 있다. (그림 4-12)

⑤ 足三里(양측) : 소퇴 전 외측면의 상부, 犢鼻 하 3촌, 경골전연에서 1횡지(중지) 바깥에 있다. 30호 2촌(50mm) 호침을 취하고, 국부 소독 후 약 1.8촌(45mm) 직자한다.
鍼感 : 국부 脹痛 혹 발등으로 방산한다. (그림 4-11)

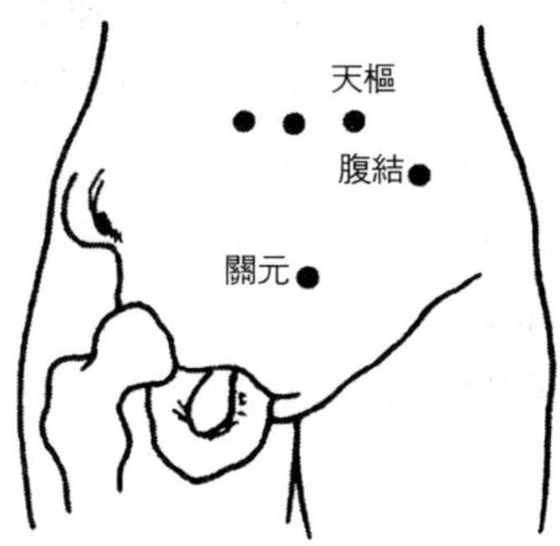

그림 4-12

⑥ 腎兪(양측) : 腰部에 命門(제2 · 3

요추 극돌기간의 오목한 곳)의 외측 1.5촌에 있다. 30호 3촌(75mm) 호침 2개를 취하고, 국부 소독 후 약 2.8촌(70mm) 直刺한다.
鍼感 : 국부 脹痛이 있거나 동측의 臀部와 膕部로 방산된다. (그림 4-24)

⑦ 脾兪(양측) : 背下部에 脊中(제11・12흉추 극돌기 사이의 오목한 곳) 외측 1.5촌에 있다. 30호 2촌(50mm) 호침 2개를 취하고, 국부 소독 후 척추 방향으로 약 1.8촌(45mm) 자입한다.
鍼感 : 국부 脹痛이 있다. (그림 4-5)

⑧ 中脘 : 상복부 前 정중선에서 臍上 4촌에 있고, 앙와위로 취혈한다. 30호 2촌(50mm) 호침을 취하고, 국부를 소독 후 1.5촌(40mm) 직자한다.
鍼感 : 국부 脹痛이 있다. (그림 4-10)

2) 體位와 手法 및 療程

脾胃虛弱型 환자는 앙와위를 취하고 內關・中脘・天樞・足三里에 위와 같은 방법으로 자입하여 補法으로 득기하고 40분 留鍼한다. 매일 1회, 10회를 한 療程으로 하며 5일 휴식 후 다시 시술한다. 효과는 있으나 아직 호전되지 않으면 다시 치료를 하고 10회 치료 후 효과가 없거나 완치가 되면 치료를 종료한다.

腎陽虛衰型 환자는 앙와위와 복와위를 취하고 먼저 脾兪・腎兪 4穴에 유침은 하지 않고 補法으로 득기 후에 출침하고 火罐으로 약 1분 정도 부항을 한다. 그런 다음에 天樞・關元・腹結・足三里를 위와 같은 방법으로 자입하여 補法으로 득기하고 40분 留鍼한다. 매일 1회, 10회를 한 療程으로 하며 5일 휴식 후 다시 시술한다. 효과는 있으나 아직 호전되지 않으면 다시 치료를 하고 10회 치료 후 효과가 없거나 완치가 되면 치료를 종료한다.

4. 저자 견해

장신경기능증은 임상에서 腹泄의 증상이 제일 많고, 그 다음은 便秘이다. 그러므로 유형을 나눈 치료 역시 泄瀉를 위주로 한 것이다. 泄瀉는 임상에서 자주 보는 병증으로 주증은 대변의 횟수 증가, 분변이 稀薄한 것으로 虛·實·寒·熱로 변증한다. 장신경기능증은 정신적인 원인에 의한 것으로 실질적인 병변은 없다. 中醫에서 虛泄의 범주에 속하며 手法은 補法을 위주로 한다.

저자는 해당 병변을 2가지 형으로 구분하였다.

脾胃虛弱型은 脾氣가 升發하지 못해 水穀不化하여 大便이 때로 변이 묽게 나오다가 때로는 설사를 하는 것이다. 위의 유형별 穴位조합으로 치료하면 좋은 효과를 얻을 수 있으나 재발하기 쉽고 재발되더라도 위와 같은 방법으로 치료하면 좋은 효과를 얻을 수 있다.

腎陽虛衰型은 腎陽虛衰로 인해 솥 밑에 불을 땔 나무가 없어 밥을 지을 열기를 제공하지 못하는 것처럼 脾胃를 溫煦하고 腐熟水穀을 하지 못해 脾運失司를 초래해 水穀이 腸道를 달려 아래로 내려가므로 泄瀉를 일으킨다. 새벽 3~5시 전후, 즉 陰寒이 심하고 陽氣가 未復할 때 발생하며, 그리하여 臍下少腹에 통증이 발생하고, 腸鳴卽瀉가 생기고, 설사 후 腑氣通利하면 복통이 그친다. 분류에 따른 혈위 조합은 溫腎健脾, 固澁止瀉하여 상당히 좋은 치료 효과가 있다.

장신경기능증 중에서 변비(기능성 변비) 발병 또한 자주 볼 수 있는데, 특히 여성에게 발병률이 높다. 치료적인 측면에서는 특별히 효과 있는 방법은 없다. 임상에서는 緩瀉하는 약물과 潤腸하는 약물로 대변의 通暢을 유지할 수 있고, 하복부 안마법(오른쪽에서 왼쪽으로 하복부를 안마)을 써 볼 수 있다. 매번 100바퀴, 아침, 저녁으로 1회씩, 20일이 하나의 치료 단위이다. 혹은 蟾吸功法*을 운용할 수 있는데 아침, 저녁으로 1회씩 한다. 위의 방법으로 몇 달 동안 꾸준히 하면 상당히 좋은

* 蟾吸功法 : 신체 내부의 혈액순환을 촉진시키는 장운동과 관련된 기공의 한 공법인데 최근에는 다이어트 등의 목적으로 널리 쓰인다.

효과를 얻을 수 있다.

환자에게 치료 기간에는 심신을 다스리고 차갑거나 자극적인 음식을 피하게 하는데 이것이 치료의 관건이다. 여기에 위의 침자치료를 운용하여 腸管의 기능을 조절하면 대부분 만족할 만한 치료 효과를 얻을 수 있다.

제7절 心腸神經症

심장신경증(cardiac neurosis)은 小血管 계통의 기능 상실이 주된 증상이고, 신경증의 기타증상을 겸할 수 있는데, 기질성 심장병은 없고 심혈관계에 발생하는 疾病의 일종이다.

심혈관계는 신경과 내분비계의 조절을 받고, 그 중 신경계의 조절이 주도적인 작용을 한다. 고급신경중추가 교감신경과 미주신경을 통해서 심혈관계의 정상적인 활동을 제어하고 조절하는데, 교감신경과 미주신경은 상호 길항 및 협조하여 심장 박동률이 안정되게 유지한다. 중추신경계통의 기능이 失調할 때는 당연히 교감신경과 미주신경의 정상 활동에 영향을 주어 심혈관계의 기능이 이로 인해 문란해지고, 일련의 교감신경이 지나치게 긴장한 표현들이 나타나게 된다.

심장신경증은 주로 중추신경기능의 失調로 일어난 것으로, 자율신경기능에 영향을 미쳐서 심혈관 기능에 이상을 일으킨 것이다. 정신적인 요소도 심장신경증의 발병에 중요한 작용을 하는데, 예를 들어 焦躁, 걱정, 정서적 자극, 정신적인 충격 또는 과도한 피로 모두가 자주 볼 수 있는 유발요인이다. 이외에도, 체력활동이 지나치게 적고 순환계통이 적당히 단련되지 못하여서, 조금만 움직이거나 약간만 피로해도 적응 또는 참지 못하는 사람은 심혈관계가 지나치게 반응하여 발병하게 된다. 임상에서 이 症에 β-腎上腺(suprarenal gland) 수용체 기능항진증이 존재한다(propranolol 등 β-수용체 차단제가 심장신경증을 치료에 좋은 효과가 있다).

1. 임상 증상

임상 증상은 복잡 다양하고, 호전된 후에 쉽게 재발하며, 소수에서는 病程이 수년 심지어 10여 년까지 오래되는 것도 있을 수 있다.

1) 心悸

가장 자주 나타나는 증상이다. 환자는 가슴 두근거림, 心前區 搏動과 心前區 불편함을 느낀다. 운동 후나 정서적인 충격이 있을 때에 증상이 더욱 명확해진다. 대부분의 환자는 심박동이 점점 빨라지고, 심박출량이 증가하며 혈압이 잠시 상승한다. 간혹 조기 搏動(收縮)하거나 일과성 心室性 心搏動 과속이 있다. 조금만 움직여도 심박동이 뚜렷하게 빨리 증가될 수 있다.

2) 心前區痛

부위는 고정되지 않아서 左前胸乳나 乳下部에 많이 나타나고, 胸骨下 또는 右前胸에도 있을 수 있다. 疼痛의 양상은 다 같지가 않는데 대다수는 일과성 刺痛이다. 매번 수 초 또는 수 시간 혹은 더욱 긴 시간 동안 지속되는 경미한 隱痛이 있고, 疼痛의 출현과 육체활동과는 관계가 없다. 또 대다수는 육체적 활동 후에 발생하지만 꼭 육체적으로 활동할 때 발생하는 것만은 아니다.

3) 呼吸困難

항상 얕고 짧은 불규칙한 호흡에 胸悶을 수반한다. 혼잡하거나 통풍이 잘 안 되는 곳에서는 쉽게 발생한다. 어떤 때는 야간에 발생하고, 발작 시에는 일어나 앉거나 자리에서 일어나 창문을 열고 심호흡하기를 좋아하고, 한숨 쉬듯 길게 호흡을 한 후에는 곧 편안함을 느낀다.

4) 神經衰弱症候群

환자는 평소 피로, 頭暈과 잠에서 깬 후에도 정신이 맑지 못하고, 몸에 힘이 없다고 호소하는데, 대낮에는 아무렇지도 않다. 그러나 육체적 활동 후에 피로를 느끼고 不眠, 多夢하며 잠에서 쉽게 깬다.

5) 기타

대부분 몸이 무력하고 초조, 긴장하거나 우울, 냉담한 얼굴이다. 손이나 겨드랑이에 땀이 많고, 손가락을 펼 때 부드럽지 못하고 떨린다. 37℃ 정도의 低熱이 있을 수 있다.

- 검사 : 腱反射는 활발할 수 있다. 심장을 聽診해보면 심장박동이 다소 강렬하고, 第一 心音이 항진된다. 심장박동이 지나치게 빨라지고, 어떤 때는 心尖部 또는 肺動脈瓣區에서 Ⅰ~Ⅱ급 수축기 잡음이 들린다. 심장의 조기 박동이 있을 때가 간혹 있다.

  심장의 X선 검사에서 심장의 크기는 정상을 나타낸다. 심전도 검사에서 흔히 竇性 心動過速이 있고, 어떤 환자는 아울러 ST-T파가 변하는 것을 볼 수 있다. 대다수는 ST단계 T점이 낮아지거나 수평으로 하강하며, 그리고(또는) T파가 낮게 평평해지고 雙相을 이루거나 倒置(逆轉)된다. ST-T파의 변화는 주로 Ⅱ · Ⅲ, 혹은 $V_{4\sim6}$導聯에 국한되거나 또 쉽게 변화한다. 때로 소실되기도 하고 때로 심해지기도 한다.

2. 중의 변증 치료

심장신경증은 심장의 기질적 병변이 없으면서 정서적인 원인으로 발생한 심혈관계의 종합성 질병이다. 임상에서는 心悸, 心前區痛, 呼吸困難 등이 주요 증상으로, 中醫에서는 '驚悸', '心悸', '怔忡' 등의 범주에 속한다.

질병의 발생과 체질의 허약, 정서 자극 등과 관련이 있는데, 다음과 같이 나눌 수 있다.

1) 心虛膽怯型

운동 후 혹은 정서적인 자극 후 증상이 심해지거나 발병이 된다. 발병 시 心前部의 悸動, 心前區의 불편감, 자주 놀라고, 易恐, 坐臥不安, 寐少多夢의 증상이 있다. 舌苔薄白 혹은 평소와 같고, 脈數 혹 虛弦하다.

① 治則 : 補氣益血, 養心安神

② 혈위 처방 : 內關(양측) · 神門(양측) · 靈墟(좌측) · 神封(좌측)

③ 혈방 해석 : 內關은 手厥陰心包經의 穴로 八脈交會穴 중의 陰維脈과 교회한다. 寧心安神, 鎭靜, 鎭痛하는 효능이 있다. 神門은 手少陰心經의 兪 · 原穴이며, 鎭靜, 安神, 寧心, 通絡하는 作用이 있다. 靈墟 · 神封은 足少陰腎經의 穴이며, 2穴을 배합하면 補氣益血, 活血止痛하는 효과가 있다. 위의 穴을 조합하면 補氣益血, 養血安神하는 효능이 있다.

2) 血虛陰虧型

마음으로 애를 쓰는 것이 過甚하고, 심박동이 빠름을 항상 자각하고, 心悸不寧, 心前部가 悶脹疼痛, 心煩少寐, 頭暈目眩, 面色不華, 倦怠無力, 手足心熱, 耳鳴腰酸한다. 舌質淡 혹 紅, 少苔 혹 無苔, 脈象細弱 혹 結代 혹 細數하다.

① 治則 : 養血滋陰, 寧心安神

② 혈위 처방 : 膈兪(양측) · 脾兪(양측) · 內關(양측) · 神門(양측) · 翳風(양측) · 靈墟(좌측) · 神封(좌측)

③ 혈방 해석 : 血會인 膈兪에 脾兪를 배합하면 補血養心하고, 神門을 배합하면 安神定悸한다. 手厥陰心包經의 內關에 翳風을 배합하면 安神祛煩, 除心悸胸悶한다. 靈墟 · 神門은 足少陰腎經의 穴로 2穴을 배합하면 補氣益血, 活血止痛한다. 위의 혈위 조합은 養血滋陰, 寧心安神하는 효능이 있다.

3. 치료

1) 穴位와 鍼法

① 內關(양측) : 腕橫紋에서 위로 2촌으로 掌長筋腱과 橈側腕屈筋腱의 사이이다. 30호 1.5촌(40mm) 호침 2개를 취한 다음, 국부에 통상적인 소독 후 外關을 향해 약 1.3촌(35mm) 直刺한다.
鍼感 : 국부 脹痛 또는 손등 및 中指로 放散된다. (그림 4-4)

② 神門(양측) : 腕部, 腕掌側 횡문에서 척측 1/3중점처, 즉 완굴근건 요측의 오목한 곳에 있다. 30호 1촌(25mm) 호침을 취하고, 국부에 통상적인 소독 후 약 0.8촌(20mm) 直刺入한다.
鍼感 : 국부 脹痛이 있다. (그림 4-13)

③ 靈墟(좌측) : 흉부 第3肋間 사이에 있으며, 前 정중선(任脈 玉堂)에서 옆으로 2촌 떨어진 곳에 있다. 30호 2.5촌(65mm) 호침을 취하고, 국부에 통상적인 소독을 한 다음, 肋間을 따라 겨드랑이쪽으로 약 2.3촌(60mm) 平刺한다.
鍼感 : 국부 脹痛이 있다. (그림 4-14)

④ 神封(좌측) : 흉부 第4肋間 사이에 있으며, 前 정중선(任脈 膻中)에서 옆으로 2촌 떨어진 곳에 있다. 30호 2.5촌(65mm) 호침을 취하고, 국부에 통상적인 소독을 한 다음, 肋間을 따라 겨드랑이쪽으로 약 2.3촌(60mm) 平刺한다.
鍼感 : 국부 脹痛이 있다. (그림 4-14)

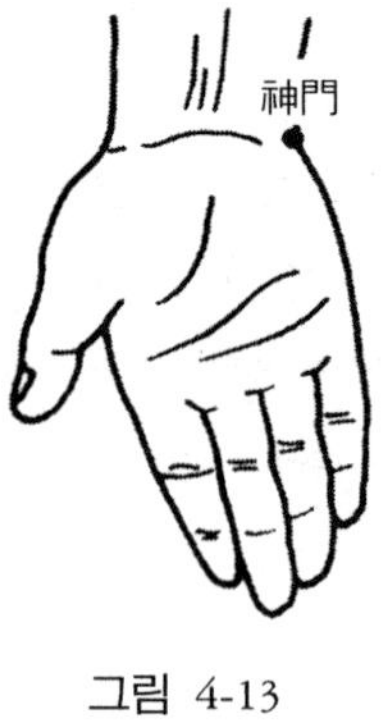

그림 4-13

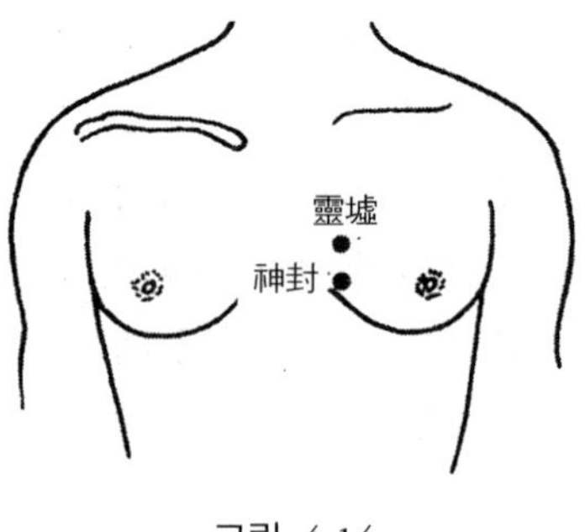

그림 4-14

⑤ 膈兪(양측) : 背部, 至陽(제7 · 8흉추 극돌기 사이의 오목한 곳) 외측 1.5촌에 있다. 30호 2촌(50mm) 호침을 취하고, 국부를 소독한 다음 척추방향으로 약 1.8촌(45mm) 자입한다.

鍼感 : 국부 脹痛이 있다. (그림 4-5)

⑥ 脾兪(양측) : 背下部에 脊中(제11흉추 극돌기와 제12흉추 극돌기의 오목한 곳) 외측 1.5촌처에 있다. 30호 2촌(50mm) 호침 2개를 취하고, 국부를 소독한 후 척추 방향으로 약 1.8촌(45mm) 자입한다.

鍼感 : 국부 脹痛이 있다. (그림 4-5)

⑦ 翳風(양측) : 耳廓의 후하방, 耳垂 후방의 오목한 곳에 있다. 30호 1.5촌(40mm) 호침 2개를 취하고, 국부에 통상적인 소독을 한 다음, 鼻尖을 향해 약 1.3촌(35mm) 刺入한다(이때 경동 · 정맥을 피해야 한다).

鍼感 : 耳後 혹은 耳 深部로 창통이 있다. (그림 4-1)

2) 體位와 手法 및 療程

心虛膽怯型 환자는 좌위를 취하고 內關 · 神門 · 靈墟 · 神封 8穴에 위와 같은 방법으로 자입한다. 補法으로 득기하고 40분 留鍼하여 매일 1회, 10회를 하나의 療程으로 하며 5일 휴식 후 다시 시술한다. 효과는 있으나 아직 호전되지 않으면 다시 치료를 하고 10회 치료 후 효과가 없거나 완치가 되면 치료를 종료한다.

血虛陰虧型 환자는 좌위를 취하고 먼저 膈兪 · 脾兪 4穴에 자입 후 補法으로 득기 후 유침을 하지 않고 발침한다. 그런 다음 內關 · 神門 · 翳風 · 靈墟 · 神封 10穴에 위와 같은 방법으로 자입하고, 補法으로 득기하며 40분 留鍼한다. 매일 1회, 10회를 하나의 療程으로 하며 5일 휴식 후 다시 시술한다. 효과는 있으나 아직 호전되지 않으면 다시 치료를 하고 10회 치료 후 효과가 없거나 완치가 되면 치료를 종료한다.

4. 저자 견해

심장신경증은 情志의 변화와 과로로 발작이 되며, 不眠, 健忘, 眩暈,

耳鳴 등의 증상이 같이 보인다. 中醫에서의 '驚悸', '心悸', '怔忡'의 발병 원리와 그것을 초래하는 원인, 舌苔, 脈象 등을 모두 상세히 서술하였다.

저자는 해당 병증을 2가지 유형으로 나눴다.

心虛膽怯型은 驚則氣亂하고, 心神이 不能自主하여 心悸가 생긴다. 心不藏神, 心中惕惕하면 善驚易恐, 坐臥不安, 寐少多夢하고, 脈象이 빠르거나 虛弦하는 것은 心神不安, 氣血逆亂하기 때문이다. 위의 혈위 조합으로 침 치료를 하면 補氣益血, 養心安神하는 효능이 있다.

血虛陰虧型은 心主血, 腎主水하는데 心血不足하면 不能養心하고, 腎水虧虛하여 위로는 心을 안정 시키지 못하므로 心悸不寧의 증상이 생긴다. 心血不足하면 面色無華하고, 心血虧損하여 위로는 腦를 융성하게 하지 못한다. 陰이 아래에서 고갈되고, 陽이 위에서 교란되면 頭暈, 目眩, 耳鳴이 생기고, 血虧氣虛하면 倦怠無力한다. 血虛陰虧, 心火內動, 擾動心神하면 心煩少寐의 증상이 생긴다. 이상의 혈위 조합으로 침자치료를 하면 養血滋陰, 寧心安神하는 효능이 있다.

심장신경증 환자는 위의 분류에 따른 혈위 조합으로 침자치료를 진행하면 모두 좋은 효과를 얻을 수 있다. 대부분 10회 정도로 증상이 경감되거나 소실된다. 치료 후에 정신적인 자극으로 쉽게 재발이 되나 위와 같은 방법으로 치료해도 똑같은 효과를 낼 수 있다. 발병하지 않을 때는 환자에게 평소 운동을 하고 아울러 정신적인 자극을 피하도록 일러두어서 발병을 감소시킨다.

제8절 重症筋無力證

중증근무력증은 신경근육에 있는 아세틸콜린의 전도장애로 기인되는 만성 자가면역성 질환이다.

최근까지 병인을 아직 밝혀내지 못하였으나 다수의 학자는 일종의 자가면역성 질환으로 인식하고 있다.

대다수의 환자는 胸腺瘤 또는 胸腺肥大 등의 흉선 이상이 있다. 흉선은 인체 면역기능을 담당하는 중요한 기관으로 능히 신체의 면역기능을 유지시켜서 오직 이물에 대하여 면역기능을 발휘하고 정상적인 자신의 조직에 대해서는 면역반응을 일으키지 않는다. 감염이나 정서적 자극, 과도한 피로, 創傷, 분만 및 약물(quinine-말라리아 특효약, quinidine-심장병, 말라리아 치료제, barbital-진정, 수면제 등)복용 등이 병을 유발시키거나 가중시킬 수 있다.

정상인 골격근운동신경의 전도는 주로 신경말초에서 방출되는 매질(아세틸콜린)이 근접합부(운동종판이라고도 함)에 작용하여 골격근의 수축이 이루어진다. 그러나 중증근무력증 환자는 정상량의 아세틸콜린의 방출이 어려워 수용체의 민감도가 떨어지고 근육무력을 유발하며 심하면 癱瘓에 이르게 된다.

1. 임상 증상

임상적으로 돌연 또는 완만히 발병하는데 거의 대부분의 횡문근에 영향을 미치나 심근과 평활근은 예외이다. 발병 초기의 증상으로 몇몇 횡문근의 이상으로 쉽게 피로함을 느끼나 휴식 또는 anticholinesterase류의 약물 복용 후에는 피로감의 경감과 회복이 된다. 완해와 회복, 악화의 임상적인 특징이 있는데 발병된 근육의 분포에 따라 아래와 같은 유형으로 구분 가능하다.

1) 眼筋型

돌연 발병하며 대개 일측의 동안신경이 마비된다. 일측의 상안검 하수로 이완성 하수, 안구의 外下斜位, 瞳孔散大, 光反射喪失, 復視, 斜視 등이 나타난다. 휴식 후 호전되거나 회복되는데 이 유형은 임상적으로 제일 많이 보이며 대개 초기 증상이다.

2) 頸筋型

병변부위가 경부의 승모근, 흉쇄유돌근 등에까지 이르는 증상으로 頭前傾하여 항상 견부(견갑대)로 떠받쳐야 되고 상지를 오랫동안 들지를 못하여 세수나 빗질하기가 어렵다.

3) 延髓型

다른 말로 球型이라고도 한다. 병변이 연수에까지 미치면 증상은 연하곤란으로 연속해서 연하하는 것이 어려우며 목소리가 차츰 낮게 가라앉고, 대화를 많이 하면 鼻音이 들리며, 저작무력과 아울러 飮水 시 사레와 기침이 생기고, 목 쉰소리, 글자를 읽는 것이 분명하지 않은 등의 증상이 나타난다.

4) 全身型

발병 시작과 함께 전신근육군에 파급되나 발생과 진행은 완만하고 완해기도 있다. 소수 환자에서 증상이 수년 후 갑자기 악화되는데 이 유형은 발병은 늦으나 病情의 진행이 비교적 빨라 약물로 조절하기가 쉽지 않다.

5) 爆發型

극소수의 환자에 있어 발병이 신속하고 수일에서 수주 내에 연수형 근육무력과 호흡곤란증이 일어나 근육무력의 위험한 상태를 유발한다.

이상 모든 형의 환자에 대해 개괄하면 단독으로 국한성 발병이 일어날 수 있고 감기, 흥분, 과로, 월경, 분만, 수술 등에 의해 病情이 가중될 수 있으며, 적지 않은 환자에서 전신적으로 발전하여 단기간 내에 신속하게 악화될 수 있다.

● 검사 : 病情에 근거하여 발병된 근육군의 극도한 피로, 病情의 오

르내림, 朝輕暮重, 신경계통 검사상 이상소견이 없는 환자 등은 진단이 어렵지 않다. 의심되는 병례는 아래의 검사를 해볼 수 있다.

① 피로검사 : 환자로 하여금 이환된 근육의 반복 지속적 수축을 시킨다(예를 들어 반복적인 눈감기, 눈 크게 뜨기, 저작, 팔 들기, 주먹쥐기 또는 두 눈으로 의사의 손가락을 쳐다보기, 양팔을 평행하게 들기 등). 수십 차 또는 수초 후에 일시적으로 검사받는 근육의 마비가 나타난다.

② 약물시험 : neostigmine 0.5~1.5mg, atropine 0.5mg을 근육주사한 뒤 30분 내에 증상이 개선되거나, 또는 tensilon 10mg을 정맥주사를 하는데 먼저 2mg을 주입한 뒤 부작용이 없으면 다시 8mg을 주사하여 증상이 즉각 호전되면 검사상 양성으로서 진단에 도움이 된다.

③ 근전도 검사 : 근육 무력 변화가 나타날 수 있다.

④ CT 스캔 : 胸腺瘤가 있으면 확진을 할 수 있다.

2. 중의 변증 치료

중증근무력증은 임상에서 비교적 많이 볼 수 있는 병증으로 비정상적인 골격근의 피로무력감이 있는데, 예를 들어 眼筋·咀嚼筋·咽喉筋·肋間筋·四肢筋 등의 활동에 특히 쉽게 피로하고, 眼瞼下垂, 呑咽困難 등의 증상이 나타난다. 임상 유형이 비교적 많아, 영향 받은 근육이 다르므로, 이에 근거하여 中醫學에서의 '瞼廢', '瞼垂', '歧視', '頭傾', '痿證'에 귀속시킬 수 있으며, 근무력과 호흡곤란 등 근무력의 중증 증상은 '大氣下陷'의 범주에 귀속시키는 것이 마땅하다.

그 유형을 다음과 같이 나눌 수 있다.

1) 脾胃氣虛型

갑자기 일측의 안검하수가 나타나고, 안구는 外下斜位에 위치한다. 瞳孔散大, 光反應 상실과 함께 歧視 등이 나타난다. 아침에 심하지 않으나 저녁이 되면 심해지고 肢體軟弱無力, 食欲不振, 大便溏薄 혹 倦怠形寒, 面色萎黃 혹 蒼白한 전신증상이 있다. 舌質淡, 苔薄白, 脈細弱하다.

① 治則 : 益氣升陽, 調補脾胃

② 혈위 처방 : 陽白(환측)·攢竹(환측)·魚腰(환측)·太陽(환측)

③ 혈방 해석 : 이 유형의 환자는 눈의 증상을 위주로 하므로 국부 취혈을 주로 한다. 陽白은 足少陽膽經의 혈로 手少陽三焦經·手陽明大腸經·足少陽膽經·足陽明胃經과 陽維脈의 會穴이다. 魚腰·攢竹·太陽을 자침하면 舒解經脈氣血, 强健筋肉張力하는 효능이 있다. 이상의 혈위 조합은 調補脾胃, 益氣升陽하는 효능이 있다.

2) 脾胃虛弱型

頸部의 筋肉이 萎軟하여 머리가 앞으로 기울고 손으로 어깨를 부축해야 한다. 筋肉이 萎軟하여 上肢를 지속적으로 올리고 있을 수 없다. 세수와 머리 빗는 것도 힘들다. 神倦氣短, 食少便溏, 面浮無華의 전신증상이 있다. 苔薄白, 脈細하다.

① 治則 : 健脾益氣, 補胃助納

② 혈위 처방 : 風池(양측)·風府·大椎·中脘·足三里(양측)

③ 혈방 해석 : 風府는 督脈의 穴로 督脈·足太陽膀胱經·陽維脈의 會穴이며 腦府의 風邪를 疏解하는 효능이 있다. 大椎는 手足三陽經과 督脈의 會穴이며 健腦强筋, 疏風散寒, 解表通陽하는 효능이 있다. 中脘은 經外奇穴로 胃의 募穴이며 여기에 風池를 배합하는데 이는 手·足少陽經과 陽維脈의 會穴이다. 足三里는 胃經의 合穴이다. 위의 혈위 조합은 健脾益氣, 補胃助納하는 효능이 있다.

3) 氣血兩虛型

처음 발병할 때 곧 全身無力, 四肢軟弱無力을 느끼고, 행동하기가 어려워 스스로 생활을 할 수 없다. 말소리가 낮고 가라 앉으며 鼻音이 있고, 음식을 씹는 힘이 없고, 물을 마실 때 사레가 들며, 글자를 읽는 것이 분명하지 않다. 일부 환자는 수년 후에 갑자기 악화되어 全身癱軟, 呼吸이 곤란해지는 위급한 증상이 나타난다. 心悸氣短, 少氣懶言, 面色無華, 自汗, 口唇淡하는 전신증상이 있다. 舌淡而嫩, 苔薄白, 脈細無力하다.

① 治則 : 益氣養血, 補中還陽

② 혈위 처방 : 만약 말하는 소리가 낮고 가라 앉거나 鼻音 증상이 있으면 啞門·迎香을 추가해 치료할 수 있다. 음식 씹는 힘이 없고, 물 마실 때 사레가 들고, 吐字不淸의 증상이 있으면 牽正·地倉·廉泉을 추가하여 치료한다.

③ 혈방 해석 : 啞門은 陽氣를 收引하여 舌緩不語를 치료한다. 迎香은 鼻道를 통하게 하여 말할 때 共鳴이 잘되게 한다. 牽正·地倉은 안면근의 근력을 증가시켜 咀嚼기능을 조절한다. 廉泉은 舌咽의 기능을 증가해 利呑咽한다. 이 유형의 환자는 근육에 광범위하게 영향을 미치고 심지어 전신의 근육에 영향을 미쳐 萎軟하는 증상이 있다. 그러므로 穴位는 後背組와 前面組로 나누었고, 아래와 같다.

3. 치료

1) 穴位와 鍼法

① 陽白(환측) : 전액부에 동공직상 눈썹 중점에서 직상 1촌에 있다. 30호 1.5촌(40mm) 호침을 취하고, 통상적인 국부 소독 후 魚腰(눈썹의 중점) 방향으로 안검 상 1/3까지 平刺한다(이 혈은 이마뼈와 가까워 자침 시 통증이 강하므로 빠르게 進鍼을 해야 한다).

鍼感 : 額眶部의 창통이 있다. (그림 4-3)

② **攢竹 透 絲竹空**(환측) : 攢竹은 눈썹 내측단에 眶上孔 切痕處에 있다. 絲竹空은 눈썹 외측단의 오목한 부위에 있다. 30호 1.5촌

(40mm) 호침을 취하고, 통상적인 국부 소독 후 攢竹에서 뼈에 이르도록 자침을 하고 絲竹空으로 투자한다.

鍼感 : 眶部 脹痛이 있다. (그림 4-3)

③ 魚腰(환측) : 동공 바로 위 눈썹의 중점에 있다. 30호 1촌(25mm) 호침을 취하고, 통상적인 국부 소독 후 眶上孔 방향으로 약 0.8촌(20mm)을 자입한다.

鍼感 : 眶額部 脹痛이 있다. (그림 4-3)

④ 太陽(환측) : 눈썹외측단과 目外眦 사이에서 후방으로 약 1橫指 오목한 곳에 있다. 30호 2촌(50mm) 호침을 취하고, 통상적인 국부 소독 후 率谷 방향으로 약 1.8촌(45mm) 자입한다.

鍼感 : 국부 창통이 있다. (그림 4-1)

⑤ 風池(양측) : 項部의 후두부 융기의 아래, 흉쇄유돌근과 승모근 상단 사이의 오목한 곳에 있고 風府와 같은 높이에 있다. 30호 2촌(50mm) 호침을 취하고, 국부는 통상적으로 소독한 다음 척추 방향을 향하여 약 1.8촌(45mm) 자침한다.

鍼感 : 頸後 脹痛과 후두부를 따라 側頂部로 방산된다. (그림 4-15)

⑥ 風府 : 頸部의 後髮際 정중앙에서 바로 위 1촌처, 外後頭隆起 볼록한 곳 바로 아래, 양측 승모근 사이의 오목한 곳에 있다. 30호 1.5촌(40mm) 호침을 취하고, 국부는 통상적으로 소독한 다음 후두부의 大孔(foramen magnum) 방향을 향해 약 1.3촌(35mm) 자침한다.

鍼感 : 후두부의 창통이 있다. (그림 4-15)

⑦ 大椎 : 背部 정중선상에 제1흉추 극돌기와 제7경추 극돌기 사이의 오목한 곳에 위치한다. 좌위를 취하여 머리를 숙이고 취혈을 한다. 30호 1.5촌(40mm) 호침을 취하고, 국부를 통상적으로 소독한 다음 약 1.3촌(35mm) 직자한다.

鍼感 : 국부 脹痛이 있다. (그림 4-15)

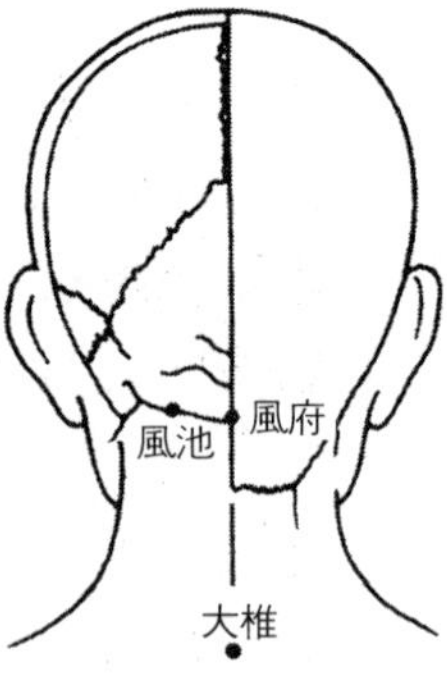

그림 4-15

⑧ 中脘 : 상복부 前 정중선상 臍 上 4촌에 있고, 앙와위로 취혈한다. 30호 2촌(50mm) 호침을 취하고, 국부를 소독한 다음 1.5촌(40mm) 직자한다.
鍼感 : 국부 脹痛이 있다. (그림 4-10)

⑨ 足三里(양측) : 소퇴 전 외측면의 상부에 있으며 犢鼻 하 3촌에 있다. 경골전연에서 1횡지(중지) 바깥으로 있다. 30호 2촌(50mm) 호침을 취하고, 국부를 소독하여 약 1.8촌(45mm) 직자한다.
鍼感 : 국부 脹痛 혹 발등으로 방산한다. (그림 4-11)

⑩ 夾脊 1~17穴(兩側) : 背腰部에서 제1흉추부터 제5요추까지 각 극돌기 양방 0.5촌이다. 30호 5촌(125mm) 호침 6개, 3촌(75mm) 호침 6개를 취하여 통상적인 국부 소독 이후 5촌 호침을 사용하여 제1협척에서 아래로 향하여 平刺한다. 다음 穴은 위 穴의 鍼尖에 이어서 자입하고 양측 6개의 5촌 호침으로 자침을 한 후에는 나머지 6개의 3촌 호침으로 15・16・17夾脊에 약 2.5촌(65mm) 직자한다.
鍼感 : 위의 6개 침은 국부 창통이고, 아래의 6개 침은 국부 창통이 있거나 둔부 혹은 하지로 방산된다. (그림 4-16)

⑪ 環跳(양측) : 臀部 외측 하부에 있다. 고관절 대전자에서 가장 높은 지점과 천골열공 연결선의 외측 1/3과 중간 1/3의 교차점에 있다. 30호 4촌(100mm) 호침을 선택한다. 국부는 통상적으로 소독하고

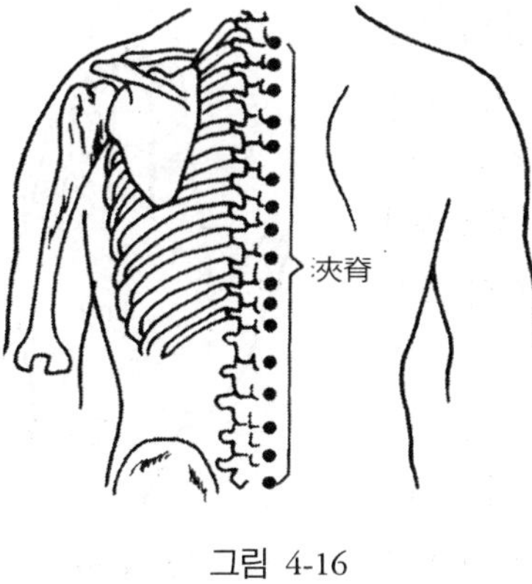

그림 4-16

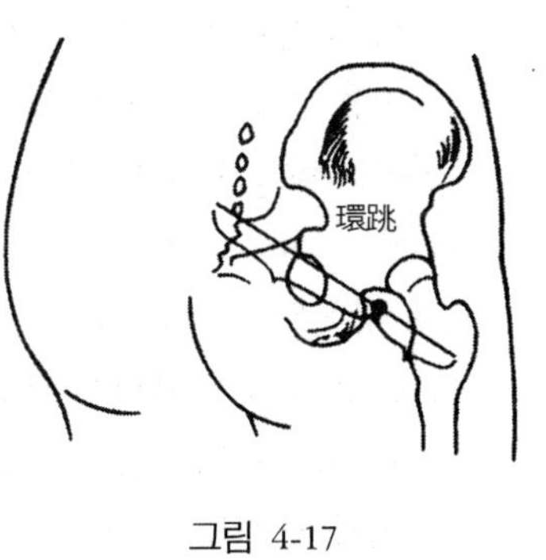

그림 4-17

좌골공을 향하여 약 3.8촌(90mm) 자침한다.

鍼感 : 국부 脹痛 혹은 同側 下肢 및 足底部를 향하여 放散한다. (그림 4-17)

⑫ 殷門(양측) : 大腿 후면의 中部에 있다. 즉 承扶와 委中(오금 橫紋 중앙) 연결선상, 承扶 下 6촌에 있으며, 엎드려서 取穴한다. 30호 2.5촌(65mm) 호침을 선택하고, 국부는 통상적인 소독 후 약 2.3촌(60mm) 直刺한다.

鍼感 : 국부 脹痛이 있다. (그림 4-18)

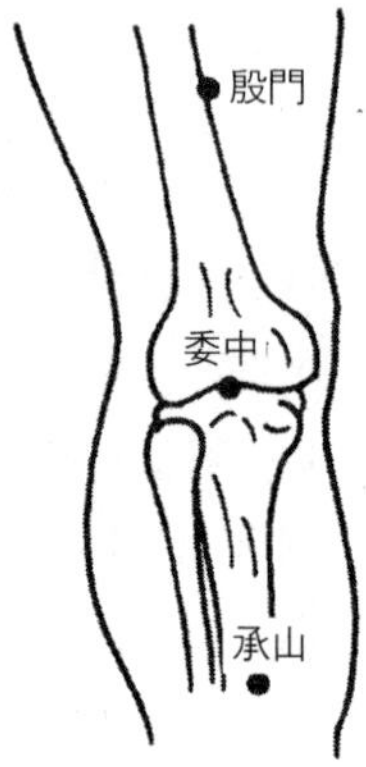

그림 4-18

⑬ 承山(양측) : 소퇴 후면부 정중앙에 위치하며, 委中 下 8촌 혹은 족외과첨 上 8촌에 있으며 소퇴를 펴거나 踝關節 신전시 비복근 筋腹의 오목한 부위이다. 30호 2촌(50mm) 호침을 취하며, 국부는 통상적인 소독을 하고 약 1.8촌(45mm) 직자한다.

鍼感 : 국부 창통이 있다. (그림 4-18)

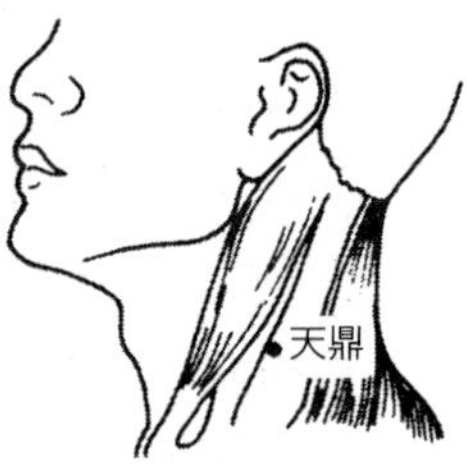

그림 4-19

⑭ 天鼎(양측) : 頸外側部, 흉쇄유돌근의 후연, 후두결절의 양측, 扶突과 缺盆의 연결선상 중점에 위치한다. 30호 1.5촌(40mm) 호침을 취하고, 통상적인 국부 소독 이후 척주 방향으로 약 1.3촌(35mm)을 자입한다.

鍼感 : 국부 창통이 있거나 上臂와 手部로 방산된다. (그림 4-19)

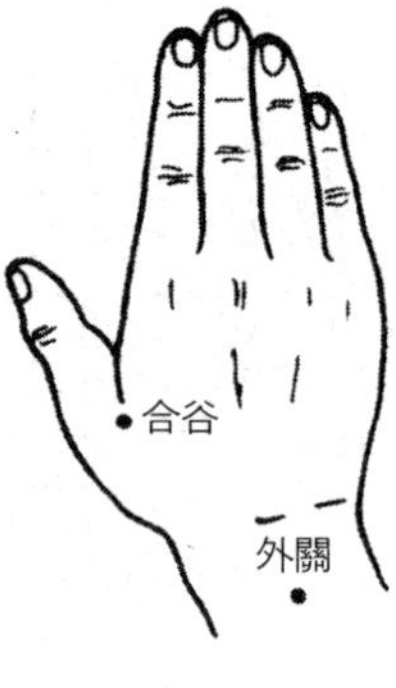

그림 4-20

⑮ 合谷(양측) : 手背에서 제1·2중수골 사이 혹은 제3掌骨指關節과 陽谿의 중점에서 食指와 근접해 있다. 30호 2촌(50mm) 호

침 2개를 취하고, 통상적인 국부 소독 이후 後谿 방향으로 약 1.8촌(45mm)을 자입한다.

鍼感 : 국부 창통이 있다. (그림 4-20)

⑯ 牽正(양측) : 耳垂 전하방 0.5촌에서 耳垂 중점과 같은 높이에 있다. 30호 2촌(50mm) 호침을 취하고, 통상적인 국부 소독 이후 鼻尖을 향하여 약 1.8촌(45mm) 자입한다.

鍼感 : 국부 창통이 있다. (그림 4-1)

⑰ 上脘 : 상복부 前 정중선에서 臍中 上 5촌처에 있다. 30호 1.5촌(40mm) 호침을 취하고, 통상적인 국부 소독 이후 약 1.3촌(35mm) 직자한다.

鍼感 : 국부 창통이 있다. (그림 4-10)

⑱ 關元 : 하복부 前 정중선에서, 臍中 下 3촌, 曲骨 上 2촌에 앙와하여 취혈한다. 30호 1.5촌(40mm) 호침을 취하고, 국부 소독 후 약 1.3촌(35mm) 직자한다.

鍼感 : 국부 脹痛 혹은 회음으로 방산한다. (그림 4-12)

⑲ 三陰交(양측) : 小腿內側, 內踝尖 上 3촌 경골내측의 후연에 있다. 30호 2촌(50mm) 호침을 취하고, 통상적인 국부 소독 이후 약 1.8촌(45mm) 직자한다.

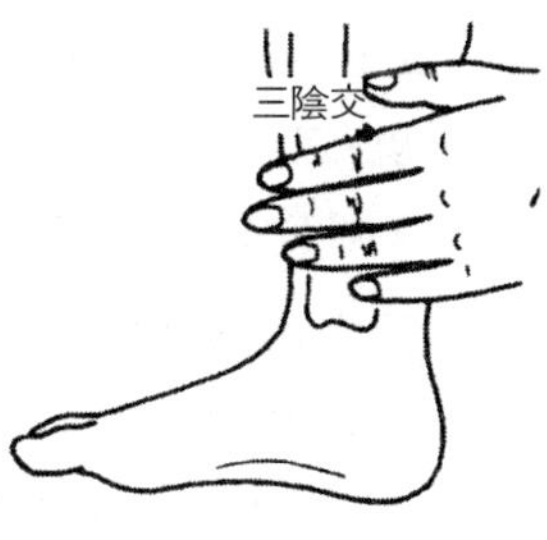

그림 4-21

鍼感 : 국부 창통이 있거나 足底 혹은 膝部로 방산된다. (그림 4-21)

2) 體位와 手法 및 療程

脾胃氣虛型 환자는 좌위를 취하고 陽白・攢竹 透 絲竹空・魚腰・太陽을 위와 같은 방법으로 자입한다. 平補平瀉手法으로 득기를 하고 전침자극을 가하며 40분 留鍼한다. 매일 1회, 10회를 한 療程으로 하며, 5일 휴식 후 다시 시술한다. 효과는 있으나 아직 호전되지 않으면

다시 치료를 하고 10회 치료 후 효과가 없거나 완치가 되면 치료를 종료한다.

脾胃虛弱型 환자는 좌위를 취하고 風池・風府・大椎・中脘・足三里를 위와 같은 방법으로 자입한다. 平補平瀉手法으로 득기를 하는데 中脘・足三里는 留鍼을 하지 않고, 頸部 4穴에 전침자극을 하고 40분 留鍼을 한다. 매일 1회, 10회를 하나의 療程으로 하며 5일 휴식 후 다시 시술한다. 효과는 있으나 아직 호전되지 않으면 다시 치료를 하고, 10회 치료 후 효과가 없거나 완치가 되면 치료를 종료한다.

氣血兩虛型 환자 두 조는 다음과 같이 취혈한다.

① 제1조합 : 後背組

34개의 양측 夾脊・環跳・承山을 위와 같은 방법으로 자입을 하고 전침자극을 가한다. 40분 유침을 하고 火罐으로 약 1분 정도 부항을 하고 2일 1회 시술하며 제2조합과 교대로 사용한다.

② 제2조합 : 前面組

天鼎・合谷・牽正・上脘・中脘・關元・足三里・三陰交를 위의 방법으로 자입하고 전기자극을 가한다. 약 40분 유침하고 火罐으로 부항을 할 수 있는 부위에 약 1분 정도 부항을 한다. 제1조합과 교대로 사용하며, 20회(각조 10회)가 하나의 療程이다. 효과는 있으나 아직 호전되지 않으면 다시 치료를 하고 20회 치료 후 효과가 없거나 완치가 되면 치료를 종료한다.

4. 저자 견해

중증근무력증의 임상 증상은 다양하다. 中醫學에서 이 병의 발생은 後天禀賦不足, 脾胃素虧 혹은 질병으로 虛해져서 脾胃의 受納, 運化의 기능이 失常하여 氣血을 生化하는 근원이 不足하고 脾氣虛衰, 脾陽不振, 中氣下陷하여 四肢, 筋肉이 氣血의 영양을 받지 못해 四肢軟弱無力, 眼瞼下垂, 頸部筋肉萎軟이 나타나고 久病으로 虧耗되거나 精・氣・血이 모두 虧해져서 筋脈筋肉이 濡養을 잃어 四肢萎軟無力,

咀嚼, 呑咽, 呼吸困難 등의 어려움이 나타나고 위험을 초래한다.

저자는 해당 병증을 3가지 유형으로 나눴다.

脾胃氣虛型은 脾胃氣虛, 氣血化源不足하여 顔面 근육과 피부를 영양하지 못해 눈의 근육과 피부에 弛緩이 나타난 것이다. 위의 분류에 따른 혈위 조합과 전침치료를 가하면 일정한 효과를 얻을 수 있고, 일부 소수의 환자에서 좋은 효과를 기대할 수 있다.

脾胃虛弱型은 脾胃虛弱하며, 氣血을 化生하는 근원이 없으므로, 氣血不足하여 筋肉·筋脈이 영양을 받지 못해 頸部와 上肢筋肉이 失養하므로 頭頸軟弱하여 앞으로 기울고 上肢無力의 증상이 나타난 것이다. 위의 혈위 조합으로 치료하면 일정한 효과는 있으나 이상적이지 못하다.

氣血兩虛型은 後天稟賦不足, 脾胃素虧, 氣血化生하는 근원이 부족하여 四肢筋肉을 濡潤하지 못하고, 筋脈筋肉이 失養하여 四肢萎軟이 나타난다. 氣道失養하여 呼吸困難, 咀嚼無力, 呑咽困難 등의 증상과 근육에 위험한 증상이 나타나는 것이다. 가벼운 환자는 위의 혈위 조합으로 일정한 치료 효과를 낼 수 있으나 근육에 위험한 증상이 나타나는 患者는 구급을 하는 동시에 침자로 보조적인 치료를 하면 일정한 효과가 있을 것이다.

중증근무력증은 임상에서 흔히 볼 수 있는 상당한 난치성 질환으로 脾胃氣虛型은 주로 눈 근육에 증상이 나타나는데, 위의 분류에 따른 혈위 조합에 전침을 가하면 일정한 효과가 있고 일부 환자에서 좋은 효과를 기대할 수 있다. 뒤의 2가지 유형의 환자는 치료 효과가 만족스럽지 못하고, 특히 근무력으로 인해 위급한 상황에 처한 환자는 구급을 한 다음에 전침 치료를 해야 불량한 결과를 초래하지 않는다. 어쨌든 중증근무력증은 임상에서 치료가 어려운 증상이다. 종합적인 치료(예를 들어 항콜린에스테라아제(anticholinesterase), 부신피질호르몬(adrenal cortical hormone), 면역억제제 등 약물)를 해야 치료 효과를 높일 수 있다.

제9절 週期性 癱瘓

週期性 癱瘓(periodic paralysis)은 하나의 반복적인 골격근의 弛緩性 癱瘓이 특징인 疾病으로 발병 당시의 혈중 칼륨을 근거로 하여 저칼륨혈성·고칼륨혈성·정상 칼륨혈성의 3가지 유형으로 나눌 수 있다.

1. 임상 증상

임상에서 다음과 같은 3가지 유형이 있다.

1) 저칼륨혈성 週期性 癱瘓

발작 시 근육 세포 내의 칼륨이온이 증가되고, 세포외와 혈청 중의 칼륨이 감소되는 증상이다. 여성보다 남성에게, 청년기에 발병이 많으며, 전형적인 발작은 항상 야간에 있고, 깨어난 후 肢體에 대칭성의 無力癱瘓이 발현된다. 혹 하지로부터 병이 발생하여 위로 상행하여 상지에 미치는데 근위부가 비교적 심하다. 체간 근육에 영향을 미칠 수 있고, 소수의 重症에서는 호흡이나, 呑咽에 영향을 주며 혹 안검하수가 나타나기도 한다. 단지 안외근의 癱瘓이 드물게 나타나고 때로는 癱瘓이 한쪽에 나타나거나 한쪽의 근육에 나타나기도 한다. 환측 근육의 張力이 저하되고, 腱反射는 감소되거나 消失되고, 기계적 자극이나 전기자극반응이 감소되고, 심하면 소실되며, 반복 발작하는 重症의 병증에서는 下肢 근위부의 근육이나, 脛前 근육(tibialis anterior muscle)과 背部근육이 무력하고, 萎縮되며, 일부의 환자에서 발병 시에 심박동률이 완만해지고 심실성 조기박동, 혈압상승 등이 나타난다. 매번 발작의 지속시간은 몇 시간에서 2~3일 정도로 일정하지 않고, 길면 7~8일에 이른다. 발병 전에 지체의 酸痛, 脹痛, 麻重이 있으며, 煩渴, 多汗, 少尿, 潮紅, 恐懼 등의 전구증상이 있고, 전구기나 혹 癱瘓 조기에는 患肢를 움직이면 발작을 억제시킬 수 있다. 癱瘓 조기의 근육이 우선 회복되고, 회복과 동시에 多汗, 大汗이 흔히 동반된다. 제일 먼저 癱瘓이 발생한 근육이 먼저 회복되고, 회복되는 동시에 多汗, 大汗을 수반한다. 일부 病證例에서 근력이 회복된 후 단시간 동안 환측 근육의 僵硬이나 疼痛을 느낀다. 심전도에서 T파역위,평저 T파, S-T하강, Q-T간격 연장, QRS파군 완만, U파 뚜렷함이 나타난다. 대량의 포도당, 부신피질호르몬 혹은 췌장효소의 주사로 발병할 수 있다. 근전도에서 가벼운 사람은 흥분부위가 증가되고, 심한 사람은 반응이 소실되고, 혈중 칼륨이 떨어진다.

2) 고칼륨혈성 주기성 癱瘓

주로 발작 시 혈중 칼륨은 증가되고, 칼륨을 보충하면 심해지고, 나트륨을 투여하면 완해된다. 발병은 남녀가 비슷하고, 발병연령은 10세 이전이고, 30세 이후에는 발병이 중지된다. 발작은 낮 시간 동안이거나 심한 사람은 하루에 수차례 발작한다. 매 차례 지속시간은 비교적 짧고, 약 수십 분 정도에서 수 시간 정도이고, 2일 이상은 드물다. 극렬한 운동이나, 정서적 흥분, 寒冷, 飢餓, 感染, 전신마목 등으로 유발할 수 있다. 발작은 저칼륨혈성 癱瘓과 비슷하며 단지 정도가 비교적 가볍고, 발작 시와 발작전기에 혈중 칼륨이 증가하고, 요중 칼륨도 증가된다. 심전도에서는 고칼륨혈성 변화와 개별적으로 二聯律 혹은 일과성 심박동 증가와 같이 심박동이 일정하지 않다. 발작 시에는 포도당산칼슘 혹은 염화칼슘을 정맥주사하고, 식사를 하게 하고, 포도당에 췌장효소를 가하여 정맥주사하면 증상을 경감시킬 수 있다.

3) 정상칼륨혈성 주기성 癱瘓

발병은 10세 이전에 많으며, 주로 야간이나 새벽에 발병하며, 발병 당시에 肢體 혹은 부분적인 근육의 癱瘓이 발생하며, 매번 비교적 긴 시간 지속되어 며칠이나 몇 주까지 가기도 한다. 운동 후에 휴식으로 유발될 수 있으며, 일부 환자가 평소에 소금을 좋아하는데, 소금을 줄이거나 염화칼륨을 투여하면 증상이 유발되거나 악화된다. 癱瘓 발작

시에 혈중 칼륨이나 요중 칼륨은 정상이다.

● 검사 : 혈청칼륨, 심전도가 진단에 도움이 된다.

2. 중의 변증 치료

週期性 癱瘓은 하나의 반복 발작, 단기간(수시간에서 수일) 안에 회복이 가능한 근골격근 이완성 癱瘓이 특징인 질병으로 中醫에서는 '痿證'의 범주에 속한다. 中醫學에서는 이 질병의 발생이 사람의 先天不足으로 腎虛를 타고나 腎陰陽이 모두 虛를 초래하는 것, 後天不足로 인한 脾胃 기능 실조, 飮食不節, 과도한 일로 피로가 쌓여 脾胃에 영향을 미치는 것, 혹은 外感寒濕邪가 筋脈肌膚에 浸淫되서 氣血運行의 不暢 등을 초래해 이 병이 발생하는 것으로 본다. 다음과 같이 분류할 수 있다.

1) 肺胃熱盛型

반복 발작하는 筋無力性 癱瘓으로 대부분 양측에 발생한다. 발작 전에 肢體가 酸脹疼痛, 麻重하고, 煩渴, 多汗, 少尿, 面色潮紅, 恐惧 등의 전구증상이 있다. 대부분 야간에 발작하며 발작 시 四肢軟癱하고, 매번 발작 시간은 수 시간에서 1~3일로 일정하지 않다. 회복은 처음 발병한 근육에서 회복되며 多汗, 大汗을 동반하며, 일부의 환자는 회복 후에 단시간 동안 환측 근육의 僵硬과 疼痛을 느끼기도 한다. 舌紅苔黃, 脈洪하다.

① 治則 : 清肺潤燥, 和胃驅邪

② 혈위 처방 : 天鼎(양측) · 曲池(양측) · 合谷(양측) · 髀關(양측) · 伏兎(양측) · 足三里(양측) · 內庭(양측)

③ 혈방 해석 : ≪黃帝內經≫의 "治痿獨取陽明" 치료원칙에 근거하여 手陽明大腸經의 天鼎 · 曲池 · 合谷을 취하여 清熱을 한다. 肺와 大腸은 表裏를 이루므로 瀉法으로 疏導肺氣, 宣肺調氣降逆한다. 足陽明胃經의 髀關 · 伏兎 · 足三里 · 內庭을 瀉하여 清瀉脾胃積熱, 調和

脾胃한다. 위의 혈위 조합은 肺淸潤, 和胃驅邪하는 作用이 있다.

2) 濕熱浸淫型

10세 이전에 발병하고 대부분 극렬한 운동, 정서의 흥분, 寒冷飢餓, 感染 등으로 유발이 된다. 발작은 四肢 혹은 單側 肢體의 筋肉酸軟無力을 주로 하고, 肺胃熱盛型과 같은 극렬한 증상은 없고 간헐적으로 발작을 한다. 하루에 여러 번, 매번 지속 시간은 수십 분에서 수 시간으로 드물게 2일 이상, 혹은 며칠, 몇 주에 달하기도 하며 일정하지 않다. 煩熱多汗, 胸悶, 患肢惡熱, 得冷則舒, 小便混濁하는 전신 증상이 있다. 舌苔黃膩, 脈濡數或促하다.

① 治則 : 化濕淸熱, 益氣健中

② 혈위 처방 : 天鼎(양측)・大椎・曲池(양측)・合谷(양측)・伏兎(양측)・足三里(양측)・三陰交(양측)・脾兪(양측)・胃兪(양측)・內庭(양측)

③ 혈방 해석 : 취혈 원칙은 肺胃熱盛型과 같고 手陽明大腸經의 天鼎・曲池・合谷, 足陽明胃經의 伏兎・足三里・內庭을 취해 淸胃腸濕熱한다. 督脈의 大椎로 解表通陽, 理氣降逆한다. 脾兪・胃兪는 助脾胃氣, 益氣健中한다. 위 혈의 조합은 化濕淸熱, 益氣健中하는 효능이 있다.

3. 치료

1) 穴位와 鍼法

① 天鼎(양측) : 頸外側에 흉쇄유돌근 후연 후두결절의 양측 扶突과 缺盆의 중점에 있다. 30호 1.5촌(40mm) 호침을 취하고, 국부를 소독 후 척추 방향을 향하여 약 1.3촌(35mm) 刺入한다.

鍼感 : 국부 창통이 있거나 上臂와 手部를 향하여 放散된다. (그림 4-19)

② 曲池(양측) : 屈肘하여 두 손을 맞잡는 체위를 하고, 肘部의 요측 尺澤과 상완골 외상과의 중점에 있다. 30호 2촌(50mm) 호침을 취

하고, 국부를 소독한 후 약 1.8촌(45mm) 直刺入한다.

鍼感 : 국부의 脹·麻感을 주로 하고 腕, 手 혹은 肩部로 방산된다. (그림 4-22)

③ **合谷**(양측) : 手背에서 제1·2중수골 사이 혹은 제3掌骨指關節과 陽谿의 중점에서 食指와 근접해 있다. 30호 2촌(50mm) 호침을 취하고, 통상적인 국부 소독 이후 後谿 방향으로 약 1.8촌(45mm)을 자입한다.

鍼感 : 국부 창통이 있다. (그림 4-20)

④ **髀關**(양측) : 대퇴 전면에 전상장골극과 슬개골저부 外側端의 연결선상에 있다. 고관절 굴곡 시 會陰과 같은 높이에 있다. 봉공근 외측 오목한 곳에 있으며 슬개골 底部 外側端 上 12촌에 있다. 30호 2촌(50mm) 호침을 취하고, 국부를 소독한 다음 약 1.8촌(45mm) 위로 斜刺한다.

鍼感 : 국부 창통이 있다. (그림 4-23)

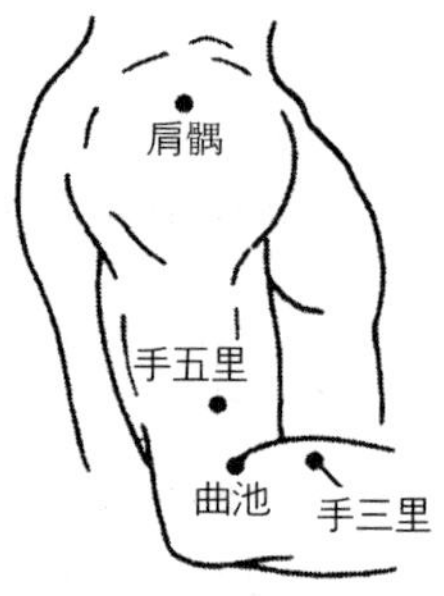

그림 4-22

⑤ **大椎** : 背部 정중선상에 제1흉추 극돌기와 제7경추 극돌기 사이의 오목한 곳에 위치한다. 좌위로 머리를 숙이고 취혈을 한다. 30호 1.5촌(40mm) 호침을 취하고, 국부를 통상적으로 소독한 다음 약 1.3촌(35mm) 직자한다.

鍼感 : 국부 脹痛이 있다. (그림 4-15)

⑥ **伏兎**(양측) : 전상장골극과 슬개골 저부의 外緣 연결선상에 있으며 슬개골 上 6촌에 있다. 30호 2촌(50mm) 호침을 취하고, 국부를 소독한 후 약 1.8촌(45mm) 직자한다.

鍼感 : 국부 脹痛이 있다. (그림 4-23)

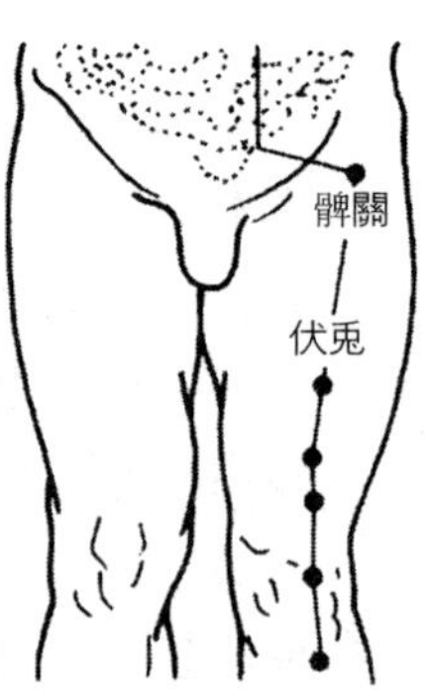

그림 4-23

⑦ **足三里**(양측) : 소퇴 전 외측면의 상부, 犢鼻 하 3촌, 경골전연에서 1횡지(중지) 바

같에 있다. 30호 2촌(50mm) 호침을 취하고, 국부를 소독 후 약 1.8촌(45mm) 직자한다.

鍼感 : 국부 脹痛 혹 발등으로 방산한다. (그림 4-11)

⑧ 三陰交(양측) : 小腿內側, 內踝尖 上 3촌에 경골내측의 후연에 있다. 30호 2촌(50mm) 호침을 취하고, 통상적인 국부 소독 이후 약 1.8촌(45mm) 직자한다.

鍼感 : 국부 창통이 있거나 足底 혹은 膝部로 방산된다. (그림 4-21)

⑨ 脾兪(양측) : 背下部에 脊中(제11 · 12흉추 극돌기의 오목한 곳) 외측 1.5촌처에 있다. 30호 2촌(50mm) 호침 2개를 취한다. 국부를 소독하고, 척추 방향으로 약 1.8촌(45mm) 자입한다.

鍼感 : 국부 脹痛이 있다. (그림 4-5)

⑩ 胃兪(양측) : 背下部에 제12흉추 극돌기와 제1요추 극돌기의 오목한 곳 외측 1.5촌처에 있다. 30호 2촌(50mm) 호침 2개를 취한다. 국부를 소독하고, 척추 방향으로 약 1.8촌(45mm) 자입한다.

鍼感 : 국부 脹痛이 있다. (그림 4-5)

⑪ 內庭(양측) : 足背 2 · 3趾間 縫紋 후방 赤白肉際處에 있다. 30호 1.5촌(40mm) 호침을 취하고, 국부를 소독한 다음 약 1.4촌(38mm) 위로 斜刺한다.

鍼感 : 국부 脹痛이 있다. (그림 4-2)

2) 體位와 手法 및 療程

肺胃熱盛型 환자는 앙와위를 취하고 天鼎 · 曲池 · 合谷 · 髀關 · 伏兎 · 足三里 · 內庭을 위와 같은 방법으로 자입한다. 瀉法으로 득기를 하고 전기 자극을 가하여 40분 留鍼한다. 매일 1회, 10회를 하나의 療程으로 하며 5일 휴식 후 다시 시술한다. 효과는 있으나 아직 호전되지 않으면 다시 치료를 하고 10회 치료 후 효과가 없거나 완치가 되면 치료를 종료한다.

濕熱浸淫型 환자는 앙와위를 취하고 天鼎 · 大椎 · 曲池 · 合谷 · 伏兎 · 足三里 · 三陰交 · 內庭 · 脾兪 · 胃兪(脾兪 · 胃兪 2穴를 먼저 자침하

고 유침은 하지 않는다. 補法으로 득기를 하고 火罐으로 약 1분 정도 부항을 한다)를 위와 같은 방법으로 자입한다. 瀉法으로 득기(뒤에 나오는 2穴은 제외)를 하고 전기 자극을 가하여 40분 留鍼한다. 매일 1회, 10회를 하나의 療程으로 하며 5일 휴식 후 다시 시술한다. 효과는 있으나 아직 호전되지 않으면 다시 치료를 하고 10회 치료 후 효과가 없거나 완치가 되면 치료를 종료한다.

4. 저자 견해

週期性 癱瘓은 中醫學의 '痿證' 등의 범주에 속하며 저자는 이를 2가지 유형으로 구분하였다.

肺胃熱盛型은 본래 脾胃虛弱하여 溫熱한 邪毒이 虛를 틈타 인체를 侵襲하는 것으로 肺受熱灼, 津液耗損, 衛陽不固, 筋脈筋肉失養하는 것이다. 혹은 辛辣甘味를 좋아하며 많이 먹어, 脾胃積熱, 熱耗津液, 筋脈, 筋肉失養하여 발병한 것으로 위의 혈위 조합에 전침으로 자극하면 대부분 좋은 효과가 있다.

濕熱浸淫型은 濕地에 앉거나 비오는 날 外邪에 感受되어 濕邪가 몸 안에서 머물면 脾의 運化 기능을 막으므로 脾胃之氣가 鬱滯되고, 오래되어 열로 변화하여 양명을 훈증하므로 근육이 이완하여 발병한 것이다. 위의 혈위 조합으로 치료하면 비교적 치료 기간은 길더라도 최적의 치료 선택이다.

週期性 癱瘓은 肺胃熱盛型(저칼륨혈증)이 비교적 많고, 대부분 처음에는 中風(뇌혈관질환 혹은 뇌성마비)으로 오인하지만 혈중 칼륨 수치와 심전도 검사를 통해 확진을 하게 된다. 이 형의 환자는 전형적으로 자연회복이 되거나 반복 발작을 하는데 대부분 염화칼륨류의 약물을 경구투여하면 완치될 수 있다. 그러나 일부 저칼륨환자는 급격하게 저칼륨성 호흡근 마비(05년 7월에 슬관절활막염으로 저자에게 치료받은 환자가 있었는데 액체를 추출하고 봉폐요법 후 6시간에 양측 상·하지무력이 나타나고, 당시 혈중 칼류수치가 1.8mmol/L(정상 : 3.5mmol/L))였다. 환자는 최근에 전형

적으로 설사의 증상이 있었고 7월달에 날씨가 덥고, 과다한 汗出로 인한 것으로 보고 肺胃熱盛型으로 진단한 후 위의 혈위 조합으로 치료하였는데 발침 후 환자는 증상이 호전됨을 느꼈으나 1시간 후 다시 증상이 심해졌다. 나는 환자에게 내과로 전과해 입원치료를 하게 했으며 당시 혈중 칼륨 수치는 1.9mmol/L였다. 칼륨 보충 등의 치료에도 病情은 호전이 없고, 삽관을 해서 호흡이 원활하도록 하였으며 대량의 칼륨과 액체의 보충으로 오후 5시가 돼서야 안정이 되었고, 1주일 후 퇴원하였다)가 나타나기도 한다. 만약 후유증으로 일부의 증상이 남아 있으면 위의 분류에 따른 혈위 조합에 전기 치료를 가하면 회복시간을 단축시킬 수 있고, 환자의 면역력을 증강시킬 수 있다.

濕熱浸淫型 환자는 장시간의 전침치료로 역시 만족할 만한 효과를 얻을 수 있다. 일부 장시간 筋萎軟이 있는 환자는 위의 혈위에 국한되지 말고 萎軟된 근육의 구역 내에 적당한 穴을 추가해야 한다.

제10절 幻肢痛

환지통은 截肢 후에도 잃은 患肢가 존재하는 것처럼 느끼고 극렬한 환각성 동통이 발생하는 것을 말한다. 환자의 지체가 외상을 입거나 수술 절제 후 그 지체가 존재하는 것으로 자각하고 부분적으로 환자가 환지의 극렬한 동통을 느끼는 것이다. 척수의 통각이 비특이적 전도통로의 억제성 충동의 감소 상태로 인해 통각의 흥분성이 이상적으로 증가한 것이다. 중추신경계통의 통각전도, 신경전달물질의 分泌紊亂과 관련이 있다.

1. 임상 증상

임상적으로 截肢 후에 창상면의 수복기간 내에 발생하는데 주로 하지를 절지한 환자에게 다발한다. 대부분의 환자는 수면 중에 발병하며 통증으로 깬다. 깨고 난 후 몇 시간 혹은 며칠 동안 통증이 이어지며,

환자는 截肢가 여전히 존재하는 것처럼 느끼고 患肢를 '움직일 때' 동통이 생기고 심해지는 느낌을 받는다. 통증의 양상은 극렬하여 번개가 쳐서 전기가 흐르듯하며, 작열감이 지속적 혹은 일과성으로 심해진다.

2. 중의 변증 치료

幻肢痛은 中醫學에서 지체가 절단되고 나서 經脈이 끊어져 機體의 經氣가 失調되면 氣血의 運行이 不利하고, 氣滯와 血瘀로 막여 不通하므로 통증이 발병한다고 여긴다.

주증은 잃어버린 환자의 創傷이 수복되고 나서 환자는 여전히 환지가 있는 것처럼 느끼며 대부분 하지 절단 후에 발생한다. 대부분의 환자는 수면 중 발병하여 통증으로 깨게 된다. 깨어난 후 수 시간동안 찌르고 타는 뜻한 통증이 때때로 발작하고 面色青紫, 晦暗해진다. 舌質이 淡紫하고 瘀點이 있으며, 苔薄, 脈沈澁하다.

① 治則 : 疏調氣血, 通絡止痛

② 혈위 처방 : 百會・合谷(양측)・足三里(건측)・三陰交(건측)

③ 혈방 해석 : 百會는 三陽經과 督脈의 會穴이며 清熱開竅, 健腦寧神, 回陽固脫, 平肝熄風하는 효능이 있다. 合谷・足三里는 각각 手陽明大腸經과 足陽明胃經의 原穴, 合穴이며 2穴을 배합하면 疏調經氣, 宣通氣血하고 비교적 좋은 止痛效果가 있다. 三陰交를 배합하면 行氣活血止痛의 효과가 있다. 取穴은 上下 取穴과 左右 取穴法(巨刺法)을 원칙으로 하고, 二法을 같이 쓰면 疏調經絡, 調節氣機하는 효능이 있다.

3. 치료

1) 穴位와 鍼法

① 百會 : 後髮際 正中 直上 7촌, 兩 耳尖 直上, 頭頂 정중앙 오목한 곳에 있다. 30호 1.5촌(40mm) 호침을 취하며, 국부는 통상적인 소독 후 鍼尖은 後方을 향하여 약간 斜刺하는데 약 1.4촌(38mm) 刺

入하여 골에 닿게 한다.

鍼感 : 국부 脹痛이 있다. (그림 4-1)

② 合谷(양측) : 手背에서 제1・2중수골 사이 혹은 제3掌骨指關節과 陽谿의 중점에서 食指와 근접해 있다. 30호 2촌(50mm) 호침을 취하여 통상적인 국부 소독 이후 後谿 방향으로 약 1.8촌(45mm) 자입한다.

鍼感 : 국부 창통이 있다. (그림 4-20)

③ 足三里(건측) : 소퇴 전 외측면의 상부, 犢鼻 하 3촌, 경골전연에서 1횡지(중지) 바깥에 있다. 30호 2촌(50mm) 호침을 취하고, 국부를 소독 후 약 1.8촌(45mm) 직자한다.

鍼感 : 국부 脹痛 혹 발등으로 방산한다. (그림 4-11)

④ 三陰交(건측) : 小腿內側, 內踝尖 上 3촌, 경골내측의 후연에 있다. 30호 2촌(50mm) 호침을 취하고, 통상적인 국부 소독 이후 약 1.8촌(45mm) 직자한다.

鍼感 : 국부 창통이 있거나 足底 혹은 膝部로 방산된다. (그림 4-21)

2) 體位와 手法 및 療程

百會・合谷・足三里・三陰交를 取穴하고 위와 같은 방법으로 刺入하는데 瀉法으로 득기하여 40분간 유침한다. 매일 1회 刺鍼하여 통증이 소실되면 치료를 종료한다.

4. 저자 견해

환지통은 임상에서 그렇게 많이 보이는 질환이 아니다. 저자의 스승께 1례가 있었는데, 공사장에서 발포를 하는 과정에서 바위에 의해 좌측 하지가 대퇴골 중반부부터 절단되었다. 창상면이 완전히 수복되고 나서 야간 수면 중에 일과성의 극렬한 통증이 나타나고 깨고 나서는 통증이 감소되었다. 처음에는 1주일, 한 달 혹은 몇 달에 한 번 일정하지 않게 발병하였다. 1년 후에는 발작 횟수가 증가되고 극렬해졌다. 매번 발작 시 통증의 지속시간이 길어지고, 통증으로 수면 시 깨는데 깨고 나서도 통증이 약 1시간 정도 지속되었다. 스승께서는 위의 방법으로 치료하여 좋은 효과를 얻었다. 매번 발작 시 통증이 제거되어야 발침을 했다. 총 10회 치료(매번 발병 시 통증이 제거되고 나서 발침을 한다)를 하고 다시 재발하지 않았다. 스승께서는 이 병증의 치료 관건으로 치료의 手法이 강해야 하며 강자극이어야만 환자의 통증이 제어가 된다고 하셨다. 발침 몇 시간 후에 다시 통증이 발작하면 역시 위의 방법으로 치료하면 통증이 제거될 수 있으며 통증이 소실되면 발침을 한다. 이렇게 여러 번의 침자 치료 후 통증은 점차 해소가 되고 다시 발병하지 않을 것이다.

제11절 截癱

截癱은 外傷으로 인하여 척수 손상이 일어나 高位截癱(四肢癱)이 나타나거나 低位截癱(兩下肢癱)이 나타나는 것이다. 본 절에서는 주로 外傷性 低位截癱에 관해 살펴보겠다.

주요 원인은 외부에서 오는 직접적인 충격 혹은 고공 낙하로 臀部 혹은 腰部에 힘이 가해져 椎骨骨折, 錯位 및 脊髓 압박 손상을 일으킨 것으로 아래와 같은 3가지가 있다.

1) 脊髓쇼크

脊髓 자체에는 해부학적인 현저한 변화가 없으나 기능적인 측면에서 순간 傳導가 중단되어 척수의 횡단식 손상과 유사한 증상이 나타난다. 척수 손상의 급성기 및 초기에 많이 보이는데 가벼운 사람은 수일 혹은 4~6주 후 기능이 완전히 회복되며, 환자에 따라서 회복 시간이 비교적 긴 사람도 있다.

2) 脊髓挫裂傷

폭력으로 脊椎骨骨折 및 脫位가 발생한 骨折 파편 혹은 異物이 椎管에 들어가 척수를 압박하고, 찢어진 정도가 다르게 부종, 출혈 혹은 斷裂, 液化 및 괴사를 일으켜 척수의 실질 조직이 정도가 다르게 파괴된다.

3) 脊髓壓迫

지속적 脊髓 손상이 발생하면 다음과 같은 원인으로 척수의 물리적 압박이 일어난다.

① 脊髓 부종 : 손상을 받은 국부 조직에 염증이 발생하여 부종이 일어나거나 骨折 畸形으로 인하여 혈액의 운행에 영향을 주어 부종이 가중된다. 일반적으로 1~2주 지속된다.

② 椎管 內 出血 : 손상을 받은 후 硬膜 내의 작은 혈관 혹은 경막외 정맥총의 파열로 출혈되면 척수 내외 압력이 점차 증가하여 척수를 압박한다. 척수 손상의 급성기에 많이 보인다.

③ 이물질의 압박 : 위치가 이동한 椎體, 분쇄된 뼈의 파편, 돌출한 추간판 및 이물질 모두 척수를 압박할 수 있다.

④ 척수 지주막 유착 : 척수가 꺾이고 찢어지는 손상 후 椎管 내 출혈, 손상된 조직 軟化, 瘢痕 조직 형성 혹은 손상 후 뇌척수액의 장기적인 梗塞은 모두 지주막 유착을 형성하여 脊髓를 압박할 수 있다.

1. 임상 증상

임상 증상은 손상을 받은 부위에서 나타나며, 손상 원인 및 과정이 다르므로 다른 증상이 나타난다. 요천부(손상은 L1~5, S1에서 많이 보인다)의 척수 shock기는 매우 짧아 일반적으로 24시간을 초과하지 않는다. 깨어난 후 橫貫性 손상 이하에서 이완성 癱瘓이 나타나며, 만약 척수 손상, 압박이 없으면 단기간 내 회복이 가능하다. 골절로 위치가 이

동하여 골절 파편이 척수를 압박할 때는 당연히 조기에 수술로 위치를 바로 잡아야 하며 골절로 인한 파편도 제거해야 한다. 수술 후 남은 截癱은 수술 전과 같이 손상 받은 추골과 척수 이하에 截癱이 나타나고, 癱瘓된 근육은 이완되어 完全癱瘓이 된다. 만약 척수 손상이 심하지 않거나 단지 血腫이 있고, 골절로 인한 압박 시간이 길지 않고, 수술이 제때 이상적으로 이루어졌으면 刺鍼治療로 회복을 기대할 수 있다. 척수 손상이 심한 경우는 매우 빨리 하지 위축이 나타나며, 양하지 근육의 癱瘓과 軟化가 시작되어 점차 위축된다.

2. 중의 변증 치료

이 절에서는 주로 제10흉추 이하의 척수손상을 다루는데 低位截癱을 위주로 하는 병증이다. 中醫學에서는 '痿證' 등의 범주에 속하며 이 병증의 발생은 督脈 外傷으로 瘀血이 막혀 不通하므로 下肢를 濡養하지 못해 癱瘓不仁을 초래한 것이다. 이 병증은 下肢經脈의 瘀滯로 脾胃肝腎의 장부 기능에 직접적인 영향을 미쳐 하지의 病情을 가중시킬 수 있는데, 유형은 다음과 같다.

1) 瘀血阻滯型

폭력으로 척추가 骨折되거나 脫位되어 손상받은 국부가 腫脹疼痛하고, 손상 받은 부위 이하의 하지에 筋脈弛緩, 萎軟癱瘓, 肌膚不仁, 二便不利 혹은 失禁의 증상이 나타난다. 脈沈澁, 舌薄白하다.

① 治則 : 活血化瘀, 通經活絡

② 혈위 처방 : 筋縮・腎兪(양측)・大腸兪(양측)・環跳(양측)・殷門(양측)・委中(양측)・承山(양측)

③ 혈방 해석 : 筋縮은 督脈의 穴로 督脈의 脈氣가 發하는 곳이며 諸陽을 宣通하고 督脈經氣을 疏通하는 효능이 있다. 腎兪는 背兪穴 중의 하나이며 腎脈의 兪穴이다. 滋補腎陰, 通利腰脊하는 효능이 있다. 大腸兪는 大腸經의 兪穴이며 調理腸胃, 强健腰膝하는 효능

이 있다. 殷門·委中·承山은 모두 足太陽膀胱經의 穴로 通經活絡, 起萎復癱하는 효능이 있으며 足少陽膽經의 環跳와 배합하면 通經活絡强健腰腿하는 효능이 있다. 위 혈위의 조합은 活血化瘀, 通經活絡하는 효능이 있다.

2) 脾胃虛弱型

腰部 손상 후 下肢截癱, 筋肉弛緩, 完全癱瘓, 口乾腹脹, 食慾不振 혹 二便失禁, 面色無華, 倦怠肢凉, 少氣無力하다. 舌質淡紅苔薄白, 脈象細緩하다.

① 治則 : 益氣健脾, 養血强筋

② 혈위 처방 : 胃兪(양측)·脾兪(양측)·大腸兪(양측)·環跳(양측)·殷門(양측)·委中(양측)·足三里(양측)·承山(양측)

③ 혈방 해석 : 胃兪·脾兪·大腸兪는 胃·脾·大腸三經의 背部兪穴이며, 3穴을 같이 자침하면 益氣健脾, 和胃通氣하는 효능이 있다. 膀胱經의 委中·殷門·承山을 배합하면 通經活絡하고, 足少陽膽經의 環跳, 足陽明胃經의 足三里와 배합하면 活血養血한다. 위 혈위의 조합은 益氣健脾, 養血强筋하는 효능이 있다.

3) 腎督虛衰型

손상 후 截癱된 지 오래되어 肢體痿廢不用하고 양 하지는 萎軟하기 시작하여 빠른 시간 안에 근육이 위축되고 혹은 양측 하지 근육이 점차 얇아지고 위축된다. 頭暈耳鳴, 하지피부가 건조하고 심지어 거칠어진다. 口乾, 二便失禁 혹 腹脹, 大便乾燥하다. 舌紅, 少苔, 脈象弦細或細數하다.

① 治則 : 溫補腎督, 充精養血

② 혈위 처방 : 命門·腰陽關·腎兪(양측)·秩邊(양측)·環跳(양측)·殷門(양측)·陽陵泉(양측)·承山(양측)·懸鐘(양측)

③ 혈방 해석 : 命門·腰陽關으로 補益腎中眞陽하고, 腎兪로 振奮腎

氣하고 益精血한다. 陽陵泉으로 壯筋强筋하고, 髓會인 懸鐘으로 塡髓補精한다. 여기에 秩邊·環跳·殷門·委中·承山으로 보조하여 助氣活血壯筋起痿한다. 이 穴들을 같이 사용하면 溫補腎督, 充精益血한다.

3. 치료

1) 穴位와 鍼法

① **筋縮** : 背部 後正中線上, 제7·8흉추 극돌기의 오목한 부위에 있다. 30호 2촌(50mm) 호침을 취하고, 국부를 소독한 다음 약 1.8촌(45mm) 위를 향해 斜刺한다.

鍼感 : 국부 脹痛이 있다. (그림 4-24)

② **腎兪**(양측) : 命門(제2·3요추 극돌기 사이 오목한 부위)에서 양방 1.5촌에 있다. 30호 3촌(75mm) 호침을 취하고, 국부를 소독한 다음 약 2.8촌(70mm) 자입한다.

鍼感 : 국부 脹痛 혹은 동측의 臀部와 膕部로 방산된다. (그림 4-24)

③ **殷門**(양측) : 大腿 후면의 中部에 있다. 즉 承扶와 委中(오금 橫紋 중앙) 연결선상, 承扶 下 6촌에 있으며, 엎드려서 取穴한다. 30호 3촌(75mm) 호침을 선택한다. 국부는 통상적인 소독 후 약 2.8촌(70mm) 直刺한다.

鍼感 : 국부 脹痛이 있거나 하지 및 족부로 방산된다. (그림 4-18)

④ **委中**(양측) : 오금 부위 횡문 중점인 대퇴이두근근건과 반건근근건의 중간에 있다. 30호 2촌(50mm) 호침을 취하고, 국부는 통상적인 소독 후 상방을 향하여 약 1.8촌(45mm) 斜刺한다.

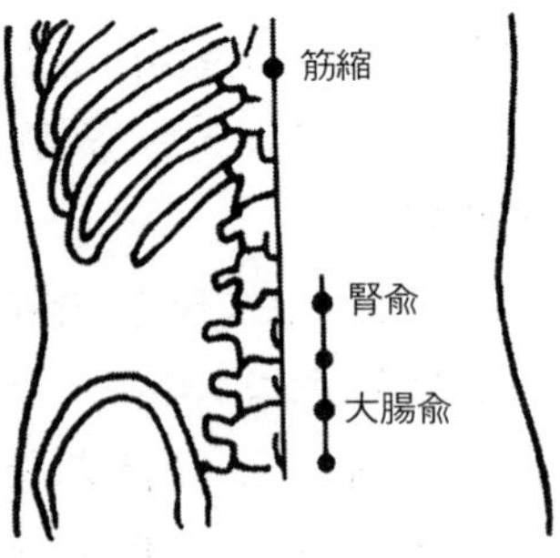

그림 4-24

鍼感 : 국부 脹痛 혹은 소퇴 후면부로 방산된다. (그림 4-18)

⑤ 承山(양측) : 소퇴 후면부 정중앙에 위치하며, 委中 下 8촌 혹은 족 외과첨 上 8촌에 있으며 소퇴를 펴거나 踝관절 신전 시 비복근 근복의 오목한 부위이다. 30호 2촌(50mm) 호침을 취하고, 국부는 통상적인 소독한 다음 약 1.8촌(45mm) 직자한다.

鍼感 : 국부 脹痛이 있다. (그림 4-18)

⑥ 命門 : 腰部, 後正中線上, 제2·3요추 극돌기 사이 오목한 부위에 있다. 30호 2촌(50mm) 호침을 취하고, 국부 소독한 다음 약 1.8촌(45mm) 직자한다.

鍼感 : 국부 脹痛이 있다. (그림 4-25)

⑦ 腰陽關 : 腰部, 後正中線上, 제4·5요추 극돌기 사이 오목한 부위에 있다. 30호 2촌(50mm) 호침을 취하고, 국부를 소독한 다음 약 1.8촌(45mm) 직자한다.

鍼感 : 국부 脹痛이 있다. (그림 4-25)

⑧ 秩邊(양측) : 둔부에서 제4천추후공과 수평하게 薦椎 정중선에서 양방 3촌, 즉 腰兪의 外側 3촌에 있다. 30호 3촌(75mm) 호침을 선택한다. 국부는 통상적인 소독 후 약 2.8촌(70mm) 直刺한다.

鍼感 : 국부 脹痛이 있다. (그림 4-25)

⑨ 環跳(양측) : 臀部 외측 하부에 있다. 股骨大轉子에서 가장 높은 지점과 천골열공 연결선의 외측 1/3과 중간 1/3의 교차점에 있다. 30호 4촌(100mm) 호침을 선택하고 국부는 통상적으로 소독한 후 좌골공을 향하여 약 3.8촌(95mm) 자침한다.

鍼感 : 국부 脹痛 혹은 下肢 및 足底部를 향하여 放散한다. (그림 4-17)

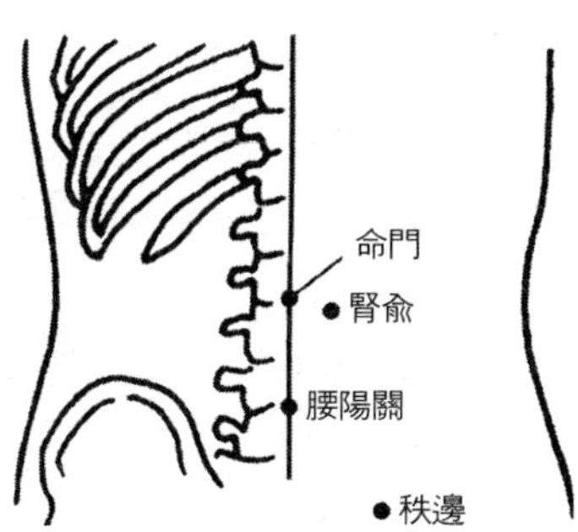

그림 4-25

⑩ 陽陵泉(양측) : 소퇴 전외측 상부에 있으며 비골소두 전하방의 오

목한 부위에 있다. 30호 2촌(50mm) 호침을 선택하며, 국부에 통상적인 소독을 한 다음 약 1.8촌(45mm) 직자한다.

鍼感 : 국부 脹麻가 있거나 경골 내측에서 아래로 족배부까지 방산된다. (그림 4-11)

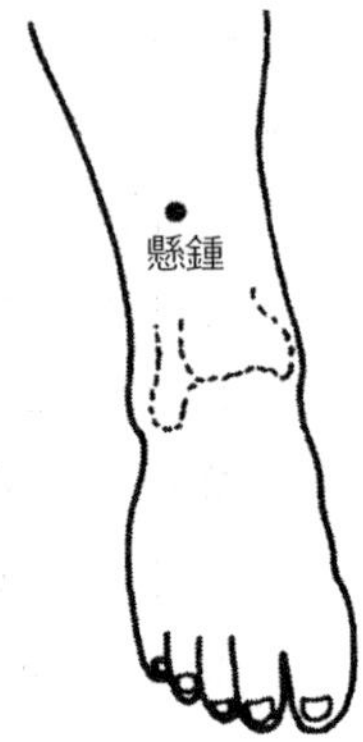

그림 4-26

⑪ **懸鍾**(양측) : 소퇴 외측 하부에 있으며 外踝尖上 4촌에 있고 비골 전연에서 약간 앞쪽에 위치한다. 즉 光明 下 1촌에 있다. 30호 2촌(50mm) 호침을 선택하고, 국부는 통상적인 소독을 한 다음 약 1.8촌(45mm) 직자한다.

鍼感 : 국부 脹痛이 있다. (그림 4-26)

⑫ **胃兪**(양측) : 背下部에 제12흉추 극돌기와 제1요추 극돌기의 오목한 곳 외측 1.5촌에 있다. 30호 2촌(50mm) 호침 2개를 취하고, 국부를 소독 후 척추 방향으로 약 1.8촌(45mm) 자입한다.

鍼感 : 국부 脹痛이 있다. (그림 4-5)

⑬ **脾兪**(양측) : 背下部에 脊中(제11 · 12흉추 극돌기의 오목한 곳) 외측 1.5촌에 있다. 30호 2촌(50mm) 호침 2개를 취하고, 국부를 소독 후 척추 방향으로 약 1.8촌(45mm) 자입한다.

鍼感 : 국부 脹痛이 있다. (그림 4-5)

⑭ **大腸兪**(양측) : 腰部, 腰陽關(제4 · 5요추 극돌기 사이의 오목한 부위) 양방 1.5촌 떨어져 있다. 30호 3촌(75mm) 호침을 취하고, 국부에 통상적인 소독 후 약 2.8촌(70mm) 직자한다. 두 개의 침을 옆에 자침한다.

鍼感 : 국부 脹痛 혹은 동측 下肢와 족저부로 放散한다. (그림 4-24)

⑮ **足三里**(양측) : 소퇴 전 외측면의 상부, 犢鼻 하 3촌, 경골전연에서 1횡지(중지) 바깥에 있다. 30호 2촌(50mm) 호침을 취하고, 국부에 소독 후 약 1.8촌(45mm) 직자한다.

鍼感 : 국부 脹痛 혹 발등으로 방산한다. (그림 4-11)

2) 體位와 手法 및 療程

瘀血阻滯型 환자는 복와위를 취하고 筋縮·腎兪·大腸兪·環跳·殷門·委中·承山을 위와 같은 방법으로 자입한다. 補法으로 득기하고 40분 留鍼한 후 각 穴에 약 1분 동안 火罐으로 부항을 한다. 매일 1회, 10회를 하나의 療程으로 하며 5일 휴식 후 다시 시술한다. 효과는 있으나 아직 호전되지 않으면 다시 치료를 하고 20회 치료 후 효과가 없거나 완치가 되면 치료를 종료한다.

脾胃虛弱型 환자는 복와위를 취하고 胃兪·脾兪·大腸兪·環跳·殷門·委中·足三里·承山을 위와 같은 방법으로 자입한다. 瀉法으로 득기하고 전침자극을 하여 40분 留鍼한다. 매일 1회, 10회를 하나의 療程으로 하며 5일 휴식 후 다시 시술한다. 효과는 있으나 아직 호전되지 않으면 다시 치료를 하고 10회 치료 후 효과가 없거나 완치가 되면 치료를 종료한다.

腎督虛衰型 환자는 복와위를 취하고 命門·腰陽關·腎兪·秩邊·環跳·殷門·委中·陽陵泉·承山을 위와 같은 방법으로 자입한다. 앞 4穴은 補法으로 득기하고, 나머지는 瀉法으로 득기를 한 후 전침을 가하여 50분 留鍼하고 출침 후 약 1분 동안 火罐으로 부항을 한다. 매일 1회, 10회를 하나의 療程으로 하며 5일 휴식 후 다시 시술한다. 효과는 있으나 아직 호전되지 않으면 다시 치료를 하고 20회 치료 후 효과가 없거나 완치가 되면 치료를 종료한다.

4. 저자 견해

이 절은 척수의 低位損傷으로 인한 양 하지 截癱을 주로 다루었다. 中醫學에서는 腎氣損傷, 瘀血이 막히고 不通하여 下肢를 濡養하지 못해 癱瘓不仁을 초래한 것이라고 여긴다. 후기에는 脾胃虛弱(혹은 본래 타고난 脾胃虛弱), 腎經과 督脈虛衰로 인해 下肢의 痿軟癱瘓, 筋肉萎縮을 가중시킨다.

저자는 해당 병증을 3가지 유형으로 구분하였다.

瘀血阻滞型은 갑작스런 외력으로 척추가 손상받고 督脈을 손상시킨 것으로, 督脈은 '貫脊絡腎'하여 督脈과 腎氣의 損傷, 瘀血이 막혀 不通으로 하지를 濡養하지 못해 癱瘓不仁을 초래한다. 위의 분류에 따른 혈위에 전침자극을 가하면 초기에 비교적 좋은 효과가 있다.

脾胃虛弱型은 본래 脾胃가 虛弱하거나 손상 후 脾胃가 虛弱해져서 脾胃의 受納과 運化기능이 실조되고, 津液과 氣血의 生化不足으로 筋肉筋脈이 失養되어 下肢의 筋肉과 筋脈이 痿軟해지고 못 쓰는 것이다. 위의 분류에 따른 혈위에 전침자극을 가하면 비교적 좋은 復癱작용이 있다.

腎督虛衰型은 腰脊에 입은 손상이 오래되면 腎氣耗損이 더욱 심해지고, 督脈은 一身의 陽氣를 총괄하는데 督脈虛衰하면 반드시 陽氣虛衰를 초래해 肢體를 溫照하지 못하여 肌萎肢冷, 肢體癱瘓에 이른다. 위의 분류에 따른 혈위에 전침자극을 가하면 비교적 시간이 오래 걸리지만 효과는 좋다.

截癱의 전침치료 효과는 척수 손상의 정도에 의해 결정된다. 단순한 혈종에 의한 압박(신경근 혹은 척수의 손상이 없는 환자)만 있으면 흡수 후 나타난 부분적인 하지 기능 상실은 瘀血阻滞型의 혈위치료를 참조하여 치료하면 비교적 좋은 치료 혹은 회복 효과가 있을 것이다. 골절 파편 혹은 추체의 자리 이동이 있고 추간판 돌출 등으로 척수 혹은 신경근이 직접 압박을 받으면 먼저 압박받은 병소를 제거하고 脾胃虛弱型의 혈위 조합에 근거하여 전침치료를 가한다. 인내심을 가지고 치료하면 만족할 만한 결과를 얻을 수 있을 것이다. 만약 截癱이 오래되어 그 치료가 어려울 때는 침자치료를 하는 동시에 재활훈련을 지속적으로 하도록 하여 빠른 회복을 도모한다.

찾아보기

가

나

▒ 저자 : 呂少杰(1956~)

天津中醫學院 鍼灸科 졸업. 湖北省 襄陽區(前 襄陽縣) 人民醫院 鍼灸科 주치의사. 뇌혈관질환, 뇌혈관질환 후유증, 骨質增殖(hyperosteogeny) 및 외상으로 인한 통증 분야에서 많은 치료 경험이 있다. 그의 경험을 기록한 ≪傷科疾病 鍼灸療法≫과 ≪神經疾病 鍼灸療法≫ 두 책이 人民衛生出版社 발행되었는데, 높은 임상 가치를 평가받아 1999년 초판, 2004년 증보판을 출판하였다. 또한 이 두 책은 2006년 4월에 중국의 人民衛生出版社 국제부에서 中醫 50종 해외교류 도서로 선정되어 독일 · 대만 · 영국에서 번역 출판되었다.

▒ 편역자 소개

김갑성 : 동국대학교 한의과대학 침구의학교실 주임교수
대한한의학회 회장
전 대한침구의학회 회장
전 동국대학교 부속한방병원 병원장
전 동국인천한방병원 병원장

김경호 : 동국대학교 한의과대학 교수
동국대학교 경주한방병원 병원장
전 동국대학교 분당한방병원 병원장
전 대한침구의학회 수석부회장

이승덕 : 동국대학교 한의과대학 교수
대한침구의학회 법제이사
침구학교과서 편찬위원

조현석 : 동국대학교 한의과대학 교수
대한침구의학회 이사
침구의학교과서 편찬위원
전문의

김은정 : 동국대학교 한의과대학 교수
전문의

왕개하 : 전문의

황지후 : 전문의

이은솔 : 전공의

김유종 : 전공의

神經疾病 鍼灸療法 값 30,000원

2013년 3월 15일 1판 1쇄

저 자 呂 少 杰
편 역 동국대학교 한의과대학 침구의학교실
발행인 임 동 규
발행처 **집 문 당**
주 소 110-360 서울시 종로구 돈화문로 82
등 록 1971. 3. 23. 제406-2003-000039호
영업부 (02)743-3192~3 팩스(02)742-4657
전자우편 sale@jipmoon.co.kr
편집부 (02)743-3096~7 팩스(02)743-0227
전자우편 edit@jipmoon.co.kr
홈페이지 www.jipmoon.co.kr

ISBN 978-89-303-1572-2

이 도서의 국립중앙도서관 출판시도서목록(CIP)은 서지정보유통지원시스템 홈페이지(http://seoji.nl.go.kr)와 국가자료공동목록시스템(http://www.nl.go.kr/kolisnet)에서 이용하실 수 있습니다.(CIP제어번호: CIP2013001151)